Evozierte Potentiale in Klinik und Praxis

Springer-Verlag Berlin Heidelberg GmbH

J. Jörg · H. Hielscher (Hrsg.)

# Evozierte Potentiale in Klinik und Praxis

## Eine Einführung in VEP, SEP, AEP, MEP, P 300 und PAP

Vierte, überarbeitete Auflage
mit 118 Abbildungen und 58 Tabellen

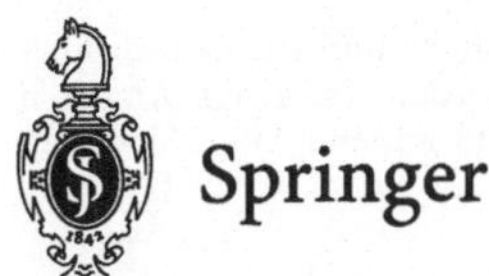

Springer

Prof. Dr. med. Johannes Jörg
Direktor der Neurologischen Klinik
der Universität Witten/Herdecke, Klinikum Wuppertal,
Heusnerstraße 40, 42283 Wuppertal

Prof. Dr. med. Horst Hielscher
Chefarzt der Neurologischen Klinik
des Evangelischen Krankenhauses Gelsenkirchen,
Munckelstraße 27, 45879 Gelsenkirchen

ISBN 978-3-540-61867-6

Die Deutsche Bibliothek – CIP-Einheitsaufnahme
Evozierte Potentiale in Klinik und Praxis : eine Einführung in VEP, SEP, AEP,
MEP, P300 und PAP ; mit 58 Tabellen / J. Jörg ; H. Hielscher (Hrsg.). – 4., überarb.
Aufl. – Berlin ; Heidelberg ; New York ; Barcelona ; Budapest ; Hong Kong ; London ; Mailand ; Paris ; Santa Clara ; Singapur ; Tokio : Springer, 1997
ISBN 978-3-540-61867-6        ISBN 978-3-642-59032-0 (eBook)
DOI 10.1007/978-3-642-59032-0
NE: Jörg, Johannes [Hrsg.]



SPIN 10731768        25/3111-5 4 3 2 1 · Gedruckt auf säurefreiem Papier

# Vorwort zur 4. Auflage

In dieser neuen Auflage wurden alle Kapitel überarbeitet und – unter anderem durch Austausch von Abbildungen bzw. Tabellen – aktualisiert. Die kompetente Darstellung der Untersuchungsmethoden wird auch mittels zweier neu hinzugewonnener Autoren gewährleistet. Besonders berücksichtigt wurden der diagnostische und u. a. der prognostische Wert von evozierten Potentialen in der neurologischen Intensivmedizin. Die Wertigkeit und die Grenzen der ereigniskorrelierten (P 300), der peripher autonomen (PAP) wie der magnetisch evozierten Potentiale (MEP) konnten aufgrund neuerer Erfahrungen weiter präzisiert werden.

Wir sind überzeugt, daß alle Autoren dieser Neuauflage den aktuellen Wissensstand und die diagnostischen Einsatzbereiche anschaulich wiedergegeben haben. Bewußt haben wir den Umfang der Kapitel so begrenzt, daß der Leser weiterhin einen raschen Zugang findet zu den allgemeinen wie den speziellen Problemen des klinisch-neurophysiologischen Alltags. Nicht zuletzt wird mit der Aktualisierung dieses Taschenbuchs eine stetige Qualitätssicherung angestrebt.

Unser Dank gilt allen Autoren und ihren Mitarbeitern für ihr Engagement sowie Frau Adelheid Duhm und Frau Stephanie Benko vom Springer-Verlag für ihre unermüdliche Bereitschaft und Geduld bei der Produktionsvorbereitung.

Für kritische Anregungen unserer Leser sind wir immer dankbar.

Im Februar 1997

J. Jörg, Wuppertal  
H. Hielscher, Gelsenkirchen

# Vorwort zur 3. Auflage

In der vorliegenden 3. Auflage wurden alle bisherigen Kapitel aktualisiert und durch Austausch von Abbildungen oder Tabellen überarbeitet. Der diagnostische und besonders prognostische Wert bestimmter Modalitäten von evozierten Potentialen ist in der neurologischen Intensivmedizin in den letzten Jahren besonders deutlich geworden und wird in den entsprechenden Kapiteln ausreichend berücksichtigt. Neue Methoden, wie ereigniskorrelierte Potentiale (P 300) und die peripher autonomen Potentiale (PAP), wurden in besonderen Kapiteln aufgenommen, obgleich ihr Stellenwert im klinisch-neurophysiologischen Labor noch nicht klar umschrieben ist. Dazu werden sicher noch einige Jahre praktischer Erfahrung erforderlich sein.

Wir glauben, daß alle Autoren auch mit dieser Neuauflage den aktuellen wissenschaftlichen Kenntnisstand und die diagnostischen Einsatzbereiche anschaulich wiedergegeben haben. Trotz des größeren Umfangs ist mit der neuen Auflage ein handlicher Zugang zu allgemeinen und speziellen Problemen des klinisch-neurophysiologischen Alltags noch gewährleistet.

Wir danken allen Autoren und ihren Mitarbeitern für ihr Engagement sowie Herrn R. M. Kohl vom Springer-Verlag für seine unermüdliche Bereitschaft bei der zügigen Buchfertigstellung.

Für kritische Anregungen unserer Leser sind wir immer dankbar.

Im Juli 1993

J. Jörg, Wuppertal
H. Hielscher, Gelsenkirchen

# Inhaltsverzeichnis

# Autorenverzeichnis


Prof. Dr. med. Detlev Claus
Neurologische Klinik
Klinikum Darmstadt
Grafenstraße 9
64283 Darmstadt

Prof. Dr. med. Ulf Eysel
Ruhr-Universität Bochum
Institut für Physiologie
Abteilung Neurophysiologie
Universitätsstraße 150
44789 Bochum

Prof. Dr. med. Michael H. Foerster
Freie Universität Berlin
Universitätsklinikum
Benjamin Franklin
Augenklinik
Hindenburgdamm 30
12200 Berlin

Prof. Dr. med. Horst Hielscher
Chefarzt der Neurologischen Klinik
des Evangelischen Krankenhauses
Gelsenkirchen
Munckelstraße 27
45879 Gelsenkirchen

Prof. Dr. med. Johannes Jörg
Direktor der
Neurologischen Klinik
der Universität Witten/Herdecke
Klinikum Wuppertal
Heusnerstraße 40
42283 Wuppertal

PD Dr. med. Ulrich Kellner
Freie Universität Berlin
Universitätsklinikum
Benjamin Franklin
Augenklinik
Hindenburgdamm 30
12200 Berlin

Prof. Dr. med. T. Lenarz
Universitäts-HNO-Klinik
Konstanty-Gutschow-Straße 8
30625 Hannover

Dr. Winfried Neukäter
Neurologische Klinik der
Universität Witten/Herdecke
Klinikum Wuppertal
Heusnerstraße 40
42283 Wuppertal

Dr. Rainer Sadowski
Neurologische Klinik der
Universität Witten/Herdecke
Klinikum Wuppertal
Heusnerstraße 40
42283 Wuppertal

Kurt Scholz
Medizinelektronik Scholz GmbH
Rumbachtal 53 a
45470 Mülheim

Prof. Dr. med. Johannes Schramm
Neurochirurgische Universitätsklinik
Sigmund-Freud-Straße 25
53127 Bonn

Dr. med. Susanne Schwalen
Neurologische Klinik der
Universität Witten/Herdecke
Klinikum Wuppertal
Heusnerstraße 40
42283 Wuppertal

# 1 Physiologische Grundlagen evozierter Potentiale

U. EYSEL

## 1.1
## Definition und Einleitung

Evozierte Potentiale sind volumengeleitete, extrazellulär abgeleitete, elektrische Signale, die nach elektrischer oder adäquater Reizung erregbaren Gewebes auftreten. Die Messung evozierter Potentiale bietet ein nicht invasives, unschädliches Verfahren, das Aussagen über normale und pathologische Funktionen im Nervensystem des Menschen zuläßt. Latenzen und unter Vorbehalt auch Amplituden der evozierten Potentiale können zur Auswertung herangezogen werden. Beide Größen werden entscheidend von den physiologischen Vorgängen bestimmt, die räumlich-zeitlich zwischen der Auslösung und der Ableitung der evozierten Potentiale liegen (Abb. 1.1 A). Auslösung, Fortleitung, Verschaltung und schließlich zentrale Verarbeitung sind die physiologischen Grundlagen evozierter Potentiale, die hier in einfacher und knapper Form abgehandelt werden sollen.

## 1.2
## Auslösung und Ableitung

### 1.2.1
### Erregungsauslösung

Zur Auslösung fortgeleiteter neuronaler Signale muß das erregbare Nervengewebe über das Schwellenpotential hinaus depolarisiert werden. Das kann durch adäquate Reizung (Lichtreiz beim Auge, akustisches Signal beim Ohr) oder durch elektrische Reizung (in der Praxis vorwiegend im somatosensorischen System verwendet) geschehen. Für die Meßbarkeit des resultierenden evozierten Potentials ist es wichtig, daß die zeitlich definierte Auslösung zur synchronen Erregung einer hinreichend großen Population von Neuronen führt. Bezüglich der zeitlichen Synchronität ist der elektrische Reiz dem adäquaten Reiz überlegen (Abb. 1.1 B, C). Während der elektrische

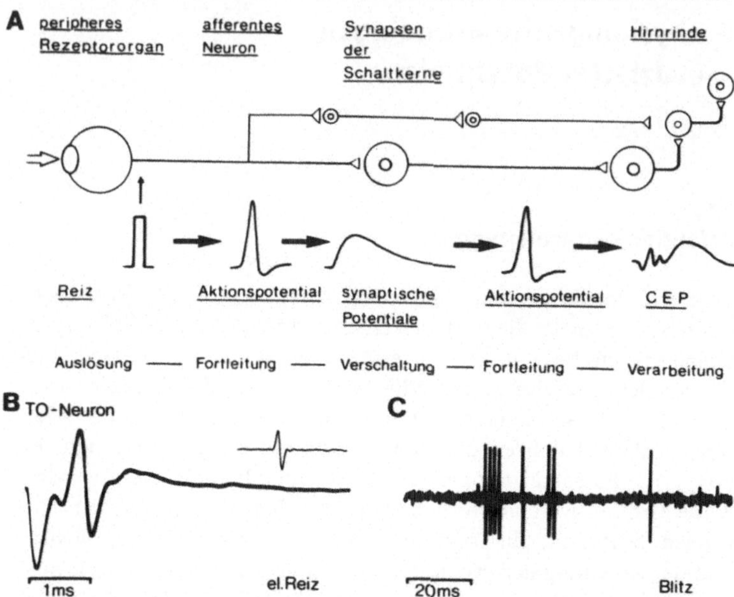


**Abb. 1.1 A–C.** Schematische Zusammenstellung der strukturellen Grundlagen, der Potentialarten und einiger Begriffe zum evozierten Potential **(A)**, sowie Demonstration der unterschiedlichen Reizantworten eines visuellen Neurons im Tractus opticus der Katze nach elektrischer und adäquater Reizung **(B, C)**. **A** Schematische Darstellung der Vorgänge zwischen Auslösung und Ableitung des corticalen evozierten Potentials *(CEP)*. **B** Einzelnes Neuron im Tractus opticus der Katze nach elektrischer Reizung des Chiasma opticum. Oben rechts ist eine spontane Einzelantwort zum Vergleich wiedergegeben. **C** Antwort desselben Einzelneurons auf einen Lichtblitzreiz. Die längere Latenz und die lange, zeitliche Ausdehnung der Reizantwort werden deutlich

Reizimpuls zu einer synchronen Erregung aller überschwellig erregten Elemente mit einer Streuung unterhalb einer Millisekunde führt (Abb. 1.1 B), folgt zum Beispiel einer zeitlich definierten Blitzreizung des Auges eine über längere Zeit ablaufende und zeitlich strukturierte Erregungsantwort der Einzelneurone (Abb. 1.1 C). Dabei streuen die Reizantwortlatenzen der einzelnen Neurone im Auge zusätzlich im Bereich von über 10 ms, so daß in der Gesamtpopulation der Optikusaxone eine Erregungswelle weit geringerer Synchronität die Folge ist.

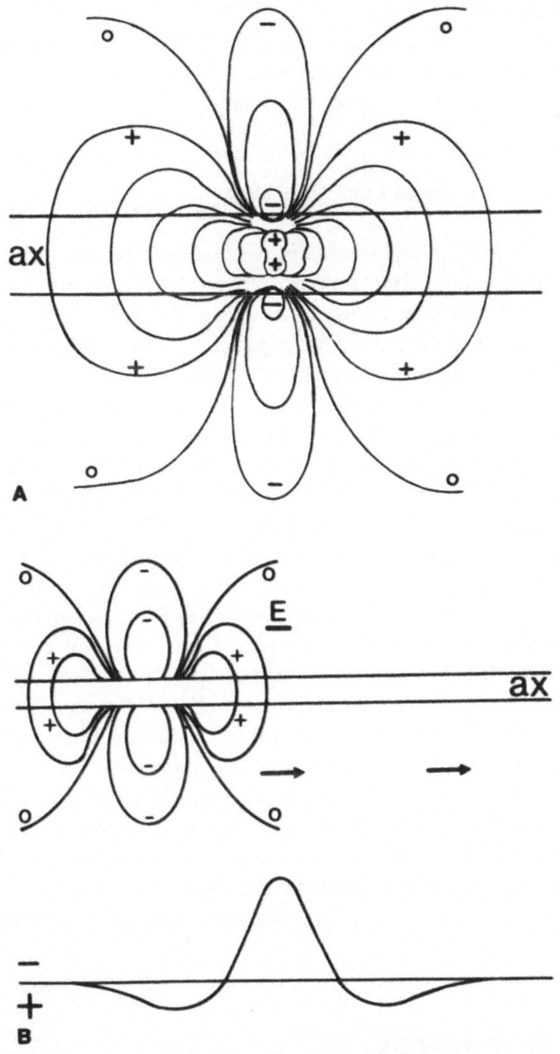


**Abb.1.2 A, B.** Erregte Nervenfaser als elektrischer Dipol mit Feldlinien im Volumenleiter dargestellt (A) und Konstruktion der dreiphasischen Potentialortsfunktion in Abhängigkeit von der relativen Lage der Quelle zur Ableitelektrode (B). Die Ableitelektrode ist mit $E$ bezeichnet; $ax$ Axon. Umgezeichnet nach Landau (1967). Weitere Einzelheiten im Text

Die Reizung des Ohres mit „Klicks" liegt in der zeitlichen Definiertheit des Reizerfolges zwischen dem elektrischen Reiz und dem visuellen Reiz: 1,5–8 ms nach dem Reiz laufen die Einzelneuronenerregungen im akustischen Nerven ab (Evans 1975).

## 1.2.2
## Physikalische Grundlagen der Ableitung

Beim Erregungsvorgang besteht ein Nettoeinwärtsstrom positiv geladener Ionen aus dem Extrazellulärraum in die erregbaren Zellen. So entsteht ein elektrischer Dipol, der durch positive Ladung innerhalb der Zelle und negative außerhalb gekennzeichnet ist (Abb. 1.2 A). Die in einiger Entfernung von der erregten Struktur befindliche Ableitelektrode wird von den Feldlinien, die von dem elektrischen Dipol ausgehen, geschnitten. Die Ausbreitung der Feldlinien wird durch die Umgebung des Nervengewebes mit der interstitiellen Flüssigkeit als leitendem Medium mit niedrigem Widerstand gewährleistet, die einen Volumenleiter darstellt. Die indifferente Elektrode ist in großer Entfernung zu denken. Bewegt sich nun die durch den Erregungsvorgang erzeugte Quelle unter der Ableitelektrode entlang, wie das im einfachsten Falle beim Aktionspotential am Nerven zu beobachten ist, so entsteht ein dreiphasischer Potential-Zeit-Verlauf (Abb. 1.2 B). Aus diesem positiv-negativ-positiven Potentialverlauf ist ableitbar, daß bei der Überlagerung mehrerer Erregungsvorgänge unter der Ableitelektrode die räumlich-zeitliche Kohärenz eine große Rolle spielen muß. So sind an einem spontanaktiven Nerven keine evozierten Potentiale abzuleiten, da die zeitlich asynchron ablaufenden Potentialveränderungen, die von den verschiedenen Nervenfasern ausgehen, sich mit ihren positiven und negativen Anteilen so überlagern, daß an der Ableitelektrode keine Potentialdifferenz gegenüber einer weit entfernt angebrachten, indifferenten Elektrode festzustellen ist.

## 1.3
## Fortleitung der Erregung

Durch die Aktionspotentiale wird die Erregung im Nervensystem praktisch „verlustfrei" über die erregbaren Membranen fortgeleitet. Das steht im Gegensatz zur elektrotonischen Ausbreitung von Erre-

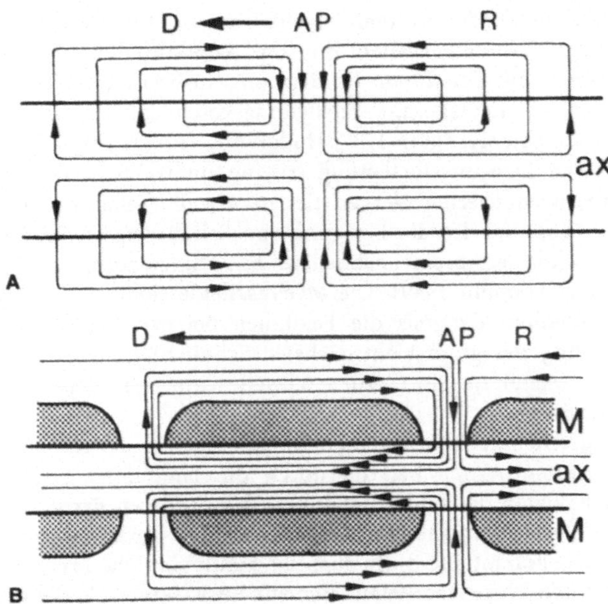



**Abb.1.3 A, B.** Gegenüberstellung der kontinuierlichen (**A**) und der saltatorischen (**B**) Erregungsfortleitung am Nerven. **A** Maximaler Einwärtsstrom an der aktiven Membranstelle, an der sich das Aktionspotential *(AP)* befindet. Die Fortleitung erfolgt von rechts nach links. Durch den vorangehenden Ablauf des Aktionspotentials ist der rechte Teil der Faser noch refraktär *(R)*. Links wird die Fasermembran zur Entladungsschwelle hin depolarisiert *(D)* und ein Aktionspotential läuft ab, das elektrotonisch wiederum neue, weiter links liegende Membranstellen depolarisieren kann; *ax* Axon. **B** Bei der saltatorischen Erregungsleitung von rechts nach links ist die Membran rechts wie oberhalb beschrieben refraktär *(R)*. Beim Aktionspotential *(AP)* besteht wiederum maximaler Einwärtsstrom, die Depolarisation zur Schwelle *(D)* geschieht aber weiter links am Schnürring, weil die als Isolator wirkende Myelinscheide *(M)* den Austritt der Feldlinien durch die Schnürringmembran erzwingt; *ax* Axon

gung, bei der ein räumlich-zeitliches Dekrement entsprechend der Raum- und Zeitkonstanten entlang der Membran auftritt (ausführliche Grundlagen hierzu bei Katz 1971). Die aktive Erregungsleitung beruht auf der Tatsache, daß durch Depolarisation der Membran über die Erregungsschwelle der Ablauf eines Aktionspotentials ausgelöst werden kann. Ein Aktionspotential kann dann selbst unerregte Nachbarmembranstellen elektrotonisch depolarisieren

und löst so wiederum den Ablauf eines Aktionspotentials aus
(Abb. 1.3 A). Dadurch entsteht die sog. „kontinuierliche Erregungsfortleitung", mit der durch die Erregungsausbreitung in sehr kleinen Schritten nur langsame Fortleitungsgeschwindigkeiten erreicht
werden können (Hodgkin 1937; Hodgkin u. Huxley 1952). Die kontinuierliche Erregungsfortleitung tritt an unmyelinisierten Nerven
auf. An myelinisierten Nerven finden wir die saltatorische Erregungsleitung, bei der die Erregung von Schnürring zu Schnürring
springt und damit eine schnellere Impulsfortleitung ermöglicht
(Huxley u. Stämpfli 1949). Die Myelinscheide stellt hier ein isolie-
rendes Medium dar, das die Feldlinien bei der elektrotonischen
Ausbreitung zwingt, erst am nächsten Schnürring auszutreten und
so die Membran dort zur Schwelle hin zu depolarisieren
(Abb. 1.3 B).
Zum Entstehen der evozierten Potentiale tragen in der Regel nur die
myelinisierten Axone bei, da durch die langsamen Leitungsge-
schwindigkeiten der unmyelinisierten Nerven deren Erregung über
längere Strecken vollständig desynchronisiert wird. Im pathologischen Falle kommt allerdings auch die kontinuierliche Erregungsleitung bei den evozierten Potentialen zur Auswirkung. Da die saltatorische Erregungsleitung auf der isolierenden Wirkung der Myelinscheiden beruht, wird sie durch Schädigungen im Verlauf degenera-
tiver Erkrankungen beeinträchtigt. Die unmyelinisierten Abschnitte
der Nervenfasern müssen durch kontinuierliche Erregungsleitung
überwunden werden, und damit können Latenzzeitverlängerungen
und Amplitudenverluste durch Desynchronisierung bei den evozierten Potentialen beobachtet werden. Als Richtwert kann man anneh-
men, daß bei gegebenem Axondurchmesser die kontinuierliche Impulsleitung etwa um den Faktor 10 langsamer ist als die saltatorische.

## 1.4
## Verschaltung und Verarbeitung

Die zentrale Verschaltung und Verarbeitung der fortgeleiteten Impulse erfolgt an den Synapsen sowie den Dendriten und Zellkörpern
der nachgeschalteten Zellen. Die wichtigsten uns heute bekannten
Vorgänge an Neuronen im Zentralnervensystem von Säugetieren sei-
en kurz zusammengefaßt (Abb. 1.4 A).

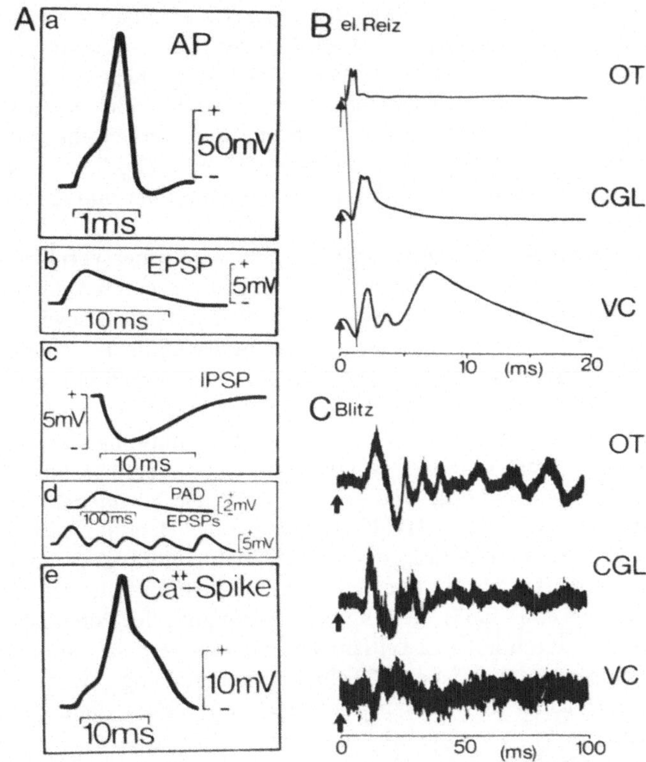


**Abb.1.4 A–C.** Zusammenstellung der im Zentralnervensystem bekannten Potentialarten **(A)** und Einfluß der synaptischen Verschaltung und zentralen Verarbeitung auf elektrisch und adäquat ausgelöste, evozierte Potentiale im visuellen System der Katze **(B, C)**. **A** Fünf verschiedene Potentialarten sind mit Zeitskalierung und Amplitudenskalierung schematisch dargestellt (Quellen und weitere Erklärungen siehe Text). **B** Evozierte Potentiale nach elektrischer Reizung am Chiasma opticum der Katze. Ableitungen mit Wolfram-Semimikroelektroden vom Tractus opticus *(OT)*, Corpus geniculatum laterale *(CGL)* und visuellen Kortex *(VC)*. Umzeichnung nach Eysel (1978). **C** Ableitung der Potentiale auf denselben Stationen wie unter B, jedoch hier nach visueller Reizung mit Lichtblitzen. Der Reiz wird jeweils bei 0 durch einen Pfeil markiert. Es handelt sich um photographisch überlagerte, nicht gemittelte Einzelantworten

a) Das *Aktionspotential* läuft an den elektrisch erregbaren Membranen der Nervenzellen ab. Es wird in der Depolarisationsphase maßgeblich durch Natriumeinstrom und in der Repolarisationsphase durch Kaliumausstrom bestimmt (Hodgkin u. Huxley 1952). Verschiedene Membranbereiche der Nervenzelle haben unterschiedliche Schwellen, so weist der Axonhügel einer Nervenzelle eine niedrigere Schwelle als der Zellkörper und die Dendriten auf.

b) An erregenden, synaptischen Kontakten wird unter Vermittlung eines chemischen Überträgerstoffes, der an Rezeptoren der subsynaptischen Membran ansetzt und Natriumkanäle sowie Kaliumkanäle öffnet, das *erregende postsynaptische Potential* (EPSP) ausgelöst, das ein graduiertes, in der Amplitude veränderbares depolarisierendes Potential darstellt (Eccles 1964).

c) An hemmenden Synapsen entsteht unter Vermittlung eines chemischen Transmitterstoffes eine erhebliche Verringerung des Membranwiderstandes und gegebenenfalls ein *hemmendes postsynaptisches Potential* (IPSP). Grundlage der Hemmung ist entweder eine Veränderung der Chloridionen-Leitfähigkeit an der Membran (Lux 1971) oder eine Kalium-Leitfähigkeitserhöhung (Coombs et al. 1955). Verringerte postsynaptische Potentialamplituden durch hohe Cl-Leitfähigkeit oder Hyperpolarisation des Membranpotentials bei K-Leitfähigkeitserhöhung erschweren das Erreichen der Erregungsschwelle und wirken damit hemmend.

d) Eine zweite im Zentralnervensystem bekannte Hemmungsart entsteht präsynaptisch. Die primär-afferente Depolarisation (PAD) entsteht durch eine axo-axonische Synapse und ist Ausdruck einer Membranleitfähigkeitszunahme an einer Axonendigung, die ihrerseits Teil einer erregenden Synapse ist. Die präsynaptische Membranleitfähigkeitserhöhung führt zu einer Verminderung der Effektivität der erregenden Synapse mit verkleinerten EPSPs. Diese Verminderung der Erregung ist Grundlage der *präsynaptischen Hemmung* (Eccles et al. 1962).

e) Früher wurde angenommen, daß an den Zellkörpern und Dendriten zentralnervöser Zellen ausschließlich elektrotonisch fortgeleitete postsynaptische Potentiale und vom Axonhügel ausgehende Aktionspotentiale auftreten. Ein weiterer, aktiver Erregungs-mechanismus des Zentralnervensystems sind depolarisierende Membranpotentialveränderungen, die sich durch kleinere Amplituden und einen etwa zehnfach längeren Zeitverlauf im Vergleich zu den Aktionspotentialen auszeichnen. Im Gegensatz zu den Aktionspotentialen sind diese Potentiale maßgeblich auf einen Kalziumeinstrom zurückzuführen. Solche „*Kalziumspikes*" werden an Zellkörpern und Dendriten verschiedener zentralnervöser Zellen beobachtet (Schwartzkroin u. Slawsky 1977; Llinás 1979; Llinás u. Jahnsen 1982) und werden im thalamokortikalen Netzwerk mit der Generierung zerebraler Rhythmen in Verbindung gebracht (Steriade et al. 1990).

Durch die Signalverarbeitung an den Synapsen und den nachgeschalteten Zellen werden die evozierten Potentiale verändert. Einerseits führt die synaptische Übertragung eine zusätzliche Streuung und damit eine Desynchronisierung, verbunden mit Latenzverlängerung und Amplitudenabfall, ein, andererseits bedingen die vielfachen Erregungs- und Hemmungsprozesse an der großen Zahl zentraler Synapsen eine Verstärkung der ableitbaren evozierten Potentiale. In Abb. 1.4 B und C wird der Einfluß synaptischer Verschaltungen am Beispiel elektrisch und visuell evozierter Potentiale auf verschiedenen Stationen im Sehsystem der Katze gezeigt. Nach elektrischer Reizung sieht man die zeitliche Verlängerung der Potentiale mit jeder synaptischen Übertragung vom Tractus opticus bis zur Sehrinde (Abb. 1.4 B). Hier wird auch die Verlängerung und Verstärkung des Potentials durch intrakortikale Prozesse deutlich. Beim visuell evozierten Potential fällt besonders der durch Desynchronisierung zunehmende Amplitudenabfall auf (Abb. 1.4 C).

## 1.5
## Grundlagen kortikaler Potentiale

Die Grundlagen der kortikal ableitbaren evozierten Potentiale werden durch die makroskopischen geometrischen Bedingungen der Hirnrinde ebenso wie durch ihren mikroskopischen strukturellen Aufbau und die komplexe geometrische Konfiguration der Stromquellen in Gestalt der kortikalen Zellen und ihrer verschiedenen Ein- und Ausgänge kompliziert. Anstelle der kabelähnlichen Form der Nerven tritt nun die dreidimensional verzweigte Struktur der kortikalen Zellen (Abb. 1.5 A), statt der parallel angeordneten Fasern mit Erregungsfortleitung nur in eine Richtung finden wir nun gewundene und gefaltete Anordnungen von Nervenzellen mit ihren Verbindungen, in denen die Ausbreitung von Erregung und Hemmung senkrecht und parallel zur Kortexoberfläche sowie afferent und efferent erfolgt (Abb. 1.5 B). So wird die geschlossene Deutung der physikalischen Grundlagen kortikal evozierter Potentiale ausgesprochen schwierig (Übersichtsliteratur: Regan 1972; Freeman 1975). Vielfältige Schaltkreise vermitteln intrakortikale Erregung und Hemmung, und kortikofugale Aktivität überlagert sich mit den afferenten Impulsen. So entstehen langdauernde Potentialabläufe nach synchronisierter, zeitlich definierter Reizung. Auch indirekte afferente Wege, wie sie in Abb. 1.1 A angedeutet sind, können einen Beitrag zu den kortikal evozierten Potentialen leisten. Alle spezifischen Projektionen haben auf dem Weg zur Hirnrinde subkortikale Abzweigungen, und afferente Impulse erreichen den Kortex auf diesen Wegen zwar zeitlich verzögert, jedoch mit Sicherheit im Latenzbereich der evozierten Potentiale. Kortikale Neurone reagieren bei gleichartiger Eingangsreizung mit sehr variablen Antwortmustern. So rufen einzelne elektrische Reize bei Kortexneuronen in nicht vorhersagbarer Weise ein, zwei oder drei Antworten pro Reiz mit durchaus unterschiedlichen Latenzen hervor. Intrakortikale Feldpotentialstudien haben gezeigt, daß vertikal zur Hirnrindenoberfläche charakteristische Veränderungen der Polarität evozierter Potentiale zu finden sind (Towe 1979). Auf der Ebene der lokalen Feldpotentiale besteht eine sehr gute Übereinstimmung zwischen der Entladungswahrscheinlichkeit von kortikalen Einzelneuronen und den an derselben Stelle abzuleitenden evozierten Potentialen (Fox u. O'Brian 1965). Tierexperimentelle Studien haben gezeigt, daß nicht die Aktionspotentiale, sondern die postsynaptischen Potentiale den Hauptbeitrag zum Verlauf der evozierten Potentiale leisten (Creutzfeldt u. Kuhnt 1967, 1973). Nach diesen Untersuchungen tragen EPSPs und IPSPs gleichermaßen zu evozierten Potentialen bei, doch es besteht

**Abb. 1.5 A–C.** Kortikale Pyramidenzelle als Dipol nach afferenter Erregung über ▷ die basalen Dendriten (A), schematische Darstellung der kortikalen Geometrie und der Hauptrichtungen der intrakortikalen Informationsverarbeitung (B) und Gegenüberstellung einer intrazellulären Ableitung aus dem somatosensorischen Kortex nach Thalamusreizung und dem darüber epikortikal abgeleiteten evozierten Potential (C).

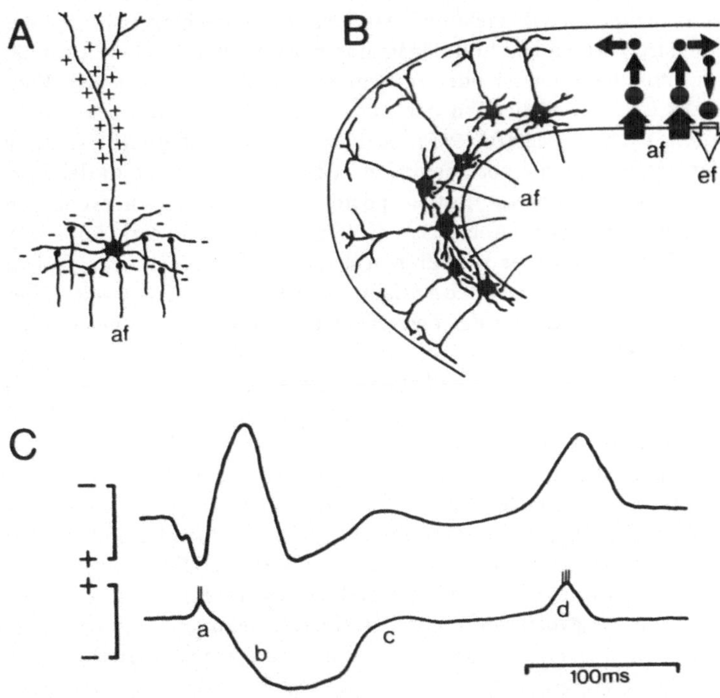



**Abb.1.5** *(Fortsetzung).* **A** Durch Erregung an den basalen Dendriten bildet sich an der kortikalen Pyramidenzelle ein elektrischer Dipol aus, dessen negativer Pol an der erregten Basis und dessen positiver Pol am unerregten apikalen Dendriten liegt. Wenn unspezifische Erregung die Zelle vom apikalen Dendriten aus depolarisiert, ist die Polung dementsprechend umgekehrt. **B** Durch die gekrümmte Kortexoberfläche addieren sich die Potentialquellen in komplizierter Weise. Rechts sind dazu die Hauptrichtungen der Erregungsausbreitung im Kortex angegeben; *af* Afferenzen, *ef* Efferenzen. Die Punkte symbolisieren kortikale Zellen in verschiedenen Schichten, Pfeile die Ausbreitung von Erregung. **C** Oben epikortikal abgeleitetes evoziertes Potential, unten simultan nach thalamischer Reizung abgeleitete Einzelzelle. Die beiden Potentialzeitverläufe sind umgekehrt gepolt. *a* Afferente Depolarisation der Kortexzelle an den basalen Dendriten mit efferenten Aktionspotentialen. Die Depolarisation setzt sich nach oben entlang dem apikalen Dendriten fort (wie in **A**). Das evozierte Potential ist positiv. **b** = Erregung des apikalen Dendriten und IPSP am Soma durch rekurrente, inhibitorische Kollateralen; negative Polung im evozierten Potential. *c* = Unspezifische Erregung am apikalen Dendriten kann zur Depolarisation der Zelle führen; vorübergehende Negativierung des Potentials an der Kortexoberfläche. *d* = Synchronisierte Aktivierung über spezifische und nicht-spezifische Eingänge depolarisiert das gesamte kortikale Neuron, das zugleich Impulsaktivität zeigt, und führt zu einer verstärkten Negativierung an der Kortexoberfläche. (Nach Creutzfeldt u. Kuhnt 1967)

keine eindeutige Beziehung zwischen der Ausschlagsrichtung der evozierten Potentiale und der Polung der postsynaptischen Aktivität im Sinne hemmender oder erregender Potentiale (Abb. 1.5 C). Vielmehr ist die Lokalisation der Auslösung von Erregung oder Hemmung wichtig (Martin 1985). So führt die erste afferente Erregung der basalen Anteile der kortikalen Zellen zur Positivität an der Kortexoberfläche, was die initiale positive Welle bei vielen evozierten Potentialen erklärt (Abb. 1.5 A, C; siehe auch Legende zu Abb. 1.5). Die Generatoren der primären Antworten, die sich in den frühen Wellen der evozierten Potentiale ausdrücken, sollen jeweils über den primären Rinden der betreffenden Sinnesmodalität liegen (vgl. Regan 1972).

Die Tatsache, daß das kortikal evozierte Potential nicht maßgeblich von der Impulsaktivität geprägt wird, mag auf den ersten Blick als Nachteil dieser Methode erscheinen. Tatsächlich stellen die Aktionspotentiale aber nur einen sehr geringen Teil der wichtigen Aktivitäten bei der neuronalen Verarbeitung dar. Viele Vorgänge finden unterschwellig in Form von erregenden und hemmenden Potentialen statt, die auf zellulärer Ebene verrechnet werden. Hinter diesen Vorgängen verbirgt sich die eigentliche Leistung des Kortex. So ermöglichen uns die evozierten Potentiale einen – wenn auch schwer interpretierbaren – Einblick in die Funktion des Zentralnervensystems.

## 1.6
## Zusammenfassung

Evozierte Potentiale können nach zeitlich definierter Auslösung einer Erregung auf verschiedenen Stationen der afferenten Bahnen zwischen Reizort und Hirnrinde abgeleitet werden. Das volumengeleitete Potential stellt eine Integration über eine große Zahl von simultan bestehenden Quellen dar. Synchronität der Erregungsabläufe und Zahl der erregten Elemente spielen dabei für die Amplitude der Antwort eine entscheidende Rolle. Durch Störungen in der Erregungsfortleitung treten Verzögerungen und Desynchronisierungseffekte auf, die zu einer Latenzverlängerung und Amplitudenverminderung führen. Die komplizierte Geometrie der Hirnrinde und die große Zahl ihrer neuronalen Elemente mit erregender und hemmender Verarbeitung und der multidimensionalen Ausbreitung von Signalen bestimmen die Entstehung der kortikal ableitbaren evozierten

Potentiale. Die postsynaptischen Potentiale und nicht die Aktionspotentiale sind dabei die entscheidenden Generatoren für die Potentialverläufe.

## 1.7
## Literatur


Coombs JS, Eccles JC, Fatt P (1955) The specific ionic conductances and the ionic
    movements across the motoneuronal membrane that produce the inhibitory
    postsynaptic potential. J Physiol (Lond) 130: 327–373
Creutzfeldt OD, Kuhnt U (1967) The visual evoked potential: Physiological, devel-
    opmental and clinical aspects. Electroencephalogr Clin Neurophysiol (Suppl)
    26: 29–41
Creutzfeldt OD, Kuhnt U (1973) Electrophysiology and topographical distribution
    of visual evoked potentials in animals. In: Jung F (ed) Central processing of vi-
    sual information. Springer, Berlin Heidelberg New York (Handbook of sensory
    physiology, vol VII/3 p 595–637)
Eccles JC (1964) The physiology of synapses. Springer, Heidelberg
Eccles JC, Magni F, Willis WD (1962) Depolarization of central terminals of
    group 1 afferent fibers from muscle. J Physiol (Lond) 160: 62–93
Evans EF (1975) Cochlear Nerve and Cochlear Nucleus. In: Keidel WD, Neff WD
    (eds) Auditory System. Springer, Berlin Heidelberg New York (Handbook of
    Sensory Physiology vol V/2 p 2–108)
Eysel UT (1978) Susceptibility of the cat's visual system to hypoxia, hypotonia
    and circulatory arrest. Pflügers Arch 375: 251–256
Fox SS, O'Brian JH (1965) Duplication of evoked potential waveform by curve of
    probability of firing of a single cell. Science 147: 888–890
Freeman WJ (1975) Mass action in the nervous system. Academic Press, New York
    San Francisco London
Hodgkin AL (1937) Evidence for electrical transmission in nerve. J Physiol (Lond)
    90: 183–232
Hodgkin AL, Huxley AF (1952) A quantitative description of membrane current
    and its application to conduction and excitation in nerve. J Physiol (Lond)
    117: 500–544
Huxley AF, Stämpfli R (1949) Evidence for saltatory conduction in peripheral
    myelinated nerve fibres. J Physiol (Lond) 108: 315–339
Katz B (1971) Nerv, Muskel und Synapse. Thieme, Stuttgart
Landau WM (1967) Evoked potentials. In: Quarton GC, Melnechuk T, Schmitt FO
    (eds) The neurosciences. Rockefeller University Press, New York, pp 469–482
Llinás R (1979) The role of calcium in neuronal function. In: Schmitt FO,
    Worden FG (eds) The neurosciences, Fourth Study Program. MIT Press, Cam-
    bridge, pp 555–571
Llinás R, Jahnsen H (1982) Electrophysiology of mammalian thalamic neurones in
    vitro. Nature 297: 406–408
Lux HD (1971) Ammonium and chloride extrusion: Hyperpolarizing synaptic in-
    hibition in spinal motoneurones. Science 173: 555–557
Martin JH (1985) Cortical neurons, the EEG, and the mechanisms of epilepsy. In:
    Kandel ER, Schwarz JH (eds) Principles of neural science. Elsevier, New York,
    pp 636–647

Regan D (1972) Evoked potentials in psychology, sensory physiology and clinical medicine. Chapman & Hall, London

Schwartzkroin PA, Slawsky M (1977) Probable calcium spikes in hippocampal neurons. Brain Res 135: 157–161

Steriade M, Gloor P, Llinás RR, Lopes da Silva FH, Mesulam MM (1990) Basic mechanisms of cerebral rhythmic activities. Electroencephalogr Clin Neurophysiol 76: 481–508

Towe AL (1979) Electrophysiology of the cerebral cortex. In: Ruch T, Patton HD (eds) Physiology and biophysics. The brain and neural function. Saunders, Philadelphia, pp 563–588

# 2 Technische Voraussetzungen zur Ableitung evozierter Potentiale

K. SCHOLZ UND S. SCHWALEN

## 2.1 Einleitung

Evozierte Potentiale entstehen unmittelbar nach einem definierten akustischen, visuellen oder sensiblen Reiz als elektrische Signale des Nervensystems. Da diese Reizantworten sehr niedrigamplitudig auftreten, ist eine Signalaufbereitung in Form einer Verstärkung, Filterung und Mittelung notwendig.

## 2.2 Aufbau des Meßplatzes

### 2.2.1 Ableiteelektroden

Die Ableitung der evozierten Potentiale erfolgt mit Nadel- oder Oberflächenelektroden. Die Elektroden können aus unterschiedlichen Materialien hergestellt sein. Die am häufigsten verwendeten Materialien sind für Nadelelektroden Stahl, Edelstahl und Platin, für Oberflächenelektroden Silber-Silberchlorid (Ag/AgCl), Gold und silberchlorid-beschichteter Kunststoff. Die Materialien unterscheiden sich einerseits in ihren Frequenzbereichen, die alle zwischen 0,001 Hz und >10 KHz liegen, andererseits im Pflegeverhalten. Ag/AgCl-Elektroden müssen regelmäßig chloriert werden, um artefaktarm zu arbeiten; aus diesem Grunde gibt es heute alternativ mit Silberchlorid beschichtete Kunststoffelektroden als Einmalartikel. Die Ag/AgCl-Elektroden haben gegenüber Goldelektroden ein geringeres Artefaktverhalten, da sie ein günstigeres Rausch- und Widerstandscharakteristikum besitzen. Die simultan benutzten Elektroden sollen aus gleichen Materialien bestehen, um unerwünschten Elektrodenoffset zu vermeiden.

## 2.2.2
## Reizgeber

Er vermittelt einen technisch definierten, möglichst konstanten sensorischen Reiz innerhalb einer bestimmten Zeiteinheit (s. Abb. 2.1). Die Reizwiederholungsfrequenz liegt zwischen Einzelreizen und 11/s je nach Fragestellung. Der zeitliche Abstand der Reize muß immer länger sein als die Gesamtanalysezeit der Meßeinheit (z. B. VEP-Analysezeit 300 ms – Reizfrequenz <3/s).

### Elektrischer Reiz

Der elektrische Reiz wird durch konstante Stromimpulse erzeugt, die durch Pulshöhe (bis 100 mA) und -breite (bis 200 µs) definiert werden. Er ist in der elektrophysiologischen Diagnostik immer ein Rechteckimpuls, der mit einer Reizwiederholungsfrequenz zwischen Einzelreiz bis 5/s appliziert wird. In der Regel wird mit Konstantstromquellen gearbeitet, die einen hohen Ausgangwiderstand besit-

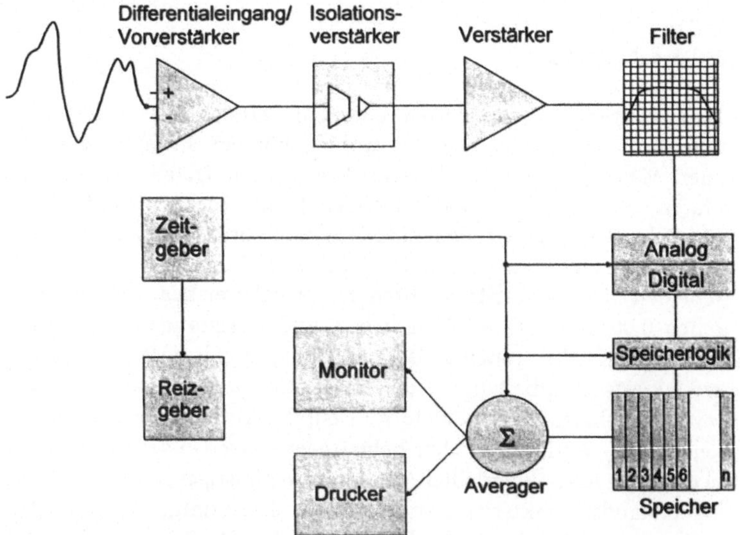


Abb. 2.1. Aufbau des Meßplatzes

zen und deren Spannung abhängig vom Hautübergangswiderstand zur Reizelektrode variieren kann. Der Reiz kann mit Oberflächen- oder Nadelelektroden appliziert werden. Der Abstand zwischen Kathode und Anode sollte $<=3$ cm sein.

## Akustischer Reiz

Tonreize mit verschiedenen Frequenzen (800–4000 Hz) und Schallintensitäten (bis 95 dB HL) werden in der neurologischen Diagnostik überwiegend im Rahmen der Messung von peripher autonomen Potentialen und ereigniskorrelierten Potentialen benutzt. Der Tonreiz ist sinusförmig und wird mit einer Dauer von 50–200 ms appliziert. Clickreize werden zur Bestimmung der frühen akustisch evozierten Potentiale benutzt. Der Clickreiz ist ein Rechteckimpuls, der in der Regel mit einer Dauer von 100 µs und unterschiedlichen Schalldruckpegeln (i.d.R. 70 dB über der Hörschwelle, nicht über 95 dB HL) mit einer Reizwiederholungsfrequenz um 11/s verwendet wird. Es wird zwischen Sog- und Druckreizen je nach Polarität unterschieden, die Einfluß auf die Latenzen der evozierten Potentiale haben. Der akustische Reiz wird mittels magnetisch abgeschirmtem Kopfhörer übertragen.

## Visueller Reiz

Die visuelle Reizung mit einer Reizwiederholungsfrequenz zwischen 0,9 und 2,1/s erfolgt durch Blitz oder Musterreize, die durch Intensität, Leuchtdichte und Mustergröße definiert sind. Es werden zur Reizapplikation LED-Blitzbrillen, TV-Monitore und Drehspiegelsysteme benutzt. Weitere Details sind dem Kap. 3 zu entnehmen.

## Magnetischer Reiz

Die Reizung erfolgt mit Magnetstimulatoren, die Einzel- oder Doppelreize abgeben. Die rasch ansteigende magnetische Feldstärke induziert einen Stromfluß im nervalen Gewebe. Die maximale Stärke des Magnetfeldes liegt geräteabhängig im Bereich zwischen 1,0 und 2,5 Tesla. Wesentlich für die Stärke des induzierten Stromes ist die Anstiegssteilheit des Magnetfeldes, d.h. daß die benötigte Energie zur Nervenerregung um so geringer ist, je größer die Anstiegssteilheit des Magnetfeldes ist. Weitere Details sind dem Kap. 12 zu entnehmen.

## 2.2.3
## Verstärker und Filter

Die Größe der zu verwertenden elektrophysiologischen Signale liegt nur in einem Bereich zwischen 0,5 und 50 $\mu$V (Ausnahme MEP um 1 mV). Deshalb müssen diese aufbereitet, d.h. verstärkt und gefiltert werden. Die Verstärkung erfolgt patientennah durch einen Differentialvorverstärker gerätespezifisch bis zum Faktor 100. Dieser wird benutzt, um die von außen auf beide Ableiteelektroden gleichermaßen einstreuenden Störsignale zu unterdrücken (Gleichtaktunterdrückung), während die Spannungsdifferenz des Biosignals abgegriffen wird. Die Eingangsimpedanz des Differentialverstärkers sollte >100 MOhm sein, damit Unterschiede der Ableite-Übergangswiderstände vernachlässigt werden können. Das Nutzsignal-Rausch-Verhältnis des Verstärkers sollte möglichst hoch sein (>100 dB), um direkte Signalbeeinflussungen durch die Verstärkerstufen (Rauschen) zu unterdrücken. Eine Impedanzumwandlung in einen unkritischen Bereich erfolgt, um die analogen Signale ggf. über eine längere Distanz zum Hauptgerät zu übertragen. Eine Isolation zwischen Vorverstärker und Verstärker (optoelektrisch) erfolgt, um evtl. kritische Ableitströme durch Gerätefehler über den Patienten zu vermeiden. Anschließend erfolgt eine Filterung zur selektiven Begrenzung des Biosignals. Dazu werden Hoch- und Tiefpaßfilter verwendet, die unterschiedliche Steilheit in der Filtercharakteristik haben können. Diese beeinflussen die Amplitude, Form und Latenz des auftretenden Potentials (Abb. 2.2). Steilflankige 50-Hz-Filter eliminieren störende Interferenzen, die über das Stromnetz eingestreut werden können.

## 2.2.4
## Digitaler Signalwandler

Die analogen Signale werden zur weiteren Bearbeitung und Speicherung digital gewandelt. Die Digitalisierung (genauer Quantisierung) wandelt die verstärkte Spannung des Biosignals in Zahlen um. Da aufgrund endlicher Rechenzeit und Speicherkapazität nur ein begrenzter Zahlenbereich zur Verfügung steht, entsteht eine Abweichung vom Originalsignal. Dies ist eine ähnliche Fehlerquelle wie das Rauschen der analogen Verstärker. Geht man davon aus, daß Verstärker und Analog-Digital-Wandler so aufeinander abgestimmt sind, daß Span-

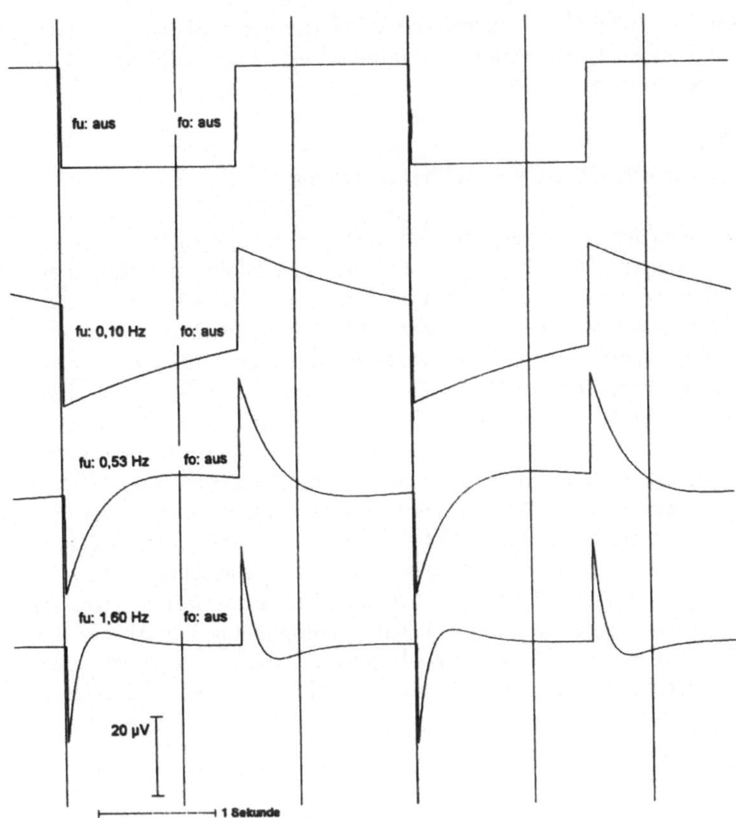



**Abb. 2.2.** Filtereigenschaften. Die Steilheit der Filter beträgt 12 dB/Oktave (*fu* untere Grenzfrequenz; *fo* obere Grenzfrequenz

nungsausschläge von mehreren mV noch gemessen werden können, ergeben sich in Abhängigkeit vom AD-Wandler folgende Meßfehler = Quantisierungsrauschen (Q-Rauschen) bezogen z. BH. auf 1 mV:

| AD-Wandler | Erzeugte Zahlen | Q-Rauschen (Spitze–Spitze) | Q-Rauschen (effektiv) |
| --- | --- | --- | --- |
| 8 bit | − 128 bis 127 | 4 µV | 0,67 µV |
| 12 bit | − 2048 bis 2047 | 0,25 µV | 0,04 µV |
| 16 bit | − 32768 bis 32767 | 0,015 µV | 0,0025 µV |

Um eine möglichst naturgetreue Wiedergabe der Signale zu erreichen, ist eine Umsetzung mit mindestens 12 bit Auflösung (4096 Werte) zu fordern.

## 2.2.5
## Signalspeicher/Mittelwertbildner (Averager)

Die Speicherlogik überprüft zunächst die digitale Information auf seine Amplitude (Abb. 2.3), um ein evtl. vorhandenes Artefakt zu erkennen (Artefaktunterdrückung). Signale mit unerwünschten Artefakten, wie z. B. Bewegungs- oder Schluckartefakten, können so verworfen werden. Anschließend wird die Signalinformation eines Zeitabschnittes (Analysezeit), dessen Beginn durch den Reiztrigger definiert ist, in den ersten Speicherbereich geschrieben. Die nachfolgenden, ebenso selektierten Signale werden in den folgenden Speichern abgelegt, um eine Mittelung vornehmen zu können. Die gespeicherte Information enthält Anteile des evozierten Potentiales (Signal) und der Hintergrundaktivität (Rauschen). Der Signal-Rausch-Faktor gibt an, in welchem Verhältnis das Signal zum Rauschen steht. Averaging verbessert dieses Signal-Rausch-Verhältnis mit der Wurzel der Anzahl n der Mittelungen. Jede Verdoppelung der Anzahl der Mittelungen verbessert das Signal-Rausch-Verhältnis um 40 %. Es ergibt sich hieraus die zu fordernde Anzahl n von Wiederholungen je

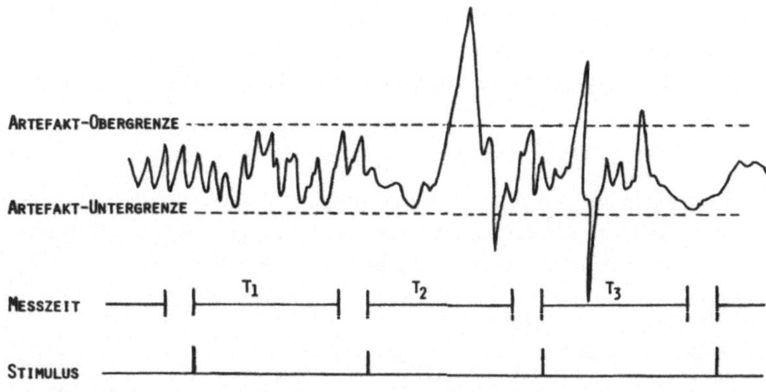


**Abb. 2.3.** Schematische Darstellung der Artefakt-Unterdrückung. (Aus de Causmaecker 1993 [2])

nach Art des evozierten Potentials (z. B. VEP n = 100, AEP n = 1000). Dieser Ansatz geht davon aus, daß die Hintergrundaktivität stochastisch verteilt ist und der Reiz keinen Einfluß auf diese Hintergrundaktivität hat. Durch die Addition der einzelnen Signalabschnitte summiert sich das zum Reiz in zeitlicher Relation stehende evozierte Potential und wird größer, die Hintergrundaktivität verringert sich. Nach der Addition der Abschnitte dividiert der Averager die Summe durch die Anzahl n der belegten Speicherabschnitte.

Eine andere Möglichkeit der Signalverarbeitung ist die kontinuierliche Abspeicherung der Signale ohne vorherige Artefakterkennung (Rohsignale). Die Artefakterkennung kann sowohl manuell als auch automatisiert über die Angabe von Amplitudenschwellen erfolgen. Anschließend wird eine reizsynchrone zeitliche Segmentierung der selektierten Signale durchgeführt. Die weitere Signalverarbeitung erfolgt wie oben beschrieben. Der Vorteil dieser Methode liegt in der flexiblen Nachbearbeitungsmöglichkeit, hierfür wird allerdings ein deutlich größerer Speicherbereich benötigt.

## 2.2.6
## Ausgabeeinheit

Zur Darstellung der Signale werden üblicherweise Bildschirme benutzt. Hier liegt die Begrenzung der Information in der Auflösung der Graphikfähigkeit. Es ergibt wenig Sinn, bei der Analog-/Digital-Wandlung hohen Aufwand zu betreiben, wenn die graphische Auflösung des Bildschirms gering ist. Die Dokumentation kann einerseits über eine elektronische Archivierung erfolgen. Hierzu ist zur Zeit die optische Platte (WORM) zugelassen, die magnetooptischen Speichermedien erreichen noch nicht die Datensicherheit über 10 Jahre. Andererseits können die Signale ausgedruckt werden; auch hier gibt es Druckverfahren, die keine Dokumentenechtheit über 10 Jahre gewährleisten (z. B. Thermopapier).

## 2.3
## Plazierung der Elektroden

Zur Plazierung der Ableiteelektroden werden zunächst die Ableiteorte vermessen und mit einem Fettstift markiert. Hierzu werden am Kopf die Elektroden nach dem 10/20-System plaziert, an der

Wirbelsäule die entsprechenden Kennpunkte aufgesucht (z. B. gehört der erste rostral tastbare Dornfortsatz zum 2. Halswirbelkörper) und die Wirbelkörper abgezählt. Zu beachten ist, daß nicht nur die Plazierung der sog. „aktiven" Elektrode Einfluß auf das abzuleitende Potential hat, sondern auch die „inaktive" Elektrode. Dies beruht darauf, daß sich die generierten Potentiale als Dipole darstellen lassen, die je nach Generator einen bestimmten Vektor, der durch Richtung, Orientierung und Stärke festgelegt ist, einnehmen. Hieraus ergibt sich, daß z. B. bei einem radiär zur Kopfoberfläche verlaufenden Vektor möglicherweise eine extrazephale Referenz ein maximales Potential darstellt, während bei einem tangential zur Kopfoberfläche gerichteten Vektor die Referenz ebenfalls zephal liegen sollte.

## 2.4
## Applikation der Elektroden

Ziel einer guten *Applikation* der Elektroden ist eine artefaktarme Ableitung, deren Voraussetzung u. a. ein Haut-Elektroden-Übergangswiderstand unter 5 kOhm sein sollte. Dieser Wert sollte bei allen applizierten Elektroden gemessen werden und möglichst gleich sein. Bei Übergangswiderständen unter 0,5 kOhm kann eine Brückenbildung (Kurzschluß) der Elektroden vorliegen. Treten hohe Übergangswiderstände auf (>100 kOhm), ist an eine defekte Elektrode oder ein gebrochenes Elektrodenkabel zu denken.
Es ist darauf zu achten, daß die Kabel der Ableiteelektroden parallel geführt werden, keine Schleifen bilden, ruhig liegen und sich nicht mit den Kabeln der Reizelektroden kreuzen. Patientenerdung hilft evtl. atmosphärische Einstreuungen abzuleiten und Reizartefakte zu mindern. Speziell bei der elektrischen Reizung mit Oberflächenelektroden sollte zwischen den Ableite- und Reizelektroden eine Erdungselektrode angebracht werden, die ebenfalls einen niedrigen Übergangswiderstand hat und Reizelektroden nah liegen sollte.

## 2.4.1
## Nadelelektroden

Bevor Nadelelektroden gesetzt werden, sollte die Hautregion mit Alkohol desinfiziert werden. Nadelelektroden lassen sich einerseits leichter applizieren, erreichen andererseits jedoch nicht die niedrigen Übergangswiderstände der Oberflächenelektroden aufgrund kleinerer Aufnahmeflächen. Bei ungünstiger Applikation können hohe Störsignale aufgegriffen werden (Antenneneffekt). Eventuell wird durch einen Standortwechsel eine bessere „Signalqualität" erreicht.

## 2.4.2
## Oberflächenelektroden

Zur Vorbereitung der Hautregion wird die Haut mit Alkohol oder Azeton entfettet und die verhornten Hautepithelien mit Hilfe abrasiver Pasten (z. B. Omni-Prep, Epicont) aufgerauht, ohne die Haut zu verletzen. Die Oberflächenelektrode wird mit Adhäsivpaste (z. B. Grass-Paste EC2, Meditrace, Elefix) auf die vorbereitete Kopfhaut gelegt und mit einem Mulltupfer angedrückt. Durch die hygroskopische Wirkung des Tupfers trocknet die Paste, die nicht unter der Elektrode sitzt, aus und verbindet damit Haut, Haare und Mulltupfer. Alternativ wird für Langzeitableitungen eine Elektrodenpaste (z. B. Schwarzer) zur Überleitung genommen. Fixiert wird die Elektrode an unbehaarten Körperstellen mit Klebeband, an behaarten Körperstellen mit Kollodium 5–10 %ig. Kollodium kann mit Aceton wieder entfernt werden.

## 2.5
## Literatur


1. Cadwell JA, Villarreal RA (1992) Electrophysiologic equipment and electrical safety. In: Aminoff MJ (ed) Electrodiagnosis in clinical neurology, 3rd edn. Churchill Livingstone, New York
2. Causmaecker de L (1993) Prinzip der digitalen Signal-Mittelwertbildung (signal Averaging) und Ableitetechnik. In: Jörg J, Hielscher H (Hrsg) Evozierte Potentiale in Klinik und Praxis, 3. Aufl. Springer, Berlin Heidelberg New York Tokyo
3. Cooper R, Osselton JW, Shaw JC (1984) Elektroenzephalographie, Technik und Methoden, 3. Aufl. Fischer, Stuttgart
4. Piotrowski R (1984) Kurze Anleitung zum Reinigen und Chlorieren von Silberelektroden. EEG-Lab 6: 114–116
5. Walter Graphtek GmbH (1993) „New Waves" Grundlagen der digitalen EEG-Aufzeichnung und Wiedergabe (1. Teil)

# 3 Visuell evozierte Potentiale (VEP) in der neurologischen Diagnostik

J. JÖRG

## 3.1 Einleitung

Optische Reize rufen bei gesunden wachen Menschen eine Sinneswahrnehmung hervor; neurophysiologisch konnte erstmals Adrian (1934) nach Applikation von Lichtreizen Potentialänderungen gleicher Frequenz im okzipitalen EEG nachweisen. Mit Hilfe des Einsatzes moderner elektronischer Geräte war dann dank der klinischen Einführung durch Ciganek (1961, 1967) und Halliday (1963) die Möglichkeit erreicht, bisher nur in der subjektiven Empfindungsskala meßbare Größen wie Visus- oder Farbwahrnehmung zu objektivieren. Mit der Registrierung visuell evozierter Potentiale (VEP) ist es möglich, Leitung und Verarbeitung optischer Sinnesreize im zentralen Nervensystem objektiv zu messen und dabei neben dem Nachweis von Visusstörungen verschiedener Genese besonders auch inapperent verlaufende Erkrankungen z.B. im Bereich des Sehnerven zu erfassen. Psychogene Sehstörungen lassen sich durch einen normalen VEP-Befund bestätigen, da normale VEP nicht nur für eine gute Funktionsfähigkeit des peripheren Organs (Rezeptor), sondern auch für eine intakte Leitung des afferenten Systems und eine adäquate Reizverarbeitung der kortikalen Neurone sprechen.
Mit der Kombination von VEP und Elektroretinogramm (ERG) ist eine Beurteilung sowohl der Optikusfunktion als auch der Retina-Ganglienzellen möglich (s. Kap. 4).

## 3.2 Anatomische und physiologische Grundlagen

### 3.2.1 Anatomie

Das in der Retina durch den Lichtreiz provozierte Potential wird über den N. opticus, Chiasma opticum und Tractus opticus zu den primären Sehzentren (Corpus geniculatum laterale, Colliculus superior, Pulvinar thalami) geleitet und vom Corpus geniculatum laterale über die Gratiolet-Sehstrahlung zur Sehrinde, der Area striata (Area 17) der okzipitalen Großhirnrinde transformiert (Abb. 3.1). Man bezeichnet sie als primären visuellen Kortex. Es bestehen weitere Verbindungen zum sekundären (Area 18) und tertiären (Area 19) visuellen Kortex sowie zu den Colliculi superiores.

Die Makularegion nimmt nur etwa den 300. Teil der Netzhautfläche ein, versorgt aber etwa die Hälfte des primären visuellen Kortex. Dabei werden die Makulabezirke ganz an die Oberfläche des visuellen Kortex projiziert, während die übrige Netzhaut in einem vergleichsweise tiefliegenden Bezirk entlang des Sulcus calcarinus repräsentiert wird (Zrenner 1983).

**Abb.3.1.** Anatomie des optischen Systems

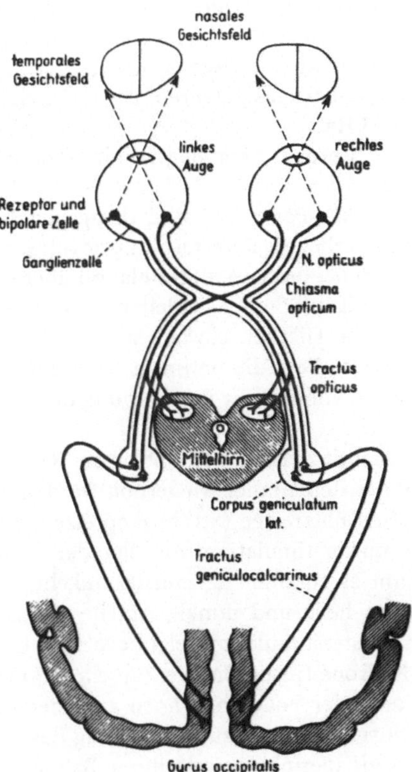

## 3.2.2
## Physiologie und Pathophysiologie des optischen Systems

Wird das visuelle sensorische System mit dem gleichen konstant sich wiederholenden Reiz stimuliert, so erhält man eine charakteristische reizspezifische Spannungsänderung, am stärksten über dem den Sinnesreiz primär verarbeitenden kortikalen Areal. VEP lassen sich mit zwei verschiedenen Möglichkeiten evozieren: Eine plötzliche einmalige lokale oder globale Leuchtdichteänderung führt zu *transienten evozierten Potentialen (T-VEP)*. Transiente evozierte Potentiale sind die Antwort auf eine plötzliche lokale oder globale Leuchtdichteänderung; der Reiz, z. B. in Form eines Lichtblitzes, darf nur in Abständen von mindestens 600 ms wiederholt werden und es muß zur Identifizierung der spezifischen Reizantwort neben der Reizwiederholung auch eine Averager-Technik verwandt werden. Das gereizte System hat so zwischen den Reizen genügend Zeit, um in seinen Ruhestand zurückzukehren. Die Reizfrequenz liegt beim transienten VEP <3 Hz.

T-VEP werden überwiegend in der klinischen Diagnostik verwandt.

*Steady-state-Potentiale* sind demgegenüber die Antwort auf einen kontinuierlichen Reiz mit sinusförmig moduliertem Licht, und es läßt sich bei dieser Art Stimulation über dem visuellen Kortex ein sinusförmiges Potential ableiten, dessen Frequenz der Reizfrequenz entspricht. Hierbei schwanken aber die VEP-Amplituden sehr stark; bei 8–9 Hz liegt die optimale Reizfrequenz für die Steady-state-Stimulation vor, die zur Bestimmung der VEP-Amplitude am geeignetsten ist.

Zur Identifizierung der optischen Reizantwort über der Sehrinde muß der Reiz immer wiederholt werden. Gegenüber den früher verwandten Blitzreizen (Stroboskopreizen) zieht man heute die Schachbrettmusterstimulation vor. Bei der Schachbrettmusterstimulation kommt es zu einer Reizmusterumkehr, wobei in regelmäßigen Abständen helle und dunkle Anteile vertauscht werden. Die Schachbrettmusterstimulation reizt bevorzugt die foveal liegenden on- und off-Neurone (insbesondere Zäpfchen), und es kommt daher bei Abdeckung der Fovea nur noch zu einer sehr kleinen VEP-Antwort. Im Normalfall trägt zur Entstehung des schachbrettinduzierten VEP die Retinaperipherie mit ihren Bahnen nur zu einem Anteil von etwa 10–20 % bei; die fovealen Bahnen leiten dabei im Vergleich zur Retinaperipherie deutlich langsamer. Der Blitzreiz mit der globalen retinalen Reizung führt dagegen auch bei einer fovealen Abdeckung noch zu einer recht guten VEP-Antwort und er eignet sich insbesondere zur Klärung der Frage, ob eine kortikale Blindheit bei Säuglingen besteht. Ein Sehwinkelgrad im fovealen Bereich erstreckt sich in der Area 17 über eine Distanz von 6 mm. Eine bilaterale Zerstörung der Area 17 führt zur permanenten totalen Erblindung auch bei erhaltener Area 18 und 19. Das VEP erfaßt neben den Antwortpotentialen der Area 17, die die direkten Afferenzen der jeweiligen Hemisphäre erhält, auch die der Area 18, die über Kommissurenbahnen auch Afferenzen der jeweils kontralateralen Hemisphäre zugeleitet bekommt.

Generell lassen sich bei einem VEP zwei unterschiedliche Komponenten erkennen, eine frühe Antwortkomponente bestehend aus den ersten 3 Potentialspitzen und eine sich daran anschließende späte Komponente mit einer Latenz von ungefähr 90 ms. Die frühe Potentialantwort ist als eigentliches Hirnrindenpotential dadurch gekennzeichnet, daß die Latenzen und Amplituden der ersten 3 Spitzen sehr konstant sind, eine kurze Latenzzeit haben und auch bei einer Steigerung der Reizfrequenz zunächst unverändert bleiben. Diese Ergebnisse sprechen dafür, daß sie als direkte Potentialantwort der Area 17 einem spezifischen Reizleitungssystem zugeordnet sind, wohingegen in der späten VEP-Komponente die Antwort eines kortikalen Systems zu vermuten ist, das nicht der direkten genikulokortikalen Verbindung entspricht.

Prinzipiell kann jede Störung des visuellen Systems von den optischen Medien bis hin zur Reizverarbeitung im Kortex zu VEP-Veränderungen führen. Erkrankungen mit einem vorwiegenden *Ausfall neuronaler Strukturen* verursachen dabei in erster Linie Form- und Amplitudenveränderungen, *demyelinisierende Erkrankungen* insbesondere im Bereich des N. opticus Latenzverzögerungen nicht nur der primären VEP-Komponenten, sondern auch der Potentialanteile, die von höheren Verarbeitungsstufen generiert werden.

## 3.3
## Methodik

### 3.3.1
### Technische Voraussetzungen

Zur *Grundausrüstung* gehören neben 1–2 Verstärkern, 1–2 Mittelwertbildner (Averager), 1 optische Wiedergabeeinheit und ein 1 Registriersystem. Mehrere Kanäle und Verstärker sind notwendig, wenn bei Halbfeldreizungen von mehreren Ableiteorten in der Okzipitalregion gleichzeitig ein VEP aufsummiert werden soll. Die Verstärker sollen eine Empfindlichkeit von mindestens 5 µV besitzen, der Frequenzbereich soll zwischen 0,5 und 100 Hz (Empfehlung der Deutschen EEG-Gesellschaft 1988) sein. Eine Erhöhung der oberen oder unteren Grenzfrequenz führt zu einer kürzeren P2-Latenz (Litzenberger 1987).

Die elektronische Mittelwertbildung soll Signale bis 0,1 µV erkennbar machen können, wobei Zwischenspeicher es möglich machen müssen, Durchgänge mit Störsignalen, die einen vorgegebenen Amplitudenwert überschreiten, auszuschließen.

Als Stimulationstechnik für die Untersuchung von Säuglingen hat das Stroboskop zur Auslösung von Blitzreizen immer noch Berechtigung. Ab dem 3. Lebensmonat ist nach den Erfahrungen von Lowitzsch auch eine Untersuchung mit Schachbrettmusterstimulation möglich, da die Säuglinge unwillkürlich fixieren und so ein VEP aufgebaut wird. Für die Diagnostik von Erwachsenen ist die elektronische Schachbrettmusterstimulation heutzutage unabdingbar. Es können dabei sowohl ein Fernsehmonitor als auch bewegte Spiegel verwandt werden. Beim Fernsehmonitor steht das Bild nach 20 ms, bei bewegten Spiegeln spätestens nach 5 ms. Folge des schnelleren Bildaufbaues beim Benutzen bewegter Spiegel ist die Tatsache, daß die P2-Latenz kürzer und die Standardabweichung kleiner ist als bei der TV-Reizung. Diesem Vorteil der bewegten Spiegel steht der Nachteil gegenüber, daß sie einen Bewegungsreiz beinhalten.

Die optimale Kästchengröße liegt bei der *fovealen Reizung* bei 8–25 Bogenminuten, das gesamte foveale Schachbrett ist 1 × 1° groß; als Reiz kann statt eines nur foveal angebotenen Schachbrettes auch ein weißes oder schwarzes Quadrat auf grauem Hintergrund oder ein fovealer Blitz verwandt werden.

Bei der Ausdehnung des Musters auch parafoveal mit einem *Fernsehschachbrettbild* sind Kästchengrößen zwischen 50 Bogenminuten und 1° am günstigsten, wobei Variationen der Kästchengrößen zu Amplitudenschwankungen führen: die P2-Latenz ist für kleinere Reizmuster länger (Abb. 4.3), da die foveozentralen Areale dünnere Kabelsysteme und damit langsamere Leitgeschwindigkeiten aufweisen. Das normale VEP entsteht durch eine foveale und parafoveale Stimulation.

Eine Gesamtfeldgröße von 12–15° bei einer einzelnen Kästchengröße von 1° reicht als Reizfeld bei Schachbrettstimulation für die klinische Routine aus.

Die *Leuchtdichte/Kontrast* muß angegeben werden und immer konstant sein. Sie soll jährlich einmal kontrolliert werden und für die hellen Karos eine Helligkeit >70 cd/m² haben. Die Umgebungsleuchtdichte soll 50 cd/m² auf keinen Fall übersteigen. Die Helligkeit der Reize ist einer der kritischsten technischen Parameter, und sie soll daher ebenso wie die „Raumhelligkeit" immer konstant sein. Nimmt die Helligkeit der Reize ab, steigt die P2-Latenz an (Yarworth 1988).

*Blitzbrillen-evozierte VEP (LED-VEP)* sind mit roten Lichtblitzen (z. B. LED-Brille der Fa. Medelec) für jedes Auge getrennt zu erhalten und werden u. a. in der Frühdiagnostik von Optikusschäden bei Bewußtlosen oder in Narkose eingesetzt (Altenmüller et al. 1991; Voelter 1991).

## 3.3.2
## Untersuchungsgang

Der Patient sitzt während der Untersuchung in einem Lehnstuhl mit leicht nach hinten geneigter Lehne. Sein Kopf wird mit einer Nackenrolle gestützt, die Arme ruhen auf einer Armlehne, und er wird aufgefordert, sich möglichst zu entspannen und den Mund leicht zu öffnen. Kleinkinder werden auf dem Schoß der Mutter oder Kinderkrankenschwester abgeleitet. Zur Stabilisierung der Lichtintensität ist dafür zu sorgen, daß die Ableitung in einem immer gleich abgedunkelten Zimmer mit konstanter Hintergrundsleuchtdichte erfolgt.

Während der Untersuchung wird nicht gesprochen; die Größe des Schachbrettes ist 22,5 cm, die Kästchengröße liegt bei 50 Bogenminuten, der Abstand zum TV beträgt 1,5 m (Abb. 3.2 a). Da die mittlere Leuchtdichte immer konstant bleibt, muß der Patient konzentriert mitarbeiten, damit eine ortsstabile retinale Abbildung durch Fixation gewährleistet ist. Refraktionsanomalien sind immer auszugleichen. Die Pupillen dürfen nicht eng getropft sein, da bei Miosis Latenzverlängerungen durch die herabgesetzte retinale Illumination bis zu 12 ms möglich sind. Umgekehrt kann Weittropfen Latenzverkürzungen von bis zu 10 ms bedingen (Lowitzsch 1986).

Die Lichtintensität korreliert bei Erwachsenen mit der VEP-Amplitude; der Kontrast zwischen den Hell- und Dunkelfeldern ist für die Amplitudenhöhe des VEP wichtiger als die Helligkeit der Beleuchtungsfelder selber. Nur bei Kindern im mittleren Lebensalter (am stärksten im 4.–6. Lebensjahr) konnten Cohn et al.

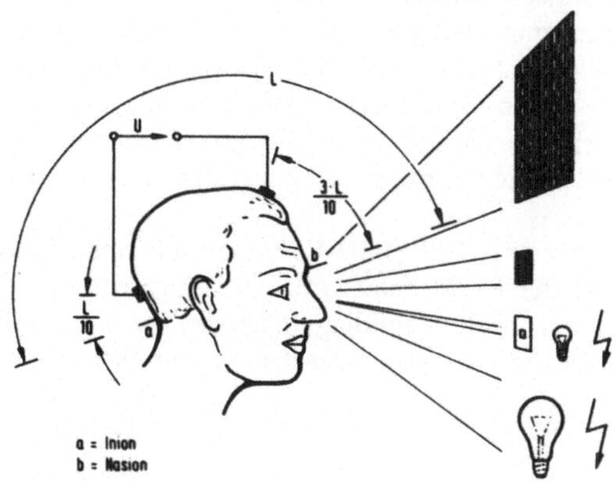


| Untersuchungsbedingungen: | Sitzend, ruhiger Raum, abgedunkelt, Lichtbedingungen konstant |
|---|---|
| Stimulation: | TV-Stimulator, Schachbrett 50'–1°, Kontrast und Helligkeit stabil, Reizfrequenz 1,8 HZ |
| Analysenzeit: | 500 ms |
| Filter: | 0,5–100 Hz |
| Averging: | 60–100 |
| Elektrodenposition: | $O_Z$–$F_Z$ (bei W-Form $O_Z$–$A_1$) |
| Normwerte: | Eigene Normwerte erstellen |
| Abstand Cornea/Schirm: | 1,5 m |
| Fixation: | zentral |
| Mustergröße auf dem Schirm: | 22,5 mm |

**Abb. 3.2. a** Visuell evozierte Potentiale. Position der Ableiteelektroden und schematische Darstellung verschiedener Stimulationsmethoden: Ganzfeldreizung durch Schachbrettmusterumkehr, foveale Reizung durch Schachbrettmusterumkehr, foveale Reizung durch Lichtblitz und Ganzfeldblitzreizung

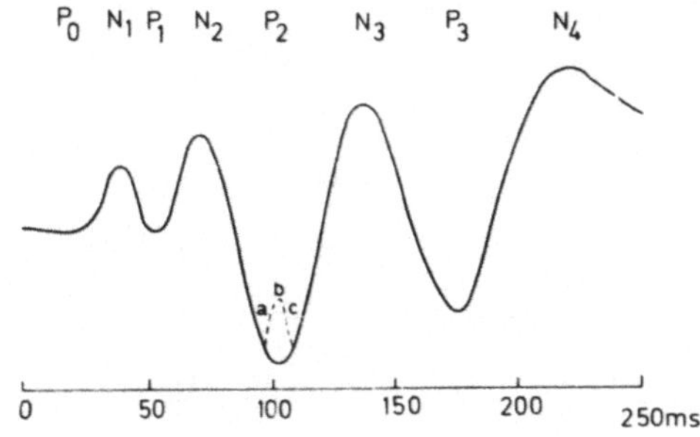



**Abb.3.2. b** Normales VEP mit Spitzenkennzeichnung (W-Form *gestrichelt* mit *a, b, c*)

(1985) bei Verwendung von Blitz-VEP eine Amplitudenabnahme bei Leuchtdichtezunahme feststellen.

Die Leuchtdichte der von uns verwandten weißen Felder liegt bei 35 cd/m², die mittlere Leuchtdichte ist bei der Reizmusterinversion durch Schachbrettmuster immer gleich.

Die Stimulationsfrequenz, d.h. die Musterumkehr mit dem Austausch der weißen und schwarzen Flächen, kann bis zu maximal 2 Hz problemlos durchgeführt werden. Wir verwenden 1,8 Hz, um eventuelle Wechselstromeinlagerungen nicht noch zusätzlich aufzusummieren. Die Aufsummierungszahl liegt bei 64–128 Reizen, und jedes evozierte Potential muß auf seine Reproduzierbarkeit hin kontrolliert werden. Bei schwachen Reizapplikationen, insbesondere den fovealen Reizen, sind mindestens 128 Mittelungen notwendig.

Die Lage des Fixationspunktes bestimmt die Reizantwort. Die Fixation an der oberen Grenze des visuellen Musters führt zu Potentialen höherer Amplitude und kürzerer Latenzen im Vergleich zur Fixation an der unteren Grenze des visuellen Musters. In den von uns verwandten Reizbedingungen fixiert der Patient zentral auf einen roten Punkt, der mittelständig angebracht ist. Die optische Stimulation erfolgt monokular mit plötzlichem Positionswechsel der schwarzen und weißen Felder: Der Reizabstand zwischen Fixationspunkt und den in gleicher Höhe stehenden Augen liegt bei 1 m.

In der klinischen Routine ist eine *unipolare Ableitung* zu empfehlen, wobei die differente Elektrode Oz 10% oberhalb der Protuberantia occipitalis externa vom Nasion-Inion-Abstand liegt, d.h. 3–5 cm oberhalb der Protuberantia in der Mittellinie gelegen ist (Abb.3.2). Die indifferente Elektrode kann an Mastoid, Ohr oder Stirn angebracht werden, wir verwenden einen Abstand von 30% vom Nasion

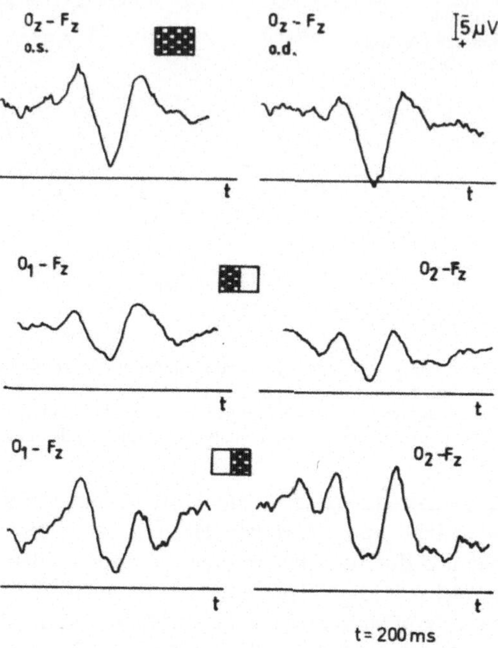

Abb.3.3. **a** Normales Ganzfeld- und Halbfeld-VEP eines 29jährigen Patienten

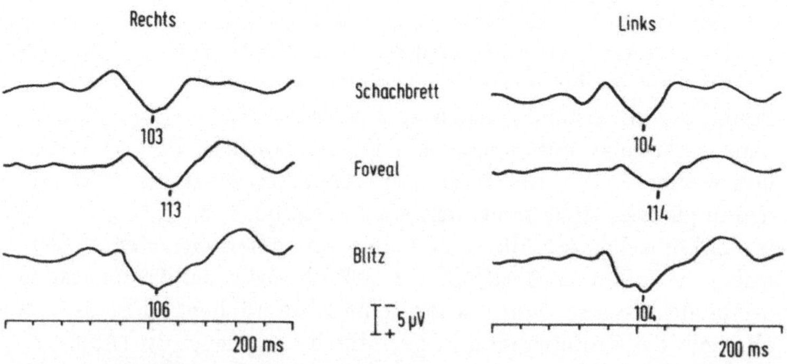



Abb.3.3. **b** Normales VEP nach Schachbrettstimulation, fovealer und Blitz-Stimulation bei einer 30jährigen Versuchsperson

aus bei Zugrundelegung des Nasion-Inion-Abstandes. Nach dem Ten-twenty-System liegt diese Elektrode genau bei Fz. Da von $F_z$ ein $N_{100}$ einstreuen kann mit Darstellung einer W-Form, sollte zur Differenzierung eines W-geformten VEP sowohl eine Ableitung $O_z-F_z$ als auch $O_z-A_1$ (Mastoid) erfolgen.

Bei Verwendung von Oberflächenelektroden wird die Kopfhaut mit Alkohol entfettet, aufgerauht und Kontaktpaste zur Senkung des Elektrodenwiderstandes unter 5 kOhm verwandt. Nicht selten haben sich aber auch subkutan plazierte Nadelelektroden bewährt.

Für die *Halbfeldreizung* verwenden wir die gleiche indifferente Elektrode bei Fz, leiten zusätzlich aber nicht nur über Oz, sondern auch bei O1 und O2 ab. O1 und O2 liegen lateral zu Oz im Abstand von 7,5–8 cm. Mit dieser Ableitetechnik erhalten wir ipsilateral wie auch kontralateral gut ausgeprägte Potentiale, die kontralateralen sind aber bei Verschaltung gegen eine frontale Elektrode nicht von umgekehrter Polarität, wie es bei anderen Verschaltungen vorwiegend beschrieben wird (Abb. 3.3).

Die Verstärkung erfolgt mit einem Bandpaß von 0,5–100 Hz, die Analysezeit beträgt mindestens 200–500 ms, und es werden 2–3 Durchgänge mit gleichen Reiz- und Ableitebedingungen durchgeführt. Wenn routinemäßig 200 ms als Analysezeit verwandt werden, soll mindestens 1 Durchgang eine Analysezeit von 500 ms aufweisen. Eine automatische Artefaktunterdrückung ist wertvoll.

Jedes Labor muß trotz standardisierter Reiz- und Ableitebedingungen eigene Normalwerte ermitteln, da durch unterschiedliche Quadrantengrößen, Raumbeleuchtung, Leuchtdichte der Schachbrettfelder, Abstände vom Schachbrett usw. gewisse labortypische Eigenheiten nie auszuschalten sind. Auch enge Pupillen können eine Fehlerquelle sein, da sie zu erniedrigten Amplituden und verzögerten Latenzen führen. Die eigenen Normalwerte sollten 10 Normalpersonen pro Dekade (mindestens 20–30 Normalpersonen) umfassen; zusätzlich ist ein Vergleich mit Literaturkollektiven nötig (Lowitzsch 1993).

Vor der Untersuchung der VEP jedes Auges soll eine Ableitung des Nativ-EEG erfolgen, um Störpegel, Artefakte etc. zu erkennen. Manche Autoren führen als Kontrollgang zunächst eine Reizung beider Augen durch, anschließend erfolgt dann die monokuläre Reizung.

### 3.3.3
### Auswertung

Jede Beurteilung setzt einen genauen neurologischen und ophthalmologischen Befund mit Visusbestimmung, Perimetrie und Pupillenmotorik voraus. Die VEP zeigen eine beträchtliche interindividuelle Varianz. Gemeinsam ist aber allen Kurvenformen neben einer primären positiven Komponente von sehr niedriger Amplitude bei 30–35 ms eine 2. Komponente mit einer Latenz von 90–100 ms. Die Gipfellatenz der 1. größten positiven Welle (P 100 oder P 2 nach der Nomenklatur von Harding 1974) ist am besten reproduzierbar; die Gipfelwerte der einzelnen neurophysiologischen Labors liegen zwischen 90 und 120 ms, die Standardabweichungen bei Normalpersonen bei 4–7 ms. Insgesamt sind die Latenzen für die Drehspiegelstimulation 7–10 ms kürzer als die VEP-Latenzen nach Schachbrettstimulation mit Hilfe eines Fernsehschirms. Die Latenzen sind im Gegensatz zu den Amplituden normal verteilt, daher sollten bei Amplituden besser die Grenzen, bei Latenzen die 2,5-Standardabweichung angegeben werden.

Unter der Bedingung, daß jedes VEP-Labor eigene Normalwerte erstellt hat, sind bei der Befundung folgende *Ergebnisse* als *pathologisch* zu werten:

1. Die Latenz der ersten größten positiven Spitze liegt außerhalb der $2^1/_2$ fachen Standardabweichung des Mittelwertes der Normalpopulation (entsprechend 98,7 % der oberen Vertrauensgrenze).
2. Die interokuläre Latenzdifferenz liegt außerhalb des Mittelwertes der Latenzdifferenz plus der $2^1/_2$ fachen Standardabweichung (>8–10 ms).
3. Die Amplitude P 2/N 3 oder die größte Amplitude des N 2/P 2/N 3-Komplexes zeigt eine Seitendifferenz von mehr als 50 %.
4. Eindeutige Seitenunterschiede in der Form des N 2/P 2/N 3-Komplexes können auf eine einseitige Optikusläsion schließen lassen.
5. Bei Verlaufsuntersuchungen sind intraindividuelle Latenzverschiebungen um mehr als 10 ms pathologisch.
6. Amplitudenabweichungen unterhalb von 3 µV oder oberhalb von 20 µV für P 2/N 3 sind als pathologisch anzusehen.

Abweichungen der genannten Parameter von den Normwerten zeigen eine Läsion des visuellen Systems an, welches aus dem gereizten

Auge, der Sehbahn und der primären und sekundären Sehrinde besteht. Auch wenn VEP-Veränderungen durch retrochiasmale Läsionen oder Retina-Affektionen (beim Morbus Parkinson) hervorgerufen werden können, so liegt ihre Ursache überwiegend vor oder im Bereich des Chiasma opticum. Dies gilt besonders für P2-Latenzverschiebungen. Fehlt eine Reizantwort, so kann eine komplette Axonschädigung oder aber ein kompletter Leitungsblock vorliegen. Je länger dieser Befund besteht, desto unwahrscheinlicher ist aber der Leitungsblock. Ist die Reizantwort erniedrigt bei normaler Latenz, so spricht dies für eine partielle Axonschädigung oder für einen partiellen Leitungsblock. Ist eine Reizantwort bei normaler Amplitude deutlich verzögert, so ist eine segmentale Demyelinisierung anzunehmen. Eine leichte Latenzverzögerung bei normaler Amplitude spricht eher für eine Demyelinisierung, bei erniedrigter Amplitude kann auch eine axonale Läsion oder ein begleitender Leitungsblock die Ursache sein. Die aufgesplitterte und verlängerte Reizantwort ist ein Hinweis auf eine Demyelinisierung.

*Fehlermöglichkeiten* können in der Befundung durch die falsche Zuordnung einzelner Spitzen entstehen, was bei Formvarianten wie der W-Form, bei kleinen Amplituden und bei Artefakten besonders häufig möglich ist. Auch kann der Verlust von P2 eine starke Verzögerung von P2 vortäuschen, indem man P3 fälschlicherweise als P2 identifiziert („Pseudo-Delay"). Nur durch Änderungen der Mustergröße, Verlaufsuntersuchungen oder auch laterale Ableitungstechniken läßt sich eine endgültige Beurteilung über die Identifizierung der P-Spitze ermöglichen. Weitere Quellen für Fehlermöglichkeiten sind Störungen im Registrier- oder Weiterverarbeitungssystem, veränderte Reizparameter oder unterschiedliche Frequenzfilter.

## 3.4
## Ergebnisse bei Normalpersonen

Beim normalen visuell evozierten Potential lassen sich frühe Potentiale darstellen – es finden sich eine erste negative Welle bei 17 ms und eine erste positive Welle (nach unten gerichtet) bei 30–35 ms. Da diese frühen Potentialanteile oft nicht nachzuweisen sind, sind für die Diagnostik spätere Potentialanteile, die sog. „sekundäre Reizantwort", relevant. Es handelt sich um den nachfolgenden Komplex N2 P2 N3. Dieser Komplex ist bei Normalpersonen immer nachweisbar und hat im Vergleich zu den frühen und den noch späteren Potentialanteilen die größte Amplitude (Abb. 3.3). Nicht immer ist allerdings der negative Gipfel N 2 abzugrenzen, so daß er trotz geringer Standardabweichung nicht für die Diagnostik verwandt werden sollte. Nur begrenzt gilt dies auch für die negative Spitze N 3, da diese eine große Standardabweichung von ±12 ms aufweist. Am wesentlichsten ist die positive Welle P 2, entsprechend P 100, die intra- und interindividuell die geringste Varianz aufzeigt und daher den diagnostisch entscheidenden Parameter darstellt. Die erste größte positive Welle P 2 repräsentiert aber keine primäre VEP-Komponente; dennoch ist ihre Stabilität intraindividuell groß und die Kontrollen erbringen lediglich Schwankungen um wenige ms, wenn nicht mit Lichtblitzen, sondern Schachbrettinversion stimuliert wird. Die eigenen Normalwerte für 2 Altersklassen errechnet und für beide Augen getrennt bestimmt, sind den Tabellen 3.1 und 3.2 zu entnehmen, hier ist auch die interokuläre Differenz jeweils für P 2 und N 3 errechnet. Die interokuläre Latenzdifferenz für P 2 ist dann pathologisch, wenn bei der Alterspopulation 20–60 Jahre eine Differenz von mehr als 8 ms vorliegt. Für die Alterspopulation über 60 Jahre gilt ein Wert von mehr als 10 ms Seitendifferenz als pathologisch.

Obwohl nicht die primäre VEP-Komponente, sondern erst Potentiale ab 90 ms ausgewertet werden und somit diese Potentiale von höheren Verarbeitungsstufen generiert sind, besitzen sie eine relativ direkte Verbindung zur Retina, da schon kleine papillomakuläre Affektionen pathologische P 2-Latenzen verursachen können.

In 5 % weisen Normalpersonen eine *W-Form* mit doppelgipfligem P 2-Peak auf, die 2. Komponente kann dabei kleiner, gleich oder größer als die erste Komponente sein. Lowitzsch bestimmt den Mittelwert aus beiden Komponenten, andere Autoren erhalten die P 100-Latenz dadurch, daß der absteigende Schenkel durch Geraden nach unten verlängert werden und die Latenz des Schnittpunktes gemessen wird. Wir bestimmen beide Spitzen getrennt und werten diese auch getrennt aus. In der Regel ist die 1. der beiden Komponenten als die eigentliche P 2-Latenz anzusehen. Als Ursache der W-Form wird neben einer geänderten Fokussierung eine zeitliche Dispersion der Feldmaxima über dem frontalen und okzipitalen Kortex angesehen (Lowitzsch 1992). Um die „physiologische" der beiden Spitzen herauszufinden, bieten sich getrennte Reizung des oberen und unteren Gesichtsfeldes oder Wechsel der Referenzelektroden (z. B. A 1/

**Tabelle 3.1.** VEP-Normalwerte für Latenzen, Amplituden und Rechts/Links Differenzen der Altersgruppe 20–60 Jahre ($n = 20$). Verwandte Methodik: Kippspiegel der Fa. General Scanning; Stimulation mit einem großen Schachbrett, einem fovealen Schachbrett oder Blitz. Zentrale Fixation, Ableitung mit der differenten Elektrode bei Oz

| Spitze/ Amplitude | Auge | Großes Schachbrett | | Foveales Schachbrett | | Blitz | |
|---|---|---|---|---|---|---|---|
| | | $X \pm S$ | Rechts/Links-Differrenz | $X \pm S$ | Rechts/Links-Differrenz | $X \pm S$ | Rechts/Links-Differenz |
| N 2 | o. s. | $66,8 \pm 3,2$ | | | | | |
| | o. d. | $68,7 \pm 5,3$ | | | | | |
| P 2 | o. s. | $97,3 \pm 4,4$ | $2,1 \pm 1,9$ | $107,9 \pm 7,4$ | $2,3 \pm 1,1$ | $95,9 \pm 15,4$ | $1,9 \pm 1,4$ |
| | o. d. | $98,1 \pm 5,3$ | | $107,7 \pm 6,6$ | | $95,7 \pm 16,1$ | |
| N 3 | o. s. | $127,6 \pm 11,2$ | $6,5 \pm 6,7$ | $142,6 \pm 12,9$ | $6,1 \pm 7,3$ | $127,6 \pm 23,7$ | $4,4 \pm 3,5$ |
| | o. d. | $128,3 \pm 13,2$ | | $139,9 \pm 11,9$ | | $127,4 \pm 24,0$ | |
| P 1/N 2 | o. s. | $3,5 \pm 2,2$ | | | | | |
| | o. d. | $3,5 \pm 2,3$ | | | | | |
| P 2/N 3 | o. s. | $8,3 \pm 2,6$ | $2,0 \pm 1,3$ | $5,5 \pm 2,8$ | $1,7 \pm 1,0$ | $8,0 \pm 3,2$ | $1,4 \pm 1,0$ |
| | o. d. | $8,1 \pm 3,4$ | | $6,0 \pm 2,7$ | | $8,3 \pm 3,1$ | |

**Tabelle 3.2.** VEP-Normalwerte für Latenzen, Amplituden und Rechts/Links-Differenzen der Altersgruppe 60–80 Jahre ($n = 10$). Verwandte Technik: Schachbrett (groß)

| Spitze/Amplitude | Auge | Mittelwert u. St. (s) | Rechts/Links-Differenz |
|---|---|---|---|
| N 2 | o. s. | 71,1 ± 5,7 | |
| | o. d. | 70,0 ± 6,6 | |
| P 2 | o. s. | 98,5 ± 6,1 | 2,9 ± 2,3 |
| | o. d. | 98,6 ± 5,6 | |
| N 3 | o. s. | 133,1 ± 14,1 | 12,9 ± 18,2 |
| | o. d. | 133.8 ± 11,2 | |
| P 1/N 2 | o. s. | 4,3 ± 3,1 | |
| | o. d. | 3,0 ± 1,4 | |
| P 2/N 3 | o. s. | 9,3 ± 4,0 | 1,8 ± 1,9 |
| | o. d. | 9,0 ± 3,4 | |

A 2 statt Fz) an. Die Verschaltung gegen $A_1$ bietet sich zur $P_{100}$-Differenzierung an, da $N_{100}$ oft über $F_z$ eingestreut wird.

Eine *Altersabhängigkeit* ist nur vor dem 6. Lebensjahr und nach dem 60. Lebensjahr zu erwarten, wobei beim höheren Lebensalter nur geringfügig längere Latenzen zu finden sind (s. Abb. 3.4).

Die Amplituden nehmen im höheren Lebensalter gering zu (Cohn et al. 1985). Insgesamt ist festzustellen, daß die Mittelwerte aller von uns gefundenen Latenzen der älteren Normalpopulation über denen der jüngeren liegen, sich aber in keinem Falle ein signifikanter Unterschied errechnen ließ. Die Amplituden der älteren Normalpersonen waren gleichfalls größer, aber in keinem Falle signifikant. Insgesamt schwanken die Amplituden intra- und interindividuell erheblich (2–20 µV, im Mittel 4–12 µV).

Blitzevozierte VEP sind bei der Neugeborenendiagnostik und bei der Untersuchung von Säuglingen bis zum 3. Lebensmonat geeignet, wenn sie keine exakte Fixation erfordern. Erwachsenenwerte der blitzevozierten VEP werden ab dem Schulalter, d. h. ab dem 6.–7. Lebensjahr erreicht (Wenzel u. Brandl 1984).

Frühgeborene haben nach Fichsel (1972) eine P 2-Latenz von 223 ms nach Stroboskopreiz, Neugeborene haben eine Latenzverkürzung auf 215 ms und Erwachsene einen Mittelwert von 166 ms. Die Amplituden sind vor dem 6. Lebensjahr immer kleiner in umgekehrter Korrelation zur Latenzzunahme.

*Geschlechtsabhängigkeiten* werden bei den VEP nicht gefunden (Cohn et al. 1985).

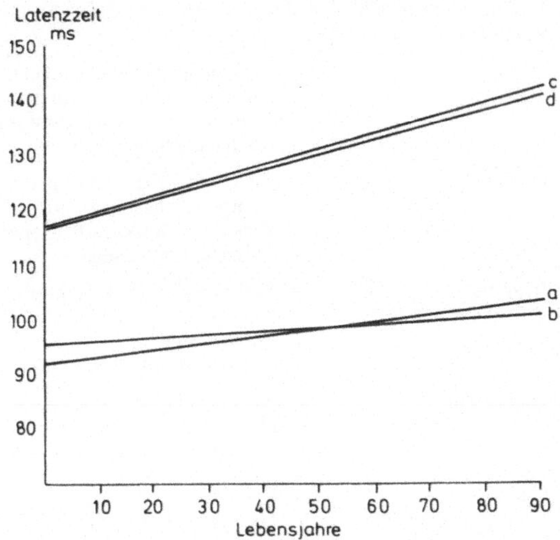



**Abb. 3.4.** Abhängigkeit der Latenzzeiten vom Lebensalter bei Normalpersonen; Verlauf der Regressionsgeraden der $P_2$- und $N_3$-Latenz für das rechte und das linke Auge (Reizung mit großem Schachbrett)

*Aufmerksamkeitsschwankungen* spielen für die Untersuchung der VEP-Anteile bis 200 ms keine wesentliche Rolle, da nur die Amplituden geringfügig verringert werden, die Latenzen aber auch bei Ermüdung gleich bleiben (Diener 1980). Bei mangelhafter Fixation kann jedoch kein VEP abgeleitet werden. Säuglinge bauen ab dem 3. Lebensmonat nur deshalb bereits ein Schachbrett-VEP auf, weil sie unwillkürlich fixieren.

Bei mehrfachen Kontrollen findet sich bei Normalpersonen eine P 2-Schwankungsbreite von 2,6 ± 2,5 ms (Diener 1982), so daß signifikante VEP-Veränderungen bei Wiederholung unter gleichen Reizableitebedingungen erst ab 10 ms Änderung der P 2-Latenz anzunehmen sind.

Betrachtet man die Ergebnisse der *Ganzfeld- und Halbfeldstimulation,* so bestehen für die P 2- und N 3-Latenzen keine signifikanten Unterschiede zwischen den Mittelwerten der Ganzfeld- und der Halbfeldstimulation beider Altersgruppen. Die Amplitude P 2/N 3 ist aber für die Ganzfeldstimulation im Vergleich zur Halbfeldstimulation signifikant größer, wenngleich kein signifikanter Unterschied

**Tabelle 3.3.** Indikation zum VEP bei prägenikulären Sehbahnläsionen und speziellen neurologischen Erkrankungen

| 1. Auge | – Papillenveränderungen (Prominenz, Papillitis, Drusen, Atrophie)<br>– Amblyopie, Refraktionsanomalien<br>– Retina-Erkrankungen |
|---|---|
| 2. N. opticus | – Optikusneuritis (Papillitis und RN)<br>– Kompressionsschädigungen<br>– Vaskuläre Optikusaffektionen<br>– Toxische Optikusläsionen |
| 3. Chiasma, Traktus: | – Kompression (z. B. Hypophysen-tumoren)<br>– Entmarkung<br>– Arachnitis optochiasmatica |
| 4. Zerebrale Erkrankungen | – Entmarkungserkrankungen (MS, Leukodystrophie)<br>– Neurolues, Sarkoidose (M. Boeck)<br>– Speicherkrankheiten<br>– Stoffwechselerkrankungen (M. Fahr, M. Wilson)<br>– Enzephalitiden<br>– Vaskuläre Erkrankungen (z. B. A.-cerebri-posterior-Infarkt)<br>– Parkinson-Syndrom |
| 5. Spinale Erkrankungen | – Heredoataxien (z. B. Friedreich, Nonne-Marie)<br>– Funikuläre Myelose<br>– Spastische Spinalparalyse<br>– Chronische zervikale spondylogene Myelopathie (ZM)<br>– Tabes dorsalis<br>– Amyotrophe Lateralsklerose |
| 6. Periphere Nerven- und Optikuserkrankungen | – Hereditäre Optikuserkrankungen<br>– Hereditäre Polyneuropathie<br>– Toxische PNP mit Optikusläsion (z. B. Myambutol)<br>– Tabak-Alkohol-Amblyopie |
| 7. Bewußtseinsstörungen | – Photoepilepsie und Reflexepilepsie<br>– Komata unterschiedlicher Genese |
| 8. Neuropsychiatrische Erkrankungen | – Kortikale Blindheit<br>– Psychogene Erblindung<br>– Dementielle Syndrome |

zwischen den homolateralen und kontralateralen Ableitungen über beiden Hemisphären nach Halbfeldstimulation zu erhalten ist. Auf die Darstellung der erhaltenen Normalwerte nach Halbfeldstimulation und Ableitung bei O 1 bzw. O 2 soll hier verzichtet werden, da sie klinisch nicht von Belang sind.

## 3.5
## VEP-Ergebnisse in der neurologischen Diagnostik

Prinzipiell kann jede Störung des visuellen Systems von den optischen Medien bis hin zur Reizverarbeitung im Kortex zu VEP-Veränderungen führen. Die Art der VEP-Veränderungen hängt von dem Schädigungsmuster ab (s. 3.2.2). Eine exakte Befundung der VEP setzt einen ophthalmologischen Befund voraus. Wenn ein pathologischer VEP-Befund durch die neurologische Untersuchung nicht erklärbar ist, muß eine ophthalmologische Diagnostik angeschlossen werden. Bei Verdacht auf Retina-Erkrankungen ist neben der Ableitung der VEP auch ein Elektroretinogramm (ERG) nötig.
Die Indikation zu einer VEP-Untersuchung ist in der Tabelle 3.3 zusammengestellt.

### 3.5.1
### VEP bei Retrobulbärneuritis und Entmarkungskrankheiten (MS)
(Tabelle 3.4)

Die ersten Mitteilungen über Latenzvergrößerungen bei MS-Kranken sind mit Hilfe blitzevozierter Potentiale erfolgt; die große Variation von blitzevozierten Potentialen schon bei Normalen hat es aber nicht zugelassen, sie für die Diagnostik einer möglichen MS-Erkrankung und anderer Optikusentmarkungen einzusetzen. Auch haben sich die Schachbrett-VEP deshalb besonders bewährt, weil hiermit der papillomakuläre Anteil sehr viel stärker als durch die Stroboskopreize miterfaßt wird.

**a) Optikusneuritis und Retrobulbärneuritis:** Patienten mit einer Retrobulbärneuritis (RN) oder Papillitis (ON) entzündlicher Genese haben akut meist einen Potentialverlust (Abb. 3.5). In maximal 5% können aber auch bei einer akuten Optikusneuritis normale VEP abgeleitet werden, allerdings sind klinisch dann nur geringe Visusstö-

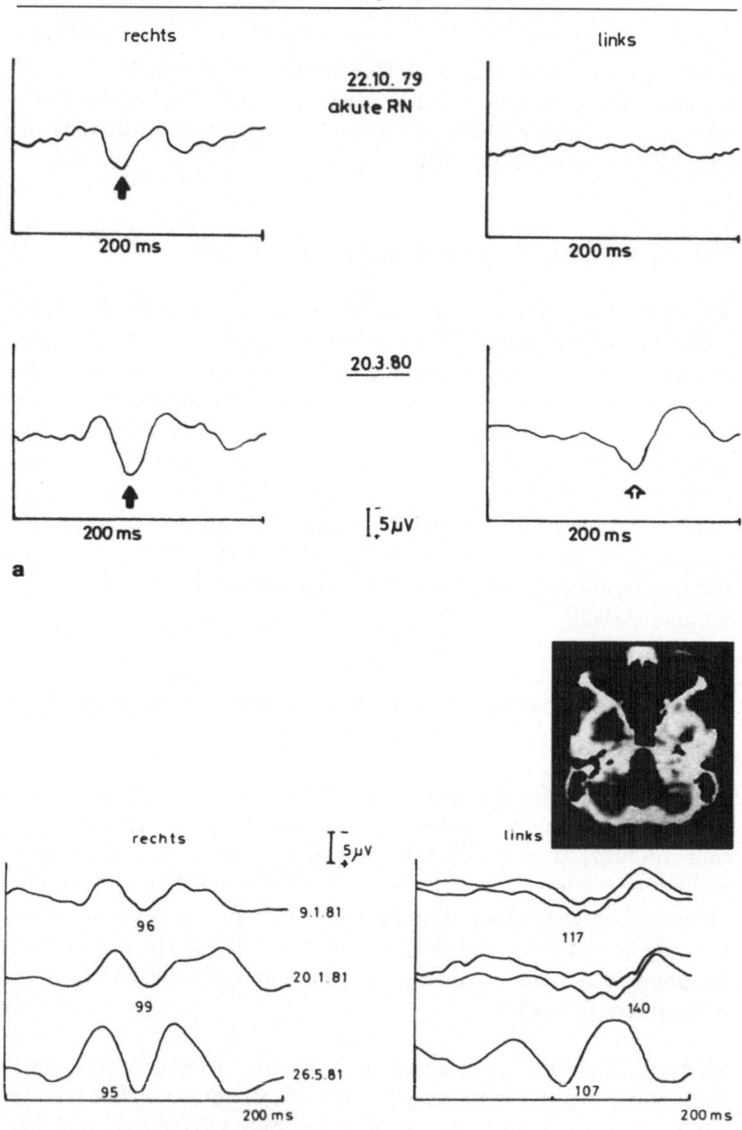


Abb. 3.5 a, b. Legende s. S. 43.

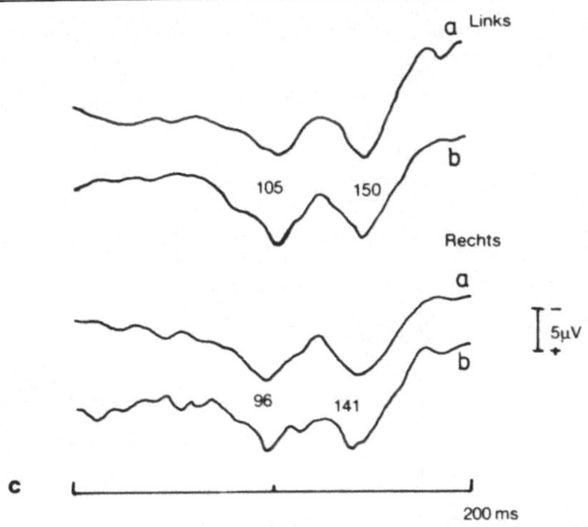


◁ **Abb. 3.5 a–c.** VEP bei Retrobulbärneuritis. **a** VEP bei akuter Retrobulbärneuritis mit VEP-Verlust und einem Wiedererscheinen eines latenzverzögerten VEP im Verlauf. **b** VEP bei einer akuten linksseitigen Retrobulbärneuritis mit einer P 2-Latenzverschiebung für das linke Auge von zunächst 117 bzw. 140 ms und als Endstadium bei wieder normalem Visus von 107 ms. **c** Alte Retrobulbärneuritis mit interokulärer pathologischer Latenzdifferenz bei bestehender W-Form des VEP

rungen oder parazentrale Skotome nachweisbar. Normale VEP schließen aber auch eine akute Optikusneuritis nicht aus, es sei denn, der klinische Befund spricht für einen schweren Optikusbefall, z. B. mit komplettem Visusverlust.

Im Rückbildungsstadium einer RN kommt es zu einer P 2-Verzögerung und/oder Formverplumpung, wobei unter der durchgeführten Therapie noch eine weitere Latenzverkürzung möglich ist. Während der akuten Phase bestehen Korrelationen zwischen dem Visus und der Amplitude des Potentials, nicht aber zwischen Visus und P 2-Latenz. Im Remissionsstadium ist in 3–5 % wieder ein normales Schachbrett-VEP nachweisbar. Die komplette Normalisierung des VEP spricht für eine wieder eingetretene Remyelinisierung. Möglicherweise kann dieser Prozentsatz von 3–5 % noch dadurch reduziert werden, daß man zusätzlich foveale Schachbrettstimulationen durchführt. In Einzelfällen konnten wir bei normalen Schachbrett-VEP im Stadium der Remission einer Retrobulbärneuritis noch pa-

**Tabelle 3.4.** Visuell evozierte Potentiale (VEP): typische Befunde bei MS, Retrobulbärneuritis, Augenerkrankungen und Erkrankungen im Bereich der Sehbahn

*I. Multiple Sklerose und andere demyelinisierende Erkrankungen*

1. Retrobulbärneuritis und Papillitis
   a) akut:               VEP-Verlust
   b) abgelaufen:         P 2-Latenzzunahme
2. Multiple Sklerose
   a) sicher:             in 80 % P 2-Latenzzunahme
   b) wahrscheinlich:     in 60 % P 2-Latenzzunahme
   c) möglich:            in 30 % P 2-Latenzzunahme

*II. Augenerkrankungen und Anomalien*

1. Brechungsanomalien, Medientrübungen, „funktionelle" Amblyopien:
   VEP meist unauffällig oder Amplitudenreduktion oder mit nur geringer P 2-Latenzzunahme
2. Stauungspapille:
   1–3 dptr: VEP unauffällig
   $\geq$4 dptr: geringe Latenzzunahme
3. Vaskuläre Papillitis, Retinopathie, Makuladegeneration:
   Amplitudenreduktionen
4. Glaukom:
   selten leichte Latenzzunahmen
5. Panuveitis:
   VEP-Verlust oder Amplitudenreduktion

*III. Weitere Erkrankungen im Bereich der Sehbahn*

1. Kompression des Opticus oder Chiasmas
   Amplitudenreduktion (selten mit P 2-Latenzzunahme)
2. Metalues (Tabes, Paralyse)
   P 2-Latenzzunahme in etwa 50–60%
3. Speicherkrankheit, spinozerebelläre Heredoataxie P 2-Latenzzunahme
4. Genuine Epilepsie
   Amplitudenerhöhung
5. Kortikale Blindheit
   VEP-Verlust
6. Psychogene Blindheit
   VEP unauffällig

thologische relative Refraktärzeiten bei Doppelreizstimulation nachweisen (Gerhard et al. 1985). Diener (1982) fand in der Remission bei 2 % seines Patientengutes pathologische interokuläre Latenzdifferenzen ohne absolute P 2-Latenzverzögerungen.

Pathophysiologisch ist anzunehmen, daß die verzögerten Latenzen durch eine Demyelinisierung sowie Verdickung der Markscheiden und eine Vermehrung der Internodalringe zustande kommen. Ob zusätzliche Störungen der Signalverarbeitung pathophysiologisch eine weitere Erklärung für die Latenzverzögerung von bis zu 80 ms verursachen, ist nicht entschieden.

In Abb. 3.6 sind die Visusentwicklung und das VEP-Ergebnis von 43 an Optikusneuritis erkrankten Augen zusammengestellt. Es läßt sich unschwer eine gute Korrelation im Stadium der akuten Optikusneuritis und der Remission erkennen. Im Mittelbereich der beiden Abbildungen ist die Amaurose (Abb. 3.6 a) bzw. der VEP-Potential-verlust (Abb. 3.6 b) dargestellt.

Patienten mit einem Uthoff-Zeichen weisen vor und unmittelbar nach körperlicher oder Wärmebelastung keine sichere P 2-Latenz-verzögerung auf, einzelne Untersucher fanden aber auch einen alleinigen Amplitudenabfall unter Wärmeapplikation (Abb. 3.7).

Eigene parallele Untersuchungen von Schachbrettmuster-VEP und Flimmerverschmelzungsfrequenzbestimmung wiesen eine gute Korrelation zwischen beiden

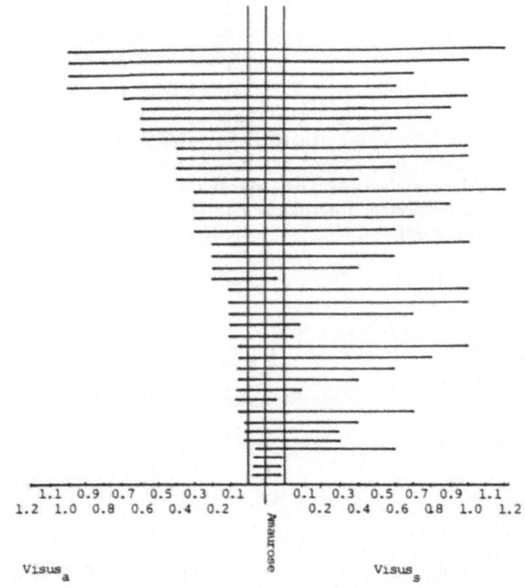


**Abb. 3.6 a, b.** Entwicklung des Visus und der VEP-Latenzen von 43 an Optikusneuritis erkrankten Augen. a Visusentwicklung der 43 erkrankten Augen, links Visus a zum Beginn der Erkrankung, rechts Visus s bei der Nachuntersuchung. Im Mittelfeld sind die amaurotischen Augen dargestellt. b s. S. 46

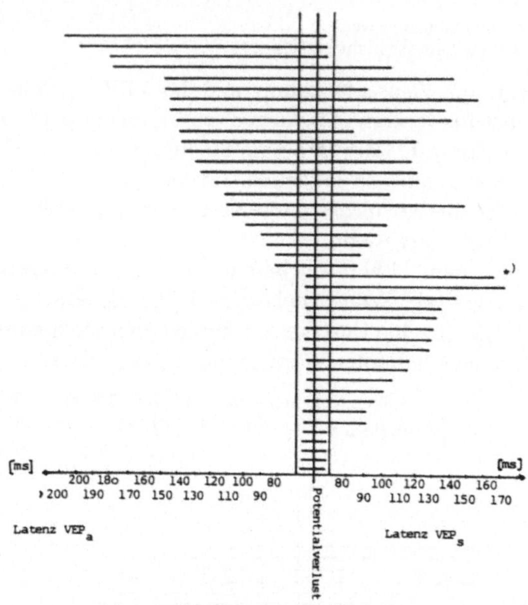



**Abb. 3.6. b** *Links* sind die VEP-Latenzen im Akutstadium, *rechts* bei der Nachuntersuchung (im Mittel 1 Jahr später) zusammengestellt. Der Mittelbereich repräsentiert den VEP-Potentialverlust. Die Latenzen ab 112 ms sind als pathologisch latenzverzögert zu befunden. Interokuläre Differenzen werden in dieser Abbildung nicht berücksichtigt

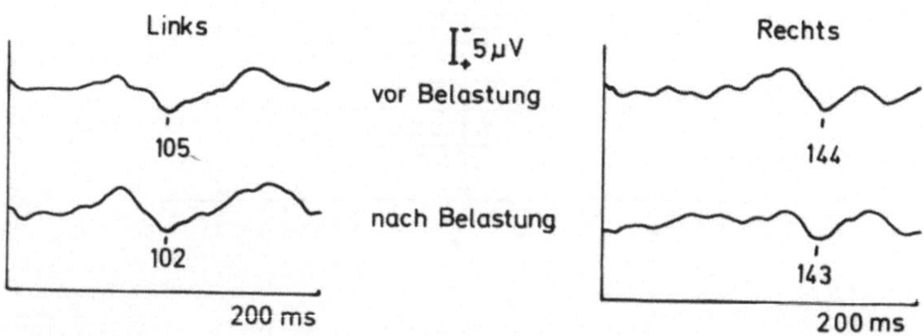



**Abb. 3.7.** VEP vor und unmittelbar nach körperlicher Belastung bei positivem Uthoff-Zeichen. Die P2-Latenzverzögerung des rechten Auges bleibt auch nach körperlicher Belastung trotz subjektiver Visusverschlechterung mit 143 ms im Bereich des Befundes vor der körperlichen Belastung

Untersuchungsmethoden auf, die Zahl der pathologischen P2-Latenzverzögerungen war aber größer als die pathologisch erhöhte nachweisbare Flimmerverschmelzungsfrequenz.

**b) Multiple Sklerose (MS):** Der Wert der VEP-Untersuchungen ist in der Diagnostik der *multiplen Sklerose* sehr hoch zu veranschlagen, da sich bei sicherer MS in ca. 80%, bei wahrscheinlicher MS in 70% und bei möglicher MS in 37,5% pathologische VEP-Befunde für die P2-Latenz nachweisen lassen (Diener 1980). Diese Tatsache ist besonders für die sog. spinalen MS-Fälle diagnostisch von besonderem Wert, da auch hierbei als Zeichen der Polytopie oft P2-Verzögerungen zu finden sind. In den letzten Jahren hat die Untersuchung mit dem Kernspintomogramm gezeigt, daß der Begriff sog. spinale MS zu Recht besteht, da nicht nur elektrophysiologisch mit Hilfe von P2-Latenzverzögerungen, sondern auch im NMR oft periventrikuläre Demyelinisierungsherde nachweisbar sind.

Die VEP-Latenzen nehmen mit der Erkrankungsdauer der MS progressiv zu. Umgekehrt zeigt sich keine VEP-Veränderung unter hochdosierter Fluocortolon-Therapie bei einem MS-Schub, wenn Patienten mit akuter Retrobulbärneuritis unberücksichtigt blieben (Emser et al. 1987). In Tabelle 3.5 haben wir die Wertigkeit der einzelnen Ergebnisse evozierter Potentiale bei möglicher, wahrscheinlicher und sicherer MS zusammengestellt, und es zeigt sich, daß bei insgesamt 57 untersuchten Patienten die Kombination von SEP-, VEP- und Liquordiagnostik diagnostisch am aussagekräftigsten ist. Daß der pathologische Anteil evozierter Potentiale in unserem Krankengut nicht am höchsten bei den VEP zu finden ist, liegt an der überstark deutlichen Repräsentation sog. spinaler oder blander MS-Fälle und der großen Gruppe der möglichen und wahrscheinlichen MS.

Nach Diener erhöht sich die Treffsicherheit bei der MS durch Schachbrettmusterstimulation mit kleinen fovealen Reizen für die sichere MS von 80 auf 91%, für die wahrscheinliche auf 90% und für die mögliche MS auf 56% (Gruppeneinteilung der MS nach McAlpine). Die Werte von Diener liegen dabei für die foveale Stimulation bei 124 ms ± 9,5 ms mit einer oberen Normgrenze von 140 ms (eigene Werte s. Tabelle 3.1).
Im Rahmen einer eigenen Studie konnten wir in seltenen Fällen bei sicherer MS auch das foveale VEP noch normal finden, die bei der Normalpopulation bei 80–100 ms liegende relative Refraktärperiode war aber auf über 150 ms verlängert (Gerhard et al. 1985).

**Tabelle 3.5.** Ergebnisse der VEP, speziellen SEP und Liquordiagnostik bei 57 Patienten mit möglicher, wahrscheinlicher oder sicherer MS (Einzelheiten s. Text)

| | | Anzahl MS-Patienten | | | | Pathol. Anteil % |
| | | Möglich | Wahr-scheinlich | Sicher | Summe, ganze MS | |
|---|---|---|---|---|---|---|
| Gesamtpatientenzahl nach obigen Kriterien | | 16 | 21 | 20 | 57 | |
| a) Tib.-SEP, rechts | Normal | 13 | 9 | 6 | 28 | |
| | Pathol. | 3 | 12 | 14 | 29 | 51 |
| b) Tib.-SEP, links | Normal | 12 | 11 | 11 | 34 | |
| | Pathol. | 4 | 10 | 9 | 23 | 40 |
| c) Tib.-SEP[a] | Normal | 10 | 8 | 6 | 24 | |
| | Pathol. | 6 | 13 | 14 | 33 | 58 |
| d) VEP[a] | Normal | 14 | 11 | 3 | 28 | |
| | Pathol. | 2 | 10 | 17 | 29 | 51 |
| e) Med.-SEP[a] | Normal | 12 | 14 | 8 | 34 | |
| | Pathol. | 4 | 7 | 12 | 23 | 40 |
| f) „EVOP-Batterie"[b] Tib-, Med-SEP, VEP | Normal | 8 | 3 | 2 | 13 | |
| | Pathol. | 8 | 18 | 18 | 44 | 77 |
| g) Liquor mind. 1 Parameter | Normal | 2 | 6 | 0 | 8 | |
| | Pathol. | 14 | 15 | 20 | 49 | 86 |

[a] Beobachtungseinheit (Patient): pathologisch, wenn mindestens eine Seite oder Seitendifferenz pathologisch.

[b] Beobachtungseinheit (Patient): pathologisch, wenn mindestens eines der drei evozierten Potentiale pathologisch. Kriterien hierfür wie unter[a].

Werden bei der MS-Diagnostik nicht nur die Ergebnisse von P2, sondern auch die isolierten N2-(N70)-Latenzverzögerungen oder der N2-Verlust berücksichtigt, läßt sich die Zahl der pathologischen Befunde bei der MS weiter erhöhen (Ghilardi et al. 1991).

Lowitzsch (1991) beschreibt 4 verschiedene VEP-Typen bei der MS, wobei die deutliche P2-Verzögerung bei gut erhaltenem NPN-Komplex mit 40–60% überwiegt und in 25–30% eine Aufspaltung der Hauptpositivität (W-Form, mehrere Gipfel etc.) zu finden sei.

Die zu erwartenden Ergebnisse der VEP-Diagnostik sind in der Tabelle 3.4 schematisiert zusammengestellt und zeigen den besonderen Wert der VEP-Untersuchung bei der Retrobulbärneuritis- und der MS-Klassifizierung auf; dies gilt insbesondere für die Fälle, bei denen klinisch kein Anhalt für eine abgelaufene Optikusneuritis besteht und elektrophysiologisch klinisch latente Optikusherde gefunden werden können.

Die Erhöhung der Körpertemperatur führt nicht zu einem häufigeren elektrophysiologischen Nachweis klinisch latenter Opikusherde, wohl aber zu einer Amplitudenreduktion.

## 3.5.2
## VEP bei Augenerkrankungen und Intoxikation

*Medientrübungen*, z. B. der Kornea oder Linse, *Brechungsanomalien* und *funktionelle Amblyopien* führen neben Visusstörungen zu einer Amplitudenreduktion, aber nur einer allenfalls geringen Latenzverzögerung von P 2. Bei 5 Dioptrien liegt die Verlängerung der P 100-Latenz bei etwa 5 ms. Die Erfahrung zeigt, daß bei parafovealen Schachbrettreizen die VEP auch noch bei Visusveränderungen bis hin zu 0,2 erhalten sein können; es sind aber bei einem Visus von 0,1 Amplitudenminderungen zu erwarten, wenn ein Sehwinkel von 1–2° verwandt wird (Litzenberger 1987). Ein Visus unter 0,1 geht mit einem VEP-Verlust einher (Rudolph 1980).
Bei Schielamblyopien steht entsprechend der Reduktion des Visus die Amplitudenminderung gegenüber der Latenzzunahme ganz im Vordergrund, dies ist ein wichtiger Unterschied zu demyelinisierenden Erkrankungen.
Eine *objektive Visusmessung* („objektive Refraktionsbestimmung") läßt sich durch Änderung der Mustergröße durchführen, wenn man die VEP-Amplitude ausmißt. Diese Möglichkeit der groben Visusbestimmung ist auch mit normalen Reizfrequenzen möglich: Man beginnt die Untersuchung mit einem kleinen Schachbrett und vergrößert dies dann zunehmend. Kommt es zum Nachweis des VEP, so kann mit Erhalt der Maximalamplitude P 2/N 3 auf den Visusgrad ( = Buchstabengröße) geschlossen werden. Je besser nämlich der Refraktionsausgleich ist und je deutlicher die Felder des Schachbrettmusters mit Hilfe der neuronalen Strukturen wahrgenommen werden, um so größer muß die VEP-Amplitude P 2/N 3 und um so kürzer die P 2-Latenz sein. Der Ophthalmologe benutzt die VEP in der Visusmessung insbesondere bei Kleinkindern, nicht-kooperativen Erwachsenen und bei Gutachtenfragen. Für den Augenarzt kann aber auch die Objektivierung von Farbenblindheit durch Musterum-

kehr mit entsprechenden Spektralfarben von Wert sein (Zrenner 1983).

Eine *Stauungspapille* von 1–3 dptr. zeigt ein normales VEP, mehr als 4 dptr. können eine geringe P 2-Verzögerung verursachen (Abb. 3.8).

*Papillitiden vaskulärer Genese* verursachen ebenso wie eine *Retinopathie* eine Amplitudenreduktion, aber meist keine signifikante Latenzverzögerung. Bei der Differentialdiagnose einer Papillitis entzündlicher Genese gegenüber einer vaskulären Genese kann dieses unterschiedliche Ergebnis diagnostisch genutzt werden, wenngleich im Einzelfall diese Regel auch einmal durchbrochen wird. Zur genaueren Differentialdiagnose von Retinaerkrankungen ist die ergänzende Ableitung eines Elektroretinogrammes (ERG) diagnostisch wegweisend.

Bei *Glaukomen* sind leichte P 2-Latenzverzögerungen möglich, vorherrschend sind aber Amplitudenreduktionen entsprechend der bestehenden Visusstörung. *Makuladegenerationen* verursachen eine Amplitudenreduktion, die Latenzen liegen im oberen Grenzbereich. Makuläsionen durch eine Infektion des Zytomegalievirus (z. B. im Rahmen von AIDS) machen sich bereits vor einer klinischen Apparenz durch Latenzverzögerung und Amplitudenreduktion bemerkbar; unter einer Azyclovirtherapie sind Normalisierungen erreicht worden (Orellana u. Teich 1986). Bei *HIV-positiven, asymptomatischen Patienten* können sich bei bis zu 1/3 der Patienten verlängerte VEP-Latenzen finden.

*Drusenpapillen* mit ihren weißlichen erhabenen refraktilen Elementen am Augenhintergrund können zu P 2-Latenzverzögerungen und Gesichtsfelddefekten führen.

Eine *Panuveitis* führt ebenso wie eine Tabak-Alkohol-Amblyopie zu einem VEP-Verlust; mit zunehmender Visusverbesserung kommt

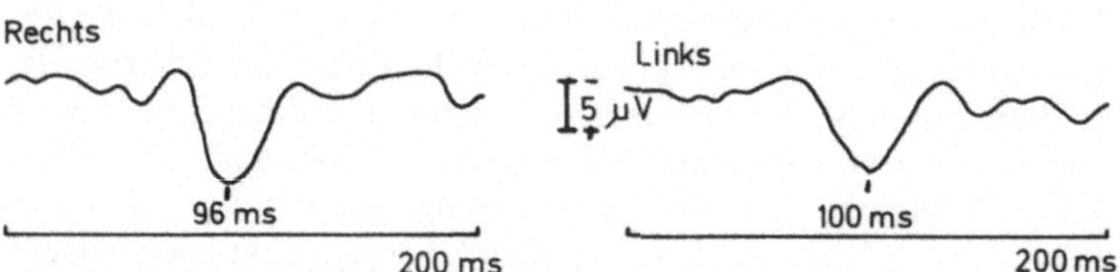


**Abb.3.8.** Normale beidseitige VEP bei retroorbitalem Tumor links und einer linksseitigen Stauungspapille von 1 dptr

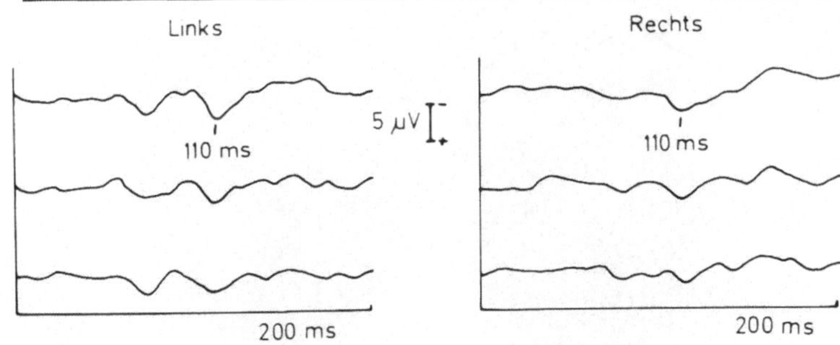


**Abb.3.9.** Deutliche amplitudenreduzierte VEP beidseits mit jeweils 3facher Kontrolluntersuchung bei klinisch bestehender Tabak-Alkohol-Amblyopie

das VEP dann wieder zum Vorschein, wobei von Anfang an bei reduzierter P 2/N 3-Amplitude die P 2-Latenz meist normal bzw. im oberen Normbereich liegen kann. VEP-Veränderungen im Rahmen der Tabak-Alkohol-Amblyopie entstehen dabei durch die toxische Schädigung der Axone, die typischerweise im Gegensatz zu den primär demyelinisierenden Affektionen zu Form- und Amplitudenveränderungen und nicht zu Latenzverzögerungen des VEP führt (Abb. 3.9). VEP-Amplitudenreduktionen sind auch bei *chronischem Alkoholabusus* in bis zu 30 % der Fälle beschrieben worden, P 2-Latenzzunahmen sind hierbei aber eher die Ausnahme.
Cisplatin führt ebenso wie z. B. Myambutol zu einer toxischen Optikusläsion mit konsekutiver VEP-Amplitudenreduktion; daher sollte bei dem Einsatz von potentiell Optikus-toxischen Substanzen ein VEP-Monitoring während der Therapie erfolgen (Maiese et al. 1992).

### 3.5.3
### VEP bei retrookulären Erkrankungen sowie im Bereich der Sehbahn und bei weiteren neurologischen Erkrankungen

Bei *Kompressionen des N. opticus oder Chiasmas* sind die Amplituden P 2/N 3 reduziert bei normalen oder gering verzögerten P 2-Latenzen; gelegentlich kann es aber auch zu deutlichen Latenzverzögerungen kommen (Abb. 3.10).
*Ableitungen während einer Operation* im Bereich der Sella werden durch Reizung der Retina mit einer Spezialbrille durchgeführt, der

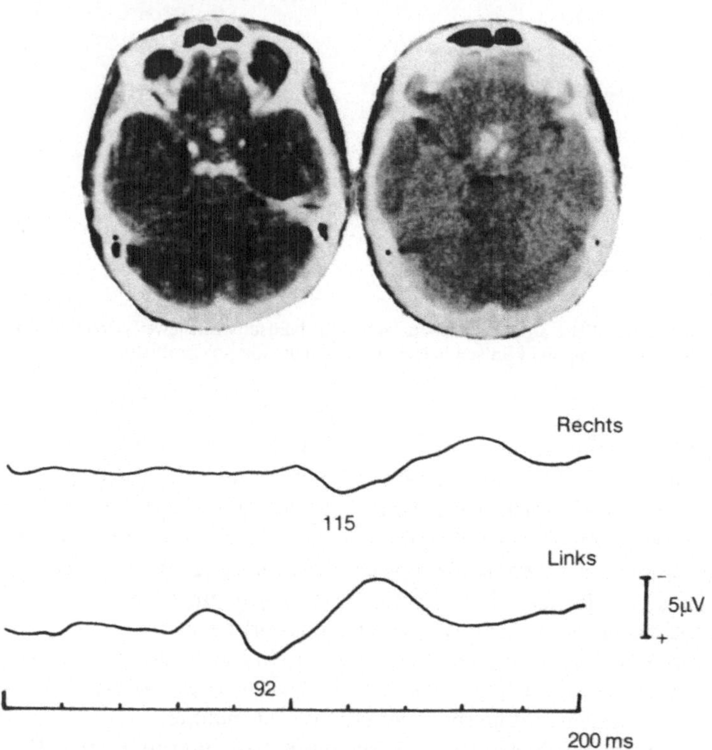



**Abb. 3.10.** P 2-Latenzverzögerung des stimulierten rechten Auges bei Kraniopharyngeom mit suprasellärem Kalk im Computertomogramm (klinisch u. a. Optikusatrophie rechts)

Wert zur frühzeitigen Erfassung von intraoperativ entstehenden N.-opticus-Läsionen ist umstritten (s. hierzu Kap. 8).

Latenzverzögerungen sind bei *luischen Optikusaffektionen*, insbesondere der luetischen *Optikusatrophie* im Rahmen der Tabes dorsalis, beschrieben.

P 2-Latenzverzögerungen finden sich auch bei Speichererkrankungen (metachromatische Leukodystrophie) oder degenerativen Optikuserkrankungen im Rahmen der *Nonne-Marie-Erkrankung, Friedreich-Erkrankung* oder *neuralen Muskelatrophie*. Ist man differentialdiagnostisch vor die Frage einer multiplen Sklerose oder einer degenerativen Erkrankung, wie z. B. Morbus Friedreich, Nonne-Marie oder spastische Spinalparalyse, gestellt, so spricht eine symmetrische VEP-Veränderung eher für eine degenerative Erkrankung, asymmetrische P 2-Latenzverzögerungen sind eher als Zeichen einer abgelaufenen Optikusneuritis zu werten. Bei der Differentialdiagnose der *zervikalen spondylogenen Myelopathie* gegenüber der sog. spinalen MS ist der Einsatz der VEP besonders wertvoll, da bei der Myelopathie verständlicherweise immer Normalbefunde zu erheben sind, wenn keine Augenerkrankung besteht.

Bei der *Leber-Optikusatrophie* kommt es durch axonale Degeneration und damit einhergehende Demyelinisierung zu Amplitudenverlusten und Latenzverzögerungen.

Bei der *Wernicke-Enzephalopathie* sind P 2-Latenzverzögerungen und Amplitudenreduktionen in 37 % zu beobachten, bei chronischem Alkoholismus in bis zu 23 % der Fälle, ohne daß dabei Wesensstörungen vorliegen müssen (Chan et al. 1986). Bei Alkoholabstinenz sind P 2-Verkürzungen nicht selten, Normalisierungen aber eine Rarität.

Symmetrische VEP-Verzögerungen sind bei der *funikulären Myelose* im Rahmen des B 12-Mangels ebenso beschrieben, wie bei der *Sarkoidose.* Zum Nachweis von *Gesichtsfelddefekten* sind die visuell evozierten Potentiale nach Halbfeld- oder Quadrantenreizung und Ableitung bei O 1 bzw. O 2 der klassischen Perimetrie in der Mehrzahl unterlegen, sie können aber zweifellos in zahlreichen Einzelfällen korrespondierend zur klinisch nachweisbaren Hemianopsie einen pathologischen Befund nach Halbfeldreizung bestätigen helfen (Abb. 3.11). Entsprechende Ergebnisse fanden wir nicht nur bei A.-cerebri-posterior-Syndromen, sondern auch bei Hirngliomen. Übereinstimmende Befunde wurden von Kuroiwa u. Celesia (1981) sowie von Streletz et al. (1981) mitgeteilt.

Im Vergleich zu den eigenen Ergebnissen werden in der Literatur sehr viel häufiger kontralaterale Potentialinversionen nach Halbfeldstimulation beschrieben; eine solche Potentialinversion ist bei Ableitung Oz oder homolateraler Ableitung demgegenüber nicht zu beobachten. Die eigenen Untersuchungen bei Hirngliompatienten mit Verschaltung gegen die indifferente Elektrode F/Cz lassen eine Potentialinversion aber nicht erkennen.

Verwendet man bei *Hirninfarkten mit Gesichtsfeldausfällen* nicht Halbfeldschachbrettreize, sondern Ganzfeldreizung, so kommt es lediglich zu Form- und Amplitudenveränderungen, nicht aber zu P 2-Latenzverzögerungen, wenn der Ableiteort Oz verwandt wird.

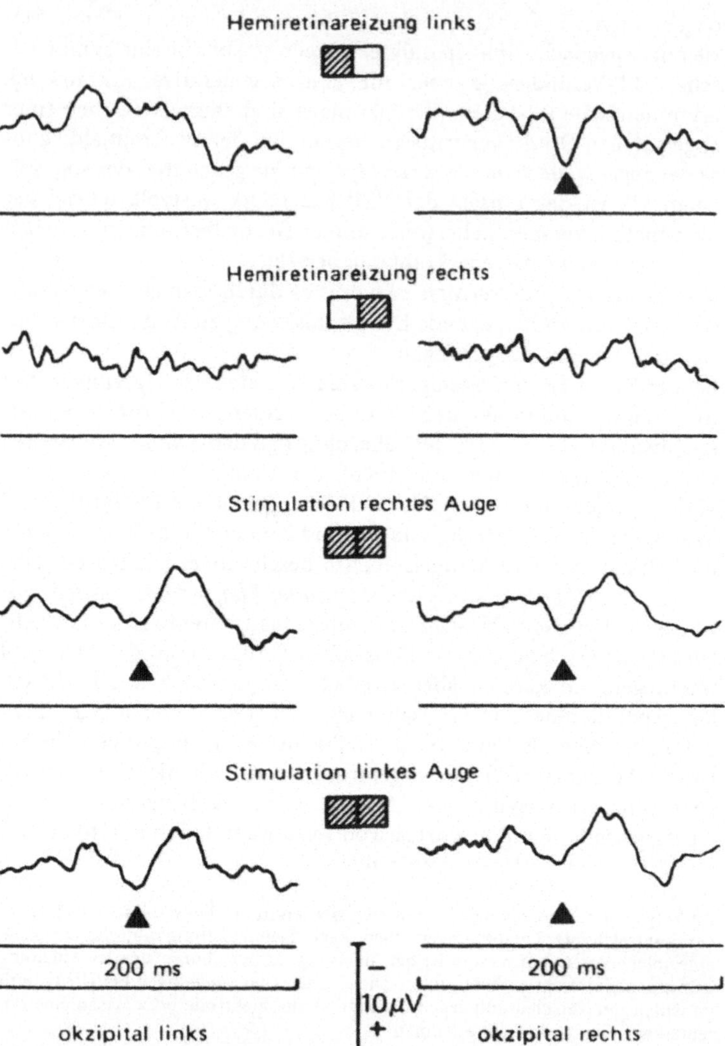



**Abb.3.11.** VEP nach Halbfeld- und Ganzfeldstimulation bei einem Patienten mit einem A.-cerebri-posterior-Syndrom links und homonymer Hemianopsie nach rechts. (Aus: Podemski et al. 1980)

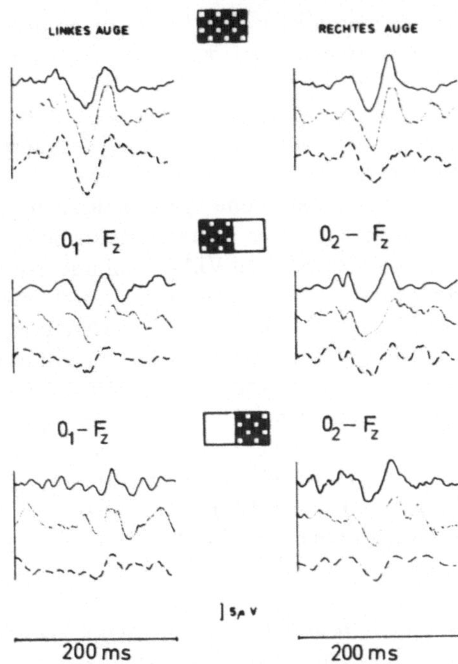



**Abb.3.12.** Ganzfeld- und Halbfeld-VEP bei links parietal lokalisiertem Oligodendrogliom mit rechtsseitiger homonymer Hemianopsie. Die VEP-Untersuchungen erfolgten nach der Operation, nach einer Radiatio mit 60 Gy und 5 Monate später nach der erfolgten Radiatio. Nach Halbfeldreizung rechts sind bei O 1 im Gegensatz zum homolateralen Ableiteort O 2 latenzverzögerte VEP reproduzierbar zu erhalten. Klinisch bestand zu jedem Zeitpunkt eine homonyme Hemianopsie nach rechts. Nach Operation –; nach Radiatio ........; 5 Monate nach Radiatio –·–·; Diagnose: Oligodendrogliom links parietal

*Medikamente* können je nach ihrem Angriffspunkt im Verlauf des N. opticus oder zerebral zu unterschiedlichen Alterationen hinsichtlich Form und Latenz des VEP führen. Zentral-dämpfende Medikamente verursachen oft leichte, aber nicht signifikante Latenzverlängerungen. Zytostatika, wie z.B. die Gabe von CCNU, haben auf die VEP ebenso wie eine Radiatio keinen relevanten Einfluß (Abb. 3.12) (Jörg u. Ploboth 1985). Das Anticholinergikum Hyoscinhydrochromid verursacht eine P 2-Latenzverzögerung nach Blitz-, nicht aber nach Schachbrettreizen; Bajalan et al. (1986) sehen dies als Hinweis auf unterschiedliche Generatoren der VEP je nach der Reiztechnik.

Bei primär generalisierter *Epilepsie* mit Photosensibilität ist die Amplitude P2/N3 typischerweise deutlich erhöht, diagnostisch ist dieser Befund aber nur selten von Relevanz.

Bei der *Migräne* sind ebenfalls hohe VEP-Amplituden zu finden, die sich unter einer medikamentösen Therapie verkleinern.

Bei *Chorea Huntington* findet man VEP-Amplitudenreduktionen.

Bei *Morbus Parkinson* ist die P2-Latenz in 30–40% verzögert, eine Korrelation zum klinischen Befund oder dem Therapieerfolg besteht nach unserer Erfahrung aber nicht. Parkinson-Syndrome arteriosklerotischer Genese oder in Kombination mit einer dementiellen Entwicklung gehen häufiger mit Latenzverzögerungen einher. Spezielle Reiztechniken (foveal, Quer- oder Längsbalken, Refraktärperiodenbestimmung) erbringen keine höheren pathologischen VEP-Abweichungen (Jörg u. Gerhard 1987; Jörg 1988). Die P2-Verzögerung kommt zumindest teilweise durch eine Affektion der Dopaminrezeptoren in der Retina zustande (Onofri et al. 1986; Gottlob et al. 1987).

Beim *MPTP-Parkinson* im Affenmodell zeigen die VEP gleichfalls im Gegensatz zu den P300 Latenzverzögerungen.

Patienten mit *seniler Demenz* weisen nur selten P2-Latenzverzögerungen auf, diese sind aber in der Mehrzahl der Fälle nicht mit einer verminderten Aufmerksamkeit zu erklären.

In der Diagnostik von *komatösen oder narkotisierten Patienten* kann die Anwendung blitzevozierter Potentiale in Einzelfragen von Wert sein.

*Die Blitzbrillen-evozierten VEP* zeigen unter Barbiturattherapie eine P2-Latenzzunahme und eine Amplitudenreduktion, wenn das EEG bereits eine Null-Linie aufweist und das N20-SEP noch nicht amplitudenreduziert ist. Bei tief komatösen Patienten bestehen die LED-VEP nur noch aus einer negativen Welle mit einer Latenz von ca. 100 ms, deren Amplitude bei intrakraniellem Druckanstieg abnimmt (Adler et al. 1991). Bei der Überwachung von komatösen Patienten oder Patienten mit raumfordernden Großhirnprozessen haben die LED-VEP ihre Indikation (Krieger et al. 1991). Allerdings rät Ferbert (1988), auf die genaue Auswertung der Latenzen zu verzichten und nur das Vorhanden- oder Erloschensein zu bewerten.

Die VEP können eine *kortikale Blindheit* durch Verlust der Schachbrett-VEP objektivieren helfen. Nur bei Verwendung von blitzevozierten VEP sind selten einmal bei kortikaler Blindheit noch Antwortpotentiale zu erhalten, da die Blitz-VEP im Gegensatz zu den Schachbrett-VEP nicht vorwiegend durch die Area 17 generiert werden. Der Nachweis eines Blitz-VEP schließt somit eine klinisch bestehende kortikale Blindheit nicht immer sicher aus. Die Schachbrett-VEP sind aber normal, wenn klinisch Zeichen für eine *funktionelle Erblindung* vorliegen. Bei inkompletter Blindheit mit entsprechenden Skotomen eignen sich die VEP zur Verlaufskontrolle.

### 3.5.4
### Neuere Entwicklungen bei der VEP-Anwendung

VEP, ausgelöst durch die zufallsverteilte Darbietung von zwei verschiedenen Schachbrettmustern (z.B. oberes und unteres Halbfeld), erlauben Aussagen über die Qualität kognitiver Prozesse, wenn *die späten ereigniskorrelierten VEP-Anteile („P 300")* des seltener dargebotenen Reizes ausgewertet werden. In der Anwendung ist darauf zu achten, daß der Zielreiz seltener und zufallsverteilt angeboten wird und der Patient den Zielreiz z.B. mitzählt; der Nicht-Zielreiz weist ein konstantes Interstimulusintervall auf. Das Verhältnis der beiden Reize liegt bei ca. 4:1, die Konzentration des Patienten liegt immer nur auf dem selteneren Reiz.
Zahlreiche Untersuchungen der letzten Jahre haben gezeigt, daß die N 250- sowie P 300-Latenzen altersabhängig sind, dies gilt aber nicht für die Amplituden (Taghavy u. Kugler 1988). Die interindividuelle Variabilität ist sehr hoch; die visuell ausgelösten P 300-Wellen haben ihr Amplitudenmaximum bei Cz, die akustisch ausgelösten bei Pz (Heinz et al. 1991)
Bei Psychosen, z.B. der hebephrenen Form, sind besonders Amplitudenreduktionen beschrieben, bei hepatischer Enzephalopathie sind Latenzverzögerungen und Amplitudenreduktionen nachweisbar. Bevorzugt werden Amplitudenreduktionen auch bei dementiellen Prozessen sowie Depressionen gefunden (u.a. Maurer u. Dirks 1988). Warum bei senilen Demenzen vom Alzheimer-Typ die parietale Amplitudenabnahme und frontale Zunahme im Sinne einer Hyperfrontalität zu beobachten ist, ist unklar. Bei MS-Patienten sind die P 300-Latenzen deutlich verzögert und korrelieren mit den Demyeli-

nisierungsherden im MRT und den kognitiven Störungen (Honig et al. 1992).

Der klinische Wert der späten ereigniskorrelierten Potentiale ist unabhängig von der Reizform (SEP, AEP, VEP) umstritten.

In den nächsten Jahren wird sich zeigen, ob der Einsatz mehrkanaliger simultaner Registrierungen *(„brain-mapping")* die Topodiagnostik durch das VEP weiter verbessern kann. Wir selbst sehen für die Zukunft eine größere Entwicklung bei der Analyse *früherer VEP-Komponenten* voraus, wenn es um die Erfassung der visuellen Informationsverarbeitung geht. Auch erlauben die Anwendungen *visueller Stimuli mit linguistischem Inhalt* noch interessante Gesichtspunkte in der Aphasiediagnostik, wenn sie mit der Technik der späten ereigniskorrelierten Potentiale kombiniert werden (s. dazu Taylor u. Keenan 1986).

*Zusammenfassend* kann gesagt werden, daß die VEP Ausdruck der Reizverarbeitung in der zentralen Retina und ihrer aufsteigenden Sehbahnen sind und dabei hauptsächlich die Zäpfchenmechanismen und ihre neuronalen Querverschaltungen erfassen. Da die VEP eine Messung der Impulsleitung im N. opticus erlauben, lassen sich entzündliche Erkrankungen im N. opticus gut von degenerativen Optikuserkrankungen abgrenzen und auch klinisch inapparent verlaufende N.-opticus-Neuritiden erfassen.

Die *VEP-Indikation* sehen wir besonders bei folgenden Fragestellungen als gegeben an:

- degenerativen, raumfordernden oder entzündlichen Erkrankungen im Bereich des N. opticus und der aufsteigenden zentralen Sehbahnen,
- Differentialdiagnose spastischer Syndrome (z.B. MS, zervikale Myelopathie, spastische Spinalparalyse, ALS, funikuläre Myelose etc.),
- unklarer Visusminderung bei intakter Retinafunktion,
- Störungen der zentralen Verarbeitung,
- objektiver Visusbestimmung bei Kleinkindern oder bei Verdacht einer Aggravatio.

Der Vorteil der VEP-Untersuchungen ist die Risikolosigkeit des gesamten Untersuchungsablaufes, die Möglichkeit, die gesamte Untersuchung beliebig oft zu wiederholen und somit im Rahmen von Verlaufsuntersuchungen mit anzuwenden. Sie sind nicht nur zur Lokalisations-, sondern auch zur Funktionsdiagnostik geeignet und heutzutage in einem klinisch-neurophysiologischen Laboratorium nicht mehr wegzudenken. Da zahlreiche Erkrankungen zu Veränderungen der visuell evozierten Potentiale beitragen können, ist die Auswertung nur unter Berücksichtigung des klinischen, neurologischen und ophthalmologischen Bildes möglich. Ein Bezug zum neurologischen Befund gerade bei der Frage der MS sollte darüber hinaus nur dann von dem befundenden Arzt erfolgen, wenn ophthalmologische Erkrankungen als Fehlermöglichkeit der VEP-Befundung mitberücksichtigt werden. Unter Berücksichtigung dieser Prämissen kann die Anwendung der VEP in der neurologischen Diagnostik und damit letztlich auch der Therapie von oft nicht zu unterschätzendem Wert sein.

## 3.6
## Literatur


Adler G, Bransi A, Prange HW (1991) Neuromonitoring mit visuell evozierten Potentialen bei komatösen neurologischen Intensivpatienten. EEG EMG 22: 254–258

Adrian ED, Matthews BHC (1934) The Berger rhythm: Potential changes from the occipital lobes in man. Brain 57: 356

Altenmüller E, Cornelius CP, Uhl H (1991) Blitz-evozierte visuelle Potentiale in ihrer Frühdiagnostik von Optikusschäden nach kraniofazialen Frakturen. EEG EMG 22: 224–229

Bajalan A, Wright CE, van der Vliet VJ (1986) Changes in the human visual evoked potential caused by the anticholinergic agent hyoscine hydrobromide: Comparison with results in Alzheimer's disease. J Neurol Neurosurg Psychiatry 49: 175–182

Celesia GG, Daly RF (1977) Effects of aging on visual responses. Arch Neurol 34: 403–407

Chan YW, McLeod JG, Tuck RR, Walsh JC, Feary PA (1986) Visual evoked responses in chronic alcoholics. J Neurol Neurosurg Psychiatry 49: 945–950

Ciganek L (1961) The EEG response (evoked potential) to light stimulus in man. Elektroencephalogr Clin Neurophysiol 13: 165–172

Ciganek L (1967) The effects of attention and distraction on the visual evoked potential in man: A preliminary report. Electroencephalogr Clin Neurophysiol 26: 70–73

Cohn NB, Dustmann RE, Shearer DE (1985) The effect of age, sex and interstimulus interval on augmenting and reducing of occipital age. Electroencephalogr Clin Neurophysiol 62: 177–183

Deutsche EEG-Gesellschaft (1988) Empfehlungen für die Ausbildung im Bereich „Evozierte Potentiale". EEG-Labor 10: 51–53

Diener HC (1980) Methodik und klinische Anwendung visuell evozierter Potentiale in der Neurologie. Nervenarzt 51: 159–167

Diener HC (1982) Visuell evozierte kortikale Potentiale (VEP). In: Stöhr M, Dichgans J, Diener HC, Buettner UW (eds) Evozierte Potentiale. Springer, Berlin Heidelberg New York, S 233–323

Emser W, Knierim A, Rüttinger H (1987) Beeinflussen Corticoide die VEP bei multipler Sklerose und Myasthenia gravis? Abstractband Dtsch EEG-Kongreß, Ludwigshafen 8.–10. Oktober 1987

Ferbert A (1988) Die Bedeutung der evozierten Potentiale in der Diagnostik schwerer Hirnstamminsulte. Habilitationsschrift, RWTH Aachen

Fichsel H (1972) Die Veränderungen der visuell evozierten Potentiale während der Reifung der menschlichen Hirnrinde. Dtsch Med Wochenschr 97: 209–210

Gerhard H, Jörg J, Friesacher H (1985) Zerebrale Refraktärperiode des VEP nach Ganzfeld- und fovealer Stimulation. Z EEG EMG 16: 81–86

Ghilardi F, Sartucci F, Brannan JR et al. (1991) N70 and P100 can be independently affected in multiple sclerosis. Electroencephalogr Clin Neurophysiol 80: 1–7

Gottlob I, Schneider E, Heider W, Skrandies W (1987) Alteration of visual evoked potentials and electroretinograms in Parkinson's disease. Electroencephal Clin Neurophysiol 66/44: 349–357

Halliday AM, Wakefield GS (1963) Cerebral evoked potentials in patients with dissoziated sensory loss. J Neurol Neurosurg Psychiatry 26: 211–219

Harding GFA (1974) The visual evoked response. Adv Ophthalmol 28: 2–28

Heinz G, Rau I, Schneider B (1991) Visuell ausgelöste P300-Wellen. EEG EMG 22: 208–216

Honig LS, Ramsay RE, Sheremata WA (1992) Event-related potential P300 in multiple sclerosis: relation to magnetic resonance imaging and cognitive impairment. Arch Neurol 49: 44–50

Jörg J, Pobloth A (1985) EEG, SEP and VEP excaminations during the treatment of malignant gliomas. In: Voth D, Krauseneck P (eds) Chemotherapy of gliomas. De Gruyter, Berlin, pp 135–137

Jörg J, Gerhard H (1987) Somatosensory, motor and special visual evoked potentials to single and double stimulation in Parkinsons's disease – an early diagnostic test? J Neurol Transm 25: 81–88

Jörg J (1988) Evoked potentials in Parkinsons's disease. In: Przuntek H, Riederer P (eds) Early diagnosis and preventive therapy in Parkinsons's disease. Springer, Wien New York, pp 111–116

Krieger D, Adams HP, Hacke W (1991) Erfahrungen mit Lichtblitz-evozierten visuellen Potentialen bei bewußtseinsgetrübten Patienten auf der neurologischen Intensivstation. EEG EMG 22: 246–253

Kuroiwa Y, Celesia CG (1981) Visual evoked potentials with hemifield pattern stimulation. Arch Neurol (Chic) 38: 86–90

Litzenberger J (1987) Visuell evozierte Potentiale: Methodik und klinische Anwendung. In: Huffmann G (Hrsg) Klinisch-neurophysiologische Methoden. Einhorn-Presse-Verlag, S 109–128

Lowitzsch K (1986) Visuell evozierte Potentiale (VEP) – Praktische Durchführung und Normwerte. EEG-Labor 8: 141–151

Lowitzsch K (1991) Formveränderungen des Kontrast-VEP bei multipler Sklerose: Beziehungen zum Läsionstyp. EEG EMG 22: 230–233

Lowitzsch K (1992) Die W-Form des VEP bei Gesunden. Vortrag 37. Jahrestagung Dtsch EEG-Gesellschaft 15.–18. 10. 1992 Magdeburg

Lowitzsch K (1993) Visuell evozierte Potentiale (VEP). In: Lowitzsch K, Maurer K, Hopf HC et al. (Hrsg) Evozierte Potentiale bei Erwachsenen und Kindern, 2. Aufl. Thieme, Stuttgart, S 16–123

Maiese K, Walker RW, Gargan R, Victor JD (1992) Intra-arterial cisplatin-associated optic and otic toxicity. Arch Neurol 49: 83–86

Maurer K, Dierks T (1987) Brain Mapping – Topographische Darstellung des EEG und der evozierten Potentiale in Psychiatrie und Neurologie. EEG EMG 18: 4–12

Maurer K, Dierks T (1988) Topographie der P 300 in der Psychiatrie. II. Kognitive P 300-Felder bei Demenz. EEG EMG 19: 26–29

Onofri M, Ghilardi MF, Basciani M, Gambi B (1986) Visual evoked potentials in Parkinsonism and dopamine blockade reveal a stimulus-dependent dopamine function in humans. Ital J Neurol Neurosurg Psychiat 49/10: 1150–1159

Orellana J, Teich SA (1986) Pattern visual evoked potentials to monitor antiviral effectiviness in AIDS patients. 3. Int. Evoked Potentials Symposium Berlin, 28. September–1. Oktober 1986

Podemski R, Jörg J, Lehmann HJ (1980) Value of homonymous visual and somatosensory evoked potentials compared to EEG in ischemic hemispheric syndromes. In: EEG and clinical neurophysiology. Excerpta Medica: Amsterdam (Int Congr Ser 516: 191)

Rudolph HD, Runge M, Trinker D (1979) Pattern reversal stimuli, double-presented for visual evoked potentials. Pflügers Arch Physiol 379 (R54): 213

Streletz LJ, Ho Bae S, Roeshman M, Schatz NJ, Savino PJ (1981) Visual evoked potentials in occipital lobe lesions. Arch Neurol (Chic) 38: 80–85

Taghavy A, Kügler CFA (1988) Das visuelle P 300 (PFP 300) im physiologischen Alterungsprozeß. EEG EMG 19: 10–13

Taylor MJ, Keenan NK (1986) Developmental changes in cognitive eventrelated potentials to linguistic and nonlinguistic visual stimuli. 3. Int. Evoked potentials Symposium Berlin, 28. September–1. Oktober 1986

Voelter HU (1991) Visuell evozierte Potentiale. In: M. Stöhr, B. Riffel, K. Pfadenhauer: Neurophysiologische Untersuchungsmethoden in der Intensivmedizin. Springer Berlin Heidelberg New York Tokyo, S 177–200

Wenzel D, Brandl U (1984) Maturation of pattern evoked potentials elicited by checkerboard reversal. Dev Ophthalmol 9: 87–93

Yarworth S (1988) Häufige Fehlerquellen bei der Ableitung evozierter Potentiale EEG-Labor 10: 31–38

Zrenner E (1983) Grundlagen elektrophysiologischer Untersuchungsmethoden in der Augenheilkunde. In: Lund O-E, Waubke TN (Hrsg) Degenerative Erkrankungen des Auges. Enke, Stuttgart, S 129–140

# 4 Visuell evozierte Potentiale in der ophthalmologischen Diagnostik

U. Kellner und M. H. Foerster

## 4.1
## Einleitung

Die elektrophysiologischen Untersuchungsmethoden mit der Messung lichtabhängiger Potentialantworten des Auges und des visuellen Kortex nehmen einen festen Platz in der ophthalmologischen Diagnostik ein. Drei verschiedene Methoden werden als Routineverfahren eingesetzt: das Elektrookulogramm (EOG) zur Untersuchung des retinalen Pigmentepithels, das Elektroretinogramm (ERG) zur Untersuchung verschiedener Netzhautschichten und die visuell evozierten kortikalen Potentiale (VEP) zur Untersuchung der Sehbahn bis zum visuellen Kortex. Durch die Wahl verschiedener Reizparameter, wie z.B. Schachbrettmuster oder Lichtblitze variabler Helligkeit und Farbe, sowie durch variable Adaptationszustände der Netzhaut ist eine differenzierte Untersuchung verschiedener Komponenten des Sehsystems möglich. Dabei ist zu berücksichtigen, daß alle gemessenen Potentiale Summenantworten zahlreicher Einzelpotentiale neuronaler Zellen sind, wobei sich die Potentiale verschiedener Zellgruppen teilweise einander überlagern.

## 4.2
## Anatomie und physiologische Grundlagen

Auf einen beliebigen strukturierten oder nicht strukturierten Lichtreiz reagieren die retinalen Rezeptoren mit einer Membranhyperpolarisierung. Von den Rezeptoren erfolgt eine Übertragung der Spannungsänderung über die Bipolarzellen (und z.T. den Amakrinzellen) auf die Ganglienzellen. Wegen der unterschiedlichen Potentialverläufe in den verschiedenen Netzhautzellen und der daraus folgenden Polarisierung ergeben sich im ERG zwei Hauptkomponenten (Abb. 4.1): die von den Rezeptorinnengliedern stammenden negativen Potentiale (A-Wellen) und die von den inneren Netzhautschichten (Bipolarzellen/Müller-Stützzellen) stammenden positiven Potentiale (B-Wel-

ERG-KOMPONENTEN

| | | |
|---|---|---|
| 1) Frühes Rezeptor Potential | Rezeptor-Außenglieder | |
| 2) A-Welle | Rezeptoren | |
| 3) B-Welle | a) Phasischer Anteil | Müller Zell Potential |
| | b) Gleichspannungs-Anteil | Horizontal Zellen |
| | | Mittleres Membran Potential |
| 4) Oszillatorisches Potential | Horizontalzellen? | |
| 5) C-Welle | Pigmentepithelzellen | |
| 6) D-Welle = Off Effekt | Interaktion von A-Wellen-Ende und Gleichspannungs-Anteil der B-Welle | |

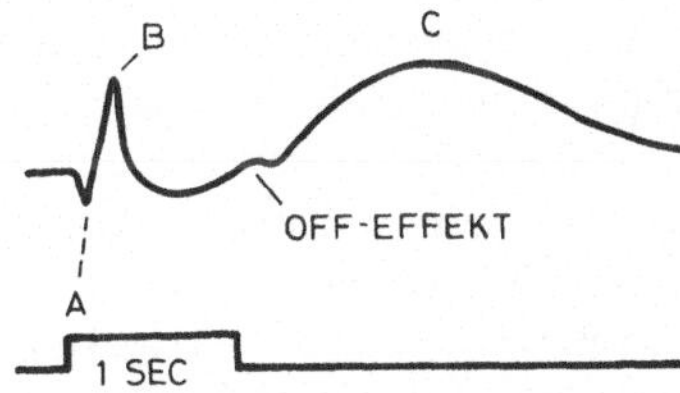


**Abb. 4.1.** Schema der ERG-Komponenten und ihrer retinalen morphologischen Zuordnung

len). Beide Komponenten haben unterschiedliche Schwellen- und Maximalwerte sowie unterschiedliche Amplitudenintensitätsfunktionen. Die B-Wellen sind die empfindlichsten Komponenten im ERG, und ihr Schwellenwert liegt etwa 2–3 logarithmische Einheiten über der psychophysischen Lichtwahrnehmungsschwelle.

Verschiedene intraretinale Querverbindungen über Horizontal-, Amakrin- und Interplexiformzellen haben einen entscheidenden Anteil an der Modellierung der visuellen Information. Ihre Aktivität spiegeln z. T. die oszillatorischen Potentiale wider, die die B-Welle überlagern. Weitere, nur mit speziellen Reizbedingungen auslösbare Potentiale im ERG haben wegen ihrer hohen Variabilität oder geringen Aussagefähigkeit keinen Eingang in die klinische Routine gefunden (frühes Rezeptorpotential, DC-Komponente, C-Welle, OFF-Effekt, skotopische Schwellenantwort). Der lichtabhängigen Membranpotentialänderung der Rezeptoren folgt eine komplexe Interaktion zwischen Rezeptoren und Pigmentepithelzellen. Diese führt zu einer Reihe von Potentialen, deren wichtigstes die langsame Oszillation ist. Diese Potentialänderung hat ihr Maximum ungefähr 8 min nach dem Lichtreiz und wird klinisch mit dem EOG gemessen.

Nach Übertragung der Membranpotentialänderungen in der Netzhaut wird das Membranpotential am Axon der Ganglienzellen in eine Impulsfolge gewandelt. Über das Corpus geniculatum laterale erfolgt die direkte Übertragung zum visuellen Kortex. Dort lassen sich in Form eines lokalisierten Elektroenzephalogramms mit repetitiven Lichtreizen und elektronischer Mittelwertbildung die visuell evozierten kortikalen Potentiale ableiten.

Während unstrukturierte Lichtblitze in der gesamten Netzhaut wahrgenommen werden, erlaubt die Verwendung von Musterreizen eine gezielte Untersuchung der Makula. Nur in diesem zentralen Netzhautareal besteht eine ausreichend hohe Rezeptordichte und die notwendige komplexe neuronale Verschaltung, um Musteränderungen bei gleichbleibender Helligkeit wahrzunehmen. Für das VEP werden in der Augenheilkunde in der Regel Schachbrettmusterreize verwendet. Das Muster-ERG erlaubt Aussagen über die innersten Netzhautschichten im Bereich der Makula. Wesentlich für die Interpretation der Befunde ist, daß alle lichtevozierten Potentiale von der Funktion der retinalen Rezeptoren abhängen. Sind diese in der Funktion gestört, sind zwangsläufig auch die Potentiale der nachfolgenden neuronalen Zellen verändert. Bei normaler Rezeptorfunktion (normale A-Wellen im ERG) lassen sich Störungen der anderen Zellpopulationen beurteilen. Bei der Analyse musterevozierter Potentiale muß die Fähigkeit zur Mustererkennung berücksichtigt werden. Trübung der okulären Medien, Makulaerkrankungen, eine Amblyopie oder eine unzureichende Brillenkorrektur beeinträchtigen die Mustererkennung und führen zu pathologisch veränderten musterevozierten Potentialen.

## 4.3
## Technische Voraussetzungen und praktische Untersuchung

### 4.3.1
### EOG

Die technischen Voraussetzungen zur Ableitung eines EOG sowie die zu verwendenden Reizbedingungen sind im Standard für klinische Elektrookulographie (Marmor et al. 1993) veröffentlicht worden. Bei der Ableitung des EOG macht man sich zunutze, daß das Auge elektrisch einem Dipol entspricht, wobei die Hornhaut relativ zum hinteren Augenpol positiv geladen ist (Bestandspotential). Befestigt man nun zwei Elektroden nasen- und schläfenwärts direkt neben dem Auge, lassen sich durch definierte Augenbewegungen entstehende Änderungen des elektrischen Feldes messen. Diese Messungen erfolgen im Minutenabstand und werden über einen DC-(direct coupling-)Verstärker registriert.

Die Untersuchung beginnt mit einer 10- bis 30minütigen Dunkelphase, die entweder mit einer plötzlichen Helligkeitsabsenkung oder in einer Rampenfunktion einsetzt. Hierbei kommen die von vorherigen Lichteinflüssen stammenden Potentiale zum Ausschwingen, so daß am Ende der Dunkelphase das Basispotential gemessen wird. Anschließend erfolgt ein plötzlicher Helligkeitsanstieg (bei neutraler Pupille auf 400–600 cd/m$^2$), der zu einem Anstieg des Bestandspotentials führt. Dieser Hellanstieg erreicht sein Maximum nach ca. 8 min, um dann in einer gedämpften Schwingung auszulaufen. Wegen der interindividuellen Variabilität des Basispotentials ist der Hellanstieg in Prozent des Basiswerts der Meßparameter des EOG. Normwerte schwanken zwischen den Laboratorien, er liegt bei uns bei 186 ± 35 % (±2 SA).

## 4.3.2
## ERG

Die technischen Voraussetzungen zur Ableitung eines ERG sowie sinnvoll anzuwendende Reizparameter (Minimalanforderungen) sind im Standard für klinische Elektroretinographie (Marmor et al. 1989, 1995) veröffentlicht worden. Die Ableitung des ERG erfolgt mit einer differenten Elektrode auf der Hornhaut, einer indifferenten Elektrode auf der Stirn sowie einer Erdung am Ohrläppchen. Die Potentialänderungen werden über einen Differentialvorverstärker mit einem Bandpass von 0,1–1000 Hz dargestellt. Für die oszillatorischen Potentiale wird der Bandpass von 3–300 Hz verengt. Die Ausgabe erfolgt heute üblicherweise auf einem graphischen Display. Alle Ableitungen erfolgen bei maximal erweiterter Pupille. Fünf Reizbedingungen werden im Standard vorgeschlagen. Nach 30minütiger Dunkeladaptation dient ein schwacher Lichtblitz zur Messung der Stäbchenantwort, ein heller Lichtblitz zur Messung einer kombinierten Zapfen- und Stäbchenantwort und, bei entsprechender Filterung, zur Messung der oszillatorischen Potentiale. Anschließend erfolgt

eine 10minütige Helladaptation, gefolgt von einem helleren Lichtblitz und eine Reizung mit 30 Hz Flimmerlicht. Diese beiden Reizantworten entstammen den Zapfensystemen. Es hat sich bewährt,
bei Dunkeladaptation vier bis sechs Lichtblitze mit ansteigender Intensität über einen Bereich von ca. 6 logarithmischen Einheiten zu
verwenden, um Amplituden- und Latenzintensitätsfunktionen auf-
stellen zu können (Abb. 4.2). Bei zunehmender Reizleuchtdichte nehmen die Amplituden der A- und B-Welle zu, die Latenzen verkürzen
sich (z.B. die B-Wellengipfelzeit von 110 auf 40 ms). Die A-Wellen-
schwelle liegt etwa 3 logarithmische Einheiten über der B-Wellenschwelle. Die Amplituden der A- und B-Wellen sind bei Dunkeladaptation wesentlich höher als bei Helladaptation. Neben den im Standard vorgeschlagenen weißen Reizlichtern empfehlen sich farbige

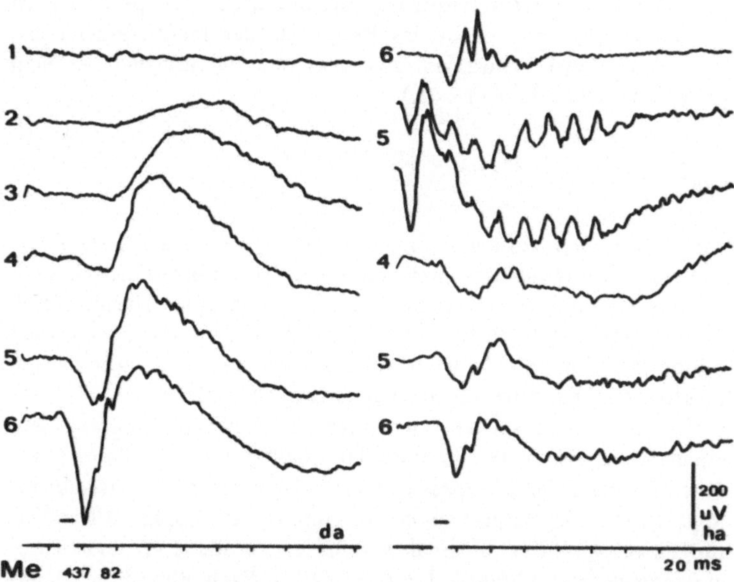


Abb. 4.2. Normales ERG: Linke Spalte Ableitungen bei Dunkeladaptation mit ansteigender Stimulusintensität. Rechte Spalte oben Registrierung der oszillatorischen Potentiale, darunter 30 Hz Flimmerlichtantworten bei Hell- und Dunkeladaptation. Die unteren drei Kurven rechts zeigen Ableitungen bei Helladaptation
mit ansteigender Stimulusintensität

**Tabelle 4.1.** ERG-Normalwerte: Mittelwerte und [in Klammern] untere (Amplituden) bzw. obere (Latenzen, Gipfelzeiten) Grenzen des Normbereichs bei maximaler Stimulusintensität ($\pm$2 SA)

|  | Amplitude | Latenz | Gipfelzeit |
|---|---|---|---|
| **Dunkeladaptation:** |  |  |  |
| A-Welle | 320 [224] μV | 4,6 [7,3] ms |  |
| B-Welle | 408 [305] μV | 14,1 [16,0] ms | 39 [42] ms |
| **Helladaptation:** |  |  |  |
| A-Welle | 113 [65] μV | 5,1 [7,4] ms |  |
| B-Welle | 106 [54] μV | 14,6 [16,2] ms | 35 [37] ms |
| 30 Hz Flimmerlichtantwort: | 136 [84] μV |  |  |

Reizlichter, um die drei verschiedenen Zapfentypen differenzierter untersuchen zu können (Kellner 1996).

Meßparameter im ERG sind die Amplituden, Latenzen und Gipfelzeiten der A- und B-Wellen, der Flimmerlichtantwort sowie der oszillatorischen Potentiale. Einige Normalwerte aus unserem Labor sind in Tabelle 4.1 aufgeführt.

Das Muster-ERG wird mit einer Hornhautkontaktelektrode abgeleitet. Die Reizmuster sind dem Muster-VEP vergleichbar. Die beiden wichtigsten Komponenten sind eine positive Welle nach 50 ms (P50) und eine negative Welle nach 95 ms (N95). Derzeit werden verschiedene Reiztechniken verwendet (Marmor et al. 1996). Die Indikationen für den klinischen Einsatz außerhalb von wissenschaftlichen Studien sind noch nicht ausreichend definiert. Eine neue, vielversprechende Methode zur objektiven Untersuchung der Makulafunktion ist das multifokale ERG (Sutter u. Tran 1991).

### 4.3.3
### VEP

Die Ableitung und Beurteilung des VEP wird in Kap. 3 ausführlich dargestellt. Bei der Ableitung des VEP muß auf eine optimale Brillenkorrektur, eine neutrale (nicht erweiterte oder enggestellte) Pupille, sowie eine gute Fixation geachtet werden. Es empfiehlt sich die Verwendung von Schachbrettmustern verschiedener Kantenlänge (z.B. 15′, 30′, 1° und 2°), da sich diskrete Funktionsstörungen oft nur bei kleinen Reizmustern zeigen. Wir verwenden einen Fernsehschirm von ca. 9° × 12° mit einem Kontrast von 67 % und mitteln je-

**Tabelle 4.2.** Muster-VEP-Normalwerte: Mittelwerte und [in Klammern] obere Grenzen des Normbereichs (+2 SA). Reizfeldgröße (Schachbrett) $9° \times 12°$, Kontrast 69 %, Helligkeit 65 cd/m$^2$

| Mustergröße | 15′ | 30′ | 1° | 2° |
| --- | --- | --- | --- | --- |
| Latenz (ms) | 111,7 [119,1] | 103,6 [111,7] | 103,7 [113,1] | 105,7 [117,0] |

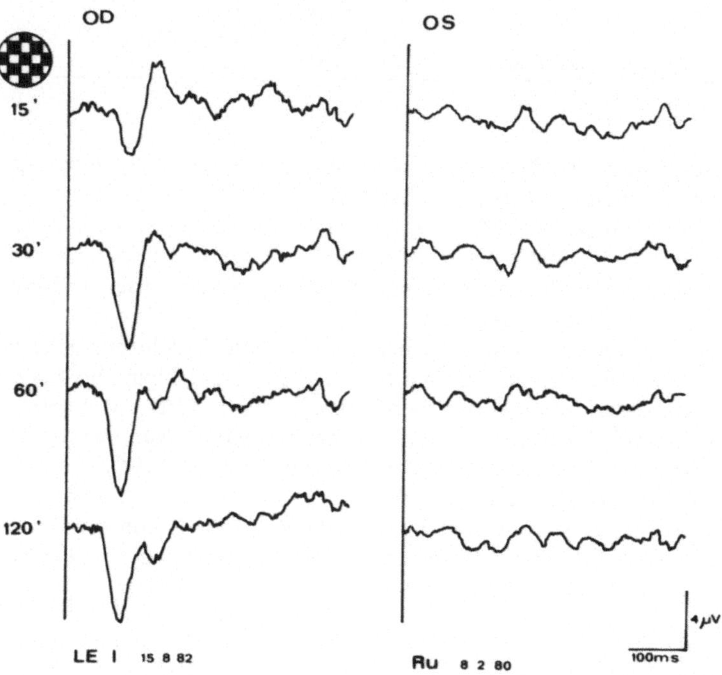


**Abb. 4.3.** Schachbrettmusterinduziertes VEP. OD: Normalbefund bei unterschiedlichen Reizmustergrößen von 15′, 30′, 1° und 2°. OS: Amplitudenreduktion in Folge einer strahleninduzierten Optikusneuropathie

weils 128 Reizantworten. Es wird jeweils die Amplitude und Latenz der P100-Komponente gemessen. Die Amplituden haben eine wesentliche höhere Variabilität als die Latenzen. Die Latenz der P100-Komponente ist daher der wichtigste Parameter für die Beurteilung des VEP (Tabelle 4.2, Abb. 4.3). Lassen sich keine musterevozierten

**Tabelle 4.3.** Flimmerlicht-VEP-Normalwerte: Mittelwerte und [in Klammern] untere Grenzen des Normbereichs (− 2 SA) für die Amplituden

| Frequenz (Hz) | 5 | 10 | 20 | 30 | 40 | 50 |
|---|---|---|---|---|---|---|
| Amplituden (µV) | 17 [9] | 17 [7] | 8 [3] | 6 [1,5] | 3,2 [0,2] | 1,5 [<0] |

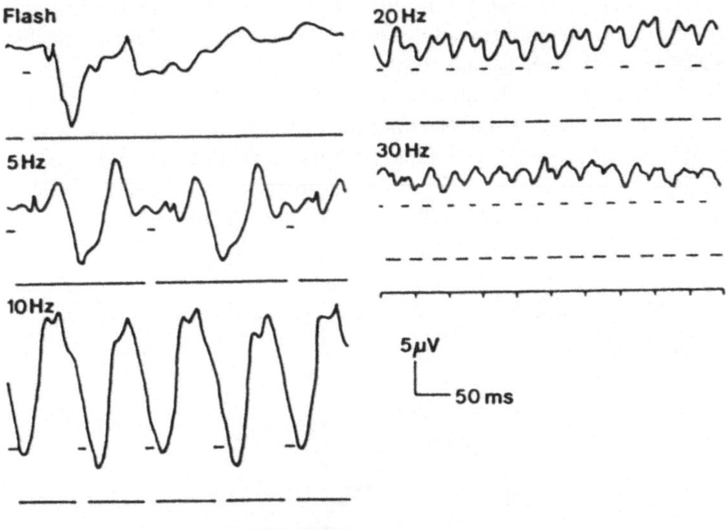


**Abb. 4.4.** Einzelblitz- und Flimmerlicht-induziertes VEP: Normalbefund. Bei zunehmend höheren Flimmerfrequenzen überlagern sich die einzelnen Antwortpotentiale, bis eine sinusförmige Potentialantwort bei hohen Reizfrequenzen resultiert

Potentiale ableiten, oder ist die Sehschärfe zu gering (<0,1), wird ein helligkeitsevoziertes VEP abgeleitet. Dabei erfolgt zur Optimierung des Lichteinfalls eine Weitstellung der Pupille. Bei einer Mittelung von 64 Reizen verwendet man Einzelblitze und Flimmerlicht mit Frequenzen von 5, 10, 20 und 30 Hz (Tabelle 4.3, Abb. 4.4). Höhere Frequenzen sind wegen der niedrigen Antwortamplituden klinisch nicht sinnvoll einsetzbar. Ein Standard für visuell evozierte Potentiale wurde gerade publiziert (Harding et al. 1996).

## 4.4
## Klinische Anwendung

Indikationen für EOG, ERG und VEP sind Erkrankungen der Netzhaut und des Sehnervs, insbesondere die Differenzierung hereditärer oder erworbener Degenerationen, die Funktionskontrolle bei potentiell toxischen Medikamenten, die Verlaufskontrolle bei okulären Erkrankungen, die Funktionsdiagnostik vor Augenoperationen und die Abklärung unklarer Sehstörungen.

Das EOG zeigt eine Reduktion des Hellanstiegs bei zahlreichen hereditären und toxischen Netzhautdegenerationen (Abb. 4.5). Allerdings sind die dabei ebenfalls vorhandenen ERG-Veränderungen bei den meisten Fällen differentialdiagnostisch entscheidend. Klinische Bedeutung hat das EOG z.B. bei der Diagnose des M. Best.

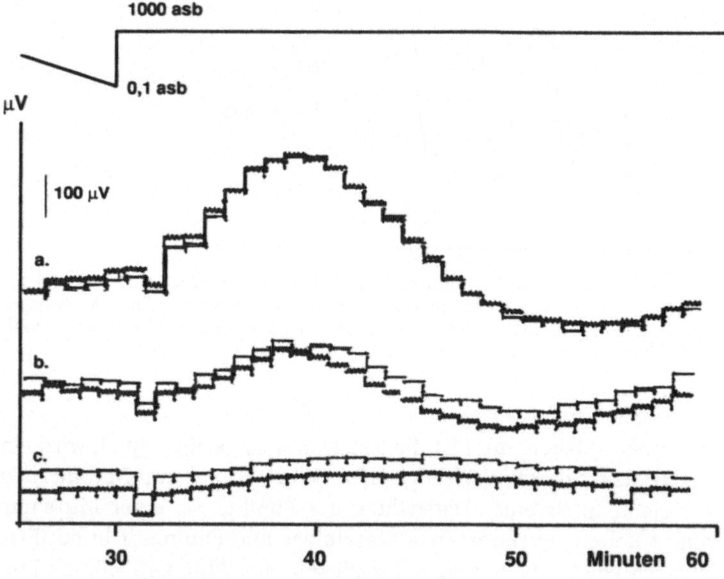


**Abb. 4.5.** Elektrookulogramm, rechtes Auge *gewellte Linien,* linkes Auge *gerade Linien.* a Normaler Verlauf der Hellschwingung. b Reduzierter Hellanstieg bei einem 28jährigen Patienten mit M. Best. c Stark reduzierter und im Verlauf verzögerter Hellanstieg bei einem 34jährigen Patienten mit generalisierter Netzhautdegeneration

Diese autosomal dominant vererbte Erkrankung des Pigmentepithels zeigt ein pathologisches EOG und normales ERG auch bei klinisch gesunden Genträgern. Im ERG erlaubt die Verwendung von Dunkel- und Helladaptation eine Differenzierung zwischen Stäbchen- und Zapfensystemen. Darüber hinaus ergibt sich durch die von den äußeren Netzhautschichten (A-Wellen) und den inneren Netzhautschichten (B-Wellen) stammenden Potentiale die Möglichkeit der retinalen Schichtdiagnostik. Die äußeren Netzhautschichten sind vorwiegend bei den hereditären Netzhautdegenerationen beeinträchtigt, während die inneren Netzhautschichten eher bei vaskulären Prozessen betroffen sind. Ein Beispiel für einen primären Außenschicht-(Rezeptor-)schaden ist eine Zapfendystrophie (Abb. 4.6). Im ERG ist bei Dunkeladaptation die B-Wellenschwelle etwa 1 logarithmische Einheit erhöht, während die A-Wellen völlig normale Amplituden aufweisen. Bei Helladaptation ist das ERG massiv reduziert und die 30-Hz-Flimmerlichtantwort fehlt vollständig. Es liegt eine selektive Störung des Zapfensystems vor.

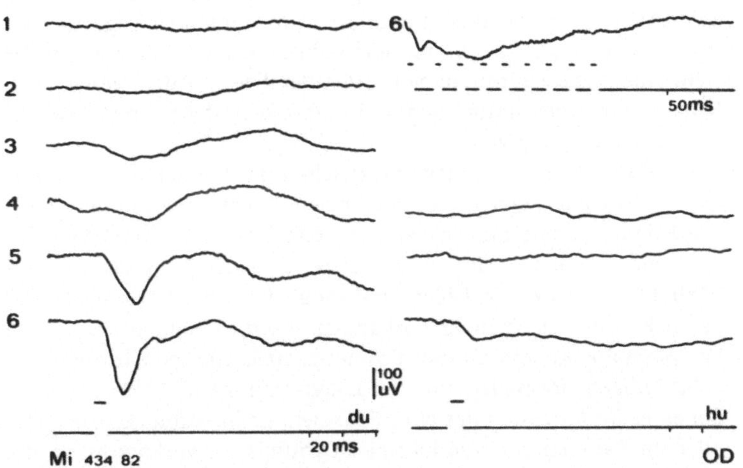



Abb. 4.6. ERG eines 6jährigen Jungen mit Zapfendystrophie in Narkose. Links bei Dunkeladaptation normale A-Wellen und etwas niedrige B-Wellen. Rechts oben fehlende 30 Hz Flimmerlichtantwort. Rechts unten bei Helladaptation nur bei höchster Intensität geringe Reizantwort

Eine selektive B-Wellenreduktion kann man bei Verschlüssen der Zentralarterie oder der Zentralvene mit einer Ischämie der inneren Netzhautschichten finden. Erkrankungen, bei denen die Signaltransmission in den inneren Netzhautschichten behindert ist, wie bei der kongenitalen stationären Nachtblindheit, der X-chromosomalen Retinoschisis oder der paraneoplastischen Retinopathie, führen ebenfalls zu einer Amplitudenreduktion der B-Wellen bei normalen A-Wellen.

Bei intraokularen metallischen Fremdkörpern nach perforierenden Verletzungen des Auges wirkt das ionisierte Eisen zunächst als Synapsengift der inneren Netzhautschichten (Siderose). In der Folge kann es zu einer retrograden transsynaptischen Degeneration auch der Außenschichten kommen, so daß eine Reduktion aller ERG-Komponenten vorliegt. Im Spätstadium einer Siderose besteht eine massive Reduktion von A- und B-Wellen um mehr als 50 % bei Dunkel- und Helladaptation. Die 30-Hz-Flimmerlichtantwort fehlt vollständig (Abb. 4.7). In diesem Stadium liegt eine irreversible Schädigung der Netzhaut vor. Eine operative Fremdkörperentfernung ist sinnlos. Andere toxische Netzhautschäden mit ERG-Veränderungen sind z. B. vom Chloroquin bekannt.

Das VEP erlaubt die Untersuchung bei Verdacht auf Störungen der Sehbahn. In Abb. 4.3 erkennt man bei dem vom linken Auge abgeleiteten VEP eine massive Amplitudenreduktion sowie eine nicht mehr sicher mögliche Zuordnung von P100. Bei diesem Patienten lag nach Behandlung eines intraokularen Tumors eine strahlenbedingte N.-opticus-Schädigung vor.

Eine Retrobulbärneuritis tritt nicht selten im Rahmen einer multiplen Sklerose auf. Subjektiv wird eine Sehverschlechterung und Farbentsättigung bemerkt. Bei akuter Retrobulbärneuritis zeigt das VEP eine Latenzverlängerung sowie eine Amplitudenreduktion (Abb. 4.8), in schweren Fällen sind möglicherweise keine nachweisbaren Reizantworten mehr vorhanden. Nach Abheilung der akuten Symptomatik kommt es zur Erholung, meistens jedoch nicht zur vollständigen Normalisierung der Latenzen des VEP (Abb. 4.8).

Bei einer Kompression des N. opticus, wie sie bei orbitalen Tumoren oder im Rahmen einer endokrinen Orbitopathie vorkommt, ist die Latenzverlängerung im VEP ein sehr sensitives Zeichen, die oft vor anderen Symptomen auftritt. Das VEP läßt sich dabei zur Frühdiagnostik und zum Monitoring des Therapieerfolgs einsetzen. Toxische Wirkung von Ethambutol auf den Sehnerven, hereditäre Opti-

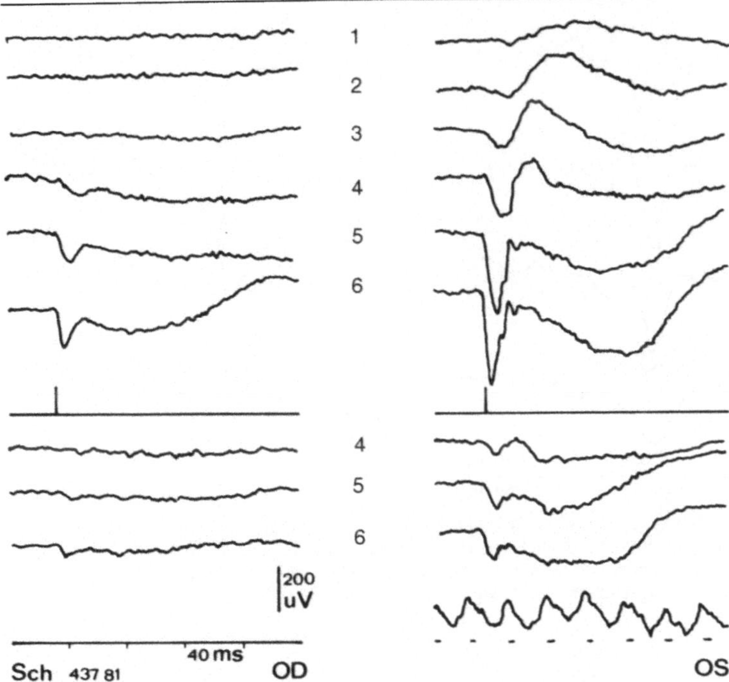


**Abb. 4.7.** ERG eines 40jährigen Patienten 12 Jahre nach perforierender Verletzung mit Siderose rechts. Amplitudenreduktion aller Komponenten auf dem rechten Auge *(OD)* auf weniger als 50%, linkes Auge *(OS)* Normalbefund

kusneuropathien sowie vaskuläre Optikusschäden führen ebenfalls zur Latenzverlängerung im VEP. Die Visusbestimmung mit Hilfe des VEP hat sich in der klinischen Routine nicht durchsetzen können, da sie für die relevanten Fragestellungen wie die Überführung eines Simulanten nicht ausreichend genau ist. Der Proband hat die Möglichkeit, durch schlechte Fixation das VEP zu beeinflussen. Eine Visusbestimmung mit dem VEP erfordert daher eine ständige Fixationskontrolle per Videokamera. Hat jemand nachweisbare Reizantworten beim kleinsten verwendeten Schachbrettmuster, so ist von einer Sehschärfe von mindestens 0,1 auszugehen.

Die Ableitung von ERG und VEP erlaubt eine präoperative Funktionsbeurteilung bei okulären Medientrübungen. So kann das Risiko

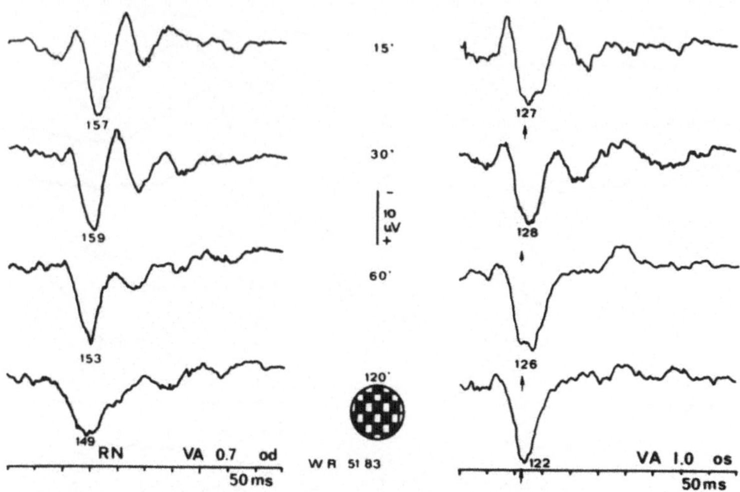



**Abb. 4.8.** VEP eines 25jährigen Patienten mit gesicherter Multipler Sklerose und frischer Retrobulbärneuritis rechts sowie Zustand nach Retrobulbärneuritis links vor 2 Jahren. Die Sehschärfe betrug rechts 0,7 und links 1,0. Beidseitige Latenzzeitverzögerungen, rechts wesentlich ausgeprägter als links

operativer Maßnahmen im Verhältnis zum zu erwartenden Ergebnis abgeschätzt werden: Ein 50jähriger Patient überstand eine Explosionsverletzung mit beidseitiger Augapfeleröffnung. Nach beidseitiger primärer Wundversorgung ließen eine dichte Katarakt sowie massive Glaskörperblutungen eine Beurteilung des Augenhintergrundes nicht zu. Am linken Auge zeigt das ERG normale A-Wellen, die Amplitudenintensitätsfunktion der B-Wellen ergab eine Schwellenwertanhebung von 2 logarithmischen Einheiten, wahrscheinlich bedingt durch den verminderten Lichteinfall aufgrund der Medientrübung (Filtereffekt). Am rechten Auge waren nur Restpotentiale nachweisbar. Demzufolge wurde eine operative Revision links durchgeführt, die Sehschärfe wurde von Lichtschein auf Lesefähigkeit gebessert. Liegt präoperativ eine Netzhautablösung vor, so ist das ERG stark reduziert und nicht aussagekräftig. In diesem Fall ist die Ableitung des helligkeitsevozierten VEP sinnvoll. Wenn komplizierte Netzhautablösungen mit vaskulären Schäden z. B. bei diabetischer Netzhauterkrankung vorliegen und keine nachweisbaren Antworten im VEP vorhanden sind, ist eine Operation nicht aussichtsreich. Lassen sich dagegen Einzelblitz- und höherfrequente Flimmerlichtantworten nachweisen, besteht eine Chance für eine visuelle Verbesserung durch eine Operation.

## 4.5
## Literatur

Carr RE, Siegel IM (1990) Electrodiagnostic testing of the visual system. Davis, Philadelphia

Dowling IE (1970) Organisation of vertebrale retinae. Invest Ophthalmol 9: 655–688

Foerster MH et al. (1993) Variation of temporal stimulus characteristics to evaluate visual function prior to pars plana vitrectomy. German J Ophthalmol 2: 87–91

Halliday AM (ed) (1993) Evoked potentials in clinical testing, 2. edn. Churchill Livingstone, London

Harding GFA et al. (1996) Standard for visual evoked potentials 1995. Vision Res 36: 3567–3572

Hart WM (ed) (1992) Adler's physiology of the eye. Clinical application, 9th edn. Mosby, St. Louis

Heckenlively JR, Arden GB (1991) Principles and practice of clinical electrophysiology of vision. Mosby, St. Louis

Jacobi PhC et al. (1993) Klinische Elektroretinographie: Standardprotokoll und Normwerte. Klin Monatsbl Augenheilkd 202: 27–42

Kellner U (1996) Die progressiven Zapfendystrophien. Enke, Stuttgart

Marmor MF et al. (1989) Standard for clinical electroretinography. Arch Ophthalmol 107: 816–819

Marmor MF, Zrenner E (1993) Standard for clinical electro-oculography. Arch Ophthalmol 111: 601–604

Marmor MF et al. (1995) Standard for clinical electroretinography (1994 update). Doc Ophthalmol 89: 199–210

Marmor MF et al. (1996) Guidelines for basic pattern electroretinography. Doc Ophthalmol 91: 291–298

Sutter EE, Tran D (1992) The field topography of ERG components in man. Vis Res 32: 433–446

# 5 Akustisch evozierte Potentiale in der Diagnostik neurologischer Krankheitsbilder

H. Hielscher

## 5.1
## Klassifikation akustisch evozierter Potentiale

Von der Kopfhaut ableitbare akustisch evozierte Potentiale, deren Generierung außerhalb der Kochlea im Bereich des N. acusticus, der aufsteigenden Hörbahn und den weiterverarbeitenden sekundären und tertiären Neuronenverbänden erfolgt, sind zwischen 1,5 und 300 ms nach Reizdarbietung darstellbar. Ausgehend von verschiedenen Latenzzeitbereichen werden die akustisch evozierten Potentiale in frühe, mittlere und späte Potentiale eingeteilt (Tabelle 5.1).

Da die Potentiale des mittleren und späten Latenzbereiches eine geringe topodiagnostische Spezifität aufweisen, finden fast ausschließlich die frühen akustisch evozierten Potentiale (FAEP) in der Diagnostik neurologischer Krankheitsbilder Verwendung.

Deshalb wird den FAEP im folgenden Kapitel ein breiter Raum eingeräumt. Auf die akustisch evozierten Potentiale der mittleren Latenzzeiten soll nur kurz eingegangen werden.

## 5.2
## Die frühen akustisch evozierten Potentiale (FAEP)

Während die späten akustisch evozierten Potentiale schon seit den 60er Jahren bekannt sind (Bickford et al. 1964), gelang es Jewett u. Williston 1971 erstmals bei Menschen, eine Potentialkurve mit

**Tabelle 5.1.** Klassifikation der akustisch evozierten Potentiale

| Bezeichnung | Latenzbereich | Anzahl der Potentialgipfel |
|---|---|---|
| Frühe (FAEP) | 1.3–8 | 7 |
| Mittlere (MAEP) | 15–50 | 5 |
| Späte (SAEP) | 50–250 | 4 |
| P 300 | 250–400 | 1 |

7 Gipfeln abzuleiten, die innerhalb der ersten 10 ms nach Reizdarbietung auftraten. In Analogie zu tierexperimentellen Befunden, welchen intrazerebrale Elektrodenableitungen und Ableitungen von der
Schädeloberfläche zugrunde lagen, nahmen diese Autoren an, daß
die erste positive Welle vom N. acusticus und die 2. Welle der Potentialkurve vom Nucleus cochlearis der Hörbahn generiert würde. An
der Entstehung der übrigen Potentialgipfel sind ihrer Meinung nach
verschiedene Generatoren der Hörbahn beteiligt.

## 5.2.1
## Anatomische Vorbemerkungen

Die Hörbahn weist im Bereich des Hirnstammes eine Reihe von anatomisch definierten umschriebenen Strukturen auf (Abb. 5.1). Die in
der Kochlea aus Schallwellen mittels mechanischer Schwingungen
der Haarzellen entstehenden elektrischen Impulse werden im
N. acusticus fortgeleitet und zunächst im Nucleus cochlearis des
Hirnstamms umgeschaltet. Dieses Kerngebiet befindet sich im Bereich der Brücke in Höhe der breitesten Stelle der Rautengrube und
besitzt einen dorsalen sowie einen ventralen Anteil. Hier endet das
1. Neuron der Hörbahn. Ein Teil der aus dem ventralen Anteil des
Nucleus cochlearis entspringenden Fasern wird im gleichseitigen
Nucleus olivaris mesencephali umgeschaltet. Der andere Anteil der
Fasern kreuzt die Mittellinie und gelangt zum Nucleus olivaris der
Gegenseite. Dabei hat ein Teil dieser Fasern im Kerngebiet des Tra-
pezkörpers Synapsen zu anderen Fasern. Die vom dorsalen Anteil
des Nucleus cochlearis ausgehenden Fasern verlaufen ebenfalls ge-
kreuzt und ungekreuzt zum Nucleus olivaris mesencephali. Von
hier aus setzt sich die Hörbahn als Lemniscus lateralis (laterale
Schleifenbahn) bis zum Colliculus inferior fort. Im Verlauf der
Schleifenbahn kommt es in verschiedenen Kerngebieten, die als Nucleus lemnisci lateralis zusammengefaßt werden, noch zu weiteren
Umschaltungen der Faserbündel und zur Abgabe von Kollateralen
auf die Gegenseite. Auf der Ebene des Colliculus inferior gibt es
ebenfalls Verbindungen (Commissura colliculi inferioris) zum entsprechenden kontralateralen Kerngebiet. Vom Colliculus inferior
aus ziehen die Fasern zum Corpus geniculatum mediale und von
hier aus als Hörstrahlung durch den hinteren Schenkel der inneren
Kapsel zum primären sensorischen kortikalen Bereich, den Gyri

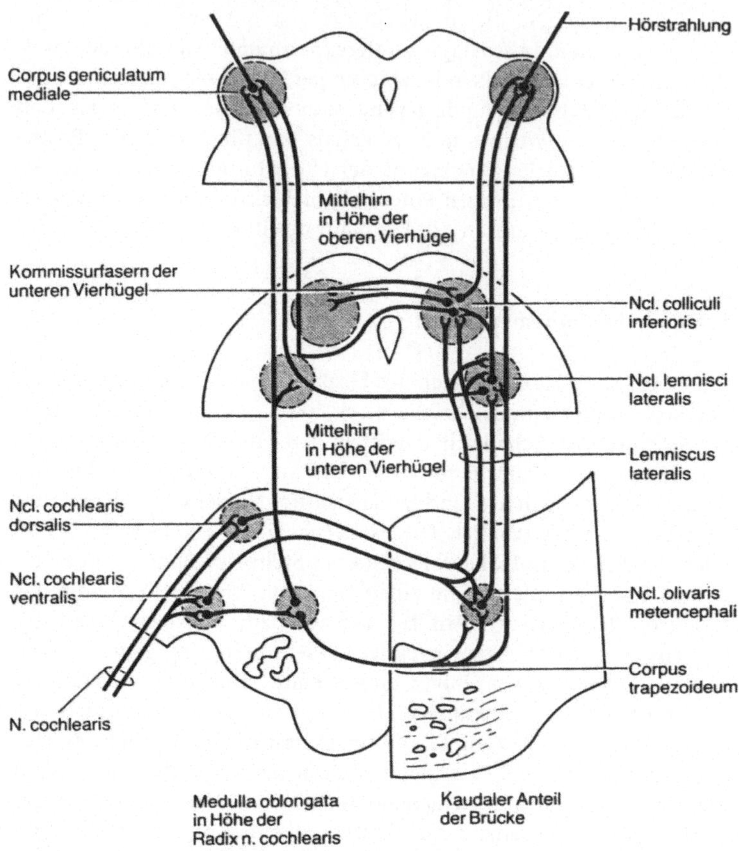


**Abb. 5.1.** Hörbahn im Bereich des Hirnstamms. (Modifiziert nach Haymaker 1969)

temporales transversae (Heschl-Querwindungen, Area 41 und 42 nach Brodmann).

Die gesamte zentrale Hörbahn besteht somit aus mindestens 5 hintereinandergeschalteten Neuronenverbänden, die homo- und kontralateral zum primären sensorischen Kortex verlaufen. Außerdem ist das gesamte System doppelläufig (Benninghoff u. Goerttler 1963; Peterson 1987), so daß die verschiedenen Schaltkerne durch zentrifugale und zentripetale Fasern miteinander verbunden sind.

## 5.2.2
## Das Generatorenproblem

Die Differenzierung der Hörbahn in anatomisch gut definierbare Strukturen im Bereich des Hirnstammes legte es in Verbindung mit den eingangs erwähnten tierexperimentellen Befunden offensichtlich nahe, den einzelnen Wellen der akustisch evozierten Potentialkurve die spezifischen Kerngebiete und Faserverbindungen als Generatoren zuzuordnen (Lev u. Sohmer 1972; Buchwald u. Huang 1975; Starr u. Hamilton 1976; Stockard u. Rossiter 1977; Starr u. Achor 1978). Damit schien eine nichtinvasive Methode gefunden, die eine so exakte neurologische Topodiagnostik erlaubt hätte, wie sie bisher nicht zur Verfügung stand. Es ist gut vorstellbar, daß gerade die Eröffnung einer solchen Möglichkeit den wesentlichen Grund für die rasche Verbreitung dieser klinisch-neurophysiologischen Methode in der Routinediagnostik darstellte, zumal das Verfahren bei Verwendung leistungsfähiger elektronischer Geräte einfach anwendbar schien.
Die Hypothese über die strenge Beziehung der einzelnen Wellen zu den Strukturen der Hörbahn im Hirnstamm ist häufiger revidiert worden (Achor u. Starr 1980; Ebner 1982; Chiappa 1982). Intrakranielle Ableitungen vom N. cochlearis weisen darauf hin, daß auch die 2. positive Spitze der gesamten Potentialkurve vom peripheren Nerv und nicht vom Trapezkörper generiert wird (Hashimoto et al. 1981; Møller et al. 1981). Befunde an Patienten mit einer autosomal dominant vererbten hypertrophischen Form einer peripheren Neuropathie oder einer Leukodystrophie ohne Beteiligung des zentralen Nervensystems weisen in ähnliche Richtungen (Garg et al. 1982). Die Generierung des 2. Potentialgipfels der FAEP ist auch von Befunden an Patienten mit einer unilateralen pontinen Läsion, die kernspintomographisch nachgewiesen wurde, abzuleiten (Curio et al. 1987). Die Interpeaklatenzzeiten I–III werden deshalb als Leitungszeiten des peripheren Nerven und die Interpeaklatenzen III–V als intrazerebrale Überleitungszeiten bezeichnet. Daß diese Überleitungszeiten nicht als einfache Korrelation zur Länge der Strecke, die die elektrische Erregung im Bereich der Hörbahn zu durchschreiten hat, zu betrachten ist, wie dies beim peripheren Nerv gefunden wird, liegt bei der Komplexität des Hirnstammabschnittes der Hörbahn auf der Hand und geht aus dem beinahe als Kuriosum aufzufassenden Befund hervor, daß beim Pferd trotz der anderen räumli-

chen Dimensionen wie beim Menschen eine 5gipfelige akustisch evozierte Potentialkurve abzuleiten ist. Die Latenzzeiten und damit auch die Überleitungszeiten entsprechen ebenfalls in etwa denen des Menschen (Rolf et al. 1987; Mayhew u. Washbourne 1992).

Experimentelle Untersuchungen an Rhesusaffen mit gleichzeitiger intrazerebraler Ableitung von Potentialen aus verschiedenen Abschnitten der Hörbahn im Hirnstamm und Oberflächenableitungen der FAEP zeigen, daß entgegen früherer Annahmen der Colliculus inferior an der Generierung des 4. Potentialgipfels keinen wesentlichen Anteil hat. Dieser entspricht am ehesten dem 5. Peak der FAEP des Menschen, da der N. acusticus des Rhesusaffen nur einen Potentialgipfel generiert (Møller u. Burgess 1986). Zu ähnlichen Ergebnissen kamen Caird et al. (1985) aufgrund von Untersuchungen an Katzen, bei denen simultan akustisch evozierte Potentiale vom oberen Olivenkomplex und vom Colliculus inferior einerseits sowie FAEP als Far-field-Potentiale zwischen einer Vertexelektrode und einer Referenzelektrode andererseits abgeleitet wurden. Dabei zeigt sich, daß bei einer binauralen Stimulation intrazerebral abgeleitete Potentiale und FAEP nicht korrespondierten.

Auf der Basis eines räumlich-zeitlichen Dipolmodells konnten Scherg u. von Cramon (1985) zeigen, daß es möglich ist, unter Zugrundelegung von 6 als Dipol strukturierten Generatoren und unter Berücksichtigung der beim Menschen bekannten physiologischen Latenzzeiten der einzelnen Peaks, Potentialkurven zu errechnen, welche die bekannte Form der FAEP haben. Dieses Modell spricht dafür, daß der 1. und 2. Peak, wie bereits auf der Basis anderer Untersuchungen angenommen, im distalen und proximalen Bereich des N. acusticus generiert werden und daß die übrigen Potentialgipfel III–V im unteren Hirnstamm durch Interaktion von Corpus trapezoideum, Nucleus olivaris superior und Lemniscus lateralis entstehen, wobei möglicherweise auch die kontralateral zum gereizten Ohr gelegenen Hirnstammstrukturen einen Beitrag leisten. Zaaroor u. Starr (1991) kamen durch selektive Neuronendestruktion an der Katze zu ähnlichen Ergebnissen.

Neueste Untersuchungen an der Katze mit ganglienzelltoxischen Substanzen, die selektiv in verschiedene Kerngebiete eingebracht wurden, bestätigen diese Ergebnisse weitgehend, zeigen aber, daß P 2 auch im anteroventralen Nucleus cochlearis generiert wird (Melcher et al. 1996). Andere Studien mit subduralen Elektrodenableitungen weisen auf die ipsilaterale Generierung, bezogen auf die monaurale Stimulation, hin, während die nachfolgenden Potentiale eher ipsi- und kontralateral generiert werden (Zappia et al. 1996). Dieser Befund sollte für die Einschätzung der Bedeutung der binauralen Interaktion (s. u.) berücksichtigt werden.

Martin et al. (1995) vertreten aufgrund ihrer intrakraniellen Messungen bei neurochirurgischen Eingriffen und unter Berücksichtigung von physikalischen Simulationsmodellen bezüglich der Volumenleitung von Aktionspotentialen die Auffassung, daß eine asymmetrische wechselnde Leitfähigkeit des den intrakraniellen Abschnitt des den VIII. Nerv umgebenden Liquormilieus für das Phänomen der Welle 2 verantwortlich ist.

Faßt man den derzeitigen Stand der Ergebnisse verschiedener Untersuchungsansätze zusammen, so muß davon ausgegangen werden, daß die Potentialkurve im Bereich des 1. und 2. Peaks von distalen und proximalen Abschnitten des N. acusticus und evtl. Nucleus cochlearis generiert wird und in späteren Zeitabschnitten mit den Peaks III, IV und V Ausdruck einer Interaktion ipsi- und kontralateral zum monauralen Reiz gelegener Strukturen im unteren Hirnstamm ist.

Allerdings sprechen neueste Befunde doch wieder dafür, daß der Colliculus inferior bzw. sein Bindearm bei der Generierung der Welle 5 beteiligt sind (Fischer et al. 1995; Zappia et al. 1996).

## 5.2.3
## Untersuchungsmethodik

In der neurologischen Routinediagnostik wird der akustische Reiz über einen abgeschirmten Kopfhörer immer einseitig dargeboten, da im Falle einer unilateralen Hirnstammläsion bei binauraler Reizung die Potentiale der Generatoren der nichtaffizierten Seite der Hörbahn die als Summenpotentiale aufzufassenden FAEP (s. Abschn. 5.2.2) so beeinflussen können, daß ein falsch-normaler Befund erhoben wird.

Je nach Form und Dauer des elektrischen Impulses am Reizgenerator entstehen über die Kopfhörermembran gedämpfte Schwingungen unterschiedlicher Dauer. Dabei ist zu berücksichtigen, daß aufgrund des Schwingungsverhaltens der Membran nicht ein reiner Ton, sondern ein als Click bezeichnetes Frequenzspektrum kurzer Dauer erzeugt wird, was Frequenzen zwischen 500 und 7000 Hz beinhaltet (Chiappa 1983; Maurer u. Dierks 1987). Aus diesem Grunde ist mit dieser Art der Stimulation eine frequenzspezifische Audiometrie mittels der FAEP nicht möglich.

In der Regel werden für die Generierung des akustischen Signals elektrische Rechteckimpulse von 0,05–0,25 ms verwendet. Je nach Polung der an der Kopfhörerspule angelegten Spannung kommt es zu einer Anziehung oder Abstoßung der Membran und entsprechend zu einem Sog- oder Druckimpuls auf das Trommelfell. Dabei muß berücksichtigt werden, daß in Abhängigkeit davon, ob Druck- oder Sogimpulse verwendet werden, unterschiedliche Latenzzeiten für einzelne Potentialkomponenten der FAEP zu verzeichnen sind (Ornitz u. Walter 1975; Maurer et al. 1980; Hielscher et al. 1981; Maurer 1985) (vgl. Abschn. 5.2.3.2). Allerdings gibt es Hinweise, daß die Auswirkung der unterschiedlichen Clickpolarität auf die Latenzzeiten von P I, P III und P V insbesondere bei Patienten mit einer Hochtonschwerhörigkeit interindividuell nicht systematisch ist (Schoonhoven 1992).

Auch alternierende Reizimpulse, bei denen Druck und Sog abwechseln, sind verwendet worden (Noseworthy et al. 1981). Dabei ist jedoch zu beachten (Abb. 5.2), daß – ähnlich wie bei der binauralen Stimulation – Potentialverhältnisse, die bei Verwendung einer Polarität als pathologisch zu gelten hätten, durch Überlagerungseffekte in den Normalbereich rücken können.

In der Regel werden Folgefrequenzen der elektrischen Impulse zwischen 10 und 30 Hz verwendet, wobei zu beachten ist, daß wegen der Abhängigkeit der Latenzzeiten von den Reizfrequenzen zur Beurteilung des Befundes entsprechende Normwerte herangezogen werden müssen.

Bei einer Lautstärke von 60–70 dB über der individuellen Hörschwelle des Probanden sind in der Regel ein deutlicher erster Potentialgipfel sowie die folgenden Peaks nachweisbar, so daß es sinnvoll ist, vor Beginn der Ableitung die Hörschwelle für die dargebotenen Clickreize individuell zu bestimmen. Dazu wird die Reizstärke schrittweise um 5 dB so lange erhöht, bis der Patient die Clickreize gerade wahrnimmt. Darüber hinaus empfiehlt es sich zur besseren Eingrenzung der Reizschwelle, in einem zweiten Versuch mit einer deutlich überschwelligen Reizstärke zu beginnen und diese schrittweise um 5 dB so lange zu vermindern, bis eine Clickwahrnehmung nicht mehr an-

**Abb. 5.2.** Auswirkung der unterschiedlichen Stimulationsimpulse auf die absoluten Latenzzeiten der Potentialgipfel bei einer gesunden Versuchsperson. Monaurale Stimulation bei ipsilateraler Ableitung CZ/-Mastoid (M)

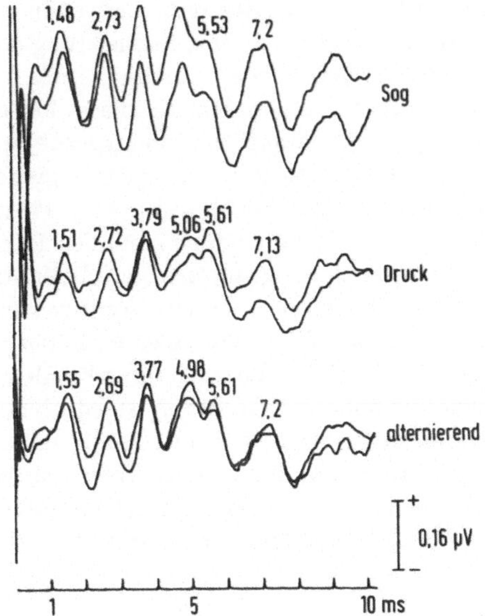


gegeben wird. Während man die absolute Reizstärke als dB SPL („sound pressure level") bezeichnet, wird die überschwellige Reizstärke, mit der die Untersuchung vorgenommen wird, in dB HL („hearing level") oder dB SL („sensation level") angegeben.

Werden wesentlich über 90 dB SPL hinausgehende Reizstärken verwendet, kommt es im Latenzbereich bis 2 ms und mehr zu artifiziellen Kurvendeformierungen. Es entstehen durch vom Kopfhörer ausgehende elektrische Felder, die auf die kopfhörernahe Ableiteelektrode übergehen, u. U. recht große Reizeinbrüche. Bei hohen Lautstärken und höheren Reizfrequenzen kann eine Identifizierung des ersten und zweiten Potentialgipfels auch durch die Ableitung der im Innenohr entstehenden sog. Mikrophonpotentiale erschwert werden. Selbst bei deutlicher Anhebung der subjektiven Reizschwelle trägt die Erhöhung der absoluten Reizstärke deshalb nicht unbedingt zur Verbesserung des Kurvenbildes bei. Unter Umständen ist in einem solchen Falle eine geringere absolute Reizstärke zu wählen, auch wenn die subjektive Reizstärke weniger als 65–70 dB HL beträgt. In den Fällen, bei welchen auf hohe Reizstärken nicht verzichtet werden kann, ist durch die Verwendung von in der Polarität alternierenden Clickreizen eine Reduzierung der Reizartefakte erreichbar (Chiappa 1983). Dabei muß man sich allerdings über die bereits oben ausgeführte Problematik dieses Reizmodus im klaren sein.

Ob eine Vertaubung des nichtspezifisch gereizten Ohres mittels breitbandigem Rauschen erfolgen soll, wird unterschiedlich beurteilt (Stockard u. Sharbrough 1980; Klug 1982; Maurer et al. 1982). Auf der Basis von Studien zur binauralen Interaktion (Dobie u. Norton 1980) konnte gezeigt werden, daß bei normal hörenden Probanden ein kontralateral dargebotenes Verrauschen nicht zu Veränderungen der Potentiale führt. Bei einer einseitigen ausgeprägten Anhebung der Hörschwelle und der damit verbundenen Notwendigkeit zur Verwendung höherer Reizstärken ist jedoch zur Vermeidung der kontralateralen Mitstimulation über Knochen und Luftleitung des gesunden Ohres ein kontralaterales Verrauschen notwendig (Überhören). Die Intensität des weißen Rauschens sollte 30–40 dB weniger betragen als die Reizstärke auf der mit Click untersuchten Seite.

### 5.2.3.1
### *Ableitetechnik*

Die Ableitung erfolgt beim nichtkomatösen Patienten in der Regel mit Oberflächenelektroden. Es können sowohl silberchlorierte Napfelektroden, die geklebt werden und in die eine handelsübliche elektrolythaltige Elektrodenpaste zur Verbesserung der elektrischen Leitfähigkeit eingebracht wird, als auch EEG-Elektroden, die wie bei der Elektroenzephalographie montiert werden, zur Verwendung kommen. Der Elektrodenwiderstand darf wegen der geringen Amplituden der FAEP nicht mehr als 5 kOhm betragen (s. auch Kap. 2). Die Potentialmessung erfolgt zwischen einer über dem Vertex (CZ nach der Int. 10/20er Nomenklatur zur Anordnung von EEG-Elektroden) und einer auf dem Mastoid lokalisierten Elektrode, welche nicht zu tief in Richtung auf den Ansatz des M. sternocleidomastoideus montiert werden darf, um störend einstreuende Muskelpotentiale zu vermeiden. Sofern zwei- oder mehrkanälige Meßplätze zur Verfügung stehen, sollte bei monauraler Reizung nicht nur eine ipsilaterale, sondern auch eine simultane kontralaterale Ableitung (CZ gegen rechte und linke Mastoidelektrode) erfolgen (Stockard u. Sharbrough 1980; Barayas 1982; Furune et al. 1985).

Bei der Wahl der Filterbandbreite der Verstärker muß berücksichtigt werden, daß es sich bei den FAEP um relativ hochfrequente bioelektrische Signale handelt. Deshalb darf der Tiefpaßfilter nicht unter 1000 Hz liegen. In der Regel werden Tiefpaßfilter zwischen 1000 und 3000 Hz verwendet. Die Einstellung für den Hochpaßfilter liegt zwischen 30 und 300 Hz. Am häufigsten findet sich eine Filterbandbreite zwischen 150 bzw. 300 Hz und 3000 Hz.

Je nach Qualität der EEG-Ableitung werden 1000–2000 Reizantworten für die elektronische Mittelwertrechnung aufsummiert. Eine neuere Untersuchung zur Frage der Peakausprägung, Latenzen und Amplituden in Abhängigkeit von der Anzahl der aufsummierten Reizantworten ergab, daß bei normal Hörenden 500–700 Reize ausreichen können, um eine auswertbare Potentialkurve zu erhalten. Bei Probanden mit einer Erhöhung der Hörschwelle zwischen 10 und 40 dB SL zeigte sich allerdings noch eine Verbesserung der Potentialantworten, wenn die Anzahl der Reize über 1500 hinaus erhöht wurde. Bei guter Darstellung der einzelnen Peaks hatte die Erhöhung der Reizanzahl von 250 auf 4500 keinen wesentlichen Einfluß auf den Standardfehler bei der Bestimmung der Latenzen. Bei Ermittlung der Amplituden nahm der Standardfehler mit Zunahme der Reizanzahl jedoch deutlich ab (Beattie et al. 1992).

Um die einzelnen Potentialgipfel als solche von Artefakten unterscheiden zu können, ist eine Identifizierung durch sukzessive mindestens zweimalige Ableitung unter denselben Reizbedingungen erforderlich. In einzelnen Fällen sind auch mehr Untersuchungsdurchgänge notwendig, um beurteilbare Potentialkurven zu erhalten. Durch eine automatische Artefaktunterdrückung, wie sie in den meisten Meßplätzen vorhanden ist, kann eine weitere Verbesserung der Potentialkurven erreicht werden (s. Kap. 2). Vorbedingung für eine möglichst artefaktfreie Ableitung ist die bequeme und entspannte Lagerung des Patienten. Eine medikamentöse Sedierung ist dann beim Erwachsenen in aller Regel nicht erforderlich und auch bei ambulanten Untersuchungen an Verkehrsteilnehmern kaum zu verantworten. Bei Säuglingen und Kleinkindern kann auf eine Sedierung oft nicht verzichtet werden.

## 5.2.3.2
### *Beurteilungskriterien*

Eine mit der oben beschriebenen Reiz- und Ableitetechnik evozierte Potentialkurve zeigt innerhalb der ersten 10 ms nach Reizapplikation 7 positive und negative Spitzen (Abb. 5.3).

Seit der Erstbeschreibung dieser Potentiale hat es sich allgemein durchgesetzt, daß hinsichtlich der Latenzbestimmung lediglich die positiven Potentialgipfel berücksichtigt werden. Für klinische Belange haben wegen ihres inkonstanten Auftretens die Potentialgipfel 6 und 7 in der Beurteilung der Kurven bisher keine besondere Bedeutung erlangt.

Ob die positiven Potentialspitzen durch eine Auslenkung des Kathodenstrahls am Oszillator nach oben oder nach unten dargestellt werden, hängt davon ab, wie die beiden Ableiteelektroden auf den Vorverstärker geschaltet sind. Im Gegensatz zu den Gepflogenheiten bei der Dokumentation der visuellen und somatosensorisch evozierten Potentiale wird die Polung der Ableiteelektroden unterschiedlich gehandhabt, so daß die Darstellung der FAEP-Kurven in der Litera-

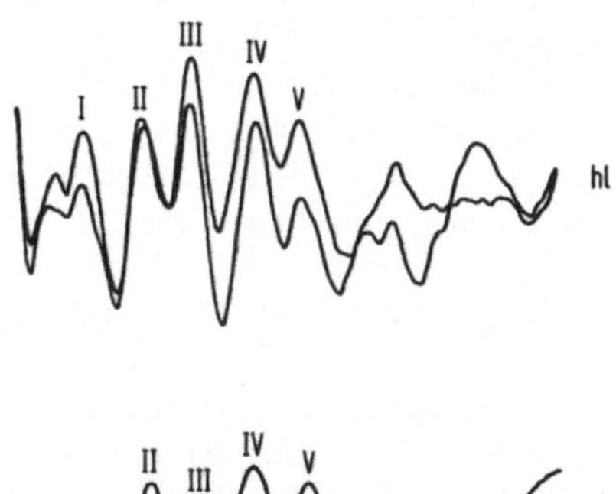


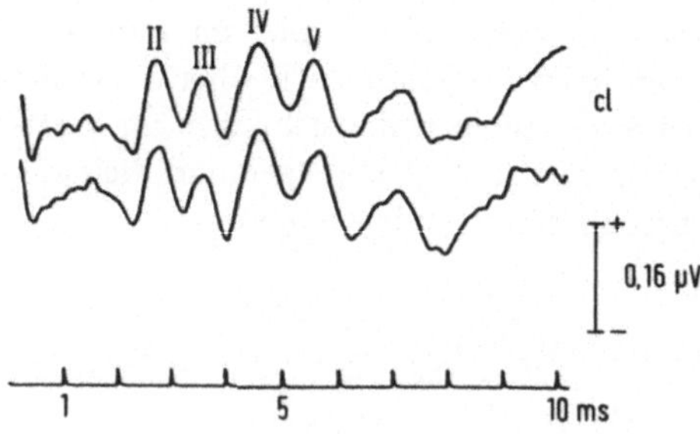


**Abb. 5.3.** Normale FAEP bei monauraler Stimulation mit 70 dB HL homolaterale Ableitung: *oberes Kurvenpaar;* kontralaterale (simultane) Ableitung: *unteres Kurvenpaar,* P 1 fehlt physiologischerweise

tur noch uneinheitlich ist. Die meisten Autoren bevorzugen mittlerweile eine Verschaltung, bei der die positive Spannung zwischen den Elektrodenpaaren durch Ablenkung des Kathodenstrahls nach oben angezeigt wird.

Neben der Bestimmung der Latenzzeiten für die positiven Peaks, bezogen auf den Beginn des Reizimpulses, werden auch die Latenzdifferenzen zwischen einzelnen Potentialgipfeln ermittelt (Interpeakzeit). Dabei wird besonders die Zeitdifferenz zwischen dem Potentialgipfel P 1 und P 3 sowie P 3 und P 5 unter der Vorstellung berücksichtigt, daß P 1–P 3 die Leitungszeit im N. cochlearis und P 3–P 5 die Überleitungszeit im Hirnstammbereich der Hörbahn darstellen (s. auch Abschn. 5.2.2).

| LAT.-DIFF. | RE / SD | RE / SS | SS / SD | Alter |
|---|---|---|---|---|
| I – II | O | O | O | O |
| I – III | O | O | O | O |
| I – IV | O | O | O | O |
| I – V | O | O | O | O |
| II – III | O | O | O | O |
| II – IV | O | O | O | O |
| II – V | O | O | O | O |
| III – IV | O | O | O | O |
| III – V | O | O | O | O |
| IV – V | O | O | O | O |

● p < 0,05
O p > 0,05

**Abb. 5.4.** Intraindividueller Vergleich von Latenzdifferenzen (Interpeaklatenzen) einzelner Potentialgipfel bei Verwendung verschiedener elektrischer Reizimpulse bei gleicher Lautstärke (80 dB SPL) an Normalpersonen ($n = 15$). *RE/SE* Vergleich zwischen Rechteck-Druckimpuls (Click) und Halbsinus-Druckimpuls (Tone pip); *RE/SS* Vergleich zwischen Rechteck-Druckimpuls und Halb-Sinus-Sogimpuls; *SS/SD* Vergleich zwischen Halbsinus-Sogimpuls und Halbsinus-Druckimpuls. Signifikante Unterschiede (Variant-Analyse, Duncan-Multiple-Range-Test) nicht ermittelbar. Altersabhängigkeit der Latenzdifferenzen ebenfalls nicht nachzuweisen

Während die absoluten Latenzzeiten für P 1 bis P 5 von mehreren biologischen und technischen Faktoren abhängen, zeigen sich die Latenzdifferenzen von einzelnen Potentialen gegenüber solchen Einflüssen deutlich konstanter, so daß diese für die Entscheidung, ob ein pathologischer oder normaler Befund vorliegt, von besonderer Bedeutung sind (Chiappa 1983; Hielscher et al. 1981; Donohoe 1988) (Abb. 5.4). Auch die Rechts-/Linksdifferenz der Interpeaklatenzzeiten werden als Beurteilungskriterium herangezogen (Chiappa 1983; Donohoe 1988).

Da die Amplituden der FAEP einer relativ großen Schwankungsbreite im Bereich zwischen 0,05 und 0,8 µV unterliegen (Rowe 1978; Chiappa 1983), sind ihre Absolutwerte für diagnostische Zwecke nicht verwertbar. Dagegen hat der Quotient aus der Amplitude von P 5 und P 1 im Zusammenhang mit anderen Parametern insofern eine diagnostische Bedeutung, als davon ausgegangen werden muß, daß die Amplitude von P 1 beim Gesunden meist nicht größer als die von P 5 ist. Allerdings werden auch bei Normalpersonen in Einzelfällen größere P 1- und P 5-Potentiale beschrieben (Chiappa et al. 1979; Mosko et al. 1981). In der Literatur finden sich insgesamt recht unterschiedliche Angaben über den P 5/P 1-Quotienten (Tabelle 5.2). Dies ist z. T. sicher auch darauf zurückzuführen, daß zur Bestimmung der P 1- und P 5-Amplituden unterschiedliche Empfehlungen gegeben werden (Chiappa 1983; Maurer et al. 1988; Donohoe 1988). Außerdem weist P 1 eine ausgeprägte Beziehung zur Reizstärke auf, so daß es bei Patienten, welche eine deutliche Hörschwellenveränderung zeigen, darüber zu einer Verschiebung des P 5/P 1-Quotienten kommt (Jiang 1992). Wenn einzelne Potentialgipfel fehlen, ist dies bei ansonsten normalem Befund nicht unbedingt Ausdruck pathologischer Verhältnisse. Es muß nämlich berücksichtigt werden, daß auch bei Normalpersonen nicht immer alle Potentialgipfel nachgewiesen werden können. Dies gilt besonders für P 4, der häufiger mit

**Tabelle 5.2.** Amplitudenquotient P 5/P 1

| Autoren | Quotient P 5/P 1 |
| --- | --- |
| Chiappa et al. (1979) | >0,46 |
| Stockard u. Sharbrough (1980) | >1,0 |
| Mosko et al. (1981) | $\bar{X}$ = 3,2 (0,8–10,0) |
| Klug (1982) | $\bar{X}$ = 1,6 ± 0,515 |
| Eigener Wert | $\bar{X}$ = 2,21 (0,6–11) |

P 5 zusammenfällt. Deutlich seltener fehlen P 2 und P 1 (Chiappa et al. 1979). P 2 kann evtl. kontralateral besser als ipsilateral abgeleitet werden (Stöhr et al. 1982; Maurer et al. 1982).
Zwar wird vielfach eine simultane ipsi- und kontralaterale Ableitung bei monauraler Reizung empfohlen, um u. U. schlecht dargestellte ipsilaterale Potentialgipfel besser identifizieren zu können, da vor allem P 3 und der P 4/P 5-Komplex kontralateral häufig gut abzuleiten sind. Besonders bei der Untersuchung von Kindern unter 9 Monaten kann eine kontralaterale Ableitung die Identifikation von P 5 erleichtern (Stapells u. Mosseri 1991).
Eine regelmäßige Einbeziehung der Meßwerte der kontralateralen FAEP in die Bewertung der Befunde erfolgt bisher in aller Regel nicht, obwohl einige Beobachtungen dafür sprechen, daß durch Berücksichtigung der kontralateral zum stimulierten Ohr erhobenen Befunde zusätzliche Informationen gewonnen werden können (Prasher u. Gibson 1980; Furune et al. 1985). Auch eigene bisher unveröffentlichte Erfahrungen an einem Kollektiv von Patienten mit einer vertebrobasilären Insuffizienz gehen in die gleiche Richtung.
Die Bestimmung der binauralen Interaktion spielt in der Routinediagnostik bisher keine Rolle. Diese kann dadurch dargestellt werden, daß zunächst die homolateralen Potentialkurven elektronisch addiert werden, welche man durch sukzessive Stimulation des rechten und linken Ohres erhalten hat. Diese Summenkurve wird von einer durch binaurale Stimulation erhaltenen Potentialkurve subtrahiert. Die so ermittelte Differenzkurve (binaurales Differenzpotential) wird als Ausdruck der Interaktion (Abb. 5.5) neuronaler Strukturen bei simultaner rechts- und linksseitiger Beschallung aufgefaßt (Caird et al. 1985; Dobie u. Norton 1980).
Untersuchungen zur binauralen Interaktion mit unterschiedlichen Reizstärken am rechten und linken Ohr sowie Zeitdifferenzen zwischen rechtem und linkem Reiz haben gezeigt, daß ein Potential mit 7 ms Latenz die größte Amplitude aufwies, wenn keine Zeit- und Lautstärkendifferenzen zwischen rechts und links verwendet wurden (McPherson u. Starr 1995). Untersuchungen an größeren Zahlen von Patienten fehlen bislang.
Das Problem, wann eine Meßgröße als pathologisch zu deklarieren ist, wird in der Literatur unterschiedlich gelöst. Als obere Normwerte werden der Mittelwert plus einer 2-, 2,5- oder 3 fachen Standardabweichung angesehen (Klug 1982; Maurer et al. 1982; Stöhr et al.

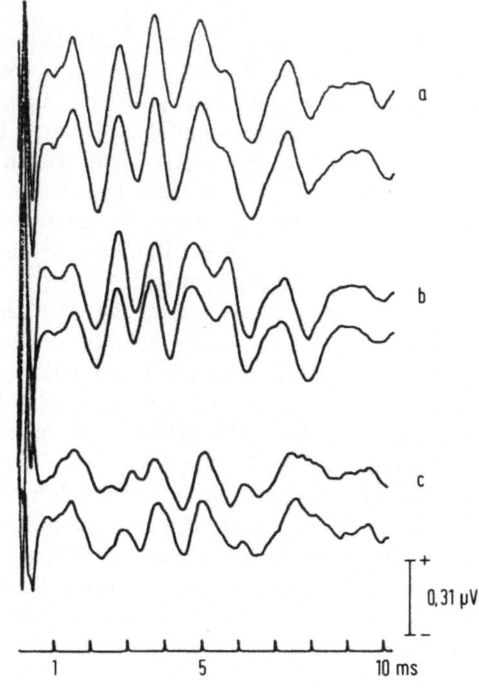

**Abb. 5.5 a–c.** Binaurale Interaktion (BI).
**a** Summe der monauralen FAEP rechts und links;
**b** FAEP bei binauraler Stimulation;
**c** Differenzkurve a – b = BI

1982; Chiappa 1983; Donohoe 1988). Bei zu niedrig angesetzten oberen Normwertgrenzen besteht unter besonderer Berücksichtigung der Schwierigkeiten bei der Interpretation der Potentialkurven die Gefahr, falsch pathologische Befunde zu erheben, die zu unnötigen, mitunter belastenden weitergehenden diagnostischen Verfahren führen können. Soweit klinisch vertretbar, sind elektrodiagnostische Verlaufskontrollen am geeignetsten, dieser Gefahr zu begegnen. Außerdem muß man sich stets vor Augen halten, daß – ähnlich wie bei der Beurteilung des Elektroenzephalogramms – die Bewertung der Potentialkurven ein subjektiver Vorgang ist. Untersuchungen zu diesem Problem haben allerdings gezeigt, daß eine gute Übereinstimmung in der Beurteilung einer Kurve durch zwei unabhängige Untersucher (sog. Interrater-Reliabilität) besteht (Lasky et al. 1987).

### 5.2.3.3
### *Normale Abhängigkeiten der Meßgrößen von biologischen und technischen Faktoren*

Einerseits zeigen die FAEP eine weitgehende Vigilanzunabhängigkeit und Konstanz auch bei der Applikation von Sedativa und Neuroleptika (Chiappa 1983). Lediglich unter Phenytoin, Carbamazepin und Valproinsäure wurden Potentialveränderungen beobachtet (Hirose et al. 1986; Mervaala et al. 1987). Im allgemeinen macht aber die medikamentenunabhängige Konstanz die FAEP besonders für diagnostische Zwecke geeignet. Andererseits hat die zunehmende Erfahrung mit dieser Untersuchungstechnik in den verschiedenen Labors Befunde ergeben, die eine Abhängigkeit der absoluten Latenzzeiten der einzelnen Potentialgipfel und der Latenzdifferenzen von verschiedenen technischen und biologischen Faktoren nachweisen. Als unumstritten gilt, daß die absolute Latenzzeit mit zunehmender Lautstärke des Reizes abnimmt (Stockard et al. 1978). Ein umgekehrtes Verhältnis findet sich zwischen Reizfrequenz und absoluter Latenzzeit sowie Interpeaklatenzen (Robinson u. Rudge 1982; Podoshin et al. 1987). Veränderungen der Latenzzeiten sind bei unterschiedlicher Polarität der elektrischen Reizimpulse zu beobachten (s. Abschn. 5.2.3). Besonders P 1 zeigt bei der Verwendung eines Sogimpulses eine kürzere Latenzzeit gegenüber Druckimpulsen. Diese Unterschiede sind bei P 2 bis P 5 weniger ausgeprägt und weisen im Rahmen statistischer Mittelwertvergleiche keine Signifikanz mehr auf (Stockard et al. 1979). Allerdings sind die Befunde nicht einheitlich. So wurden für P 1 bei kleiner Stichprobe keine Sog-/-Druckdifferenzen gefunden, die andererseits bei P 2 nachweisbar waren. In einem Kollektiv konnte für P 3 keine Differenz der Latenzen nachgewiesen werden (Maurer 1985).
Die elektrische Impulsform wirkt sich nach eigenen Untersuchungen (Hielscher et al. 1981) weder auf die absoluten Latenzen noch auf Latenzdifferenzen aus: Bei Verwendung eines Rechteckimpulses (Click) und eines halbsinusförmigen Impulses gleicher Polarität und gleich langer Dauer (0,25 ms) sind im intraindividuellen Vergleich die Mittelwerte der obengenannten Meßgrößen ohne signifikante Unterschiede (Abb. 5.6).
Bei der Wahl der elektrischen Filter für die Verstärkung ist zu berücksichtigen, daß die oberen und unteren Grenzfrequenzen die Latenzzeiten und die Form der Potentialkurve verändern können.

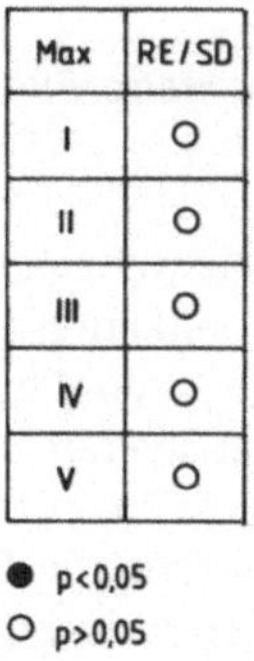

| Max | RE / SD |
|-----|---------|
| I   | ○ |
| II  | ○ |
| III | ○ |
| IV  | ○ |
| V   | ○ |

● p<0,05
○ p>0,05

**Abb. 5.6.** Intraindividueller Vergleich der Absolutlatenzen der Potentialgipfel P 1 bis P 5 (I bis V) bei Verwendung verschiedener elektrischer Reizimpulse gleicher Lautstärke (80 dB SPL). *RE* Rechteckdruckimpuls (Click); *SD* Halbsinusdruckimpuls. Kein signifikanter Unterschied zwischen den Absolutlatenzen bei Verwendung der beiden Reizformen

Durch Reduzierung der oberen Grenzfrequenz kann eine geringe Latenzverlängerung hervorgerufen werden. Die Isolierung von P 4 ist mit einer Begrenzung des Hochpaßfilters über 300 Hz hinaus erschwert. Interpeakzeiten werden kaum beeinflußt.

Die Auswirkungen biologischer Faktoren auf die Meßparameter werden unterschiedlich beurteilt. In einigen Studien zeigen sich Abhängigkeiten der Latenz- und Interpeakzeiten vom Lebensalter bei Erwachsenen, wobei sich unterschiedliche Befundkonstellationen finden (Rowe 1978; Gott et al. 1980; Maurer et al. 1982). Eine Altersabhängigkeit ist in einem größeren Probandenkollektiv in einer neueren Untersuchung lediglich für die Latenzzeit von P 1 nachgewiesen worden (Costa et al. 1990). Aus Gruppenvergleichen geht allerdings deutlich hervor, daß die Absolutlatenzen von P 3 bis P 5 bei Kindern im Kleinkindes- und Schulalter etwa 0,1 ms kürzer sind als bei Erwachsenen. Die Interpeaklatenz P 3–P 5 zeigt dagegen keine besondere Altersabhängigkeit (Thivierge u. Côté 1987). Dagegen zeigen Kinder unter 2–3 Jahren und insbesondere Neugeborene längere absolute Latenzzeiten und Interpeaklatenzen (Hecox u. Galambos 1974; Stockard et al. 1979; Chiappa 1981).

Untersuchungen über die geschlechtsspezifische Abhängigkeit von Latenzen zeigen, daß die meisten Komponenten in Stichproben weiblicher Probanden um etwa 0,1 ms kürzere Latenzzeiten gegenüber Stichproben männlicher Probanden aufwiesen. Bei der Interpeaklatenz P 3–P 5 finden sich keine geschlechtsspezifischen signifikanten Unterschiede (Allison et al. 1983; Chiappa 1983; Thivierge u. Côté 1987).

Insgesamt zeigt sich, daß in Abhängigkeit von den technischen Bedingungen und der Zusammensetzung der untersuchten Kollektive in der Literatur unterschiedliche Normwerte niedergelegt sind (Tabelle 5.3). Unter besonderer Berücksichtigung der Abhängigkeit der Normwerte von den technischen Reiz- und Ableitebedingungen ist

**Tabelle 5.3.** Normwerte verschiedener Labors

*Absolute Latenzzeiten (ms)*

| | Potentialgipfel | | | | | | | | | |
| | I | | II | | III | | IV | | V | |
| | $\bar{x}$ | S | $\bar{x}$ | S | $\bar{x}$ | S | $\bar{x}$ | S | $\bar{x}$ | S |
|---|---|---|---|---|---|---|---|---|---|---|
| Jewett u. Williston (1971) 60–75 dB, Click | 1,5 | | 2,6 | | 3,5 | | 4,3 | | 5.1 | |
| Lev u. Sohmer (1972) 65 dB, Click | 1,5 | | 2,5 | | 3,5 | | 5,0 | | | |
| Maurer et al. (1979) 80 dB, Click, 10/s | 1,44 | 0,13 | 2,65 | 0,18 | 3,73 | 0,19 | 4,97 | 0,17 | 5,75 | 0,19 |
| Rowe (1978) 60 dB, Click, 10/s | 2,17 | 0,27 | 3,36 | 0,31 | 4,35 | 0,26 | 5,43 | 0,34 | 6,16 | 0,26 |
| Sohmer et al. (1978) 75 dB, Click, 10/s | 1,34 | 0,11 | 2,50 | 0,15 | 3,51 | 0,14 | 5,31 | 0,29 | 6,20 | 0,27 |
| Eigene Normwerte 80 dB, Click, 20/s | 1,38 | 0,23 | 2,36 | 0,18 | 3,41 | 0,18 | 4,49 | 0,25 | 5,22 | 0,19 |
| Chiappa et al. (1983) 60 dB, Click, 10/s | 1,7 | 0,15 | 2,80 | 0,17 | 3,9 | 0,19 | 5,1 | 0,24 | 5,70 | 0,25 |
| Chu et al. (1983) 65 dB, Click, 10/s | 1,65 | 0,12 | 2,75 | 0,18 | 3,78 | 0,25 | 5,01 | 0,21 | 5,67 | 0,24 |
| Eigene Werte 70 dB, Click, 10/s | 1,53 | 0,12 | 2,68 | 0,18 | 3,66 | 0,16 | 4,92 | 0,24 | 5,58 | 0,19 |

**Tabelle 5.3** *(Fortsetzung)*
*Latenzdifferenzen (ms)*

| | I–III | | I–V | | III–V | |
|---|---|---|---|---|---|---|
| | $\bar{x}$ | S | $\bar{x}$ | S | $\bar{x}$ | S |
| Chiappa et al. (1979)<br>60 dB, Click, 10/s | 2,1 | 0,15 | 4,0 | 0,23 | 1,9 | 0,18 |
| Noseworthy et al. (1981)<br>80 dB, Click | 2,09 | 0,16 | 4,10 | 0,20 | 2,01 | 0,12 |
| Stockard et al. (1979)<br>70 dB, Click, 10/s | 2,14 | 0,15 | 4,02 | 0,25 | 1,89 | 0,16 |
| Eigene Normwerte<br>80 dB, Click, 20/s | 2,03 | 0,27 | 3,84 | 0,19 | 1,81 | 0,22 |
| Chu et al. (1983)<br>70 dB, Click, 10/s | 2,21 | 0,19 | 4,15 | 0,18 | 1,93 | 0,16 |
| Eigene Werte<br>70 dB, Click, 10/s | 2,13 | 0,16 | | | 1,91 | 0,20 |

*Kontralaterale FAEP-Normalwerte (eigenes Kollektiv)*

| | P II | P III | P IV | P V |
|---|---|---|---|---|
| [n] | 50 | 56 | 56 | 58 |
| $\bar{x}$ | 2,77 | 3,66 | 4,896 | 5,707 |
| S | 0,2265 | 0,2058 | 0,2058 | 0,2034 |

es zur Vermeidung von Fehlinterpretationen der Potentialkurven empfehlenswert, laboreigene Normwerte zu ermitteln. Dabei kann dann auch die Altersstruktur des vorzugsweise betreuten Patientenklientels berücksichtigt werden. Es stellt sich dann allerdings noch die Frage nach der getrennten Erstellung von geschlechtsspezifischen Normwerten. Beim Überblick über die Literatur zeigt sich jedoch immer wieder, daß trotz der bekannten Unterschiede von gemischten Normkollektiven ausgegangen wird. Dies ist so lange zu rechtfertigen, wie der obere Grenzbereich für die einzelnen Meßparameter nicht zu eng gewählt wird (s. Abschn. 5.2.3.1), da die geschlechtsspezifischen Unterschiede sich ohnehin in engen Grenzen von ca. 0,1 ms bewegen.

## 5.2.4
## Klinische Anwendung der FAEP

### 5.2.4.1
### *Allgemeines*

Die klinische Bedeutung der FAEP-Untersuchung liegt darin, daß Funktionsstörungen im Bereich des N. acusticus und der Hirnstammabschnitte der Hörbahn nachgewiesen werden können, welche sowohl den klinisch-neurologischen als auch neuroradiologischen Untersuchungen entgehen können. Umgekehrt ist man mit normalen FAEP leichter in der Lage, Befunde im Computertomogramm zu relativieren, was gerade im Bereich der hinteren Schädelgrube trotz immer weiterer Verbesserung des Auflösungsvermögens häufig noch Probleme, besonders durch Bewegungsartefakte, bietet. Selbst die Kernspintomographie mit ihrer hervorragenden Darstellung zentralnervöser Strukturen auch im Hirnstammbereich kann die Untersuchung von Funktionen durch die Bestimmung der FAEP nicht immer ersetzen, wie Korrelationsuntersuchungen im Bereich der multiplen Sklerose zeigen (Kirshner et al. 1985; Giesser et al. 1987; Nieber et al. 1987). Ähnliches gilt für den Formenkreis der Systemdegenerationen, bei dem das bildgebende Verfahren lediglich den Schwerpunkt des atrophisierenden Prozesses darstellen kann, ohne die Beteiligung einzelner Funktionssysteme am atrophisierenden Prozeß nachweisen zu können (Abb. 5.7).
Da inzwischen eine Vielzahl von neurologischen Krankheitsbildern bekannt ist, bei denen pathologische FAEP-Befunde erhoben werden können (Tabelle 5.4), ohne daß spezifische Befundkonstellationen nachweisbar sind, wird im folgenden nur auf einige hinsichtlich der FAEP-Diagnostik besonders wichtige Krankheitsbilder eingegangen.

### 5.2.4.2
### *Befunde beim Akustikusneurinom und anderen Tumoren*
### *der hinteren Schädelgrube*

Da das subjektive Beschwerdebild einer Hörstörung, aber auch einfache audiometrische Methoden, die Unterscheidung einer kochleären von einer retrokochleären bzw. zentralen, durch im Hirnstamm gelegenen Läsionen bedingten Hörstörung nicht ohne weiteres zu-

**Tabelle 5.4.** FAEP-Befunde bei verschiedenen Krankheitsbildern in der Literatur (Auswahl)

| Erkrankung | FAEP-Befund | | | | | | | | | Autoren |
|---|---|---|---|---|---|---|---|---|---|---|
| | I | II | III | IV | V | I–III | III–V | I–V | Amplituden Quotient V/I | |
| Zustand nach offener Hirnverletzung | n | n | n | n | n | n | n | n | + | Boller u. Jacobsen (1980) |
| Schweres Schädel-Hirn-Trauma | n | + | + | + | + | | + | | | Greenberg et al. (1977) |
| Postkommotionelles Syndrom | n | n | n | n | n | n | n | n | n | Noseworthy et al. (1981) |
| | n | n | n | n | n | + | | + | | Rowe u. Carlson (1989) |
| | | | | | | | + | | | Watson et al. (1995) |
| Supratentorielle Tumoren | | | | | + | | + | + | | Jandolo et al. (1992) |
| Koma bei Hirnstammläsionen | | + | + | + | + | + | + | + | + | vgl. Abschn. 5.2.7 |
| Chronischer Alkoholabusus | | | | | | + | + | + | | Chu et al. (1982) |
| | | | | | | + | + | + | | Rosenhamer u. Silfverskiöld (1980) |
| | + | + | + | | | | | + | | Chan et al. (1985) |
| Zentrale pontine Myelinolyse | n | n | n | n | + | | | | | Yufe et al. (1980) |
| Leigh-Syndrom | n | n | n | n | + | | | + | | Davis et al. (1985) |
| Bleiintoxikation | | | | | | | | + | | Discalzi et al. (1992) |
| Torticollis spasmodicus | | | | | | + | | + | n | Drake (1987) |

**Tabelle 5.4** *(Fortsetzung)*

| Erkrankung | FAEP-Befund | | | | | | | | | Autoren |
|---|---|---|---|---|---|---|---|---|---|---|
| | I | II | III | IV | V | I–III | III–V | I–V | Amplituden Quotient V/I | |
| Olivopontozerebelläre Degeneration | n | + | + | | n | + | n | + | | Gilroy u. Lynn (1978) |
| | + | | + | | + | n | n | n | | Chokroverty et al. (1985) |
| Friedreich-Ataxie | | | | | + | | | | | De Pablos et al. (1991) |
| HMS-Neuropathie | | | | | | + | | | | Kowalski et al. (1991) |
| Typ II und II | + | | | | | | | | | Scaioli et al. (1992) |
| Typ I-x-chrom | + | + | + | + | + | + | + | | | Nicholson u. Corbett (1996) |
| Isolierte Neuropathie | + | + | + | + | + | | | | | Starr et al. (1996) |
| Familiäre Dysautonomie | | | + | | + | + | | + | | Lahat et al. (1992) |
| Hereditäre druckempfindliche Neuropathie | n | n | n | n | n | n | n | n | n | Ebner et al. (1981) |
| Metachromatische Leukodystrophie | + | + | + | | + | + | + | + | | Brown et al. (1981), Garg et al. (1982) |
| Schlafapnoesyndrom (Ableitung im Schlaf- u. Wachzustand) | n | n | n | n | n | n | n | n | n | Mosko et al. (1981) |
| Pickwick-Syndrom | n | + | + | + | + | | | | | Zeitlhofer et al. (1987) |
| Neurosarkoidose | n | n | + | + | + | | | + | | Oksanen u. Salmi (1986) |

**Tabelle 5.4** *(Fortsetzung)*

| Erkrankung | FAEP-Befund | | | | | | | | | Autoren |
|---|---|---|---|---|---|---|---|---|---|---|
| | I | II | III | IV | V | I–III | III–V | I–V | Amplituden Quotient V/I | |
| Adrenoleukodystrophie | | | + | | | + | + | | | Vercruyssen et al. (1982) |
| β-Thalassämie | | | | | | | | | | Triantafyllou et al. (1991) |
| Neugeborenenasphyxie | + | + | + | + | | | + | + | | Hecox u. Cone (1981) |
| Hirnreifungsstörungen bei Frühgeborenen | Pathologische kontralaterale Potentiale | | | | | | | | | Salamy et al. (1985) |
| Down-Syndrom | | | | | | | | | + | Kakigi u. Kuroda (1992) |
| | Verkürzte Latenz u. IPD | | | | | | | | | Diaz u. Zurron (1995) |
| Kongenitale kraniovertebrale Anomalien | | | | | | | | | | Sood et al. (1992) |
| Bakterielle Meningitis im Kindesalter | + | + | + | + | + | | | | | Kotagal et al. (1981) |
| HIV-Infektion | | | | | | + | + | + | | Schmitt et al. (1992) |
| | | | | | | + | + | + | | Birchall et al. (1992) |
| CD 4 corr. CD 4 f. | | | | | | + | + | + | | Pierelli et al. (1996) |
| Dystrophia myotonica | + | + | + | + | + | + | + | | | Zeitlhofer et al. (1986) Verhagen et al. (1992) |
| Lärmexposition | | | | | | + | + | | | Chen et al. (1992) |

*n* normaler Befund; + pathologischer Befund.

**Abb. 5.7 a, b.** M. Friedreich (31 Jahre, weiblich):
**a** FAEP beidseits normale Latenzen für P 1, P 2 und P 3; P 5 beidseits nicht nachweisbar; **b** ausgeprägte Atrophie im Kleinhirn- und Hirnstammbereich

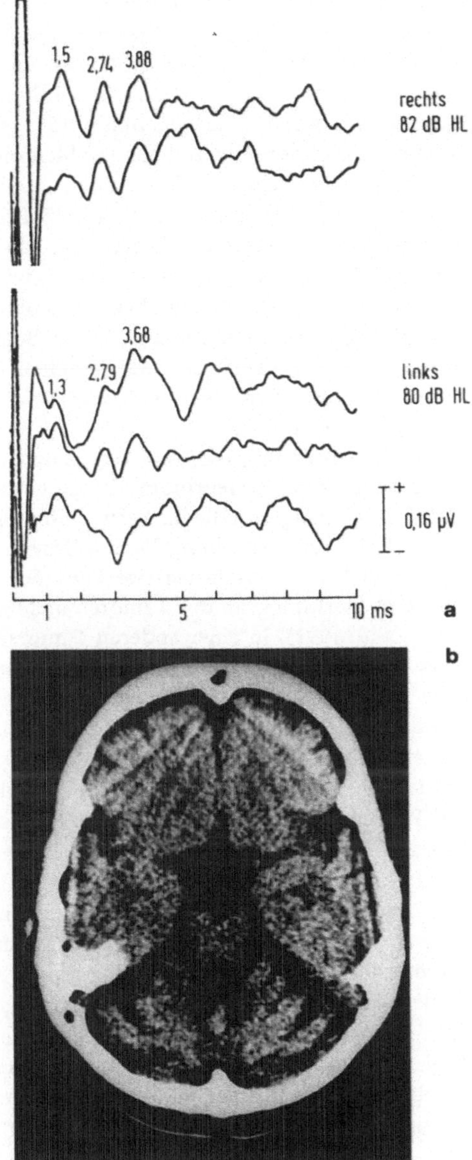

läßt, wurden besondere Hoffnungen in die Untersuchungstechnik mit FAEP im Rahmen der Frühdiagnostik von Akustikusneurinomen gesetzt. Wenn auch schon früher anhand von Einzelfällen auf die Bedeutung dieser Methodik im Rahmen der Tumordiagnostik hingewiesen wurde (Starr u. Achor 1975; Starr u. Hamilton 1976), kam es erst in der Folgezeit zur Publikation von Studien mit größeren Fallzahlen (Selters u. Brackmann 1977; Clemis u. McGee 1979; Maurer et al. 1979 a; Feblot u. Uziel 1982; Legatt 1988). Nach einer tabellarischen Übersicht von Legatt et al., die 24 Studien, welche zwischen 1977 und 1985 publiziert wurden, umfaßt, beträgt die Sensitivität der FAEP-Untersuchung beim Akustikusneurinom zwischen 91 und 100 %, wenn man von der Arbeit Bockenheimers et al. (1984) absieht, bei der die Sensitivität lediglich bei 74 % lag. Allerdings wurden hier nur Tumoren, die kleiner als 2 cm im Durchmesser waren, berücksichtigt.

Zu ähnlichen Ergebnissen führte eine neuere Studie an 20 Patienten mit einem Akustikusneurinom, dessen extrameataler Anteil weniger als 15 mm betrug und die im Kernspintomogramm in High-resolution-Technik zur Darstellung kamen. Davon hatten 4 Patienten normale FAEP (22% falsch-negative Befunde). Demgegenüber wurden im Computertomogramm 9 Tumoren nicht dargestellt (45%) (Hashimoto et al. 1991). In einer anderen Tumorserie wird auf die Sensitivität der Untersuchungsmethode in Abhängigkeit von der extra- oder intrakanalikulären Lokalisation aufmerksam gemacht. Offensichtlich ist die falsch-negative Rate der FAEP-Befunde bei einem intrakanalikulären Sitz des Tumors größer (Wilson et al. 1992). Es wird auch darauf hingewiesen, daß auf der Tumorseite normale FAEP zu finden sind, während die kontralaterale Ableitung einen pathologischen Befund zeigte (Coelho u. Prasher 1990). Bei Durchsicht der Literatur ergibt sich, daß pathognomonische FAEP-Befunde für das Akustikusneurinom nicht existieren. Am häufigsten findet man eine absolute Verlängerung der Interpeaklatenzen P 1–P 5, eine pathologische Rechts-/Links-Differenz dieser Interpeaklatenz oder ein Fehlen des 5. Potentialgipfels bei einem erhaltenen 1. Peak (Abb. 5.8, 5.9). Aber auch andere Befundkonstellationen sind möglich (Maurer et al. 1988). Bei einem Kollektiv von 45 Patienten mit einem Kleinhirnbrückenwinkeltumor konnte eine signifikante direkte Korrelation zwischen der Größe des Tumors und der Rechts-/Links-Differenz der Latenzdifferenz von P 1–P 5 nachgewiesen werden (Feblot u.

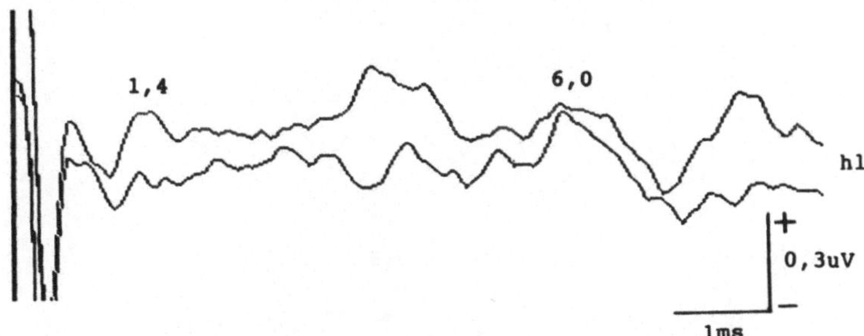

**Abb. 5.8.** Hereditäre motorisch-sensible Neuropathie (HSM) Typ I (52 Jahre, weiblich). Fehlen von P 2 und P 3, verlängerte Interpeaklatenz P 1–P 5

**Abb. 5.9.** Akustikusneurinom rechts (36 Jahre, weiblich): Fehlen der Potentialgipfel P 2 bis P 5 rechts (oberes Kurvenpaar); links (unteres Kurvenpaar) normale FAEP. Polung beachten: Positivität nach unten

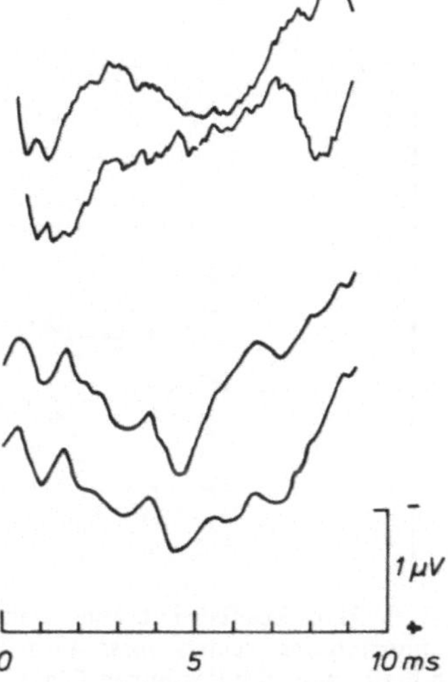

Uziel 1982). Es muß besonders darauf hingewiesen werden, daß trotz normaler P 1–P 5-Interpeaklatenz eine pathologische Latenzzeit P 1–P 3 auftreten kann, so daß diese Latenzdifferenz immer mitbestimmt werden sollte (Donohoe 1988).

Daß neben extrazerebral gelegenen Tumoren der hinteren Schädelgrube auch intraparenchymatös lokalisierte blastomatöse Prozesse

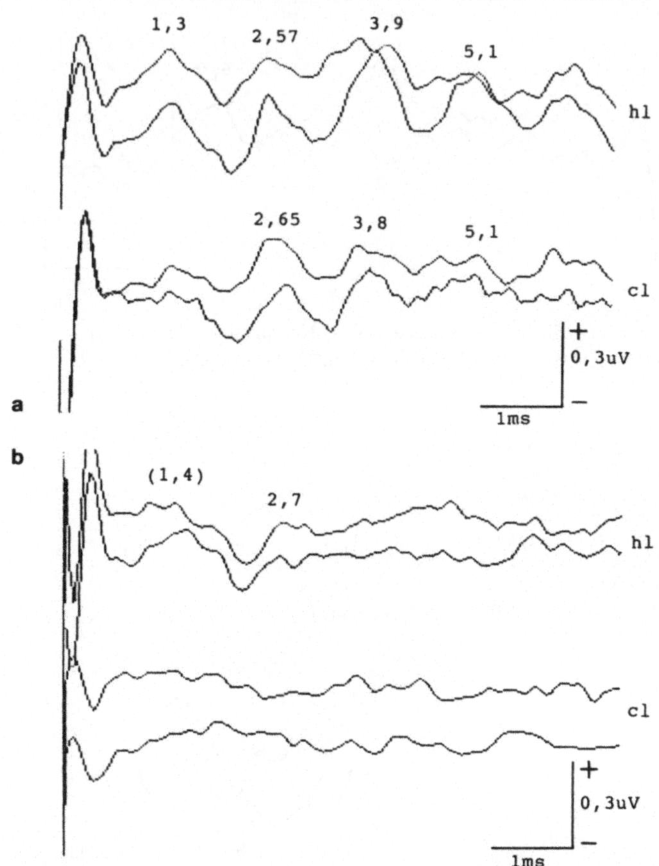



**Abb. 5.10 a, b.** Akustikusneurinom links, extrakanalikulär (23 Jahre, männlich).
**a** Bei Stimulation des rechten Ohres normale ipsi- und kontralaterale Potentialkurve. **b** Bei Stimulation des linken Ohres ipsilateral fehlendes P 3, P 4 und P 5,
kontralateral Fehlen aller Peaks

zu einer Alteration der FAEP führen können, zeigen neben eigenen
Beobachtungen (Abb. 5.10 a, b) auch andere Mitteilungen (Starr u.
Hamilton 1976; Stockard u. Sharbrough 1980; Donohoe 1988).
Während Operationen im Kleinhirnbrückenwinkel wird ein FAEP-
Monitoring zur Verringerung der Komplikationsrate nahegelegt (Si-

don et al. 1996). Als Warnzeichen wird bei mikrovaskulärer Dekompression eine Latenzverlängerung von P 5 über 1,5 ms und bei Neurinomexzisionen von über 0,5 ms angegeben (Sekiya et al. 1996). Kritisch sehen Tempelhoff et al. (1993) den Einsatz eines Monitoring nur mit FAEP.

### 5.2.4.3
### *Befunde bei multipler Sklerose*

Im Rahmen der Tumordiagnostik sollen die FAEP zwei Fragen beantworten: 1. Liegt eine retrokochleäre Hörstörung vor? 2. Wenn ja, welches Ausmaß hat die Funktionsstörung innerhalb des Hirnstammabschnittes der Hörbahn?
Bei der multiplen Sklerose dagegen soll mit Hilfe der FAEP in erster Linie die Polytopie der Affektion nachgewiesen werden, wenn die klinische Symptomatik topodiagnostisch zunächst nur auf einen Läsionsort außerhalb des Hirnstammes hinweist. In solchen Fällen handelt es sich häufig um die sog. spinale, oft chronisch progrediente Verlaufsform dieser demyelinisierenden Erkrankung. In diesem Rahmen stellen die FAEP eine Ergänzung zu den VEP und TSEP dar (s. auch Kap. 4 und 10). Der pathologische Befund bei den FAEP kann im Einzelfall die Wahrscheinlichkeit der Diagnose multiple Sklerose erhöhen (Maurer u. Lowitzsch 1982).
Weitere Indikationen für die Untersuchung mit FAEP bei Patienten, die an einer multiplen Sklerose leiden, bestehen darin, anamnestische Angaben über passagere Hirnnervenausfälle und subjektive Beschwerden, Hirnfunktionen betreffend, zu bestätigen bzw. wahrscheinlicher zu machen (Chiappa 1982). Dabei muß allerdings berücksichtigt werden, daß selbst bei klinisch nachweisbaren Hirnnervenausfällen nur eine geringe Beziehung zwischen klinisch-neurologischem und FAEP-Befund besteht (Morgensen u. Kristensen 1979; Chiappa et al. 1980). Hinsichtlich der Häufigkeit der pathologischen FAEP-Befunde bei der multiplen Sklerose werden unterschiedliche Angaben gemacht (Tabelle 5.5). Dabei ist in Erwägung zu ziehen, daß in den Einzelstudien unterschiedliche Untersuchungstechniken und Beurteilungskriterien angewandt wurden. Je mehr Parameter, wie z. B. absolute Latenzen der einzelnen Peaks sowie ihre Rechts-/Links-Differenzen und nicht nur die Interpeaklatenzen von P 1–P 5, P 3–P 5 und der P 1/P 5-Quotient der Amplituden zur Beurteilung

**Tabelle 5.5.** Häufigkeitsangaben über pathologische FAEP-Befunde bei der multiplen Sklerose

| Autoren | Klinische Klassifikation der MS | | | | |
| --- | --- | --- | --- | --- | --- |
| | Anzahl der Fälle | Sicher | Wahr-scheinlich | Möglich | Gesamt |
| Stockard et al. (1977) | 100 | 93 % | 77 % | 35 % | 65 % |
| Lehmann et al. (1980) | 49 | 17 % | – | 16 % | 16 % |
| Tackmann et al. (1980) | 55 | 26 % (6/23) | 23 % (3/13) | 11 % (1/9) | 24 % |
| Chiappa (1981) | 202 | 47 % (38/81) | 21 % (14/67) | 22 % (12/54) | 32 % (64/202) |
| Maurer u. Lowitzsch (1982) | 143 | 90 % (9/10) | 63 % | 41 % | |
| Quaranta et al. (1986) | 53 | 74 % (14/19) | 9 % (3/34) | | 32 % (17/53) |
| Anderson et al. (1987) | 57 | 33 % (19/57) | | | |
| Soustiel et al. (1996) | 36 | 29 % | 7 % | | 72 % |

herangezogen und je enger die oberen Normwerte angesetzt wurden, um so mehr ist von einer höheren Ausbeute pathologischer Befunde in einem Untersuchungskollektiv auszugehen.

Auch die Frage, ob z. B. binaural oder monaural stimuliert wurde, ist von Bedeutung, wie eine Studie im intraindividuellen Vergleich an MS-Patienten gezeigt hat (Prasher u. Gibson 1980). Danach erhöht sich bei einer Gruppe von Patienten mit einer sicheren multiplen Sklerose die Rate pathologischer Befunde von 70 auf 90 %, wenn sukzessive auf beiden Seiten monaural gereizt wurde und die außerdem noch zum gereizten Ohr kontralateral abgeleiteten Kurven mit in die Befundung einbezogen wurden. Ein Vergleich der Ausbeute pathologischer Befunde zwischen der ausschließlichen Berücksichtigung der ipsilateralen Potentialkurven einerseits und der ipsilateral und kontralateral abgeleiteten Potentialkurven erbrachte, daß sich die Quote pathologischer Befunde von 74 auf 89 % erhöht (Quaranta et al. 1986). Auf jeden Fall sollte eine monaurale Stimulation durchgeführt werden, um die Wahrscheinlichkeit falsch-negativer Befunde möglichst gering zu halten.

Das Befundmuster der FAEP-Kurven kann für die Diagnose einer multiplen Sklerose nicht herangezogen werden, da sich mit zunehmender Erfahrung gezeigt hat, daß die Veränderungen von Fall zu Fall sehr unterschiedlich sein können (Abb. 5.11). Selbst Alterationen des 1. Potentialgipfels wurden beschrieben (Maurer et al. 1981), sind aber wohl seltener als andere Befunde anzutreffen. Besonders häufig ist eine Amplitudenreduktion von P 5, bezogen auf die Amplitude von P 1 (Chiappa et al. 1980). Eine alle Peaks betreffende einseitige Amplitudenreduktion bei normalen Absolutlatenzen und Latenzdifferenzen, wie wir es bei einer 51 Jahre alten Patientin mit einer multiplen Sklerose beobachteten, kann nur dann mit Vorsicht als pathologisch gewertet werden, wenn ein normales seitengleiches Audiogramm vorliegt. Die Überprüfung der Elektrodenimpedanz ist in einem solchen Falle notwendig. Das Fehlen von einzelnen oder mehre-

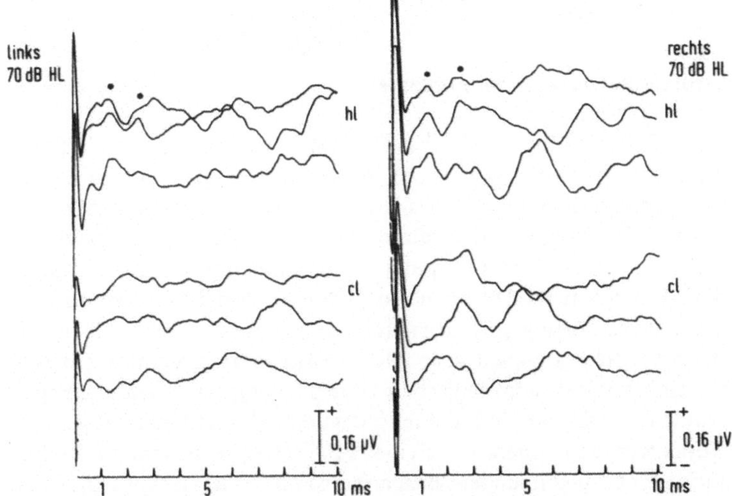


**Abb. 5.11.** Multiple Sklerose (34 Jahre, weiblich); homolateral *(hl)*: beidseits P 1 und P 2 normal, P 3 bis P 5 fehlen, kontralateral *(cl)*: beidseits fraglich P 2 nachweisbar, P 3 bis P 5 fehlen

ren Potentialspitzen wird neben der Verlängerung von Interpeaklatenzen oder pathologischen Rechts-/Links-Differenzen ebenfalls beobachtet (Stöhr et al. 1982; Donohoe 1988). Die Normalisierung von pathologisch neurophysiologischen Befunden im Rahmen von Verlaufskontrollen ist beschrieben worden (Despland u. Regli 1980) und kann am ehesten mit der Rückbildung des entzündlichen Ödems im akut demyelinisierenden Bereich erklärt werden. Insofern bietet sich auch die Möglichkeit an, die FAEP im Rahmen von Verlaufsbeobachtungen z.B. in Therapiestudien einzusetzen (Chiappa 1981). In einer Studie (Anderson et al. 1987) wird allerdings darauf hingewiesen, daß die Reproduzierbarkeit des Ausgangsbefundes bei Wiederholungsuntersuchungen vor Therapiebeginn deutlich schlechter als bei normalen Personen ist, was eine gewisse Einschränkung für Verlaufsstudien bedeutet. Neuere Untersuchungen zu Veränderungen von Potentialparametern bei der Steroidbehandlung von akuten MS-Schüben zeigten in Übereinstimmung damit keine signifikanten Differenzen der Befunde vor und nach Therapie (Scaioli et al. 1992). Auf die geringe Korrelation zwischen der Änderung in der klinischen Symptomatik und den neurophysiologischen Befunden wird ebenfalls hingewiesen.

### 5.2.4.4
### *Befunde bei vaskulären Prozessen*

Bei Gefäßleiden im vertebrobasilären Stromgebiet können die FAEP zur Frage des Umfanges der Läsion einen wesentlichen Beitrag leisten. Eine im Gefäßbereich des Hirnstammes vorliegende Funktionsstörung durch einen Hirnstamminfarkt kann häufig nachgewiesen werden, ohne daß im Computertomogramm Infarktzonen sichtbar sind. Unter Umständen kann ein pathologischer FAEP-Befund eine Zirkulationsstörung im Hirnstammbereich sichern, wenn lediglich anamnestische Angaben über flüchtige Hirnnervensymptome bestehen und bei der neurologischen Untersuchung nur noch Hemisyndrome nachweisbar sind, die topodiagnostisch nicht eindeutig zugeordnet werden können. Auch eine u.U. schwer zu stellende Frühdiagnose einer beginnenden Basilaristhrombose kann mit Hilfe der FAEP gestützt werden (Kaji et al. 1985).
Die Einbeziehung kontralateraler FAEP-Ableitungen kann bei den vaskulären Hirnstammprozessen, ähnlich wie bei der multiplen Sklerose,

die Ausbeute an pathologischen FAEP-Befunden erhöhen, wie eine eigene Beobachtung an einer Serie von 19 Patienten zeigte, bei denen in 5 Fällen lediglich die kontralateral zum stimulierten Ohr abgeleiteten Potentialkurven pathologische Befunde aufwiesen, während die homolateralen Potentiale normal waren (Tabelle 5.6) (unveröffentlicht). Während einerseits hervorgehoben wird, daß Amplitudenverminderungen meist über mehrere Wellen und oft doppelseitig dominieren und die Latenzzeiten nur gering verlängert sind (Röder u. Rabending 1983), wird andererseits auf die Seltenheit von Amplitudenveränderungen und auf die besondere Häufigkeit einer Verlängerung der Latenzdifferenz P 1–P 5 hingewiesen (Stern et al. 1982). Eigene Erfahrungen an Patienten mit vaskulären Hirnstammprozessen bestätigen die Variabilität der pathologischen Befundmuster (Abb. 5.12, 5.13).

**Tabelle 5.6.** Kontralaterale FAEP bei vaskulären Hirnstammprozessen ($n = 19$)

|  | Pathologisch | Normal |
|---|---|---|
| Homo- und kontralateral | 12 | 2 |
| Nur homolateral | 0 | 0 |
| Nur kontralateral | 5 | 0 |

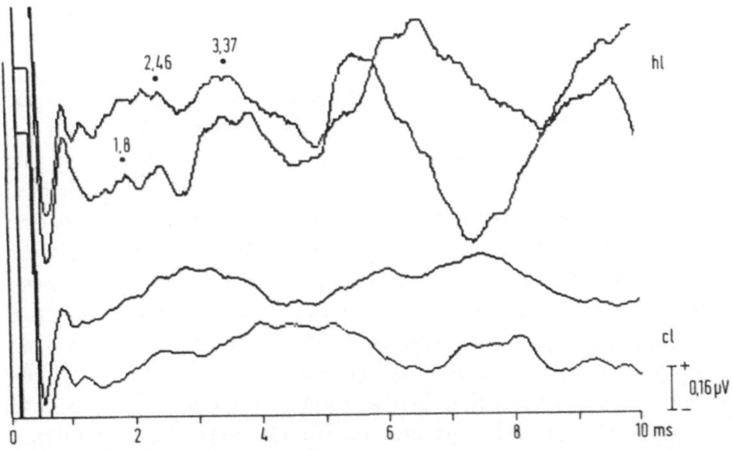


**Abb. 5.12.** Hirnstamminfarkt; Wallenberg-Syndrom (71 Jahre, männlich); *rechts:* homolateral *(hl)* P 1 bis P 3 normal, P 4 und P 5 fehlen; kontralateral *(cl)* kein Potential nachweisbar

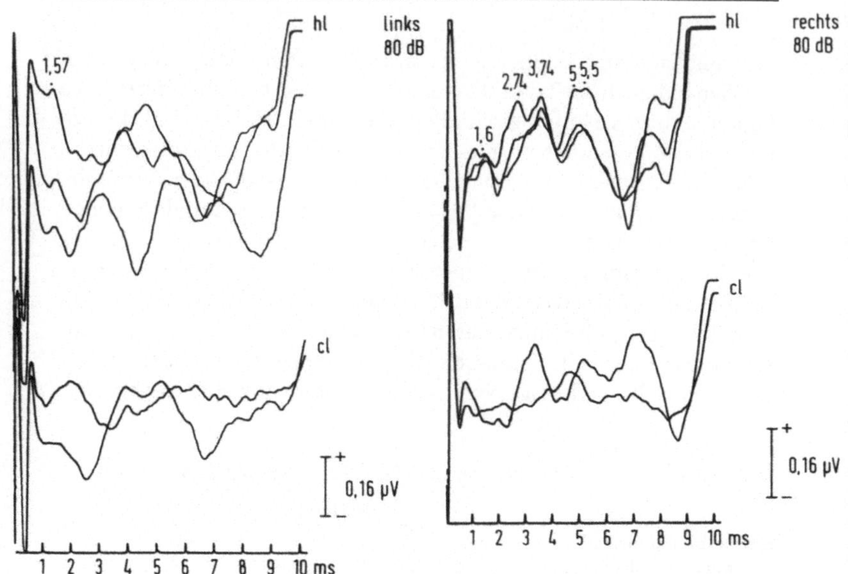



**Abb. 5.13.** Basilaristhrombose (65 Jahre, weiblich): homolateral: *rechts* normaler Befund, *links* nur P 1 nachweisbar; kontralateral: beidseits keine Potentiale erhältlich

Unterschiedliche Mitteilungen finden sich in der Literatur auch zur Frage des spezifischen Befundmusters der evozierten Potentiale als Ausdruck eines umschriebenen Generatorausfalls in Beziehung zur Lokalisation eines Hirnstamminfarktes. Selbst wenn lediglich eine relativ grobe Einteilung der Läsionen in mesenzephale, pontine oder medulläre Infarktzonen vorgenommen wurde, konnte kein für die verschiedenen Regionen spezifischer FAEP-Befund nachgewiesen werden (Stern et al. 1982). Auf der anderen Seite wird auf eine enge Korrelation des neurophysiologischen Befundes mit der klinischen Symptomatik hingewiesen (Maurer et al. 1979 a, 1982). Im Lichte derartig widersprüchlicher Beobachtungen erscheint die Spekulation, welche die Ursache für unterschiedliche Befundmuster in speziellen Kollateralkreislaufverhältnissen verschiedener Hirnstammgebiete sucht (Röder u. Rabending 1983), wenig sinnvoll. In neuester Zeit weist auch Donohoe (1988) darauf hin, daß es eine Spezifität eines pathologischen FAEP-Befundes für vaskuläre Hirnstammerkrankungen nicht gibt.

Am häufigsten scheinen nach einer neueren Studie an 67 Patienten mit Hirnstamminfarkten pathologische FAEP bei Läsionen im Ponsbereich zu finden zu sein (Lebras et al. 1995).

Außer bei Hirnstamminfarkten wurden auch pathologische FAEP-Befunde bei transitorisch ischämischen Attacken im vertebrobasilären Stromgebiet selbst im symptomfreien Intervall beschrieben. Dabei können verschiedene Veränderungen beobachtet werden: die Verlängerung der absoluten Latenzen besonders von P 2 bis P 5, seltener eine schlechte Ausprägung oder das Fehlen der ersten Potentiale (Maurer et al. 1979b; Fuse 1991) oder aber die Verlängerung der Latenzdifferenzen P 1–P 3 oder P 3–P 5 (Ragazzoni et al. 1982).

Eine Verlaufsuntersuchung bei Patienten mit transitorisch ischämischen Attacken im Bereich des vertebrobasilären Stromgebietes zeigte die Normalisierung der anfänglich pathologischen FAEP-Befunde innerhalb 1–3 Wochen (Factor u. Dentinger 1987).

Selbst bei transitorisch ischämischen Attacken, welche auf den Kreislauf der A. carotis zu beziehen sind, wurden Verlängerungen der Interpeaklatenzen P 1 bis P 5 beschrieben (Thorwirth et al. 1983).

Auf pathologische FAEP-Befunde und ihre Veränderungen im Verlauf der sehr seltenen angiographisch okkulten vaskulären Malformation mit Hirnstammbeteiligung sei ebenfalls hingewiesen (Pozzessere et al. 1991).

Bei der schweren Subarachnoidalblutung können die FAEP einen prognostischen Hinweis geben. Normale FAEP-Befunde weisen auf eine gute Prognose quod vitam hin. Hinsichtlich der Korrelation von neurophysiologischem und klinischem Befund bestehen kontroverse Meinungen (Riffel et al. 1994; Haupt et al. 1996).

Im Zusammenhang mit vaskulären Prozessen sind auch FAEP-Befunde bei ischämischen Herzerkrankungen zu nennen, die als Hinweis auf ein neuronales Funktionsdefizit durch eine verschlechterte Mikrozirkulation verstanden werden können (Karamitsos et al. 1996).

### 5.2.4.5
### *Befunde bei komatösen Patienten und im Hirntod*

Unabhängig von der Pathogenese des Komas, sofern es auf eine schwere Schädigung des Hirnstammes zurückzuführen ist, beziehen sich die pathologischen FAEP-Befunde vor allem auf die Wellen P 3, P 4 und P 5, Veränderungen der Interpeaklatenzen und des Amplitudenquotienten P 1/P 5. Beim durch ein schweres Schädel-Hirn-Trauma hervorgerufenen Koma werden im Akutstadium allerdings auch häufig normale Befunde erhoben (Uziel et al. 1982). Ähnlich kann es sich beim Coma vigile verhalten (Maurer et al. 1982). Andererseits werden sowohl hier wie auch beim Bulbärhirnsyndrom nicht nur eine Verlängerung der intrazerebralen Überleitungszeit (P 3–P 5), sondern auch der Absolutlatenzen einzelner Potentialkomponenten (Klug 1982) und ein Verlust der P 4- und P 5-Komponente (Ottaviani et al. 1986) beschrieben.

Die Untersuchung der FAEP bei Patienten mit vergleichbarer Komatiefe, gemessen mit der Brüsseler Komaskala, ergaben in den einzelnen Gruppen sehr unterschiedliche elektrophysiologische Befunde (Feldges et al. 1993).

Angesichts der unterschiedlichen FAEP-Befunde beim schweren Schädel-Hirn-Trauma wurde versucht, prognostische Kriterien aus den neurophysiologischen Befunden zu gewinnen (Facco et al. 1985; Ottaviani et al. 1986; Riffel et al. 1987). Einheitliche Befundkriterien, die sich auf einzelne Meßparameter bezogen, konnten hinsichtlich der prognostischen Aussage jedoch nicht gewonnen werden. Es zeigte sich aber, daß ein pathologischer Befund der FAEP eher ein prognostisch ungünstiges Zeichen darstellt.

Ein Verlust von P 5 oder früheren Potentialkomponenten gilt sogar als Zeichen einer infausten Prognose (Riffel et al. 1994). Andererseits sind normale FAEP-Befunde nicht immer Zeichen einer guten Prognose (Riffel et al. 1987).

Beim schweren hypoxischen Hirnschaden ist der Wert der FAEP bezüglich prognostischer Aussagen deutlich geringer als das EEG (Beltinger et al. 1992).

Durch einen passageren Herz-Kreislauf-Stillstand kann über den schweren hypoxischen Hirnschaden hinaus auch die kochleäre Funktion gestört sein, so daß die FAEP bei einem hypoxisch bedingten Koma beiderseits fehlen können (Brunko et al. 1985).

Daß bei beatmungspflichtigen Patienten verlängerte Interpeaklatenzen und Absolutlatenzen von P 3, P 4 und P 5 nachgewiesen werden können, wird wegen der Nachbarschaft akustischer Hirnstammbahnen mit den atemregulatorischen Hirnstammzentren als Hinweis auf eine zentrale Atemstörung verstanden (Schwarz et al. 1996).

Trotz der allgemein nachweisbaren Konstanz der FAEP gegenüber Medikamenten muß bei Verlaufskontrollen an intensivmedizinisch betreuten Patienten beachtet werden, daß Thiopental in Kombination mit Lidocain die FAEP schwer verändern kann und auch eine Hypothermie zu Latenzveränderungen von P1, 3 und 5 führt (Garcia-Larrea et al. 1987).

Als Kriterium des Hirntodes sind fehlende FAEP nicht geeignet, da oft nicht zuverlässig zu klären ist, ob im Einzelfall nicht schon bereits früher eine Hörstörung vorgelegen hat. Außerdem kann es außerhalb des Hirntodes bei Tumoren in der hinteren Schädelgrube zum Fehlen aller Potentialkomponenten kommen. Auch ein erhaltenes P 1 ohne weitere Potentialgipfel, wie es u. a. beim Akustikusneurinom beobachtet wird, kann beim hirntoten Patienten nachgewiesen werden (Maurer et al. 1982; Machado et al. 1991). In seltenen Fällen ist auch noch eine P 2-Komponente nachweisbar (Zeitlhofer et al. 1990).

Einzelne eigene Erfahrungen, daß bei Hirntoten der elektrische Reizeinbruch besonders hoch ist, werden durch systematische Untersuchungen von Litscher (1995) bestätigt. Eine Erklärung für dieses Phänomen kann nicht gegeben werden, darf aber bei der Interpretation der FAEP-Befunde nicht irritieren.

Über den Fall einer Basilaristhrombose berichten Ferber et al. (1985), bei dem keine FAEP nachweisbar und auch die Hirnstammreflexe erloschen waren. Dennoch zeigte sich im EEG hirnelektrische Aktivität in Form einer mittelgradigen allgemeinen Veränderung. Grundsätzlich kann aber davon ausgegangen werden, daß der Nachweis von P 3 bis P 5 den Hirntod ausschließt.

## 5.3
## Mittlere akustisch evozierte Potentiale (MAEP)

Die mittleren akustisch evozierten Potentiale schließen sich den FAEP unmittelbar an. Sie wurden bereits 1967 von Goldstein u. Rodmann beschrieben. Seitdem werden sechs Potentialspitzen in einem Latenzbereich zwischen 8 und 80 ms nach Reizdarbietung unterschieden (Gibson 1982) (Tabelle 5.7). Im Gegensatz zu den FAEP werden bei den MAEP auch die negativen Potentialgipfel zur Bewertung durch Latenzzeitbestimmung herangezogen (Abb. 5.14).

Besonders nachteilig für die Ermittlung der ersten Komponenten ist die Tatsache, daß diese besonders bei Verwendung höherer Reizstärken von reflexogenen Muskelpotentialen überlagert werden, so daß anfänglich die Diskussion entstand, ob die Potentiale neurogenen oder myogenen Ursprungs sind (Geissler et al. 1958; Bickford et al. 1964; Ruhm et al. 1967). Durch Ableitung der Potentiale an einem relaxierten und beatmeten Patienten (Harker et al. 1977) konnte aber die neurogene Generierung wahrscheinlich gemacht werden.

Eine topodiagnostische Bedeutung haben die MAEP nicht erlangt, da bis heute der Ursprung ihrer Generierung nicht bekannt ist. Pic-

**Tabelle 5.7.** Latenzzeiten (ms) der mittleren akustischen Potentiale

|    | Goldstein u. Rottmann (1967) | Litscher (1996) | Eigene Werte |
|----|------------------------------|-----------------|--------------|
| No | 8–14  | $9.11 \pm 1.74$  | $9.48 \pm 0.95$  |
| Po | 10–13 | $12.94 \pm 1.87$ | $12.92 \pm 1.28$ |
| Na | 16–30 | $17.23 \pm 1.77$ | $18.20 \pm 1.28$ |
| Pa | 30–45 | $29.22 \pm 3.43$ | $28.61 \pm 2.84$ |
| Nb | 40–60 |                  | $39.85 \pm 3.48$ |
| Pb | 55–80 |                  | $50.66 \pm 2.88$ |

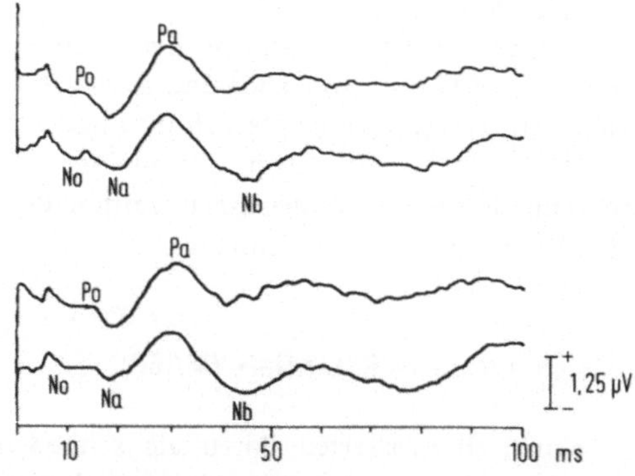


**Abb. 5.14.** Normale mittlere akustisch evozierte Potentiale (MAEP) nach Stimulation des rechten Ohres. *Oberes Kurvenpaar:* ipsilaterale Ableitung M 2/CZ; *unteres Kurvenpaar:* kontralaterale Abteilung M 1/CZ

ton et al. (1974) stellen die Hypothese auf, daß die frühen Komponenten vom Corpus geniculatum mediale und die späten Komponenten vom primären auditorischen Kortex generiert werden.

Neuere Untersuchungen bestätigen diese Annahme durch intrazerebrale Ableitungen. Dabei wurden die früheren (30 ms) Potentialkomponenten im dorsoposterioren-medialen Anteil der Heschl-Querwindungen und die späteren Komponenten (50–70 ms) im lateralen Anteil des primären auditorischen Kortex abgeleitet (Liegeoischauvel et al. 1995). Auch Dipolanalysen mittels Mehrkanalableitungen von der Kopfoberfläche kamen für den Peak Pa zu ähnlichen Ergebnissen (Polyakov u. Pratt 1994).

Vergleichsuntersuchungen von elektrischen mit Magnetfeldmessungen sprechen ebenfalls für eine Generierung der MAEP im primären akustischen Kortex, zeigen aber auch, daß subkortikale Strukturen einen Beitrag zu Na (19 ms) leisten (Hashimoto et al. 1994).

Studien, die die MAEP bei Patienten mit im Computertomogramm nachweisbaren kortikalen Läsionen verschiedener Lokalisation untersucht haben (Kraus et al. 1982; Kileny et al. 1987; Woods et al. 1987), zeigen, daß bei Ableitung zwischen einer am Vertex und am Mastoid lokalisierten Elektrode normale Potentiale zu finden waren. Dagegen zeigt sich in einigen Fällen, bei denen besonders ausgedehnte temporale Läsionen im CT nachweisbar waren, eine Veränderung der Amplituden besonders für P 1, wenn eine Ableitung zwischen temporal und über dem Mastoid lokalisierten Elektroden stattfand (Kileny et al. 1987; Woods et al. 1987).

Bei einem bilateralen Infarkt im Temporallappen, der den G. temporalis superior und die Querwindungen betraf, fanden Ishii et al. (1995) den Verlust aller Potentialkomponenten bei normalen FAEP. Dieser Befund bestätigt die o. g. Generatoranalysen. Allerdings wurden auch bei Pons- und Mittelhirninfarkten in Verbindung mit veränderten FAEP pathologische MAEP gefunden. Nur in einem Fall pathologischer MAEP waren die FAEP normal (Lebras et al. 1994).

In neuester Zeit wird wieder auf die Methode bei der MS-Diagnostik in Kombination mit der Untersuchung der FAEP hingewiesen. Bei 30 Patienten mit einer sicheren MS fanden Celebisoy et al. (1996) in 73 % pathologische Na- und/oder Pa-Komponenten. Demgegenüber zeigten die FAEP in 60 % pathologische Verhältnisse. In diesem Zusammenhang wird auf ähnliche Ergebnisse von Versino et al. (1992) verwiesen.

Im Gegensatz zur geringen Aussagekraft der MAEP bei topodiagnostischen Fragen gewinnt diese Untersuchungsmethode zunehmend größere Bedeutung in der Narkoseüberwachung (s. auch Kap. 8). Es hat sich nämlich gezeigt, daß in Abhängigkeit von der Konzentration verschiedener Narkosemittel eine Amplitudenreduktion der MAEP zu verzeichnen ist, so daß diese als Index für die Narkosetiefe verwendet wird (Thornton et al. 1983; Newton et al. 1989). Dieses Verhalten der MAEP kann sowohl bei Isofluran, als auch bei Halothan und Enfluran beobachtet werden (Heneghan et al. 1987).

Die Unabhängigkeit von Latenz und Amplitude gegenüber arteriellem Druck, $pCO_2$ und Nierenfunktionsstörungen bei Amplitudenreduktion Na/Pa in Abhängigkeit von $pO_2$ lassen die MAEP als Monitoringmethode für die Hirnfunktionen komatöser Patienten als besonders geeignet erscheinen (Litscher et al. 1994; Litscher 1995).

Hinsichtlich der Reiz- und Ableitemethodik kann auf die FAEP verwiesen werden. Bei topodiagnostischen Fragestellungen müssen über die Vertexelektrode hinaus Elektroden im temporalen, evtl. auch zentralen Bereich (Kileny et al. 1987) gesetzt werden. Die Filterbandbreite wird von den verschiedenen Arbeitsgruppen sehr unterschiedlich gewählt. Ein Filterbereich zwischen 5 und 1500 Hz ist jedoch geeignet, die MAEP gut darzustellen.

## 5.4
## Literatur


Achor LJ, Starr A (1980) Auditory brainstem responses in the cat II. Effects of lesions. Electroencephalogr Clin Neurophysiol 48: 174–190

Allison T, Wood CC, Goff WR (1983) Brain stem auditory, pattern-reversal visual, and short-latency somatosensory evoked potentials: Latencies in relation to age, sex, and brain and body size. Electroencephalogr Clin Neurophysiol 55: 619–636

Anderson DC, Slater GE, Sherman R, Ettinger MG (1987) Evoked potentials to test a treatment of chronic multiple sclerosis. Aech Neurol 44: 1232–1236

Barajas JJ (1982) Evaluation of ipsilateral and contralateral brainstem auditory evoked potentials in multiple sclerosis patients. J Neurol Sci 54: 69–78

Beattie RC, Zipp JA, Schaffer CA, Silzel KL (1992) Effects of sample size on the latency and amplitude of the auditory evoked response. Am J Otol 13: 55–67

Beltinger A, Riffel B, Stohr M (1992) The prognostic place of EEG in comparison with evoked potentials in severe hypoxic brain damage. EEG EMG 23: 75–81

Benninghoff A, Goerttler K (Hrsg) (1963) Lehrbuch der Anatomie des Menschen, 7. Aufl, Bd III: Nervensystem, Haut und Sinnesorgane. Urban & Schwarzenberg, München

Bickford RG, Jacobson JL, Cody DTR (1964) Nature of average evoked potentials to sound and other stimuli in man. Ann NY Acad Sci 112: 204–223

Birchall MA, Wight RG, French PD, Cockbain Z, Smith SJ (1992) Auditory function in patients infected with the human immunodeficiency virus. Clin Otolaryngol 17: 117–121

Bockenheimer S, Schmidt C, Zollner C (1984) Neuro-otological findings in patients with small acoustic neuromas. Arch Otorhinolaryngol 239: 31–39

Boller F, Jacobson GP (1980) Unilateral gunshot wound of the pons clinical, electrophysiologic, and neuroradiologic correlates. Arch Neurol 37: 278–281

Brown III FR, Shimizu H, McDonald JM et al. (1981) Auditory evoked brainstem response and high-performance liquid chromatography sulfatide essay as early indices of metachromatic leukodystrophy. Neurology 31: 980–985

Brunko E, Delecluse F, Herbaut AG, Livivier M, Zegers de Beyl D (1985) Unusual pattern of somatosensory and brain-stem auditory evoked potentials after cardio-respiratory arrest. Electroencephalogr Clin Neurophysiol 62: 338–342

Buchwald JS, Huang CM (1975) Far-field acoustic responses: Origins in the cat. Science 189: 382–384

Caird D, Sontheimer D, Klinke R (1985) Intra- and extracranially recorded auditory evoked potentials in the cat. I. Source location and binaural interaction. Electroencephalogr Clin Neurophysiol 61: 50–60

Celebisoy N, Aydogdu I, Ekmekci Ö, Akürekli Ö (1996) Middle latency auditory evoked potentials (MLAEPs) in (MS). Acta Neurol Scand 93: 318–321

Chan YW, McLeod JG, Tuck RR, Feary PA (1985) Brain stem auditory evoked responses in chronic alcoholics. J Neurol Neurosurg Psychiatry 48: 1107–1112

Chen TJ, Chiang HC, Chen SS (1992) Effects of aircraft noise on hearing and auditory pathway function of airport employees. J Occup Med 34 (6): 613–619

Chiappa KH (1981) Brainstem auditory evoked potentials. In: Stahlberg E, Young RR (eds) Neurology: Clinical neurophysiology, vol 1. Butterworth, London, pp 259–277

Chiappa KH (1982) Brainstem auditory evoked potentials in clinical neurology. In: Courjon J, Mauguiere F, Revol M (eds) Clinical applications of evoked potentials in Neurology. Raven, New York, pp 157–158

Chiappa KH (1983) Evoked potentials in clinical medicine. Raven Press, New York

Chiappa KH, Gladstone KJ, Young RR (1979) Brainstem auditory evoked responses. Studies of waveform variations in 50 normal human subjects. Arch Neurol 36: 81–87

Chiappa KH, Harrison JL, Brooks EB, Young RR (1980) Brainstem auditory evoked responses in 200 patients with multiple sclerosis. Ann Neurol 7: 135–143

Chokroverty S, Duvoisin RC, Sachdeo R, Sage J, Lepore F, Nicklas W (1985) Neurophysiologic study of olivopontocerebellar atrophy with or without glutamate dehydrogenase deficiency. Neurology 35: 652–659

Chu NS, Squires KC, Starr A (1982) Auditory brainstem responses in chronic alcoholic patients. Electroenceph Clin Neurophysiol 54: 418–425

Clemis JD, McGee T (1979) Brainstem electric response audiometry in the differential diagnosis of acoustic tumors. Laryngoscope 89: 31–42

Coelho A, Prasher D (1990) Brainstem potentials in the diagnosis of an acoustic neuroma. An unusual case of normal ipsilateral and abnormal contralateral responses. Scand Audiol 19: 257–262

Costa P, Benna P, Bianco C, Ferrero P, Bergamasco B (1990) Aging effects on brainstem auditory evoked potentials. Electromyogr Clin Neurophysiol 30: 495–500

Coutin P, Balmaseda A, Miranda J (1987) Further differences between brain-stem auditory evoked potentials by rarefaction and condensation clicks as revealed by vector analysis. Electroencephalogr Clin Neurophysiol 66: 420–426

Curio G, Oppel F, Scherg M (1987) Peripheral origin of BAEP wave II in a case with unilateral pontine pathology: A comparison of intracranial and scalp records. Electroencephalogr Clin Neurophysiol 66: 29–33

Davis SL, Aminoff MJ, Berg BO (1985) Brain-stem auditory evoked potentials in children with brain-stem or cerebellar dysfunction. Arch Neurol 42: 156–160

De Pablos C, Berciano J, Calleja J (1991) Brain-stem auditory evoked potentials and blink reflex in Friedreich's ataxia. J Neurol 238: 212–216

Despland PA, Regli F (1980) Analyse der akustisch evozierten Hirnstammpotentiale bei der multiplen Sklerose. In: Reisner H, Schnaberth G (Hrsg) Fortschritte der technischen Medizin in der neurologischen Diagnostik und Therapie. Neurologische Universitätsklinik Wien, S 215–219

Diaz F, Zurron M (1995) Auditory evoked potentials in Down's syndrome. Electroencephal Clin Neurophysiol 96: 526–537

Dieterle L, Büchler G, Pfitzer F (1992) Zentrale pontine Myelinolyse. Dtsch Med Wochenschr 117: 332–336

Discalzi GL, Capellaro F, Bottalo L, Fabbro D, Mocellini A (1992) Auditory brainstem evoked potentials (BAEPs) in lead-exposed workers. Neurotoxicology 13: 207–209

Dobie RA, Norton SJ (1980) Binaural interaction in human auditory evoked potentials. Electroencephalogr Clin Neurophysiol 49: 303–313

Donohoe CD (1988) Application of the brainstem auditory evoked response in clinical neurological practice. In: Owen JH, Donohoe CD (eds) Clinical atlas of auditory evoked potentials. Grune & Stratton, Orlando

Drake ME (1988) Brain-stem auditory evoked potentials in spasmodic torticollis. Arch Neurol 45: 174–175

Ebner A (1982) Die akustisch evozierten Hirnstammpotentiale (AEHP) in der neurologischen Diagnostik. In: Struppler A (Hrsg) Elektrophysiologische Diagnostik in der Neurologie. Thieme, Stuttgart, S 155–157

Ebner A, Dengler R, Meier C (1981) Peripheral and central conduction times in hereditary pressure-sensitive neuropathy. J Neurol 226: 85–99

Facco E, Martini A, Zuccarello M, Agnoletto M, Giron GP (1985) Is the auditory brain-stem response (ABR) effective in the assessment of post-traumatic coma? Electroencephalogr Clin Neurophysiol 62: 332–337

Factor SA, Dentinger MP (1987) Early brain-stem auditory evoked responses in vertebrobasilar transient ischemic attacks. Arch Neurol 44: 544–547

Feblot P, Uziel A (1982) Detection of acoustic neuromas with brainstem auditory evoked potentials: Comparison between cochlear and retrocochlear abnormalities. In: Courjon I, Mauguiere F, Revol M (eds) Clinical applications of evoked potentials in Neurology. Raven, New York, pp 169–176

Feldges A, Wiedemaier H, Hoffmann CH, Mehdorn M (1993) Kombinierte Verlaufsbeobachtung mittels multimodal evozierter Potentiale (EP) und transcranieller Dopplersonographie (TCD) bei langzeitig komatösen Patienten. Steudel et al. (Hrsg) Evozierte Potentiale im Verlauf, Springer, Berlin Heidelberg New York Tokyo

Ferber A, Buchner H, Brückmann H (1990) Brainstem auditory evoked potentials and somatosensory evoked potentials in pontine haemorrhage. Brain 113: 49–63

Ferber A, Buchner H, Ringelstein EB, Hacke W (1985) Der Hirnstammtod bei Basilaristhrombose – Eine besondere Variante des Hirntodes? In: Gänshirt H, Berlit P, Haack G (Hrsg) Verh. Dtsch. Ges. Neurol., Bd 3. Springer, Berlin Heidelberg New York Tokyo

Fischer C, Bognar L, Turjman F, Lapras C (1995) Auditory evoked potentials in a patient with a unilateral lesion of the inferior colliculus and medial geniculate body. Electroencephal Clin Neurophysiol 96: 261–267

Furune S, Watanabe K, Negoro T, Yamamoto N, Aso K, Takaesu E (1985) Auditory brainstem response: A comparative study of ipsilateral versus contralateral recording in neurological disorders of children. Brain Dev 7: 463–469

Fuse T (1991) ABR findings in vertebrobasilar ischemia. Acta Otolaryngol Stockh 111 (3): 485–490

Garcia-Larrea L, Bertrand O, Artu F, Pernier J, Mauguière F (1987) Brain-stem monitoring. II. Preterminal BAEP changes observed until brain death in deeply comatose patients. Electroencephalogr Clin Neurophysiol 68: 446–457

Garg BP, Markland ON, Buston PF (1982) Brainstem auditory evoked responses in hereditary motorsensory neuropathy. Site of origin of wave II. Neurology 32: 1017–1019

Geissler C, Frishkopf L, Rosenblith W (1958) Extracranial responses to acoustic clicks in man. Science 128: 1210–1211

Gibson WPR (1982) The use of auditory evoked potentials for the estimation of hearing. In: Halliday AM (ed) Evoked potentials in clinical testing. Churchill Livingstone, Edinburgh

Giesser BS, Kurtzberg D, Vaughan HG et al. (1987) Trimodel evoked potentials compared with magnetic resonance imaging in the diagnosis of multiple sclerosis. Arch Neurol 44: 281–284

Gilroy J, Lynn GE (1978) Computerized tomography and auditory-evoked potentials. Use in the diagnosis of olivoponto-cerebellar degeneration. Arch Neurol 35: 143–147

Goldstein R, Rodmann L (1967) Early components of averaged evoked responses to rapidly repeated auditory stimuli. J Speech Hear Res 10: 697–705

Gott PS, Mepham MT, van der Meulen IP (1980) Brainstem auditory evoked response variations with adult age and hearing threshold. Electroencephalogr Clin Neurophysiol 50: 166 P

Greenberg RP, Mayer DJ, Becker DP, Miller JD (1977) Evaluation of brain function in severe human head trauma with multimodality evoked potentials. J Neurosurg 47: 150–162

Harker LE, Hosick E, Voots RJ, Mendel MI (1977) Influence of succinylcholine on middle component auditory evoked potentials. Arch Otolaryngol 103: 133–137

Hashimoto I, Ishiyama Y, Yoshimoto T, Nemoto S (1981) Brainstem auditory-evoked potentials recorded directly from human brain-stem and thalamus. Brain 104: 841–859

Hashimoto S, Kawase T, Furukawa K, Takasaka T (1991) Strategy for the diagnosis of small acoustic neuromas. Acta Otolaryngol Suppl Stockh 481: 567–569

Hashimoto I, Mashiko T, Yoshikawa K, Mizuta T, Imada T, Hayashi M (1995) Neuromagnetic measurements of the human primary auditory response. Electroencephal Clin Neurophysiol 96: 348–356

Haupt WF, Hojer C, Pawlik G (1996) Prognostic value of evoked potentials and clinical grading in primary subarachnoid hemorrhage. Acta Neurochir 137: 146–150

Haymaker W (1969) Bing's local diagnosis in neurological diseases. Mosby, Saint Louis

Hecox E, Cone B (1981) Prognostic importance of brainstem auditory evoked responses after asphyxia. Neurology 31: 1429–1433

Hecox K, Galambos R (1974) Brainstem auditory evoked responses in human infants and adults. Arch Otolaryngol 99: 30–33

Heneghan CPH, Thornton C, Navaratnarajah M, Jones JG (1987) Effect of isoflurane on the auditory evoked response in man. Br J Anaesth 59: 277–282

Hielscher H, Contzen E, Hirche H (1981) Einfluß von verschiedenen Reizimpulsen auf die akustisch evozierten Hirnstammpotentiale. Z EEG EMG 12: 228–229

Hirose G, Kitagawa Y, Chujo T, Oda P, Katoaka S, Takado M (1986) Acute effects of phenytoin on brainstem auditory evoked potentials: Clinical and experimental study. Neurology 36: 1521–1524

Ishii K, Ueda Y, Ohkoshi N, Mizusawa H, Shoji S (1995) Cortical auditory disorder caused by bilateral temporal infarctions. Intern Med 34: 801–805

Jandolo B, Pietrangeli A, Pace A, Carapella CM, Finocchiaro R, Morace E (1992) Brain-stem auditory evoked potentials in supratentorial brain tumors. Electromyogr Clin Neurophysiol 32: 307–309

Jewett DL, Williston JS (1971) Auditory evoked far fields averaged from the scalp of humans. Brain 94: 681–696

Jiang ZD (1991) Intensity effect on amplitude of auditory brainstem responses in human. Scand Audiol 20: 41–47

Kaji R, McCormick F, Kameyama M, Ninomiya H (1985) Brainstem auditory evoked potentials in early diagnosis of basilar artery occlusion. Neurology 35: 240–243

Kakigi R, Kuroda Y (1992) Brain-stem auditory evoked potentials in adults with Down's syndrome. Electroencephalogr Clin Neurophysiol 84: 293–295

Karamitsos DG, Kounis NG, Zavras GM, Kitrou MP, Goudevenos JA, Papadaki PJ, Koutsojannis CM (1996) Brain-stem auditory evoked potentials in patients with ischemic heart disease. Laryngoscope 106: 54–57

Kileny P, Paccioretti D, Wilson AF (1987) Effects of cortical lesions on middle-latency auditory evoked responses (MLR). Electroencephalogr Clin Neurophysiol 66: 108–120

Kirshner HS, Tsai SI, Runge VM, Price AC (1985) Magnetic resonance imaging and other techniques in the diagnosis of multiple sclerosis. Arch Neurol 42: 859–863

Klug N (1982) Brainstem auditory evoked potentials in syndroms of decerebration, the bulbar syndrome and in central death. J Neurol 227: 219–228

Kotagal S, Rosenberg C, Rudd D, Dunkle LM, Horenstein S (1981) Auditory evoked potentials in bacterial meningitis. Arch Neurol 38: 693–695

Kowalski JW, Rasheva M, Zakrzewska B (1991) Visual and brainstem evoked potentials in hereditary motor-sensory neuropathy. Electromyogr Clin Neurophysiol 31: 167–172

Kraus N, Özdamar Ö, Hier D, Stein L (1982) Auditory middle latency responses (MLRs) in patients with cortical lesions. Electroencephalogr Clin Neurophysiol 54: 275–287

Lahat E, Aladjem M, Mor A, Azizi E, Arlazarof A (1992) Brainstem auditory evoked potentials in familial dysautonomia. Dev Med Child Neurol 34 (8): 690–693

Lasky RE, Rupert A, Waller M (1987) Reproducibility of auditory brain-stem evoked responses as a function of the stimulus, scorer and subject. Electroencephalogr Clin Neurophysiol 68: 45–57

Lebras FH, Fischer C, Nighoghossian N, Salord F, Trouillas P, Mauguiere F (1995) Brain-stem and middle latency auditory evoked potentials in vertebrobasilar strokes. Neurophysiol Clin 24: 399–412

Legatt AD, Pedley TA, Emerson RG, Stein BM, Abramson M (1988) Normal brain-stem auditory evoked potentials with abnormal latency-intensity studies in patients with acoustic neuromas. Arch Neurol 45: 1326–1330

Lehmann D, Gabathuler U, Soukos D, Skrandies N, Baumgartner G (1980) Nutzen evozierter EEG-Potentiale für die MS-Frühdiagnostik: Visuelle versus akustische und sensorische Reizung. In: Reisner H, Schnaberth G (Hrsg) Fortschritte der technischen Medizin in der neurologischen Diagnostik und Therapie. Neurologische Universitätsklinik Wien, S 225–228

Lev A, Sohmer H (1972) Sources of averaged neural responses recorded in animal and human subjects during cochlear audiometry (electro-cochleogram). Arch Klin Exp Ohr Nase Kehlk Heilk 201: 79–90

Liegeoischauvel C, Laguitton V, Badier JM, Schwartz D, Chauvel P (1995) Cortical mechanisms of auditive perception in man – Contribution of intracerebral potentials and magnetic fields evoked by auditive stimulation. Rev Neurol 151: 495–504

Litscher G (1996) Middle latency auditory evoked potentials in intensive care patients and normal controls. Int J Neurosci 83: 253–267

Litscher G, Schwarz G, Kleinert R (1995) Brain-stem auditory evoked potential monitoring. Variations of stimulus artifact in brain death. Electroencephal Clin Neurophysiol 96: 413–419

Machado C, Valdes P, Garcia-Tigera J, Virues T, Biscay R, Miranda J, Coutin P, Roman J, Garcia O (1991) Brain-stem auditory evoked potentials and brain death. Electroencephalogr Clin Neurophysiol 80; 392–398

Martin WH, Pratt H, Schwegler JW (1995) The origin of the human auditory brain-stem response wave II. Electroencephal Clin Neurophysiol 96: 357–370

Maurer K (1985) Uncertainties of topodiagnosis of auditory nerve and brain-stem auditory evoked potentials due to rarefaction and condensation stimuli. Electroencephalogr Clin Neurophysiol 62: 135–140

Maurer K, Dierks T (1987) Brain Mapping – topographische Darstellung des EEG und der evozierten Potentiale in Psychiatrie und Neurologie. Z EEG EMG 18: 4–12

Maurer K, Geyer D, Mika H, Hopf HC (1981) Abnormal wave I of early auditory evoked potentials in multiple sclerosis. Electroencephalogr Clin Neurophysiol 52: 15

Maurer K, Leitner H, Schäfer E (1982) Akustisch evozierte Potentiale (AEP). Methode und klinische Anwendung. Enke, Stuttgart

Maurer K, Leitner H, Schäfer E, Abdel Aziz MY (1979a) Frühe akustisch evozierte Potentiale (FAEP). Eine geeignete Screeningmethode zur Früherfassung des Akustikusneurinoms. Aktuel Neurol 6: 71–80

Maurer K, Lowitzsch K (1982) Brainstem auditory evoked potentials in reclassification of 143 MS patients. In: Courjon J, Mauguiere F, Revol M (eds) Clinical applications of evoked potentials in Neurology. Raven, New York, pp 481–486

Maurer K, Lowitzsch K, Stöhr M (1988) Evozierte Potentiale. AEP – VEP – SEP. Atlas mit Einführungen. Enke, Stuttgart

Maurer K, Marneros A, Schäfer E, Leitner H (1979b) Early auditory evoked potentials (EAEP) in vertebral basilar insufficiency. Arch Psychiat Nervenkr 227: 367–476

Maurer K, Schäfer E, Leitner H (1980) The effect of varying stimulus polarity (rarefaction vs condensation) on early auditory evoked potentials. Electroencephalogr Clin Neurophysiol 50: 332

Mcpherson DL, Starr A (1995) Auditory time-intensity cues in the binaural interaction component of the auditory evoked potential. Hearing Res 89: 162–171

Melcher JR, Guinan JJ, Knudson IM, Kiang NYS (1996) Generators of the brainstem auditory evoked potential in cat. 2. correlation lesion sites with waveform changes. Hearing Res 93: 28–51

Melcher JR, Kiang NYS (1996) Generators of the brain-stem auditory evoked potential in cat. 3. identified cell-populations. Hearing Res 93: 52–71

Mervaala E, Keränen T, Tiihonen P, Riekkinen P (1987) The effects of carbamazepine and sodium valproate on SEPs and BAEPs. Electroencephalogr Clin Neurophysiol 68: 475–478

Mogensen F, Kristensen O (1979) Auditory double click evoked potentials in multiple sclerosis. Acta Neurol Scand 59: 96–107

Møller AR, Burgess J (1986) Neural generators of the brain-stem auditory evoked potentials (BAEPs) in the rhesus monkey. Electroencephalogr Clin Neurophysiol 65: 361–372

Møller AR, Jannetta P, Benett M, Moller MB (1981) Intracranially recorded responses from the human auditory nerve: New insight into the origin of brainstem evoked potentials (BSEPs). Electroencephalogr Clin Neurophysiol 52: 18–27

Mosko SS, Pierce S, Holowach J, Sassin JF (1981) Normal brainstem auditory evoked potentials recorded in sleep apnoics during waking and as a function of arterial oxygen saturation during sleep. Electroencephalogr Clin Neurophysiol 51: 477–482

Mayhew IG, Washbourne JR (1990) A method of assessing auditory and brainstem function in horses. Br Vet J 146: 509–518

Mayhew IG, Washbourne JR (1992) Short latency auditory evoked potentials recorded from non-anaesthetized thoroughbred horses. Br Vet J 148: 315–327

Newton DEF, Thronton C, Creagh-Barry P, Doré CJ (1989) Early cortical auditory evoked response in anaesthesia: Comparison of the effects of nitrous oxide and isoflurane. Br J Anaesth 62: 61–65

Nicholson G, Corbett A (1996) Slowing of central conduction in x-linked Charcot-Marie-Tooth neuropathy shown by brain stem auditory evoked responses. J Neurol Neurosurg Psych 61: 43–46

Nieber D, Hielscher H, Mariß G (1984) Korrelationen kernspintomographischer und elektrophysiologischer Befunde bei der multiplen Sklerose. Z EEG EMG 18: 154

Noseworthy JH, Miller J, Murray TJ, Regan D (1981) Auditory brainstem responses in postconcussion syndrome. Arch Neurol 38: 275–278

Oksanen V, Salmi T (1986) Visual and auditory evoked potentials in the early diagnosis and follow-up of neurosarcoidosis. Acta Neurol Scand 74: 38–42

Ornitz EM, Walter OD (1975) The effect of sound pressure waveform on human brainstem auditory evoked responses. Brain Res 92: 490–498

Ottaviani F, Almadori G, Calderazzo AB, Frenguelli A, Paludetti G (1986) Auditory brain-stem (ABRs) and middle latency auditory responses (MLRs) in the prognosis of severely head-injured patients. Electroencephalogr Clin Neurophysiol 65: 196–202

Peterson BW (1987) Zentrifugale Hörbahnen. In: Netter FH (ed) The Ciba collection of medical illustrations. Dtsch Ausgabe: Krämer G (Hrsg) Bd 5: Nervensystem. Thieme, Stuttgart, S 178

Picton TW, Hillyard SA, Kransz HI, Galambos R (1974) Human auditory evoked potentials. I: Evaluation of components. Electroencephalogr Clin Neurophysiol 36: 179–190

Pierelli F, Garubba C, Tilia G et al. (1996) Multimodal evoked potentials in HIV-1-seropositive patients: relationship between the immune impairment and the neurophysiological function. Acta Neurol Scand 93: 266–271

Podoshin L, Ben-David J, Fradis M, Pratt H (1987) Brainstem auditory evoked potentials with and without increased stimulus rate as diagnostic tool in brainstem minor transient changes. Otorhinolaryngology 49: 287–293

Polyakov A, Pratt H (1994) 3-channel lissajous trajectory of human middle latency auditory evoked potentials. Ear Hearing 15: 390–399

Pozzessere G, Valle E, Poggio P, Petrucci B, Petrucci A, Bianco F, Rizzo PA (1992) Angiographically occult brainstem vascular malformation: a longitudinal comparison of magnetic resonance imaging (MRI) and multimodal evoked potential (EP) recordings. Acta Neurol Belg 92: 65–76

Prasher K, Gibson WPR (1980) Brainstem auditory evoked potentials a comparative study of monaural versus binaural stimulation in the detection of multiple sclerosis. Electroencephalogr Clin Neurophysiol 50: 247–253

Quaranta A, Mininni F, Longo G (1986) ABR in multiple sclerosis. Scand Audiol 15: 125–128

Ragazzoni A, Amantini A, Rossi L et al. (1982) Brainstem auditory evoked potentials and vertebral-basilar reversible ischemic attacks. In: Courjon J, Mauguiere M, Revol M (eds) Clinical applications of evoked potentials in neurology. Raven, New York, pp 187–194

Riffel B, Stöhr M, Trost E, Ullrich A, Graser W (1987) Frühzeitige prognostische Aussage mittels evozierter Potentiale beim schweren Schädel-Hirn-Trauma. Z EEG EMG 18: 192–199

Riffel B, Kroiß H, Stöhr M (1994) Diagnostik und Prognostik mit evozierten Potentialen in der Intensivmedizin. Kohlhammer, Stuttgart

Robinson K, Rudge K (1982) Centrally generated auditory potentials. In: Halliday AM (ed) Evoked potentials in clinical testing. Churchill Livingstone, New York

Röder H, Rabending G (1983) Elektrophysiologische Hirnstammdiagnostik. Akustisch evozierte Hirnstammpotentiale – Mustererkennung und Aussagekraft zur Funktion des Hirnstammes. In: Neumärker (Hrsg) Hirnstammläsionen. Enke, Stuttgart, S 49–56

Rolf SL, Reed SM, Melnick W, Andrews FM (1987) Auditory brain stem response testing in anesthetized horses. Am J Vet Res 48: 910–914

Rosenhamer HJ, Silfverskiöld BP (1980) Slow tumor and delayed brainstem auditory evoked responses in alcoholics. Arch Neurol 37: 293–296

Rowe III MJ (1978) Normal variability of the brainstem auditory evoked response in young and old adult subjects. Electroencephalogr Clin Neurophysiol 44: 459–470

Rowe III MJ, Carlson C (1980) Brainstem auditory evoked potentials in post-concussion dizziness. Arch Neurol 37: 679–683

Ruhm H, Walker E, Flanigan H (1967) Acoustically-evoked potentials in man: Mediation of early components. Laryngoscope 77/1: 806–822

Salamy A, Eldredge L, Wakeley A (1985) Maturation of contralateral brain-stem responses in preterm infants. Electroencephalogr Clin Neurophysiol 62: 117–123

Scaioli V, Milanese C, Salmaggi A, LaMantia L, Campi A, Eoli M, Panzica F (1992) Short-term neurophysiological monitoring in multiple sclerosis bouts. Evaluation of steroid treatment. Ital J Neurol Sci 13: 107–112

Scaioli V, Paryeson D, Avanzini G, Sghirlanzoni A (1992) F response and somatosensory and brainstem auditory evoked potential studies in HMSN type I and II. J Neurol Neurosurg Psychiatry 55: 1027–1031

Scherg M (1991) Akustisch evozierte Potentiale. Kohlhammer, Stuttgart Berlin Köln

Scherg M, Cramon D von (1985) A new interpretation of the generators of BAEP waves I–V: Results of a spatio-temporal dipole model. Electroencephalogr Clin Neurophysiol 62: 290–299

Schmitt B, Seeger J, Jacobi G (1992) EEG and evoked potentials in HIV- infected children. Clin Electroencephalogr 23: 111–117

Schoonhoven R (1992) Dependence of auditory brainstem response on click polarity and high-frequency sensorineural hearing loss. Audiology 31:72–86

Schwarz G, Litscher G, Rumpl E, Pfurtscheller G, Reimann R (1996) Brain-stem auditory evoked potentials in Respiratory insufficiency following encephalitis. Int J Neurosci 84: 35–44

Sekiya T, Shimamura N, Hatayama T, Suzuki S (1996) Establishment of the criteria to evaluate intraoperative changes of brain-stem auditory evoked potentials during microvascular decompression and acoustic neurinoma. Neurol Surg 24: 431–436

Selters WA, Brackmann DE (1977) Acoustic tumor detection with brainstem electric response audiometry. Arch Otolaryngol 103: 181–187

Sindou M, Fischer C, Derraz S, Keravel Y, Palfi S (1996) Microsurgical vascular decompression for hemifacial spasm – A retrospective study of a 65 patient series and literature review. Neurochirurgie 42: 17–28

Sohmer H, Gafni M, Chisin R (1978) Auditory nerve and brainstem respon-ses. Comparison in awake and unconscious subjects. Arch Neurol 35: 228–230

Sood S, Mahapatra AK, Bhatia R (1992) Somatosensory and brainstem auditory evoked potential in congenital craniovertebral anomaly; effect of surgical management. J Neurol Neurosurg Psychiatry 55: 609–612

Soustiel JF, Hafner H, Christyakov AV, Yarnitzky D, Sharf B, Guilburd JN, Feinsod M (1996) Brain-stem trigeminal and auditory evoked potentials in multiple sclerosis: physiological insights. Electroencephal Clin Neurophysiol 100: 152–157

Stapells DR, Mosseri M (1991) Maturation of the contralaterally recorded auditory brain stem response. Ear Hear 12: 167–173

Starr A, Achor LJ (1975) Auditory brainstem responses in neurological disease. Arch Neurol 32: 761–768

Starr A, Achor J (1978) The generators of the auditory brainstem potentials as revealed by brainstem lesions in both man and cat. In: Naunton RF, Fernandes C (eds) Evoked electrical activity in the auditory nervous system. Academic Press, New York, pp 443

Starr A, Hamilton AE (1976) Correlation between confirmed sites of neurological lesions and abnormalities of far-field auditory brainstem responses. Electroencephalogr Clin Neurophysiol 41: 595–608

Starr A, Picton TW, Sininger Y, Hood LJ, Berlin CI (1996) Auditory neuropathy. Brain 119: 741–753

Stern BJ, Krumholz A, Weiss HD, Goldstein P, Harris KC (1982) Evolution of brainstem stroke using brainstem auditory evoked responses. Stroke 13: 705–711

Stockard JE, Stockard JJ, Westmoreland BF, Corfits JL (1979) Brainstem auditory evoked responses. Normal variation as a function of stimulus and subject characteristics. Arch Neurol 36: 823–831

Stockard JJ, Sharbrough FW (1980) Unique contributions of short-latency auditory and somatosensory evoked potentials to neurologic diagnosis. In: Desmedt JE (eds) Clinical uses of cerebral, brainstem and spinal somatosensory evoked potentials. Prog Clin Neurophysiol, Vol 7. Karger, Basel

Stockard JJ, Rossiter US (1977) Clinical and pathological correlates of brainstem auditory response abnormalities. Neurology 27: 316–325

Stockard J, Stockard E, Sharbrough W (1977) Detection and localization of occult lesions with brainstem auditory responses. Mayo Clin Proc 52: 761–769

Stockard JJ, Stockard JE, Sharbrough FW (1978) Nonpathological factors influencing brainstem auditory evoked potentials. Am J EEG Technol 18: 177–209

Stöhr M, Dichgans J, Diener HC, Buettner UW (1982) Evozierte Potentiale: SEP-VEP-AEP. Springer, Berlin Heidelberg New York

Tackmann W, Strenge H, Barth R, Sojka'raykscheff A (1980) Wertigkeit verschiedener elektrophysiologischer Untersuchungsmethoden in der Diagnostik der multiplen Sklerose. In: Reisner H, Schnaberth G (Hrsg) Fortschritte der technischen Medizin in der neurologischen Diagnostik und Therapie. Neurologische Universitätsklinik Wien, S 221–224

Tempelhoff WV, Lumenta CB, Hamacher J, Krämer M, Bluni E (1993) Der Wert der laufenden AEP-Messungen während und nach der Operation im Kleinhirnbrückenwinkel. In: Steudel WI, Lumenta CB, Klug N (Hrsg) (1993) Evozierte Potentiale im Verlauf. Springer, Berlin Heidelberg New York Tokyo

Thivierge J, Côté R (1987) Brain-stem auditory evoked response (BAER): Normative study in children and adults. Electroencephalogr Clin Neurophysiol 68: 479–484

Thornton C, Catley DM, Jordan C, Lehane JR, Royston D, Jones JG (1983) Enflurane anaesthesia causes graded changes in the brainstem and early cortical auditory evoked response in man. Br J Anaesth 55: 479–486

Thorwirth V, Volles E, Lossi C, Grundwald F (1983) Auditorisch evozierte Hirnstammpotentiale, visuell musterevozierte und somatosensibel evozierte Potentiale bei transitorisch ischämischen Attacken (TIA). Schweiz Arch Neurol Neurochir Psychiatry 132: 41–54

Triantafyllou N, Fisfis M, Sideris G, Triantafyllou D, Rombos A, Vrettou H, Mantouvalos V, Politi C, Malliara S, Papageogious C (1991) Neurophy-siological and neuro-otological study of homozygous beta-thalassemia und long-term desferrioxamine (DFO) treatment. Acta Neurol Scand 83: 306–308

Uziel A, Benezech J, Lorenzo S, Monstrey Y, Duboin MP, Roquefeuil B (1982) Clinical applications of brainstem auditory evoked potentials in comatose patients. In: Courjon J, Mauguiere F, Revol M (eds) Clinical applications of evoked potentials in neurology. Raven, New York, pp 195–202

Vercruyssen A, Martin JJ, Mercelis R (1982) Neurophysiological studies in adrenomyeloneuropathy. A report of five cases. J Neurol Sci 56: 327–336

Verhagen WI, ter Bruggen JP, Huygen PL (1992) Oculomotor, auditory, and vestibular responses in myotonic dystrophy. Arch Neurol 49: 954–960

Versino M, Bergamaschi R, Romani P et al. (1992) Middle latency auditory evoked potentials improve the detection of abnormalities along auditory pathways in multiple sclerosis patients. Electroencephal Clin Neurophysiol 84: 296–299

Watson MR, Fenton GW, Mcclelland RJ, Lumsden J, Headley M, Rutherford WH (1995) The post-concussional state- Neurophysiological aspects. Br J Psychiatry 167: 514–521

Wilson DF, Hodgson RS, Gustafson MF, Hogue S, Mills L (1992) The sensitivity of auditory brainstem response testing in small acoustic neuromas. Laryngoscope 102: 961–964

Woods DL, Clayworth CC, Knight RT, Simpson GV, Naeser MA (1987) Generators of middle- and long-latency auditory evoked potentials: Implikations from studies of patients with bitemporal lesions. Electroencephalogr Clin Neurophysiol 68: 132–148

Yufe RS, Hyde ML, Terbrugge K (1980) Auditory evoked responses and computerized tomography in central pontine myelinolyse. Can J Neurol Sci 7: 297–300

Zaaroor M, Starr A (1991) Auditory brain-stem evoked potentials in cat after kainic acid induced neuronal loss. I. Superior olivary complex. Electroencephalogr Clin Neurophysiol 80: 422–435

Zaaroor M, Starr A (1991) Auditory brain-stem evoked potentials in cat after kainic acid induced neuronal loss. II. Cochlear nucleus. Electroencephalogr Clin Neurophysiol 80: 436–445

Zappia M, Cheek JC, Lüders H (1996) Brain-stem auditory evoked potentials (BAEP's) from basal surface of temporal lobe recorded from chronic subdural electrodes. Electroencephal Clin Neurophysiol 100: 141–151

Zeitlhofer J, Rasinger G, Mayr N, Mamoli B (1986) Veränderungen der Hirnstammpotentiale bei Dystrophia myotonica. EEG EMG 17: 209–212

Zeitlhofer J, Graf M, Schlick W, Dörfler E (1987) Veränderungen der Hirnstammpotentiale beim Pickwick-Syndrom. Aktuel Neurol 14: 18–21

Zeitlhofer J, Mayr N, Auff E (1990) Wertigkeit evozierter Potentiale in der Hirntoddiagnostik. Wien Med Wochenschr 23/24: 564–567

Zellner A, Hielscher H (1989) Ungewöhnlicher Verlauf der zentralen pontinen Myelinolyse. Verhandl Dtsch Ges Neurol 5, Springer, Berlin Heidelberg New York Tokyo

# 6 AEP in der objektiven Audiometrie: Electric Response Audiometry

T. Lenarz

## 6.1 Einleitung

Die Entwicklung in der Audiometrie ist in den letzten 20 Jahren durch die Entwicklung einer Vielzahl von objektiven Testmethoden gekennzeichnet. Dabei kann heute lückenlos das gesamte Hörsystem vom Mittelohr bis zum auditorischen Kortex im Sinne einer Topodiagnostik gleichsam abgetastet und auf Funktionsstörungen hin untersucht werden. Unter Verwendung computergestützter Test- und Auswertverfahren haben somit zahlreiche neurophysiologische und pathophysiologische Erkenntnisse Eingang in die klinische audiometrische Diagnostik gefunden. Sie dienen hier vor allem der objektiven Bestimmung der Hörschwelle sowie der Art einer Schwerhörigkeit. Dabei werden Parameter verwendet, die die verschiedenen Vorgänge des Hörens begleiten, jedoch nicht notwendigerweise an den subjektiven Hörvorgang gekoppelt sind. Somit kann die *objektive Audiometrie* nicht den Anspruch erheben, sämtliche Vorgänge des Hörens zu messen und nachzuweisen. Die Bewertung der Meßdaten bleibt selbstverständlich der Subjektivität des Auswerters unterworfen. Die Verfahren lassen sich in zwei große Gruppen gliedern:

1. Verfahren zum Nachweis mechanischer Vorgänge des Hörens (Impedanzaudiometrie, otoakustische Emissionen)
2. Verfahren zum Nachweis elektrophysiologischer Korrelate des Hörvorgangs *(Electric Response Audiometry = ERA)*

Die unter 1. zusammengefaßten Verfahren betreffen Funktionsprüfungen des Trommelfells und der Gehörknöchelchen einschließlich der Mittelohrreflexe (Tympanometrie, Stapediusreflex) sowie die otoakustischen Emissionen als Ausdruck der Mikromechanik der Cochlea. In diesem Zusammenhang soll darauf nicht näher eingegangen werden (Hoth u. Lenarz 1993). Unter ERA versteht man den Oberbegriff für alle Meßverfahren, die mit Hilfe der akustisch evo-

**Tabelle 6.1.** AEP und ERA: Übersicht über die einzelnen AEP-Gruppen, ihre audiologischen Eigenschaften und die zugehörige ERA-Methode. (Erklärung der Abkürzungen s. Text)

| AEP-Gruppe | Audiologische Eigenschaften | ERA-Methode |
| --- | --- | --- |
| FAEP (1–10 ms) | Vigilanzunabhängig | |
| CM | Funktionsprüfung der (äußeren) Haarzellen | ECochG |
| SP | Nachweis des endolymphatischen Hydrops (M. Menière) | ECochG |
| AP = J 1 = I | Funktionsprüfung von Cochlea und Hörnerv Schwellenbestimmung im Hochtonbereich Nachweis AP/J 1 zur Bestimmung der zentralen Leitzeit Recruitmentnachweis | ECochG |
| BAEP | Funktionsprüfung von Cochlea, Hörnerv, Hirnstamm Differenzierung kochleärer-retrokochleärer Schwerhörigkeiten, Recruitmentnachweis Frühdiagnostik des Akustikusneurinoms Hörschwellenbestimmung bei Kindern Reifungsvorgänge der Hörbahn | BERA |
| EAEP (elektrisch evozierte Potentiale analog der akustischen Reizung) | Funktionsprüfung von Hörnerv und Hirnstamm bei ausgefallenem Innenohr | E-ERA |
| MLR = MAEP 40 Hz-MLR (10–60 ms) | Teilweise vigilanzabhängig, pharmakologische Einflüsse Frequenzspezifische Hörschwellenbestimmung bei Kindern und bei Begutachtungen Ausgeprägte Reifungsvorgänge | MLRA |
| CAEP = SAEP (60–1000 ms) | Stark vigilanzabhängig, pharmakologische Einflüsse Frequenzspezifische Hörschwellenbestimmung bei Begutachtungen Ausgeprägte Reifungsvorgänge Einsatz bei Kindern zweifelhaft | CERA |
| Ereigniskorrelierte Potentiale (100–1000 ms) | Nachweis der Reizverarbeitung Kognitive Prozesse | CERA |

zierten Potentiale (AEP) audiometrische Messungen ermöglichen. Neben der Bestimmung der Hörschwelle steht vor allem die Differenzierung zwischen sensorischen, neuralen und zentralen Hörstörungen, d. h. einer Schädigung von Cochlea, Hörnerv oder zentraler Hörbahn, im Vordergrund.

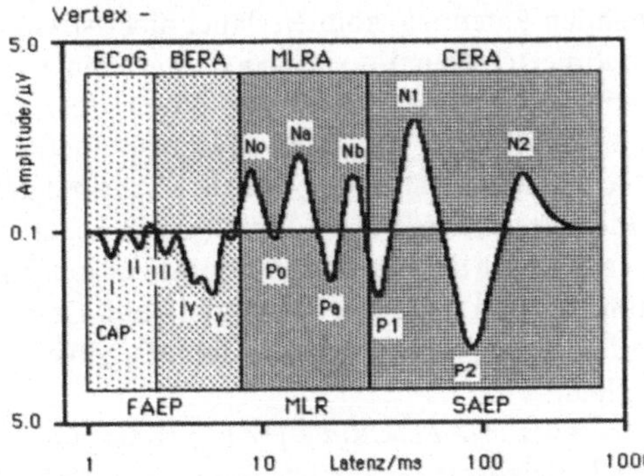


**Abb. 6.1.** AEP im Überblick. Doppelt-logarithmische Darstellung von Amplituden (µV) und Latenzen (ms). Einteilung in die Gruppen FAEP, MLR und SAEP mit den zugehörigen ERA-Methoden ECochG (=ECoG), BERA, MLRA, CERA. (Modifiziert nach Picton et al. 1974)

Als *akustisch evozierte Potentiale (AEP)* werden dabei alle, durch einen definierten akustischen Reiz in den verschiedenen Abschnitten des Hörsystems zwischen Cochlea und kortikalen Assoziationsfeldern ausgelösten und gemittelten elektrischen Spannungsschwankungen bezeichnet (s. Kap. 5, Abb. 5.1). Sie können mit Hilfe geeigneter Elektroden vom Promontorium des Innenohrs oder an der Schädeloberfläche abgeleitet werden (Abb. 6.1). Die zeitliche Sequenz der Potentiale entspricht der topologischen Reihenfolge der Generatoren der Hörbahn. Sie werden unter klinischen Gesichtspunkten daher zu *frühen, mittleren und späten (kortikalen) AEP* zusammengefaßt. Tabelle 6.1 gibt zusätzlich einen Überblick zu den Meßverfahren und ihren Einsatzgebieten. Sie stellt gleichzeitig den Versuch einer einheitlichen Nomenklatur und Dokumentation dar.

## 6.2
## Allgemeine und spezifische Eigenschaften der AEP

Die AEP können sowohl durch akustische Reize mit Einwirkung auf das Innenohr als auch elektrische Reize durch direkte Stimulation des Hörnerven ausgelöst werden. Die elektrisch evozierten Potentiale (EAEP) entstehen nach ähnlichen Mechanismen ab dem CAP wie bei akustischer Reizung. Die in zeitlicher Sequenz entlang der Hörbahn entstehenden Potentiale können dabei nicht streng topologisch anatomisch definierten Generatoren exakt zugeordnet werden, da es sich um Far-field-Potentiale handelt, die durch Überlagerung zahlreicher, räumlich-zeitlich disperser Aktionspotentiale entstehen (s. Kap. 1). Wie klinische Beispiele, klinisch experimentelle Untersuchungen, Modellberechnungen und Läsionsexperimente am Tier zeigen, können jedoch für den klinischen Einsatz brauchbare topoanatomische Zuordnungen zwischen Potential und Generator vorgenommen werden, die die Grundlage der Topodiagnostik von Hörstörungen darstellen.

*Frühe akustisch evozierte Potentiale (FAEP)* treten innerhalb der ersten 10 ms nach Reizbeginn auf und umfassen bei akustischer Reizung die *Cochlea-Mikrophonpotentiale (CM)*, das *Summationspotential (SP)*, das *Compound Action Potential (CAP)* und die *Hirnstammpotentiale (BAEP)*. CM, SP und CAP (sog. Nahfeldpotentiale) können am besten über eine transtympanal auf dem Promontorium plazierte Nadelelektrode abgeleitet werden. Ähnliche Ergebnisse, jedoch mit geringerem Signalstörabstand, lassen sich bei Verwendung einer trommelfellnah plazierten Gehörgangselektrode erzielen (Abb. 6.2). Diese bei Erwachsenen in Lokalanästhesie mögliche *Elektrokochleographie (ECochG = ECoG)* erfordert bei kleinen Kindern zumeist

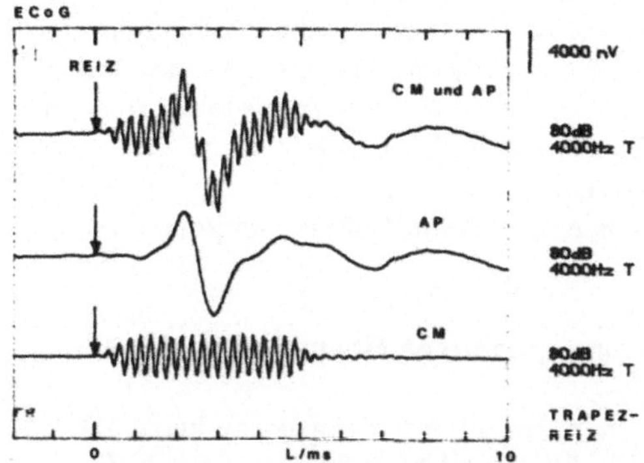



**Abb. 6.2.** ECochG: Beispiel eines Meßergebnisses bei Reizung mit Trapez-Burst. CM und AP fallen zusammen *(oben)*. Da sich die Phasenlage der CM zwischen Sog- und Druckreiz um *p*/2 ändert, fallen bei Addition der Antworten auf Sog- und Druckreiz die CM heraus *(Mitte)*, bei Subtraktion das AP *(unten)*

eine Narkose. Daher ist der klinische Einsatz deutlich eingeschränkt. Im Hinblick auf die Differentialdiagnose der Taubheit (sensorisch vs. neurale oder zentrale Taubheit) hat jedoch die Elektrokochleographie mit gleichzeitiger Durchführung des *Promontorialtests* (= elektrische Reizung des Hörnerven und Ableitung der elektrisch evozierten Potentiale) in den letzten Jahren zunehmend an Bedeutung gewonnen. Bei Verwendung tonaler akustischer Reize ist die getrennte Beurteilung verschiedener Innenohrfunktionen möglich. Die reizsynchronen CM stellen Wechselspannungspotentiale vorwiegend der äußeren Haarzellen dar, das ebenfalls reizsynchrone Gleichspannungspotential (SP) steht mit der nichtlinearen Auslenkung der Basilarmembran in Zusammenhang und ist bei Morbus Menière in Folge des endolymphatischen Hydrops und Vorspannung der Basilarmembran vergrößert. Das CAP ist Ausdruck der synchronisierten neuronalen Aktivität des N. acusticus und identisch mit Potential $J_1$ der BAEP. Es kann am besten mit Clickreizen ausgelöst werden. Die ECochG erlaubt die genaueste Überprüfung der sensorineuralen Einheit des peripheren Hörsystems (Eggermont 1976).

Die *akustisch evozierten Hirnstammpotentiale (BAEP = Brainstem Auditory Evoked Potentials)* werden in der neurologischen Fachliteratur oft mit dem Begriff AEP identisch gesetzt. Dies drückt bereits ihre hervorragende klinische Bedeutung aus. Da die Generatoren jedoch zusätzlich im Hörnerven und im Zwischenhirn liegen, sollten sie nach einem der Erstbeschreiber mit Jewett 1–7 ($J_1$–$J_7$) bezeichnet werden (Abb. 6.3). $J_1$ entstammt dem distalen, $J_2$ dem proximalen Hörnerven. Die Generatoren von $J_3$ und $J_4$ werden im Hirnstamm, von $J_5$ im Colliculus inferior lokalisiert. $J_6$ und $J_7$ sind inkonstant auslösbar, ihre Generatoren werden im Thalamus und dem primären auditorischen Kortex vermutet. Überlagerungen mit den Potentialen mittlerer Latenz sind vorhanden. Ein identisches Potentialmuster findet sich bei elektrischer Auslösung. Das Vorhandensein weist auf eine funktionale Integrität des Hörnerven und der angrenzenden zentralen Hörbahn bei Ausfall des peripheren Rezeptors hin. Im Hinblick auf die Differentialdiagnostik der Taubheit ist dies von entscheidender Bedeutung, da bei sensorischer Taubheit die Versorgung mit einem sog. Cochlear Implantat (= elektronische Innenohrprothese) möglich ist (Lenarz 1997). Beim Ausfall des Hörnerven kommt dagegen die Versorgung mit einem sog. Hirnstammimplantat in Frage. Hierbei wird die Reizelektrodenplatte direkt auf den Nu-

**Abb. 6.3.** BAEP. Meß-
ergebnis einer normal-
hörenden Person bei
Clickreizung (oben).
Subjektive *(Mitte)* und
objektive Hörschwelle
für J 5 stimmen überein.
Auswertemarken über
den Potentialgipfeln
J 1 bis J 5. Kennlinien-
diagramm *(unten)* mit
eingezeichneten Norm-
kennlinien für Laten-
zen J 1 und J 5 (.....)
und Amplitude A 5
(- - -). × Latenzen,
□ Amplitude

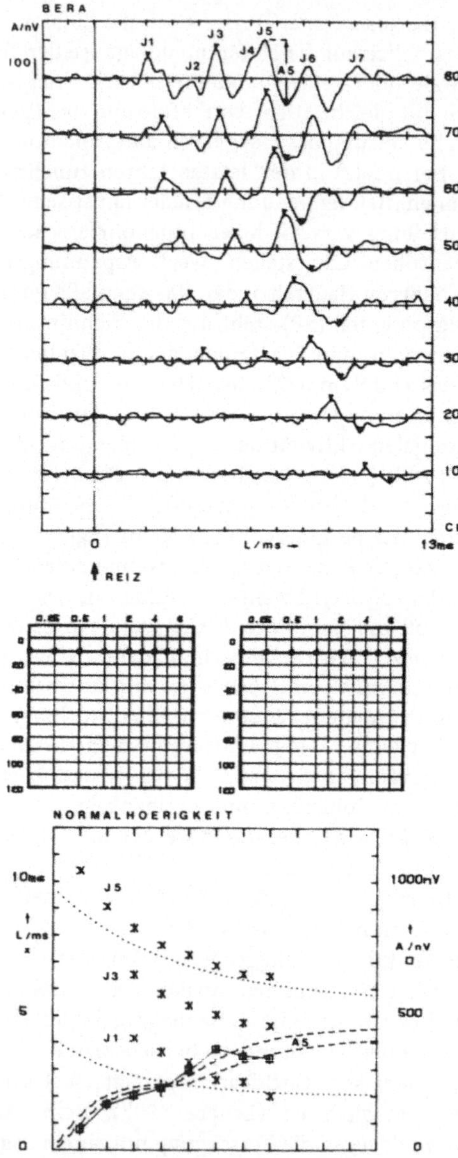

cleus cochlearis im Recessus lateralis des 4. Ventrikels plaziert (Lenarz 1997). Bei akustischer Reizung sind $J_1$ und $J_5$ am bedeutsamsten, da sie sowohl eine Aussage über den Hörnerven und indirekt über die Chochlea als auch über den Hirnstamm zulassen (s. 6.4). Die FAEP sind bereits ab dem 7. Schwangerschaftsmonat, d. h. auch bei Frühgeborenen, evozierbar und durchlaufen einen charakteristischen Reifungsprozeß bis zum Ende des 3. Lebensjahres. Dabei treten Verkürzungen der Latenzen, eine Verbesserung der Potentialschwellen mit Annäherung an die Hörschwelle und Veränderungen der Amplitudenmorphologie auf. Dadurch ist eine Beurteilung des Reifezustandes der Hörbahn als auch des allgemeinen Entwicklungsstandes möglich (Tabelle 6.4). Im Gegensatz zur ECochG kann die nichtinvasive Methode der *Brainstem Electric Response Audiometry (BERA)* bei Kindern in Abhängigkeit vom Lebensalter in natürlichem Schlaf oder in Sedierung durchgeführt werden. Die BAEP sind ebenso wie CM, SP und AP nicht vigilanzabhängig und werden durch Sedativa oder andere Medikamente nicht beeinflußt. Somit lassen sich Hörschwellenbestimmungen auch bei nicht kooperativen Neugeborenen und Kleinkindern durchführen. Der entscheidende Nachteil liegt jedoch ebenso wie bei dem CAP in der mangelnden Frequenzspezifität der Antwort, bei der es sich immer um ein Synchronisationspotential handelt, zu dessen Auslösung ein breites Frequenzspektrum, z. B. ein Clickreiz, verwendet werden muß. Dieser Clickreiz hat ein breites Energiemaximum zwischen 1 und 4 kHz, so daß die BAEP lediglich eine angenäherte Aussage über diesen höherfrequenten Bereich zulassen (s. 6.3) (Davis 1976; Maurer et al. 1982; Hoth u. Lenarz 1994).

Potentiale mittlerer Latenzen *(MLR = Middle Latency Responses)* sind durch eine sinusförmige Sequenz von Einzelpotentialen der Bezeichnung $N_0$, $P_0$, $N_a$, $P_a$, $N_b$, $P_b$, $N_c$ und $P_c$ mit einer Latenz zwischen 10 und 60 ms gekennzeichnet. Der Ursprung ist sowohl neurogen (aus Thalamus und primärem auditorischem Kortex) als auch myogen (sog. sensomotorische Antworten). Unter Verwendung von Gauß- oder Trapezreizen unterschiedlicher Trägerfrequenz können im Gegensatz zu den BAEP frequenzspezifische Hörschwellenbestimmungen auch in Narkose durchgeführt werden. Die Detektierbarkeit in Schwellennähe kann durch die sog. *40-Hz-Methode* noch gesteigert werden. Bei einer Reizfolgefrequenz um 40 Hz wird die sinusförmige Struktur der MLR durch Superposition aufeinanderfolgender Potentialsequenzen mit um eine Periode verschobener Phasenlage zur Amplitudenerhöhung nach dem Superpositionsprinzip ausgenutzt (Abb. 6.4). Die Potentialamplituden weisen eine individuelle unterschiedliche Vigilanz- und Sedativaabhängigkeit auf, ohne daß dadurch die Potentialschwelle berührt wird. Nachteilig wirkt sich die individuell unterschiedliche Ausreifung der davon betroffenen Hörbahnabschnitte aus, so daß die Potentiale z. T. erst nach dem 6. Lebensjahr nachgewiesen werden können. Das fehlende MLR in den ersten Lebensjahren ist somit nicht gleichbedeutend mit einer Hörstörung (Lenarz et al. 1986).

Kortikale oder späte AEP (CAEP = SAEP) treten ab 60 ms nach Reizbeginn (On-Effekt), wesentlich schwächer auch nach Reizende (Off-Effekt) bis zu einer Latenz von 1000 ms auf. Sie entstammen wahrscheinlich der sekundären und tertiären Hörrinde sowie den auditorischen Assoziationsfeldern. Für audiometrische Zwecke findet vor allem der Potentialkomplex $N_1$–$P_2$ mit Latenzen von ca. 100 bzw. 200 ms Verwendung. Die sog. ereigniskorrelierten Potentiale oder kognitiven Potentiale werden dagegen mit einer Latenz zwischen 100 und 1000 ms registriert. Sie stellen elektrophysiologische Korrelate der Reizwahrnehmung und der Reizverarbeitung dar. Sie können mit kognitiven Vorgängen des Hörens in Verbindung gebracht werden (MMN = Miss Match Negativity; P 300; CNV = Contingent Negative Variation) (McPherson 1996). Mit Trapezbursts ist eine frequenzspezifische Hörschwellenbestimmung möglich (Abb. 6.5). Am-

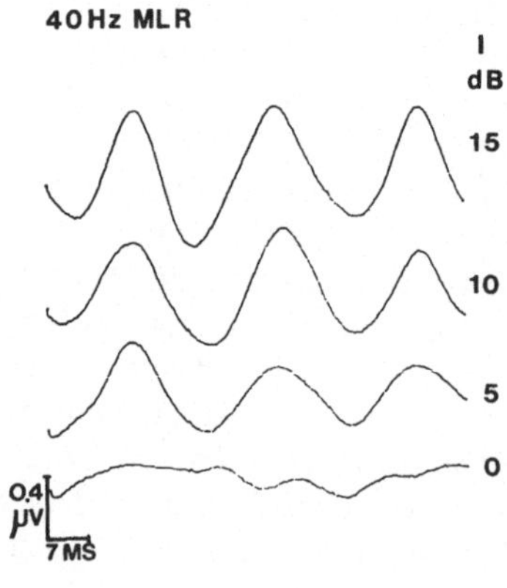



**Abb. 6.4.** 40 Hz-MLR. Meßergebnis einer normalhörenden Person bei Reizung mit Gauß-Bursts einer Trägerfrequenz von 500 Hz. Sinusförmige Antwort bis 5 dB HL deutlich erkennbar

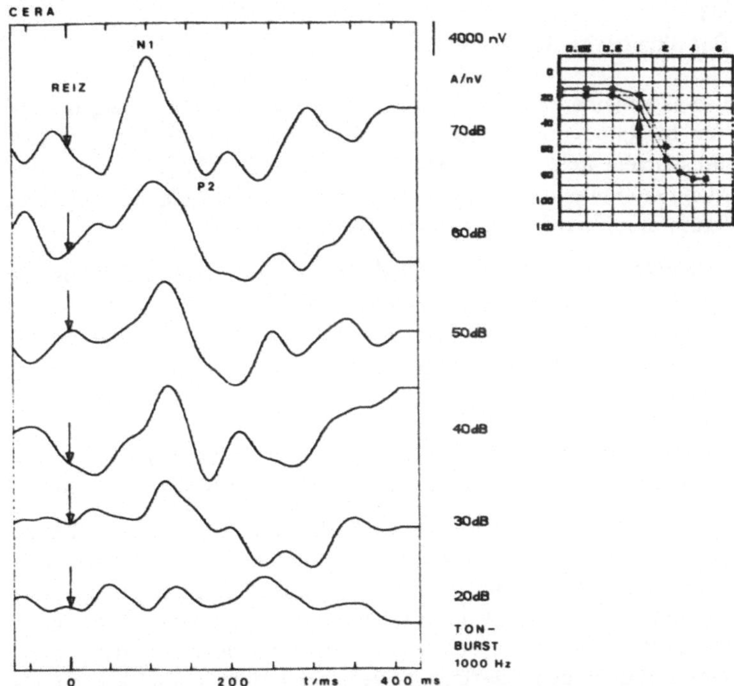



**Abb. 6.5.** CAEP. Meßergebnis eines Patienten mit Hochtoninnenohrschwerhörigkeit (s. Tonaudiogramm *rechts*) bei Reizung mit Trapez-Bursts einer Frequenz von 1000 Hz. Gute Übereinstimmung der subjektiven und objektiven Hörschwelle des Potentialkomplexes N 1–P 2 (20 dB HL)

plitude und Latenz hängen stark von Reizpegel, Reizfolgefrequenz und Reizanstiegszeit ab. Potentialform und -schwelle zeigen starke Vigilanz- und Medikamenteneinflüsse. Konsistente und reproduzierbare Ereignisse finden sich nur bei Vorliegen eines sog. Alpharhythmus im EEG, weswegen Sedierung oder Änderungen der Vigilanz während der Registrierung vermieden werden sollten. Der Einsatz bei kleineren Kindern ist somit schwierig. Weiterhin sind die Potentiale sicher erst ab dem 6. Lebensjahr zu identifizieren (Keidel 1976; Stange 1979).

## 6.3
## Der akustische Reiz

Die allgemeinen physiologischen und technischen Grundlagen wurden in Kap. 1 und 2 bearbeitet. Hinsichtlich der Problematik des akustischen Reizes gilt grundsätzlich, daß sich die Wahl nach der Meßmethode und der Fragestellung richten muß. Folgende Reizkonfigurationen werden bevorzugt eingesetzt:

1. Gauß-Burst: von einer Gauß-Kurve eingehüllte Sinusschwingung unterschiedlicher Trägerfrequenz
2. Trapezburst: trapezförmig eingehüllte Sinusschwingung unterschiedlicher Trägerfrequenz
3. Clickreize: rechteckförmige Reize unterschiedlicher Polaritätsfolge und Dauer
4. Chirpreiz: Reiz mit zeitlich zunehmender Trägerfrequenz zur möglichst simultanen Erregung der gesamten Basilarmembran

Gauß- und Trapezreize werden auch als frequenzspezifische Tonimpulse bezeichnet. Der so definierte elektrische Reiz muß durch den elektroakustischen Wandler, meistens ein Meßkopfhörer, in ein akustisches Reizäquivalent umgesetzt werden, das vom elektrischen mehr oder weniger stark abweicht. Dies läßt sich anhand der gemessenen akustischen Spektren zeigen. So besitzt der elektrisch als Rechteck definierte Click ein breites akustisches Frequenzspektrum, das bei ca. 2 kHz ein Energiemaximum aufweist. Eine frequenzspezifische Reizung ist nur mit schmalbandigen Reizen, deren Energie in einem schmalen Frequenzband konzentriert ist, möglich. Frequenzmäßig am besten definiert ist der Sinusreiz. Gauß- und Trapezburst liegen zwischen diesen beiden Extremen.
Der Reiz wird zusätzlich durch die zeitliche Struktur definiert. Während bei dem Sinusreiz das Maximum der gewünschten Pegellautstärke zur Vermeidung von Nebenschwingungen nur langsam ansteigend erreicht werden kann, besitzen Click und Chirp bereits eine möglichst hohe Anstiegsgeschwindigkeit, wie sie für die synchrone Erregung zahlreicher Hörnervenfasern und damit die Evozierung der FAEP erforderlich ist. Der Click ist der zeitlich am exaktesten, frequenzmäßig am schlechtesten definierte Reiz. Den besten Kompromiß zwischen Synchronisationseffekt und Frequenzspezifität stellt der Gauß-Burst dar, der Trapezburst mit linearer Anstiegsflan-

**Tabelle 6.2.** Meßparameter für die verschiedenen ERA-Methoden[a]

| Parameter | ERA-Methode | | | | |
| --- | --- | --- | --- | --- | --- |
| | ECochG | EBERA | BERA | MLRA | CERA |
| Grenzfrequenz | | | | | |
| $f_{gu}$(–3 dB)/Hz | 30; 100 | 10 | 30; 100 | 3; 10 | 1 |
| $f_{go}$(–3 dB)/Hz | 3000 | 1500 | 3000 | 300 | 30 |
| Eingangsempfindlichkeit für Vollaussteuerung in $\mu V_{ss}$ | ±20 | ±20 | ±20 | ±20 | ±40 |
| Größe des Meßzeitfensters im Bereich tF/ms | 8…15 | 12…20 | 12…20 | 60…100 | 500…1000 |
| Erforderlicher Störbefreiungsgewinn B/dB | 30 | 36 | 36 | 30 | 20 |
| Akustischer Reiz | Click (Tonimpulse) | Elektrischer Clickreiz | Click (Tonimpulse) | Tonimpulse (Click) | Tonimpulse (Click) |
| Interstimulus-Intervall ISI/ms | 40…200 | 20…200 | 20…200 | 25…300 | 3000…5000 |
| Zahl der Mittelungen | 100–1000 | 500–2000 | 2000 | 500…1000 | 3000…5000 |

[a] Gemäß den Empfehlungen der Arbeitsgemeinschaft Deutschsprachiger Audiologen und Neurootologen (ADANO) zur Durchführung der elektrischen Reaktionsaudiometrie (1994) in: Hoth u. Lenarz (1994).

ke kommt dem sehr nahe. Beide Reize finden vorwiegend bei der MLRA und CERA Anwendung. Unter audiologischen Gesichtspunkten kommt der Wahl der Reizform wesentliche Bedeutung zu (Davis 1976). (Weitere Einzelheiten zur Ableitetechnik sind der Tabelle 6.2 sowie den Kap. 2 und 5 zu entnehmen.)

## 6.4
## Untersuchungsgang

Die ERA sollte nicht als isolierte Untersuchungsmethode gewertet werden. Otoskopie sowie andere audiometrische Testverfahren zur Beurteilung des Mittelohres und der psychoakustischen Hörschwelle müssen zusätzlich eingesetzt werden, um eine zuverlässige Beurteilung der Meßergebnisse zu erzielen. Soll eine Potentialschwellenbestimmung und damit indirekt eine Hörschwellenbestimmung durchgeführt werden, muß auf eine ausreichende Schalldämmung des Untersuchungsraumes geachtet werden. Um das in Schwellennähe besonders störende biologische Rauschen zu vermindern, ist u. U. eine Sedierung des Patienten angezeigt. Bei der ECochG wird zwischen Promontorium und Vertex, bei der BERA und der MLRA zwischen Mastoid und Vertex und bei der CERA zwischen kontralateralem Mastoid und Vertex abgeleitet. Für zweikanalige Ableitungen, z. B. zusätzlich eine kontralaterale Ableitung, ist eine weitere Ableitelektrode, z. B. am kontralateralen Mastoid, erforderlich. Für das intraoperative Monitoring müssen spezielle Reizgeber, z. B. in Form eines zuführenden Schallschlauches oder sog. Einsteckhörer, verwendet werden.

## 6.5
## Auswertung und Normwerte

Beispielhaft soll anhand der BAEP die Auswertung dargestellt werden.
Jedes Potential kann durch seine „Koordinaten" *Latenz $L_x$ und Amplitude $A_x$* charakterisiert werden (Abb. 6.3). Als Latenz wird der zeitliche Abstand zwischen Reizbeginn und Erreichen eines Potentialmaximums (ms) definiert, als Amplitude die Größe der Potentialspannung zu diesem Zeitpunkt bezogen auf die Nullinie oder auf das vorausgehende bzw. nachfolgende Amplitudenminimum (nV oder

μV). Da jedes Potential sowohl durch ein negatives als auch ein positives Maximum, bezogen auf den Ableitepunkt, definiert werden kann, ist eine Konvention erforderlich. In den meisten Fällen werden die vertexpositiven Maxima herangezogen. Aus diesen Primärdaten lassen sich weitere Größen wie *intra-* und *interaurale Latenzdifferenzen, Interpeaklatenzen* sowie *Kennliniendiagramme (Input-Output-Funktionen)* berechnen. Hinsichtlich der Topodiagnostik am wichtigsten ist die sog. *zentrale Leitzeit,* definiert als intraaurale Latenzdifferenz $t_5$–$t_1$ der Potentiale $J_5$–$J_1$. Da dieser Wert eine sehr geringe individuelle Variabilität aufweist, nahezu unabhängig vom Reizpegel ist und durch eine zusätzlich vorliegende sensorische oder Schalleitungsschwerhörigkeit kaum beeinflußt wird, stellt er den wichtigsten Parameter zur Beurteilung von Funktionsstörungen im Bereich von Hörnerv und Hirnstamm dar (sog. retrokochleäre Hörstörungen). Kennliniendiagramme oder Input-Output-Funktionen geben die Reizpegelabhängigkeit von Latenzen und Amplituden wieder. Sie erlauben anhand der eingezeichneten Normkennlinien für die Latenzen und die Amplitude eine rasche visuelle Beurteilung des Meßergebnisses unter Vergleich mit den Normwerten (Hoth 1987; Hoth u. Lenarz 1994). Die Betrachtung der Zahlenwerte ermöglicht eine genaue Differenzierung bei der Lokalisation einer Hörstörung. Bei weit überschwelliger Reizintensität sind die Potentiale morphologisch gut erkennbar, mit abnehmenden Pegel bis zur Schwelle nimmt jedoch ihre Amplitude und damit der Signal-Rausch-Abstand bis zur Unkenntlichkeit ab. Die Latenz nimmt hingegen zu. Bei ausreichend guten Meßbedingungen, d.h. bei geringem biologischen und technischen Rauschen, sind Potential und Hörschwelle, wie hier bei einer normalhörenden Person anhand der BAEP dargestellt, identisch. Dies trifft jedoch nur für $J_5$ bei BERA zu, ähnliches gilt für das CAP bei der ECochG, den Potentialkomplex $N_a$–$P_a$ bei den MLR und den Potentialkomplex $N_1$–$P_2$ bei der CERA.

Da meßtechnische Bedingungen zwischen einzelnen neurophysiologischen Labors unterschiedlich ausfallen können, sollte jedes ERA-Labor eigene Normwerte ermitteln (s. auch Kap. 5). In Tabelle 6.3 sind die Normwerte des eigenen Labors beispielhaft für die Latenzen und die Standardabweichung der BAEP wiedergegeben. Der Normbereich umfaßt den 2,5 fachen Wert der Standardabweichung. Die im Kennliniendiagramm eingezeichnete Amplitudenkennlinie gibt lediglich den aus den Mittelwerten berechneten Verlauf unter Ein-

**Tabelle 6.3.** Grenzen der Bereiche „Mittelwert ± 2,5 Standardabweichungen" der Latenzen früher akustisch evozierter Potentiale in Abhängigkeit vom Reizpegel für eine Gruppe von 30 normalhörenden Probanden *beiderlei Geschlechts* im Alter zwischen 25 und 30 Jahren. (Aus Hoth u. Lenarz 1994)

| Reizpegel [dB HL] | $t_1$ | | $t_3$ [ms] | | $t_5$ [ms] | |
|---|---|---|---|---|---|---|
| | $\mu - 2,5\,s$ | $\mu + 2,5\,s$ | $\mu - 2,5\,s$ | $\mu + 2,5\,s$ | $\mu - 2,5\,s$ | $\mu + 2,5\,s$ |
| 10 | | | | | 7,63 | 9,70 |
| 20 | | | 5,47 | 6,85 | 7,20 | 9,18 |
| 30 | 3,06 | 4,20 | 4,81 | 6,27 | 6,70 | 8,24 |
| 40 | 2,36 | 3,88 | 4,52 | 5,78 | 6,30 | 7,66 |
| 50 | 2,15 | 3,37 | 4,04 | 5,40 | 6,00 | 7,02 |
| 60 | 1,80 | 2,90 | 3,94 | 4,62 | 5,74 | 6,64 |
| 70 | 1,63 | 2,31 | 3,79 | 4,25 | 5,48 | 6,38 |
| 80 | 1,57 | 2,05 | 3,61 | 4,13 | 5,36 | 6,20 |

**Tabelle 6.4.** Normalwerte für die Latenzen der Hirnstammpotentiale $J_1$, $J_3$ und $J_5$ (bei 70 dB HL Clickpegel) und für die Latenzdifferenzen (in Klammern: Werte für die einfache Standardabweichung) in Abhängigkeit vom Lebensalter. (Aus Hoth u. Lenarz 1994)

| Alter [Monate] | $t_1$ [ms] | $t_3-t_1$ [ms] | $t_3$ [ms] | $t_5-t_3$ [ms] | $t_5$ [ms] | $t_5-t_1$ [ms] |
|---|---|---|---|---|---|---|
| 3 | 2,00 | 2,39 (26) | 4,39 | 2,21 (39) | 6,60 | 4,60 (40) |
| 6 | 1,90 | 2,30 (23) | 4,20 | 2,09 (31) | 6,29 | 4,39 (34) |
| 9 | 1,83 | 2,25 (20) | 4,08 | 1,97 (22) | 6,05 | 4,22 (29) |
| 12 | 1,81 | 2,14 (20) | 3,95 | 1,99 (20) | 5,94 | 4,13 (25) |

schluß des Fehlerbereiches des Mittelwertes wieder. Auf Einzeichnen der Standardabweichungen wurde aufgrund der großen interindividuellen Variabilität verzichtet. Die altersabhängigen Normwerte des ersten Lebensjahres für die Latenzen $t_1$, $t_3$, $t_5$ sowie die zentrale Leitzeit $t_5-t_1$ enthält Tabelle 6.4. Deutlich ist die von peripher ($J_1$) nach zentral ($J_5$) fortschreitende Reifung abzulesen (s. 6.2).

## 6.6
## Klinische Bedeutung der ERA

Hinsichtlich der klinischen Bedeutung lassen sich folgende Einsatzgebiete charakterisieren:

1. Topodiagnostik ein- und beidseitiger Hörstörungen
2. Objektive Hörschwellenbestimmung

3. Funktionsdiagnostik der Hörbahn
4. Intraoperatives Monitoring
5. Differentialdiagnose der Taubheit

Während die Schalleitungsschwerhörigkeit mit Sitz im Gehörgang oder im Mittelohr durch Otoskopie, Tonaudiogramm und Impedanzaudiometrie hinreichend abgeklärt werden kann, ermöglicht die subjektive Audiometrie keine hinreichenden Differenzierungen der sog. Schallempfindungsschwerhörigkeit. Darunter versteht man summarisch *sensorische*, d. h. im Innenohr gelegene, *neurale*, d. h. im Hörnervenbereich verursachte, und *zentrale*, d. h. im Bereich der zentralen Hörbahn gelegene, Schwerhörigkeiten (Böhme u. Welzl-Müller 1993; Lehnhardt 1996). Von besonderer Bedeutung für den HNO-Arzt ist die Differenzierung zwischen einer kochleären und retrokochleären Schwerhörigkeit, vor allem in der Früherkennung des Akustikusneurinoms und der multiplen Sklerose als Ursache einer einseitig progredienten oder akut einsetzenden Schwerhörigkeit. Die sensorische oder kochleäre Schwerhörigkeit ist durch eine Schädigung der Sinneszellen, einen sog. Haarzellschaden, chrakterisiert. Dieser geht mit einem veränderten Lautheitsempfinden, dem sog. *Recruitment*, einher. Objektiv äußert sich dies in einem abnorm großen Amplitudenzuwachs mit versteilter Amplitudenkennlinie, die im überschwelligen Bereich die Normkennlinie überschreiten kann. Die Potentialschwelle ist zu höheren Reizpegeln verschoben, entsprechend des Hörverlustes. Die zentrale Leitzeit fällt normal aus oder ist bei einem Hochtonverlust gering verkürzt, die Absolutlatenzen sind normal oder verlängert (Abb. 6.6). Beim *retrokochleären Schaden* findet sich dagegen eine flach verlaufende Amplitudenkennlinie. Das wichtigste Kriterium stellt die verlängerte zentrale Leitzeit $t_5$–$t_1$ als Ausdruck einer Hörnervenschädigung oder Hirnstammkompression dar (Abb. 6.7). Weitere Zeichen eines retrokochleären Schadens sind ein Potentialabbruch ab Potential $J_1$ (20 %) oder ein kompletter Potentialverlust bei noch vollständig oder teilweise erhaltenem Hörvermögen (10 % der Patienten). Da der Potentialverlust auch alleinige Folge eines kochleären Hörverlustes sein können, gelingt nicht in allen Fällen eine Differenzierung kochleär-retrokochleär durch die ERA. Hier hilft die zusätzliche Ableitung otoakustischer Emissionen zum Nachweis des Innenohrhaarzellschadens (Hoth u. Lenarz 1993) sowie die Ableitung der ECochG

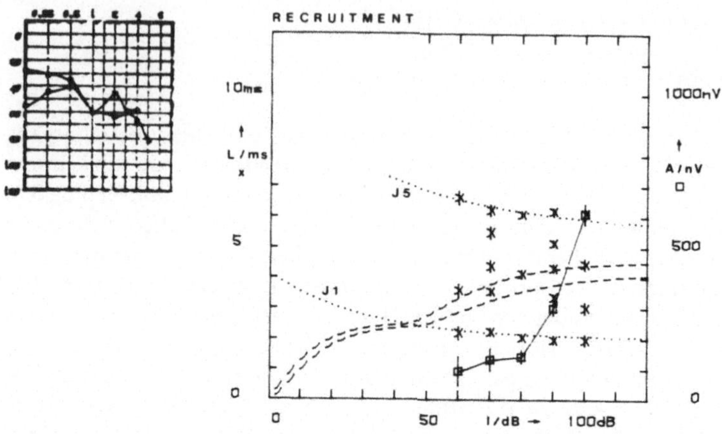



**Abb. 6.6.** BAEP-Kennliniendiagramm bei kochleärer Schwerhörigkeit mit Recruitment. Die Amplitudenkennlinie (□—□) steigt steiler als die Normkennlinie (- - -) an und schneidet diese bei hohen Reizpegeln. Zentrale Leitzeit J 5–J 1 nicht verlängert

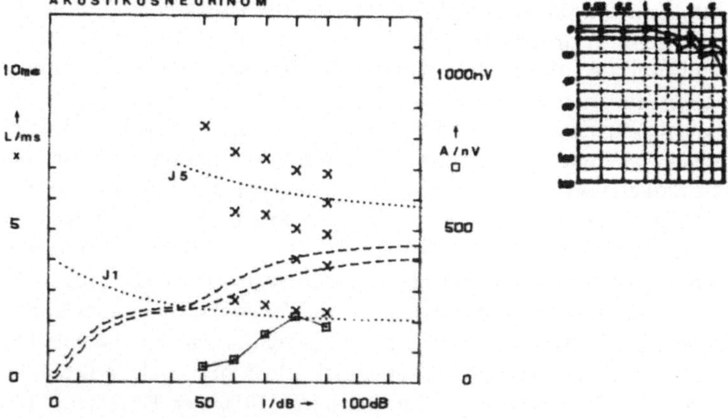



**Abb. 6.7.** BAEP-Kennliniendiagramm bei Akustikusneurinom mit normalem subjektiven Hörvermögen (Tonaudiogramm *links oben*). Als typisch für den retrokochleären Schaden gilt die Verlängerung der zentralen Leitzeit $t_5$–$t_1$. Latenz $t_5$ (X) ist verlängert bei normaler Latenz $t_1$

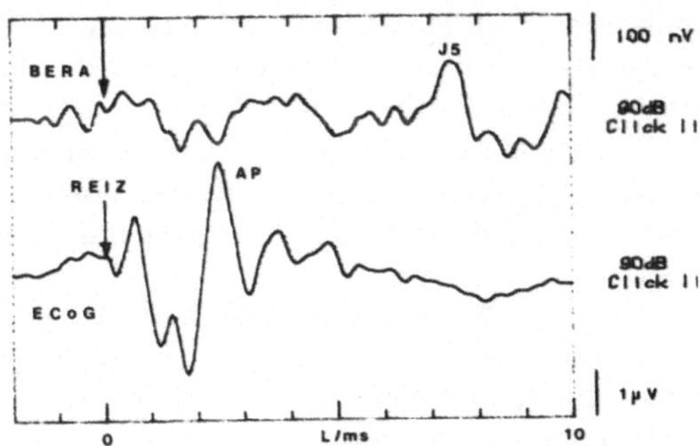


**Abb. 6.8.** BERA und ECoG bei Akustikusneurinom. Die BAEP *(oben)* zeigen nur
J5. Eine Bestimmung der zentralen Leitzeit $t_5$–$t_1$ ist erst durch die simultane Registrierung des AP = J1 in der ECoG möglich und ergibt einen pathologisch verlängerten Wert (5,2 ms)

mit Bestimmung des CAP und der CM. Es ist damit eine sichere Bestimmung der Leitzeit auch bei Verlust von $J_1$ insbesondere bei Patienten mit Hochtonhörverlust möglich (Abb. 6.8). Bei 20 % der Patienten mit Akustikusneurinom sind keine Potentiale evozierbar,
vor allem wegen der Ausmaße des Hörverlustes oder der Ertaubung
(Lenarz u. Sachsenheimer 1985). Eine Differenzierung der Ertaubung gelingt in diesen Fällen nur durch den oben beschriebenen
*Promontoriumtest,* bei dem über die Elektrokochleographienadel-
elektrode eine direkte elektrische Reizung des Hörnerven vorgenommen wird und die *elektrisch evozierten Hirnstammpotentiale* registriert werden können. Bei einer rein neuralen Ertaubung sind die
Potentiale nicht mehr registrierbar.
Die objektive Hörschwellenbestimmung gelingt bei Erwachsenen
und älteren Kindern durch die frequenzspezifischen Methoden der
MLR und CERA mit ausreichender Genauigkeit. Im Mittel liegt die
Potentialschwelle 10 dB über der Hörschwelle, 100 % der Normalhörenden haben jedoch erst bei etwa 30 dB über der Hörschwelle ein
nachweisbares AEP (Hoth u. Lenarz 1994). Bei kleinen Kindern,
Neugeborenen und nichtkooperativen Patienten können diese Methoden in der Regel jedoch nicht angewandt werden. Hier muß auf
BERA oder Elektrokochleographie zurückgegriffen werden. Dabei
ist eine objektive Hörschwellenbestimmung nur für den Bereich ab
1 kHz möglich. Durch bestimmte Reizkonfigurationen (Notched-

Noise-Technik oder High-Pass-Noise-Masking) läßt sich auch begrenzt eine Aussage über den tieffrequenten Hörschwellenbereich treffen. Hörreste bei Hörverlusten >90 dB lassen sich in der Regel nicht mehr ausreichend sicher nachweisen. Zur genauen Beurteilung sind hierbei subjektive audiometrische Verfahren sowie evtl. die Verlaufsbeobachtung unter Hörgeräteanpassung für eine genauere Hörschwellenbestimmung erforderlich.

Ein weiteres wichtiges Einsatzgebiet stellt das sog. *intraoperative Monitoring* dar. Dabei wird eine Funktionskontrolle von Innenohr, Hörnerv und Hirnstamm während der Durchführung operativer Eingriffe an diesen Strukturen vorgenommen. Die genannten Potentiale können dabei unterschiedlich kombiniert eingesetzt werden. Eine gute, nahezu Online-Beurteilung der Innenohr- und Hörnervenfunktion ermöglicht hier die Elektrokochleographie mit fortlaufender Registrierung des CAP. Veränderungen der Schwelle, Amplitudenabnahmen und Latenzverzögerungen weisen auf eine induzierte Schädigung, z. B. bei der Exstirpation von Akustikusneurinomen, hin. Durch Veränderung der operativen Technik und sorgfältige Beobachtung der AEP lassen sich somit die Chancen für den Funktionserhalt des Gehörs erhöhen.

In den letzten Jahren hat zunehmend die *Differentialdiagnostik der Ertaubung* im Rahmen der Versorgung mit einem sog. Cochlear Implantat an Bedeutung gewonnen. In den meisten Fällen von Ertaubung (kongenital oder erworben) liegt ein Ausfall des Innenohres bei noch erhaltener Funktion des Hörnerven oder der zentralen Hörbahn vor. Die Funktion der ausgefallenen Hörsinneszellen kann durch eine elektronische Reizprothese übernommen werden. Dabei wird das Schallsignal in eine Abfolge elektrischer Reize umgewandelt, die über eine geeignete intrakochleäre Elektrode direkt auf die dort gelegenen Hörnervenfasern übertragen werden. Die so künstlich ausgelösten Hörpotentiale führen zu Höreindrücken, die von den Patienten für das Sprachverstehen genutzt werden können. Voraussetzung ist also der Nachweis der Funktionstüchtigkeit des Hörnerven und der zentralen Hörbahn. Dies kann durch *elektrisch evozierte Potentiale (E-BERA)* im Rahmen des Promontorialtests geschehen (Abb. 6.9). Sind diese Potentiale nachweisbar, spricht dies für einen funktional intakten Hörnerven. Bei nicht vorhandenen Potentialen muß eine neurale Ursache der Taubheit angenommen werden. In diesen Fällen ist ein Cochlear Implantat nicht sinnvoll (Lenarz 1997).

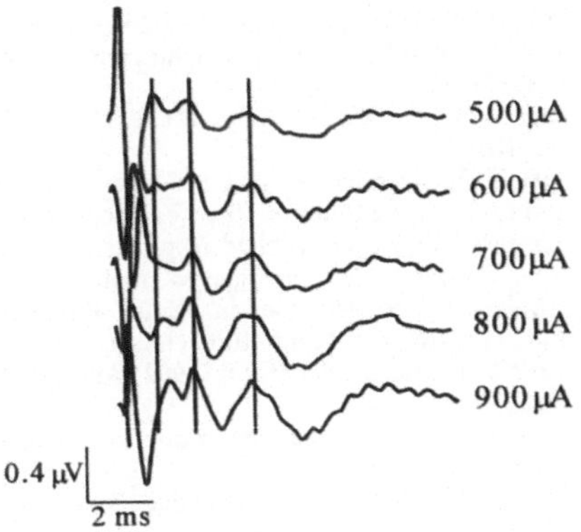

**Abb.6.9.** E-BERA bei sensorischer Taubheit. Elektrisch evozierte Hirnstammpotentiale, ausgelöst durch elektrische Reizung mit Rechteckimpuls am Promontorium



Zusammenfassend stellen die ERA-Methoden wertvolle und unverzichtbare objektive audiometrische Verfahren für die Diagnostik des Hals-Nasen-Ohren-Arztes dar. Ihre volle Bedeutung kommt jedoch erst durch die Verbindung mit dem klinischen Befund und der bildgebenden Diagnostik zum tragen. Ohne Beachtung dieser Zusammenhänge ist ihr Stellenwert nicht voll auszuschöpfen, und die Ergebnisse können zu Fehlinterpretationen Anlaß geben. Es steht zu erwarten, daß durch weitere Verbesserungen der Ableitetechnik und Reizgebung zusätzliche Informationen über weitere Funktionen des Hörvorganges gewonnen werden können.

## 6.7
## Literatur


Böhme G, Welzl-Müller K (1993) Audiometrie. Huber, Bern
Davis H (1976) Principles of electric response audiometry. Ann Otol Rhinol Laryngol 85 (Suppl 28): 1–96
Eggermont JJ (1976) Electrocochleography. In: Keidel ED, Neff WD (eds) Handbook of sensory physiology, vol V/3. Springer, Berlin Heidelberg New York
Hoth S (1987) Die Kategorisierung von Hörstörungen anhand der Latenzabweichung in der BERA. Laryngol Rhinol Otol 66: 665–660
Hoth S, Lenarz T (1993) Otoakustische Emissionen, Grundlagen und Anwendung. Thieme, Stuttgart
Hoth S, Lenarz T (1994) Elektrische Reaktionsaudiometrie. Springer, Berlin Heidelberg New York Tokyo
Keidel WD (1976) The physiological background of the electric response audiometry. In: Keidel WD, Neff WD (eds) Handbook of sensory physiology, vol V/3. Springer, Berlin Heidelberg New York

Lehnhardt E (1996) Praxis der Audiometrie. 6. Aufl., Thieme, Stuttgart
Lenarz T (1988) ERA bei retrocochleären Hörstörungen. Laryngol Rhinol Otol 67: 123–128
Lenarz T (1997) Cochlear implants. Springer, Berlin Heidelberg New York Tokyo (im Druck)
Lenarz T, Sachsenheimer W (1985) Prognostic factors for post-surgical hearing and facial nerve function in cases of cerebellopontine angle tumors. The meaning of the brainstem evoked response audiometry. Acta Neurochir 78: 21–27
Lenarz T, Gülzow J, Grözinger M, Hoth S (1986) Clinical evaluation of 40-Hz middle-latency responses in adults: Frequency specific threshold estimation and suprathreshold amplitude characteristics. ORL 48: 24–32
Maurer K, Leitner H, Schäfer E (1982) Akustisch evozierte Potentiale. Enke, Stuttgart
McPherson DL (1996) Late potentials of the auditory system. Singular Publishing Group, San Diego London
Møller AR (1988) Evoked potentials in intraoperative monitoring. Williams & Wilkins, Baltimore
Picton TW, Hillyard SA, Krausz HI, Galambos R (1974) Human auditory evoked potentials. Evaluation of components. Electroencephalogr Clin Neurophysiol 36: 179–190
Regan D (1988) Human brain electrophysiology. Evoked potentials and evoked magnetic fields in science and medicine. Elsevier, New York Amsterdam
Stange G (1979) Electrical response audiometry. In: Berendes J, Link R, Zöllner F (Hrsg) Hals-Nasen-Ohren-Heilkunde in Praxis und Klinik, 2. Aufl. Thieme, Stuttgart, S 13.1–13.50

# 7 SEP in der neurologischen Diagnostik und Therapie

J.Jörg

## 7.1
## Einleitung

Beim gesunden, wachen Menschen rufen sensible Hautreize eine Sinneswahrnehmung hervor, neurophysiologisch kommt es zum Auftreten von sensiblen Nervenaktionspotentialen und aufgrund der Änderung der bioelektrischen Hirn- und Rückenmarksaktivität zu spinalen und zerebralen somatosensibel bzw. somatosensorisch evozierten Potentialen (SEP). Die Registrierung der SEP gelang erstmals Dawson (1947) bei einem Patienten mit Myoklonusepilepsie mit Hilfe der photographischen Überlagerungstechnik. Eine genaue Registrierung und Analyse der SEP war aber erst mit Einsatz der Summationstechnik (Dawson 1954) und der Entwicklung der Mittelwertrechner möglich (Halliday 1967; Starr 1978).

Die Möglichkeit, Sinnesreize auf diese Art und Weise meßbar zu machen, hat sowohl für sinnesphysiologische, neurophysiologische und psychologische Problemstellungen als auch für die rein klinische Anwendung viele neue Wege eröffnet. Mit moderner Untersuchungstechnik erlauben die SEP-Ableitungen heute, Fortleitung und Verarbeitung sensibler Sinnesreize im peripheren und zentralen afferenten System objektiv zu messen. Dabei ist eine topische Zuordnung einer Läsion im sensiblen System zum einen dadurch möglich, daß sich nach Elektrostimulation eines Nerven nicht nur über dem kortikalen Primärfeld oder dem peripheren Nerven bzw. Plexus, sondern auch spinal und vom Hirnstamm eine typische Folge von SEP-Komponenten ableiten läßt. Neben dieser multilokulären Ableitetechnik läßt sich die Läsion auch durch die Reizung mehrerer Nervenstämme oder Hautsegmente neurophysiologisch eingrenzen.

*Die Bedeutung der SEP-Diagnostik* liegt dabei in folgenden Punkten:

1. objektive Funktionsprüfung des somatosensiblen Systems
   - zur Objektivierung von Sensibilitätsstörungen (unter anderem bei Kindern, Bewußtseinsgestörten, Simulanten usw.)
   - zum Nachweis klinisch-latenter Läsionen

2. Lokalisationsdiagnostik („Etagendiagnostik")
3. Bestimmung der Lokalisationsschwerpunkte einer Erkrankung im peripheren und zentralen Nervensystem
(unter anderem Nachweis einer Disseminierung bei MS)
4. zur Differenzierung demyelinisierender oder primär neuronaler (axonaler) Erkrankungen
5. zur Prognosebeurteilung bei Komata
6. zur Verlaufsbeurteilung unter Therapiemaßnahmen

Die klinische Anwendung der SEP setzt eine präzise Relation einzelner anatomischer Strukturen zu bestimmten SEP-Spitzen der einzelnen Ableiteorte voraus. Grundlage einer klinischen Anwendung müssen anatomische und pathophysiologische Kenntnisse, eine exakte Reiz- und Ableitetechnik und große Erfahrungen mit SEP-Normalbefunden sein.

## 7.2
## Anatomie, Physiologie und Pathophysiologie

### Anatomie

Die spezifische sensible Leitungsbahn stellt die direkte Verbindung zwischen Rezeptor und kortikalem Projektionsfeld dar und wird im Rückenmark durch den Tractus spinothalamicus und die Hinterstränge repräsentiert (Abb. 7.1). Die von den Rezeptororganen und freien Nervenendigungen kommenden afferenten Nervenfasern sind die peripheren Fortsätze der pseudounipolaren Nervenzellen der extradural liegenden Spinalganglien und bilden in ihrer Gesamtheit den afferenten Teil der peripheren Nerven. Die afferenten Nervenfasern des sensiblen Systems gehören zur Gruppe A, welche einen Faserdurchmesser von 1–15 µ einschließlich Myelinscheide aufweist. Die Nervenfasern mit den dicksten Markscheiden haben ihren Ursprung in den Muskelspindeln und dienen der Tiefensensibilität (Propriozeption). Die hintere Wurzel passieren sie am weitesten dorsal gelegen.

Abb. 7.1 a, b. Der anatomische Verlauf des sensiblen Systems. **a** Anatomischer ▷ Verlauf des somatosensorischen Systems vom Sakral- bzw. Zervikalmark bis zum somatosensorischen Kortex. **b** Schematischer Rückenmarkquerschnitt mit Einzeichnung der Hinterstränge und des Tractus spinothalamicus

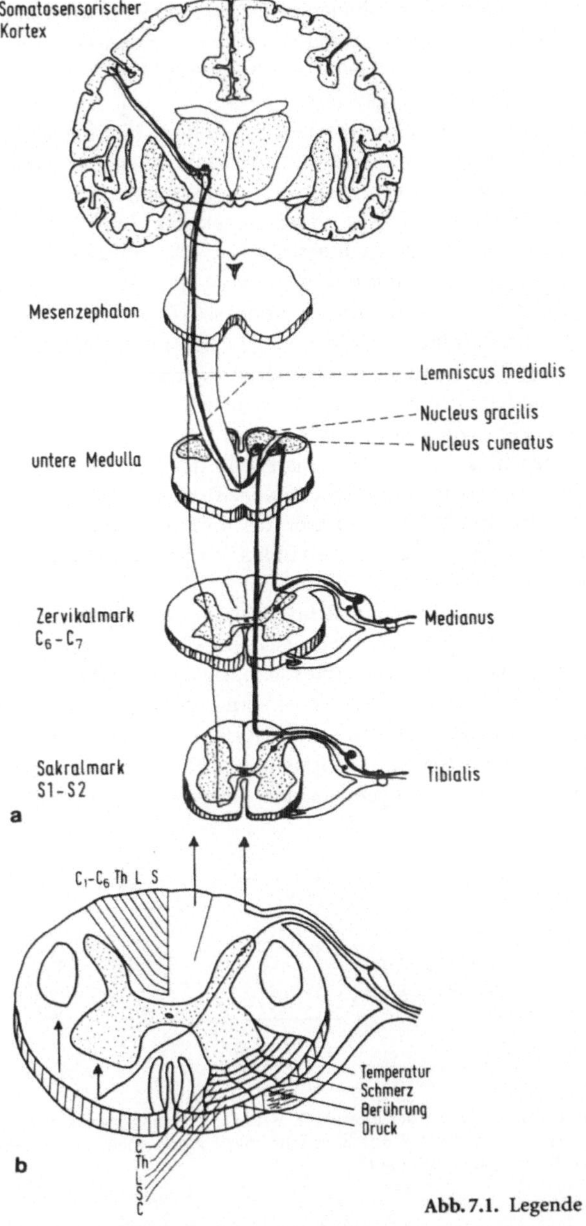


**Abb. 7.1.** Legende s. S. 146

Für die Entstehung der spinalen und zerebralen SEP sind in der Peripherie die Berührungs-, Muskel- und Gelenkafferenzen und im Rückenmark die Fasern der Tiefensensibilität und der Berührungswahrnehmung („Hinterstrangsystem") verantwortlich. Im Gegensatz zu den Neuriten der protopathischen Sensibilität (Schmerz-, Temperatur- und Berührungswahrnehmung) ziehen die Fasern der Tiefensensibilität und Berührungswahrnehmung (epikritische Sensibilität) ohne Umschaltung im Hinterhorn ungekreuzt bis hinauf zum Nucleus gracilis (Goll) und cuneatus (Burdach) im kaudalen Teil der Medulla oblongata. Dabei liegen die vom Bein kommenden Hinterstrangfasern im Rückenmark mediodorsal (Fasciculus gracilis), und die vom Arm kommenden Fasern legen sich im Zervikalmark lateral an (Fasciculus cuneatus). Die Hinterstrangkerne in der Medulla oblongata senden ihre Neuriten durch den Lemniscus medialis nach und nach zur Gegenseite. Das Kreuzen ist erst im oberen Ponsbereich abgeschlossen. Die Umschaltstelle der sensiblen Impulse auf das 2. zentrale Neuron liegt in den spezifischen sensiblen Thalamuskernen (VPL und VPM). Von hier aus führen die thalamokortikalen Bahnen auf ihrem Weg zum sensiblen Rindenfeld durch den hinteren Schenkel der Capsula interna und projizieren sich nach einer Rotationsbewegung in das Rindengebiet des Gyrus postcentralis und des Lobulus paracentralis. Diese sensiblen Rindengebiete werden auch als kortikales „sensibles Hauptfeld" bezeichnet und weisen ebenso wie die Thalamuskerne eine somatotopische Gliederung nach Art eines auf dem Kopf stehenden Homunkulus auf. Die Weiterverarbeitung der im somatosensorischen Kortex ankommenden Informationen erfolgt vorwiegend in den parietalen Assoziationsfeldern,

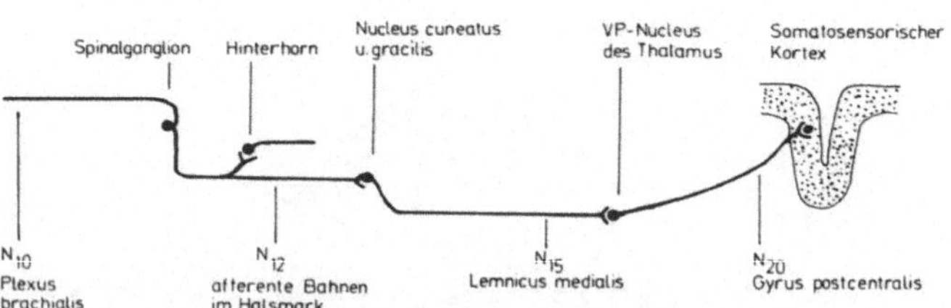


**Abb. 7.2.** Leitungsschema der afferenten Bahnen zwischen Plexus brachialis und somatosensorischem Kortex mit Einzeichnung der potentiellen Generatoren der SEP nach N.-medianus-Stimulation

die die SEP-Komponenten mittlerer und späterer Latenz (ab N 2) generieren.

Von diesen spezifischen, direkten Leitungsbahnen zwischen Rezeptor und kortikalem Projektionsfeld zweigt eine Reihe von Kollateralen z. B. in den unteren Scheitellappen oder die vordere Zentralwindung ab; die kürzeste Verbindung zwischen Halsmark (C 6) und Hirnrinde besteht aus 3 Synapsen (Abb. 7.2).

## Physiologie

Es kommt durch die Elektrostimulation peripherer Nerven oder Hautareale zum Auftreten von Generatorpotentialen an der Rezeptormembran und zu Nervenaktionspotentialen; die Höhe der Generatorpotentiale bestimmt Frequenz und Zahl der Nervenaktionspotentiale in den angeschlossenen Nervenfasern. Bei der Routinestimulationstechnik von gemischten Nervenstämmen werden vorwiegend die dikken myelinisierten Fasern der Gruppen I und II erregt, d. h. Afferenzen von den Mechanorezeptoren der Haut, Muskeln und Gelenke.

Die Nervenfasern typisieren sich nach morphologischen und funktionellen Kriterien: Solche der Gruppe Aa, die u. a. afferente Impulse von den Muskelspindeln vermitteln, leiten mit einer Geschwindigkeit bis zu 120 m/s, solche der Gruppe Ab (Berührungsimpulse der Haut) mit einer Geschwindigkeit um 60 m/s, Ag -Fasern (Efferenzen zu den Muskelspindeln) mit ca. 40 m/s, Ad -Fasern (Oberflächensensibilität) mit etwa 20 m/s. Fasern der Gruppe A weisen Durchmesser von 3–20 μ und eine relativ dicke Markscheide auf. Die 1–3 μ dicken B-Fasern (präganglionäre vegetative Fasern) leiten Impulse mit einer Geschwindigkeit von etwa 10 m/s fort, die 1 μ dicken, marklosen C-Fasern (u. a. Afferenzen von Oberflächenrezeptoren) haben eine Leitgeschwindigkeit von ca. 1 m/s.

Die Aktionspotentiale erreichen über 3 hintereinandergeschaltete Neurone die spezifischen sensorischen Rindenfelder. So führt das Eintreffen der Medianuserregung nach Stimulation am Handgelenk im primären sensiblen Kortex zur Ausbildung der kortikalen Primärantwort (N 20 und P 25 bzw. N 1 und P 1), die in Abhängigkeit von der kortikalen Erregungsverarbeitung bzw. -ausbreitung von variablen Potentialschwankungen gefolgt wird. Über allen Ableiteorten werden Generatorpotentiale erfaßt, z. B. bei Stimulation von Nervenstämmen der oberen Extremitäten am Erb-Punkt, bei HWK 2 und vom Mastoid. Die wichtigste Meßgröße ist die Spitzenlatenz, um damit die Geschwindigkeit zu bestimmen, mit der die Impulse geleitet werden. Bei der Bestimmung der Inter-peak-Latenzen bzw. der Leitgeschwindigkeit ist immer von einer Synapsenzeit von jeweils mindestens 0,3 ms auszugehen. Neben der Spitzenlatenz dienen als weitere Meßparameter Amplitude und Form der Reizantworten, die von der Zahl der funktionsfähigen Neurone und dem Grad an Synchronizität abhängen. Mit zunehmender Reizstärke wird eine ansteigende Zahl von Nervenfasern rekrutiert, bis die Summe der Einzelpotentiale aller Nervenfasern das Gesamtpotential ergibt (*„supramaximale Reizstärke"*). Das SEP vom Erb-Punkt umfaßt z.B. bei distaler Reizung eines gemischten Nervenstammes (N. medianus oder N. ulnaris) neben den Neuriten der antidrom leitenden Alpha-Motoneuronfasern die kutanen und subkutanen Fasern für protopathische Qualitäten sowie die propriozeptiven Muskelafferenzen von den Golgi-Organen und Muskelspindeln. Bei der Hautstimulation erhält man etwas längere SEP-Latenzen, da die am schnellsten leitenden Afferenzen von den Muskelspindeln hierbei nicht evoziert werden. Die frühesten Anteile des kortikalen SEP nach gemischter Nervenstammstimulation stammen von aktivierten A-b-Fasern und weniger von den Muskelafferenzen.

Bevor die Aktionspotentiale über mehrere hintereinandergeschaltete Neurone den Kortex erreichen, werden sie in den einzelnen *synaptischen Schaltstationen* gefiltert und integriert. So kann z.B. das Eintreffen der Medianuserregung nach Stimulation am Handgelenk selbst dann zur Ausbildung der kortikalen Primärantwort N 20/P 25 führen, wenn mehr als $^3/_4$ der peripheren Nervenanteile bereits irreversibel geschädigt sind. Hier zeigt sich neben der Filterung und Integrierung der einzelnen synaptischen Schaltstationen auch der Verstärkereffekt des Zerebrums.

Die Schnelligkeit der Impulsfortleitung wird durch die Dicke der als Isolator wirkenden Myelinscheiden und die Synapsenzeit bestimmt. Neben der Leitgeschwindigkeit ist für die Nervenfasern auch die Fähigkeit zur *Übermittlung frequenter Impulsfolgen* („trains" bzw. Doppelreize) funktionell bedeutsam. Als Endprodukt der sensiblen Informationsverarbeitung kommt es in den sensiblen Rindenfeldern zur Erregung einer größeren kortikalen Zellpopulation. Eine entscheidende Rolle bei der Verarbeitung der Sinnesreize zur bewußten Empfindung spielen einerseits Rückmeldekreise zwischen den Assoziationskernen des Thalamus und den kortikalen Assoziationsfeldern, andererseits Impulse der Formatio reticularis, die eine diffuse Gehirnprojektion zeigen. Letztendlich ist also das Gehirn in seiner Gesamtheit am Prozeß der *Bewußtwerdung des sensiblen Reizes* beteiligt.

## Pathophysiologie

Bei der Pathophysiologie der Impulsleitungen unterscheidet man Veränderungen durch demyelinisierte Axone und Impulsleitungsstörungen bei Axondegenerationen.

*Demyelinisation* führt bei hochgradiger Ausprägung zum Leitungsblock, geringere Veränderungen haben eine Verzögerung, Dispersion und Amplitudenminderung des kranial der Läsion abgeleiteten SEP zur Folge. Die SEP-Latenzzunahme erklärt sich durch die verlangsamte Leitgeschwindigkeit in den segmental demyelinisierten Axonen, die Amplitudenreduktion kommt durch einen Ausfall eines großen Teils der jeweiligen Leitungsbahnen zustande. Remyelinisierte Fasern leiten langsamer, da sich eine verminderte Dicke der Markscheide und eine Verkürzung der Internodalsegmente findet.

Bei *Axondegenerationen* ohne primäre Demyelinisation ist die Impulsleitung zunächst durch eine progrediente Amplitudenreduktion gestört, die Leitgeschwindigkeit bleibt aber unverändert, wenn nicht bevorzugt die dicken, schnell-leitenden Axone zugrunde gehen. Solche Axondegenerationen findet man bei metabolischen oder toxischen Einflüssen (Urämie, Methylalkohol); primär demyelinisierende Erkrankungen mit den ausgeprägtesten SEP-Latenzverzögerungen sind an erster Stelle die Encephalomyelitis disseminata, wobei schon ein einzelner Plaque Latenzverzögerungen bis 20 ms verursachen kann.

Läsionen, die kranial des Spinalganglions liegen, führen nicht zu Veränderungen der Erregungsleitung distal des Ganglions. Distal des Spinalganglions gelegene Schädigungen führen je nach Schweregrad zu typischen Veränderungen der Erregungsleitung:
Im Falle der *Neuropraxie* verläuft die Erregungsleitung distal und proximal der Schädigung noch ungestört. Wird distal der Läsion gereizt und proximal der Schädigung noch ein Nervenaktionspotential abgeleitet, so ist eine Aufsplitterung und Amplitudenreduktion dieses Reizantwortpotentials zu erwarten.
Bei der *Axonotmesis/Neurotmesis* zeigt sich eine Waller-Degeneration des peripher gelegenen Nervenanteils. Diese kann, je nach Ausprägung der Läsion, nur einen Teil der Nervenfasern betreffen. Dementsprechend finden sich bei Reizung und Ableitung distal der Läsion eine Aufsplitterung, Amplitudenreduktion und/oder Latenzverzögerung des sensiblen Nervenaktionspotentials. Bei kompletter Neurotmesis läßt sich proximal kein Reizantwortpotential mehr ableiten.

Die vorsichtige Interpretation hinsichtlich möglicher pathophysiologischer Prozesse der Impulsleitungen ist mit folgendem Schema möglich (Jörg 1996):

1. Demyelinisation
   - hochgradig:    Leitungsblock
   - gering:        Verzögerung, Dispersion und Amplitudenre-
                    duktion (wenn die Ableitung kranial der seg-
                    mental demyelinisierten Axone erfolgt).
   - *Primär demyelinisierende Erkrankungen mit bevorzugten
     Latenzverzögerungen*
                    - MS
                    - Guillain-Barré-Syndrom
                    - funikuläre Myelose
2. Neuronale (axonale) Degeneration ohne primäre Demyelinisation
   - Amplitudenreduktion kranial der Läsion bei meist noch norma-
     ler Leitung
   - selten:        Leitungsverzögerung, wenn bevorzugt schneller
                    leitende Axone betroffen sind
                    *Neuronale (axonale) Affektionen mit bevorzug-
                    ter Amplitudenreduktion*
                    - bei metabolischen Einflüssen (Urämie)
                    - bei toxischen Einflüssen (Alkohol)
                    - vaskulären Erkrankungen (unter anderem
                      auch Vaskulitis)
                    - bei Tumoren

## 7.3
## Methodik

### 7.3.1
### Technische Voraussetzungen

Zur Grundausrüstung gehören eine Reizeinheit, 2–4 Verstärker,
2–4 Mittelwertbildner (Averager), optische und akustische Wieder-
gabeeinheiten und ein Registriersystem. Die Verstärker sollen eine
Empfindlichkeit von mindestens 5 µV besitzen. Die elektronische
Mittelwertbildung soll Signale von 0,05–0,1 µV erkennbar machen
können und durch die Verwendung von Zwischenspeichern die
Durchgänge mit Störsignalen ausschließen. Das Registriersystem
muß die gleichen Frequenzeigenschaften wie die Verstärker besitzen,
und die Reizfrequenz muß zwischen 0,1 und 10 Hz variabel sein. Zur
Ableitung können Nadelelektroden und Oberflächenelektroden (Sil-

berschalenelektroden) benutzt werden. Zur Stimulation sind sowohl Ringelektroden als auch Ag/AgCl-Oberflächenelektroden benutzbar.

## 7.3.2
## Patientenvorbereitung

Der Patient soll in einem geräuscharmen Raum mit einer Temperatur von mindestens 20 °C entspannt auf einer Liege ruhen; je nach Fragestellung können SEP-Untersuchungen aber auch in Krankenzimmern oder Operationsräumen durchgeführt werden. Die Arme sollen seitengleich am Körper angelagert liegen, da Armabduktionen Latenzverzögerungen des Erb-SEP verursachen. Die Beine liegen gestreckt nebeneinander. Der Patient kann auch bei einer Ableitung von LWK 1 oder LWK 5 auf dem Rücken liegen, wenn Oberflächenelektroden verwandt werden. Für die Skalp- oder Mastoidableitungen sind die Augen geschlossen zu halten, die Zähne dürfen nicht zusammengebissen werden, und der Patient muß entspannt und ruhig atmen.

Es ist wichtig, die Untersuchungsperson über den Untersuchungsgang genau aufzuklären, um dadurch eine möglichst gute Muskelrelaxation zu erlangen. Bevor die Untersuchung beginnt, soll dem Patienten daher die Reiztechnik genauer erläutert werden. Eine Sedierung zur besseren Artefaktunterdrückung ist nur bei der Untersuchung der thorakalen und lumbalen spinalen SEP notwendig; verwandt werden hierzu Chloralhydrat, Clonazepam oder Diazepam.

Im Gegensatz zu Chloralhydrat, welches keinen sichtbaren Effekt auf prä- und postsynaptische Potentiale aufweist, können Benzodiazepine die mittleren und späteren SEP-Anteile vom Skalp modifizieren.

Soll ein SEP nur am Skalp abgeleitet werden, kann die Aufwärmung der Extremitäten auf 34 °C nötig sein, um verzögerte Kortexlatenzen nicht durch temperaturbedingte verlangsamte Nervenleitgeschwindigkeiten fehlzuinterpretieren. Ein 2. Ableiteort, z. B. bei HWK 2 oder bei LWK 1, erübrigt aber die Aufwärmung, wenn man diesen Ableiteort als Bezugspunkt wählt und Inter-peak-Latenzen bestimmt.

### 7.3.3
### Reiztechnik

*Die Wahl des zu stimulierenden Nervenstammes bzw. Hautareals* soll von dem klinischen Bild abhängig gemacht werden, die Stimulation erfolgt immer bds. nacheinander im Seitenvergleich. In der Mehrzahl ist eine Stimulation des N. medianus am Handgelenk und eine N.-tibialis-Stimulation am Malleolus medialis mit Oberflächenelektroden bei proximal liegender Kathode ausreichend. Zur spinalen Diagnostik bietet sich neben einer gleichzeitigen N.-tibialis-Stimulation auch die Dermatomreizung an. Je nach Fragestellung können aber auch der N. ulnaris und der sensible Ast des N. radialis am Handgelenk, der N. peronaeus oberhalb des Fibulaköpfchens oder in Sprunggelenknähe oder der N. suralis am Malleolus lateralis stimuliert werden. Nur in speziellen Fragestellungen wird der N. saphenus oder der N. cutanaeus femoris lateralis untersucht.

Zwischen den Reizelektroden besteht bei Nervenstammreizung ein Abstand von 3 cm. Bei der spinalen SEP-Ableitung, z. B. im Verlauf von Skoliose-Aufrichtungsoperationen oder bei Exstirpation von Rückenmarktumoren, hat sich die gleichzeitige bds. Peronaeus- oder Tibialisstimulation bewährt, da dann höhere Amplituden sowohl spinal als auch kortikal zu erhalten sind.

*Wurzelsyndrome* werden besser durch Dermatomstimulation als durch Nervenstammstimulation erfaßt. Zur Erfassung eines C 6- und C 7-Syndroms wird die Reizung des N. medianus bevorzugt; die Aussagekraft der Reizung des Hautastes des N. musculocutanaeus zur Erfassung isolierter C 6-Läsionen ist umstritten. Wir empfehlen bei isolierten C 6-Syndromen eine Dermatomstimulation an der Außenseite des Unterarmes oder eine Stimulation des Daumens mit Ringelektroden. Isolierte C 7-Läsionen können auch durch Reizung des N. radialis oder Stimulation des Mittelfingers objektiviert werden. Die C 8-Wurzel wird durch Stimulation des Kleinfingers mit Ringelektroden oder durch Stimulation des N. ulnaris am Handgelenk erfaßt.

Über die Art der SEP-Anwendungen in Abhängigkeit von der klinischen Fragestellung gibt Tabelle 7.1 Auskunft.

Schädigungen der Primärstränge sind schwierig mit Hilfe der SEP zu erfassen: Truncus superior und Truncus medius werden durch Reizung des N. medianus und N. radialis untersucht, eine Truncus-inferior-Läsion erfordert die Reizung aller 3 Armnerven. Wie die einzelnen Faszikel des Plexus brachialis erfaßt werden, ist in Tabelle 7.1 dargestellt; die Abb. 7.12 erleichtert die anatomische Zuordnung der Truncus und Faszikel.

Zur radikulären und spinalen Lokalisationsdiagnostik hat sich die Ableitetechnik über den einzelnen Rückenmarkregionen der BWS im Erwachsenenalter im Gegensatz zum Kindesalter nicht bewährt, daher verwenden wir bei solchen Fragestellungen die *Dermatomreizung*. Es werden 2 runde Ag/AgCl-Oberflächenelektroden verwandt, die an den entsprechenden sensiblen Dermatomarealen fixiert werden (Jörg 1976, 1983). Ringelektroden können am Daumen für das C6-Segment, am Mittelfinger für das C7-Dermatom und am Kleinfinger für das C8-Dermatom angebracht werden. Das S1-Dermatom wird durch eine Stimulation des N. suralis in Höhe des Malleolus lateralis oder durch eine Hautstimulation an der Außenseite des Fußes ermöglicht. Die übrigen Reizorte der einzelnen Hautsegmente sind der Abb. 7.3 zu entnehmen.

Die Nervenstammreizung erfolgt mit einer bipolaren Oberflächenelektrode mittels Rechteckimpulsen von 0,1–0,2 ms Dauer und einer Frequenz von 1–3 Hz. Bei einer Stromstärke zwischen 8 und 15 mA kommt es zu einer kräftigen, aber nie schmerzhaften Zuckung der entsprechenden Muskulatur. Diese *Reizstärke* entspricht der von Lesser et al. (1979) empfohlenen Summe der motorischen und sensiblen Schwelle, wobei die sensible Schwelle bei etwa 4 mA liegt. Bei bewußtlosen Patienten oder Patienten in Narkose wird die doppelte motorische Schwelle verwandt. Bei einer Haut- oder sensiblen Nervenstammreizung (N. radialis, N. trigeminus, N. suralis) ist die Stromstärke von möglichst der 3fachen, ggf. auch 4fachen sensiblen Schwelle zu benutzen, wobei der Reiz als starkes Klopfen, nicht aber als Schmerz empfunden wird und es zu keiner Mitkontraktion von Muskeln kommen darf. Liegt die Reizfrequenz bei Hautreizen bei 1 Hz, so reicht nach den Untersuchungen von Simic (1991) eine Verdoppelung der Reizstärke nach Erreichen der sensiblen Schwelle aus, um eine optimale Amplitude der primären kortikalen Reizantworten zu erhalten. Der Hautwiderstand läßt sich durch Abschmirgeln der Haut sowie Einreiben von Elektrodencreme senken.

Will man zentrale Anteile des sensiblen Systems trotz Läsionen in der Peripherie erfassen, bietet sich die magnetische Stimulation, z. B. bei L5 oder glutäal, an.

**Tabelle 7.1.** Art der SEP-Anwendungen in Abhängigkeit von der klinischen Fragestellung

| Fragestellung | Reizort | Ableiteort |
|---|---|---|
| 1. Plexusläsion | Medianus, Radialis, Ulnaris am Handgelenk. Bei einem Verdacht auf Fasciculus-lateralis-Läsion: N. medianus; Fasciculus-dorsalis-Läsion: N. axillaris u. N. radialis; Fasciculus-medialis-Läsion: N. ulnaris und N. medianus. | Axilla, Erb, HWK 6, Skalp |
| 2. Radikuläre Läsionen | – C 5: Außenseite Oberarm, Hautast des N. axillaris | CP 3 oder CP 4-Fz, HWK 6 |
|  | – C 6: Außenseite Unterarm oder N. cutaneus antebrachii lateralis (2 cm distal der lateralen Ellenbeuge. Als C 6 eignet sich auch die Stimulation des Daumens mit Ringelektroden oder des R. superficialis Nn. radialis (d. h. 1 cm dorsal des Processus styloideus radialis). | CP 3 oder CP 4-Fz |
|  | – C 7: Stimulation am Mittelfinger, N. radialis. | CP 3 oder CP 4-Fz, HWK 6 |
|  | – C 8: Stimulation am ulnaren Handrücken oder am Kleinfinger. Für Wurzelläsionen bei C 8 und Th 1 Stimulation des N. ulnaris am Handgelenk. | C/P-F Erb, HWK 6 und Skalp |
|  | – Th 1–L 3: die typischen Dermatome; für L 2–L 3 kann der N. cutaneus femoris lateralis stimuliert werden. | CP 3 oder CP 4-Fz |
|  | – L 4: Innenseite der Mitte des Unterschenkels (knöcherne Tibiakante) (oder Stimulation des N. saphenus). | CPz–Fz |
|  | – L 5: Stimulation am Fußrücken oder ggf. auch N. peronaeus superficialis. | CPz-Fz |
|  | – S 1: Stimulation an der Außenseite des Fußes im Versorgungsgebiet des N. suralis (ggf. auch direkte Stimulation des N. suralis). L 5/S 1-Wurzelsyndrome mit Stimulation des N. tibialis oder N. peronaeus. | CP-Fz LWK 1, LWK 5 und ggf. Skalp (ggf. Cauda equina) |
|  | – S 1/S 2: Stimulation des N. tibialis am Malleolus medialis | |
|  | – S 2–S 4: N. pudendus | |

**Tabelle 7.1** *(Fortsetzung)*

| Fragestellung | Reizort | Ableiteort |
|---|---|---|
| 3. Rückenmark-erkrankung<br>a) MS | Tibialis und Medianus, ggf. Dermatomstimulation beidseitig. | HWK 2 und Skalp (ggf. LWK 1) |
| b) Tumor | Dermatom-SEP in Abhängigkeit von der vermuteten Lokalisation.<br>Bei Halsmarkläsionen Stimulation von Medianus und Tibialis. | Skalp<br>Erb, HWK 6, HWK 2 und Skalp<br>LWK 1, HWK 2 und Skalp |
| c) Degenerative Rücken-markerkrankungen | N. tibialis am Malleolus medialis. | |
| 4. Nachweis einer Hirn-stammläsion | N. medianus am Handgelenk.<br><br>N. trigeminus. | HWK 2, Mastoid (verschaltet gegen C/P) und Skalp<br>C 5 bzw. C 6 |
| 5. Zerebrale Erkrankung | N. medianus, ggf. N. tibialis, ggf. Refraktärperiodenbestimmung nach Medianus- oder Tibialisstimulation. | Mastoid und Skalp<br>Mastoid, HWK 2 und ggf. Skalp |

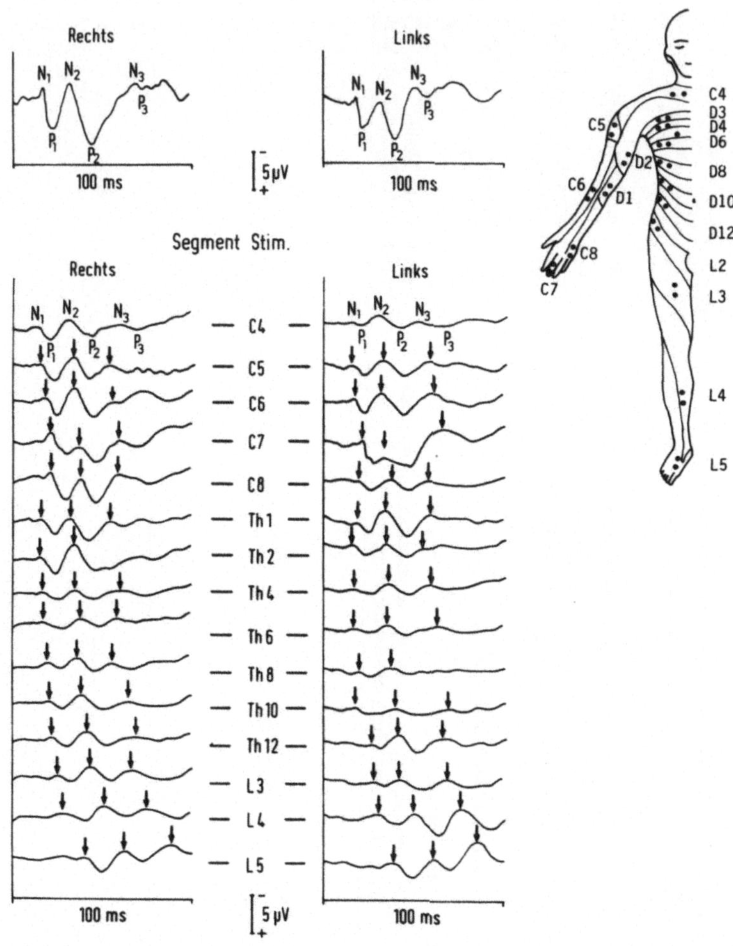


**Abb. 7.3.** Dermatomreizorte und kortikale SEP einer Normalperson nach Stimulation des rechten und linken N. medianus und der Dermatome C4 bis L5. (Aus Jörg 1985)

Bei bds. Stimulation soll im klinisch betroffenen Areal immer die Reizstärke der gesunden Seite erreicht werden, um bei der Auswertung keinen Fehlinterpretationen zu erliegen. Ziel der Reiztechnik muß es sein, seitengleiche Reize zu applizieren, wie dies auch für die anderen Reiztechniken (VEP, AEP) gilt.

Die *Reizfrequenz* beträgt für die Nervenstamm- und Hautsegmentreizung bei der Skalpableitung 1,5–2 Hz, da bei höherer Frequenz die Amplituden des Primärkomplexes kleiner werden (Katifi u. Sedgwick 1986). Bei der Ableitung vom Hirnstamm, Rückenmark oder Plexus sind Reizfrequenzen von 3–5 Hz möglich. Auf die Reizorte und Reizparameter im Trigeminusareal wird im Kap. 11 eingegangen.

Die Erd-Elektrode ist zwischen Reiz- und Ableiteelektroden zu legen; je näher die Erde zu den Ableiteelektroden zu liegen kommt, um so kleiner ist der Reizartefakt.

### 7.3.4
### Ableitetechniken

Die Haut an den einzelnen *Ableiteorten* wird mit einem Schmirgelstift gereinigt und zur Reduzierung des Hautwiderstandes mit einer Elektrolytpaste präpariert. Dann werden Ag/AgCl-Elektroden mit einer selbstklebenden Elektrolytpaste fixiert; alternativ können 1 cm lange Stahlelektroden subdermal angebracht werden, wie sie auch für die sensible Neurographie verwandt werden. Der Haut-Elektroden-Widerstand sollte immer unter 5 kW, möglichst unter 3 kW liegen und muß vor jeder SEP-Ableitung für jeden einzelnen Ableiteort gemessen und dokumentiert werden.

*Die Ableiteorte nach Armnervenstimulation:* Sie liegen für den N. medianus und N. ulnaris am Sulcus axillaris und für alle peripher stimulierten Nervenstämme (so auch N. musculocutanaeus, N. radialis) an folgenden Punkten:

– Erb-Punkt (2 cm oberhalb der Mitte der Klavikula),
– HWK 6 (ca. 2 cm oberhalb des Processus spinosus des 7. HWK),
– bei HWK 2 (ca. 4 cm kaudal des Inion),
– am Mastoid (ca. 2 cm oberhalb des Mastoidendes als A 1 bzw. A 2),
– in Höhe der Postzentralregion CP.

Für alle Reizorte im Bereich der oberen Extremitäten (Nervenstamm- oder Hautsegmentreizung) und der Dermatome bis Th 10 (Nabelhöhe) liegt der Skalpableiteort kontralateral für die differente Elektrode bei CP 3 bzw. CP 4 (Abb. 7.4). Die Verschaltung erfolgt gegen F 3 bzw. F 4. Die von manchen Autoren gewählte Verschaltung gegen Fz zeigt in der Konfiguration und Latenz bei Vergleichsuntersuchungen gleiche Potentialabläufe (Iwayama et al. 1988), in der Amplitude haben eigene Untersuchungen aber 10–20 % höhere Primärkomplexe bei Verschaltung gegen die homolaterale frontale Elektrode F 3 oder F 4 ergeben. Die Skalpableiteorte CP berücksichtigen die somatotopische Gliederung des Gyrus postcentralis und haben nachweislich besser ausgeprägte SEP als Ableiteorte bei C.

Nervenstammreizungen der oberen Extremitäten haben bei nonzephalen Ableitungen über dem Erb-Punkt oder der HWS eine Verschaltung gegen die homolaterale Deltoideusregion (D), zum Hyoid oder zum Jugulum. Entsprechend ist bei Nervenstammstimulation an den unteren Extremitäten gleichfalls keine Verschaltung gegen eine Skalpelektrode, sondern gegen den Beckenkamm am günstigsten. Im Gegensatz zur Verschaltung gegen Fz läßt sich mit der Deltoideusverschaltung bei nonzephalen Ableiteorten ein vom Plexus generierter vorgelagerter Gipfel miterfassen, und das Hauptpotential P 0/N 1 selbst ist in der Amplitude etwas höher. Der entscheidende Vorteil der nonzephalen Verschaltung liegt auch in der Tatsache begründet, daß die fluktuierenden spinalen SEP-Bestandteile – im ansteigenden Schenkel bei 11 ms und im absteigenden Schenkel bei 14 ms (sog. N 11 a oder N 14) – deutlich schlechter oder gar nicht erfaßt werden und so bei der Auswertung des klinisch alleine relevanten N 1-Gipfels bei 12–13 ms (sog. N 12 oder N 13) nicht stören können.

Bei Verschaltungen zervikal gegen eine Referenz bei Fz ist der spinale N 13-Gipfel nicht isoliert vom persistierenden Skalp-P 13-14-Far-Field-Potential zu differenzieren; nach Mauguière u. Restuccia (1991) ist eine zerebrale Referenz daher für die Halsmarkdiagnostik ungeeignet. Wir bevorzugen bei der Verschaltung HWK gegen eine

**Abb. 7.4.** Zerebrale Ableiteorte nach dem sog. „Ten-twenty-Schema" und normale ▷ SEP vom Erb-Punkt, HWK 6, HWK 2, Mastoid und Skalp nach rechtsseitiger N.-medianus-Stimulation

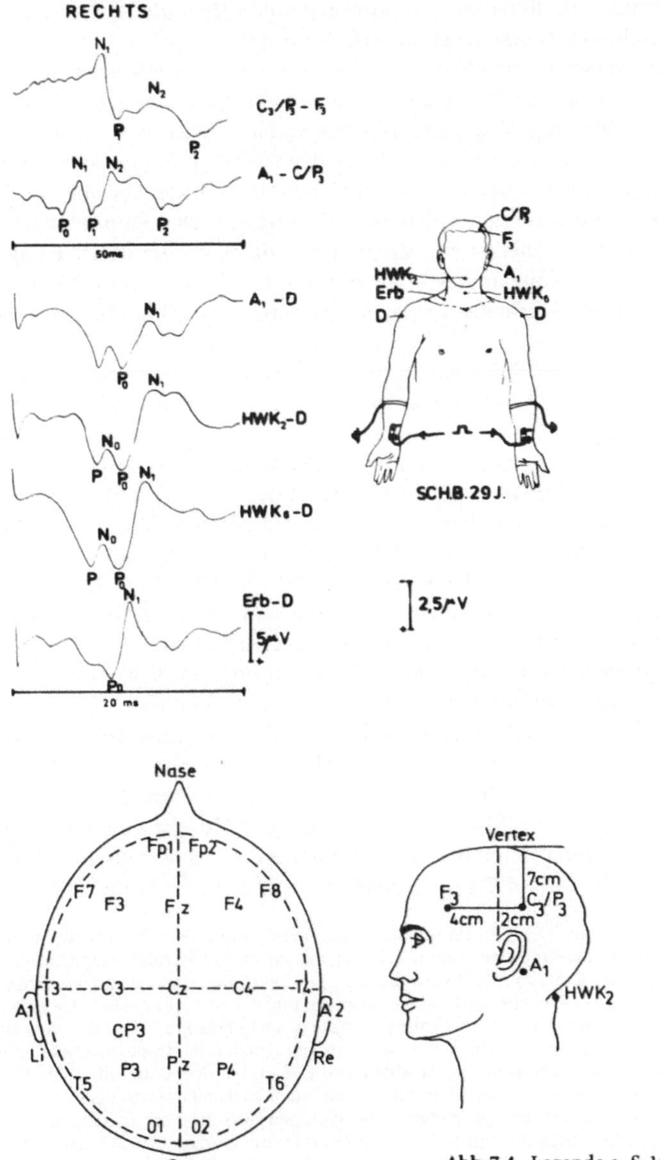



**Abb. 7.4.** Legende s. S. 160

nonzephale Referenz den kontralateralen Deltoideus, da dann keine zerebralen Generatoren miterfaßt werden.

Die Verschaltung Mastoid-CP erfaßt sowohl das Hirnstammpotential N 14–15 als auch die nachfolgenden Primärkomplexe, wie sie von der Ableitung CP gegen F zu erhalten sind. Reisecker et al. (1986) benutzen zur besseren Darstellung des 15er Gipfels des kortikalen Primärkomplexes beide Mastoidableiteorte als Referenzelektrode gegen den kontralateralen Ableiteort CP. Wagner (1988) empfiehlt eine Ableitung vom medianen Nasopharynx, da durch die ventrale Lage zur Medulla oblongata besser als von HWK 2 der Generator Nucleus cuneatus und gracilis sowie der Lemniscus medialis erfaßt werden können.

*Ableitung von SEP nach Stimulation der Beinnerven oder thorakolumbosakraler Hautsegmente:* Die Skalpableiteorte sind für die Reizung im Bereich der unteren Extremitäten bzw. der Dermatome ab Th 10 bei CPz, verschaltet gegen Fz. In der Routinediagnostik genügen als weitere Ableitepunkte der Ableiteort bei LWK 1, nur in Sonderfällen sind Ableitungen über der Cauda equina bei LWK 5, über der oberen Nackenpartie (HWK 2), in Höhe der Glutealfalte und der Poplitea sinnvoll. Für die Ableiteorte bei LWK 1 und LWK 5 bei Stimulation an den unteren Extremitäten erfolgt eine Verschaltung gegen den Beckenkamm (entsprechend dem homolateralen Deltoideus an den oberen Extremitäten bei zervikalem Ableiteort oder am Erb-Punkt). Für die übrigen Ableiteorte im Verlauf der Nervenstämme (Glutea, Poplitea etc.) liegt die Referenzelektrode 3 cm lateral der differenten Elektrode. Entsprechend wird auch an den oberen Extremitäten verfahren.

Die Ableiteorte für die *Trigeminusstimulation* vom 2. und 3. Ast liegen kontralateral bei C 5 bzw. C 6, die der Mundregion des sensiblen Kortex entspricht; die Ableiteorte liegen genau zwischen C 3 und T 3 bzw. C 4 und T 4 im Bereich der Scheitel-Ohr-Linie (Abb. 7.4).

Wird bei der Nervenstammreizung eine Verschaltung kortikal gegen eine extrakranielle Elektrode verwandt, z. B. gegen den kontralateralen Handrücken oder gegen das Knie, so erfaßt man die sog. „far-field-potentials", d. h. volumengeleitete frühe Spitzen, die im Plexus, Halsmark und Hirnstamm generiert werden. Bei Verwendung dieser Verschaltungstechnik sind untere Frequenzfilter von 300 Hz empfehlenswert. Für die klinische Routinediagnostik ist diese Untersuchungsmethode aber nicht geeignet, da Ableitepositionen, bei denen die differente Elektrode möglichst nahe über dem zu vermutenden geschädigten Generator liegt, diagnostisch unter Berücksichtigung der geringen Aufsummierungszahl aussagekräftiger sind. Auch die von Shimoji et al. (1971) und Ertekin (1978) verwandten epiduralen bzw. intrathekalen Ableitetechniken oder Elektrodenpositionen in den

Ligg. interspinalia in Höhe der BWS (Lueders et al. 1981) sind nur besonderen Fragestellungen vorbehalten.

Zur Verstärkung dient ein EMG-Verstärker mit einer unteren Grenzfrequenz von 2 Hz und einer oberen *Grenzfrequenz* von 10 kHz. Die für die einzelnen Ableiteorte unterschiedlichen Frequenzfilter sind Tabelle 7.2 zu entnehmen. Höhere untere Frequenzfilter (10–50 Hz) sind zur Erfassung von kleinen kurzen Potentialen, z. B. bei Rückenmarkableitungen oder bei der „Far-field-Technik" nötig. Kortikal soll der untere Filter kleiner als 5 Hz sein.

Die *Hauttemperatur* sollte zwischen 30 und 35 °C liegen, wenn nur einseitig untersucht wird und absolute Latenzwerte zur Auswertung herangezogen werden. Die zentrale Leitungszeit ist von der Temperatur der Extremitäten unabhängig. In der Regel ist eine Raumtemperatur von 23–26 °C ausreichend.

Die *Verschaltung* ist so zu wählen, daß ein Kurvenausschlag nach oben Negativität und ein Kurvenausschlag nach unten Positivität unter der differenten Elektrode bedeutet.

Die *Analysezeit* nimmt mit Verlängerung der Strecke zwischen Reiz- und Ableiteort von 20 ms bis 50 bzw. 100 ms zu, um eine genaue Spitzenidentifizierung zu ermöglichen.

Die *Aufsummierungszahlen* liegen für die kortikalen Ableiteorte bei 32–128, beim Erb-Punkt bei 16–32 und in Höhe der HWS bei 256–512. Weitere Einzelheiten sind der Tabelle 7.2 zu entnehmen. Ist bei Stimulation von Nervenstämmen an den unteren Extremitäten auch bei Aufsummierungszahlen über 2000 von der LWS kein Potential zu erhalten, so soll eine Prämedikation mit 10 mg Diazepam oder 1,5 g Chloralhydrat erfolgen. Bei Normalpersonen kann – Entspannung vorausgesetzt – bei LWK 1 immer ein Potential erhalten werden, dies gilt für LWK 5 und den HWK 2-Ableiteort nach Tibialisstimulation nicht in allen Fällen.

Bei Hautsegmentstimulationen sind 256 Einzelpotentiale aufzusummieren. Bei fehlender kortikaler Reizantwort mit 100 ms Analysezeit sollte in allen Fällen eine Kontrollmessung mit verdoppelter Analysezeit erfolgen, um auch stark verzögerte Potentiale zu erfassen.

Bei *Skalpableitungen* sollte immer eine 2-Kanal-Ableitung mit gleichzeitigem Ableiteort bei HWK 2 bzw. LWK 1 und CP gegen F erfolgen, um bei Latenzverzögerungen die Frage „peripher oder zentral" schnell beantworten zu können und Fehlermöglichkeiten durch Körpergröße oder Hauttemperatur auszuschließen.

**Tabelle 7.2.** Übersicht über Ableiteorte, Reiztechnik, Analysezeit, Frequenzfilter und Aufsummierungszahl

| SEP-Ableiteziel | Ableiteorte | Reiz-frequenz (Hz) | Analysezeit (ms) | Obere und untere Filter (Hz) | Nötige Aufsummierungszahlen |
|---|---|---|---|---|---|
| Skalp-SEP (N 1–N 3) | $CP_{3\ oder\ 4}$ für Armnerven oder Dermatome (C 3-Th 8) | 1–3 | 100 (ggf. 200) | 2–1000 | 32–128 für Nervenstimulationen. 256–512 für Dermatomstimulationen |
|  | CP–Fz für Beinnerven oder Dermatome Th 10–S 3 | 1–3 | 100 (ggf. 200) | 2–1000 | 32–128 für Nervenstimulationen, 256–512 für Dermatomstimulationen |
|  | C 5/6–Fz für Trigeminus (2. oder 3. Ast) | 1–2 | 50 (ggf. 100) | 2–1000 | 128–256 |
| Hirnstamm-SEP | Mastoid-CP 3 oder 4 für Armnerven | 2–3 | 50 | 20–1000 | 256–512 |
| Halsmark-SEP | HWK 2 bzw. –6-D oder Hyoid für Armnerven | 3–5 | 20 | 20–1000 | 256–1024 |
|  | HWK 2-Fz für Beinnerven | 3–5 | 50 | 20–1000 | 8192 |
| Lendenmark-SEP | LWK 1-Beckenkamm für Beinnerven | 3–5 | 50 | 20–1000 | 1024 |
| Plexus-brachialis-SEP | Erb-D oder Fz für Armnerven | 3–5 | 20 | 20–1000 | 16–64 |
| Cauda equina | LWK 5-Beckenkamm | 3–5 | 50 | 20–1000 | 1024–4096 |
| Nervenstämme | Über Nervenstamm gegen 3 cm lateral davon gelegener Referenzelektrode | 5 | 10–20 | 20–1000 | 16–128 |

## 7.3.5
## Auswertung und Befundung

Die Bestimmung der Spitzenlatenzen und Amplituden erfolgt am Bildschirm und auf dem ausgeschriebenen Papierstreifen; Spitzen nach oben werden mit N und fortlaufenden Zahlen, mit dem Ausschlag nach unten mit P und fortlaufender Numerierung gekennzeichnet. Die erste negative Spitze, die aller Wahrscheinlichkeit nach unter dem entsprechenden Ableiteort generiert wird, erhält dabei die Bezeichnung N 1, in weiterer Folge werden P 1, N 2 usw. bestimmt (Delisa et al. 1987; Abb. 7.5). Für die Ableitung vom Erb-Punkt, LWK 1 und Skalp sind Körpergröße und die Strecke zwischen Reiz- und Ableiteort zur Leitgeschwindigkeitsbestimmung peripher oder zentral unverzichtbar.

In allen Fällen hat die Untersuchung unter gleichen Reiz- und Ableitebedingungen mindestens 2 mal zu erfolgen, um die Frage der Reproduzierbarkeit zu beantworten. Ist eine Spitze nicht mindestens 2 mal sicher reproduzierbar, ist auf ihre Auswertung zu verzichten.

*Vorbedingungen einer jeden SEP-Auswertung sind folgende Punkte:*

1. Mehrfache Untersuchungen unter gleichen Reiz- und Ableitebedingungen,
2. ausreichend große Analysezeiten und entsprechende Filtereinstellungen,
3. Berücksichtigung von Körpergröße und ggf. Alter,
4. ggf. Ausschluß eines pathologischen neurophysiologischen Befundes am miterfaßten peripheren Nervensystem.

Pathologische Kriterien der SEP-Befundung sind in der Tabelle 7.3 zusammengefaßt. Bei SEP-Latenzverzögerungen der unteren Extremitäten muß die Körpergröße besonders berücksichtigt werden, da z. B. nach Tibialisstimulation am Malleolus medialis und Skalpableitung die P1-Latenz pro cm Körpergröße um 0,1 ms zu- bzw. abnimmt. Von einer pathologischen Rechts-links-Differenz wird dann gesprochen, wenn eine Differenz von mehr als dem Mittelwert plus der $2^1/_2$ fachen Standardabweichung der Rechts-links-Differenz zu finden ist. Dies gilt für das kortikale Tibialis-N 1 bei einer Differenz von mehr als 3,9 ms und für das kortikale Tibialis-P 1 bei einer Differenz von mehr als 5 ms im Seitenvergleich. Das kortikale N 1 des N. medianus und N. ulnaris ist bei einer Seitendifferenz von mehr

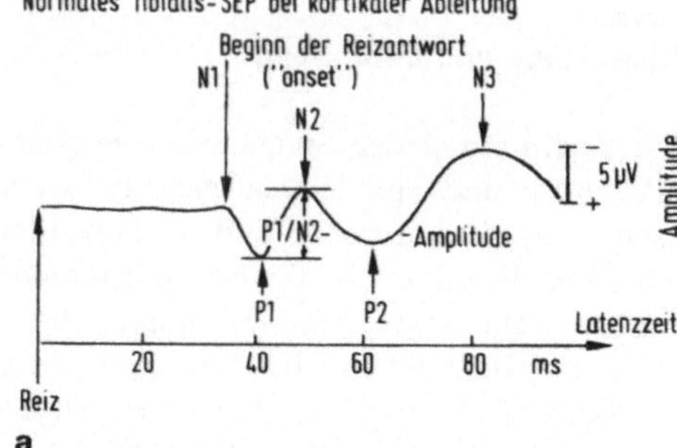



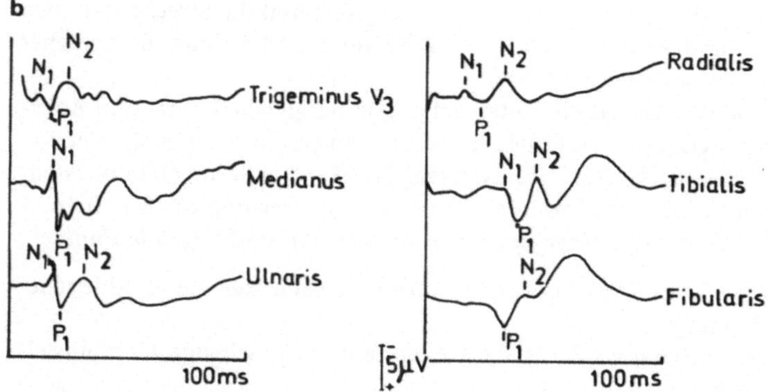



**Abb. 7.5 a, b.** Normale SEP-Kurven nach Nervenstammstimulation. a Normales Tibialis-SEP bei kortikaler Ableitung mit Einzeichnung der typischen Kurvencharakteristika. b Kortikale SEP nach rechtsseitiger Stimulation des 3. Trigeminusastes, des N. medianus, N. ulnaris, N. radialis, N. tibialis und N. fibularis

**Tabelle 7.3.** Pathologische Kriterien der SEP-Befundung

1. SEP-Verlust oder SEP-Teilverlust (Primär-/Sekundärkomplex)
2. Absolute N 1/P 1-Latenzverzögerung (außerhalb der 2,5 SD)
3. Rechts-links-Differenz für N 1 bzw. P 1 (außerhalb der 2,5 SD)
4. Interpeaklatenzdifferenzen einer definierten Leitungsstrecke (außerhalb 2,5 SD)
5. Amplitudenasymmetrien im Seitenvergleich für N 1/P 1 bzw. bei Stimulation an den unteren Extremitäten P 1/N 2 > 50%
6. Pathologische Amplitudenquotienten
7. Gegebenenfalls asymmetrische Wellenkonfiguration für Primär- und Sekundärkomplex (Seitenvergleich!)

als 2,5 ms als pathologisch zu werten. Die weiteren Kriterien für pathologische Seitendifferenzen sind den einzelnen Tabellen zu entnehmen.

*Die Beurteilung der Amplituden* ist wegen der schon bei Gesunden bestehenden relativ großen Normschwankungen am problematischsten. Amplitudenreduktionen von 50 % und mehr erscheinen uns als brauchbare Richtmarke. In besonderen Fällen kann die Errechnung des Amplitudenquotienten (kortikal N 1/P 1 zu HWK 2-N 13) zusätzliche Informationen liefern: Zur Erfassung von spinalen Raumforderungen, insbesondere Rückenmarktumoren, hat sich die Bestimmung des Amplitudenquotienten des kortikalen N 1/P 1 im Verhältnis zum lumbalen N 1 bei LWK 1 bewährt. Zur Prognosebeurteilung zerebraler Prozesse wird der Amplitudenquotient zwischen dem kortikalen N 20 (N 1/P 1) und dem größten negativen Gipfel über HWK 2 (N 13) errechnet.

Neben der *absoluten Latenz* kommt der Inter-peak-Latenzbestimmung im Gegensatz zur Amplitudenbestimmung eine besondere diagnostische Aussagekraft zu. Mit der Bestimmung der Inter-peak-Latenz zwischen HWK 2 und Skalp ist die *zentrale Leitungszeit* zu erfassen, die spinale Leitungszeit läßt sich durch die Differenz zwischen N 1 von LWK 1 und P 1 des Skalp nach Tibialisstimulation und Subtraktion der zentralen Leitungszeit errechnen.

*Die Wellenform* ist ein weiterer wichtiger Parameter der klinischen SEP-Befundung. Ihre Interpretation ist allerdings sehr schwierig, bedarf großer Erfahrung und sollte nur im Seitenvergleich erfolgen, um interindividuelle Variationen (z. B. Doppelgipfel des kortikalen P 1) nicht fehlzuinterpretieren.

Die Zuordnung zu den *Generatoren* der einzelnen Spitzen ist für die Bereiche des Nucleus cuneatus und gracialis, Lemniscus medialis und Thalamus nur mit Vorsicht erlaubt. Ein Vergleich von SEP-Kurven mit unterschiedlichen Referenzelektroden ist höchst problematisch und daher zu vermeiden (Besser et al. 1988).

## 7.4
## SEP-Normalbefunde

### 7.4.1
### SEP nach Trigeminusstimulation

Nach Stimulation des N. infraorbitalis bzw. der Oberlippe oder des N. mentalis bzw. der Unterlippe läßt sich über der kontralateralen Postzentralregion bei C5 bzw. C6 ebenso wie über CP3 oder CP4 ein W-förmiger Potentialkomplex ableiten. Die Latenzen von N1, P1 und N2 liegen bei 13, 19 und 27 ms, am konstantesten ist der positive Gipfel P19. Seitendifferenzen von über 2 ms sind pathologisch. Am aussagekräftigsten ist in der Latenz die Spitze P1 (P19) und in der Amplitude die Spitze-Spitze-Differenz N1/P1 (weitere Einzelheiten s. Kap. 11).

### 7.4.2
### SEP nach Armnervenstimulation

Grundlage der klinischen Diagnostik sind die ermittelten SEP-Mittelwerte der gereizten Nervenstamm- oder Hautdermatome. Die Reizleitungen über den erfaßten Generatoren wie auch die Reizverarbeitung über den zugehörigen kortikalen Arealen können durch Bestimmung von Latenzen, Amplituden und Formen der bioelektrischen Primärantwort (P0, N1 und P1) beurteilt werden. Für die klinische Diagnostik sind die initialen Spitzen N1/P1 und ggf. P0 am wichtigsten, sie dienen immer zur Bestimmung der Latenzzeiten, Amplituden, Inter-peak-Differenzen und Rechts-links-Differenzen.

Am häufigsten wird an den oberen Extremitäten der N. medianus und der N. ulnaris am Handgelenk stimuliert, so daß im folgenden nur die Medianus-SEP vom Erb-Punkt, Zervikalmark, Hirnstamm und Kortex vorgestellt werden sollen. Die SEP der übrigen Armnerven haben formal gleichartige Reizantworten von meist niedrigerer Amplitude. Die Latenzen des N. ulnaris sind in der Regel im Vergleich zum N. medianus durch die schon physiologische Leitungsverzögerung im Sulcus ulnaris 1–2 ms länger als die der Medianus-SEP (Tabelle 7.4).

## SEP vom Erb-Punkt

Das in der Supraklavikulargrube abgeleitete Erb-Potential zeigt eine biphasische Hauptkomponente P0 und N1 und einen kleinen vorgelagerten negativen Gipfel N0. Während P0 und N1 ihren Ursprung im Armplexus haben, wird N0 von den den Plexus zuführenden Nerven und distalen axillanahen Plexusanteilen generiert. Der Gipfel N0 ist bei einer Verschaltung Erb-Punkt gegen Fz im Gegensatz zu der Verschaltung gegen homolateralen Deltoideus nicht zu erhalten.

Das initial positive Potential Po reflektiert die sich nähernde Depolarisationswelle; $N_1$ entsteht durch die unter der Elektrode vorbeiziehende Depolarisationswelle; befindet sich die Welle hinter der Elektrode, wird der nachfolgende positive Gipfel $P_1$ generiert.

Immer ist bei der Messung vom Erb-Punkt darauf zu achten, daß der Arm an den Körper angelagert wird, da es sonst durch Armabduktion zu Latenzzunahmen und Amplitudenminderungen kommen kann.

Die N1-Spitze des Erb-Punktes (10,9 für den N. medianus, 12,1 für den N. ulnaris) wird ebenso wie P0 im Plexus brachialis generiert, die Amplitude über dem Erb-Punkt ist für die Ulnarisstimulation kleiner, da dieser Plexusanteil anatomisch tiefer liegt, d.h. von den Ableiteelektroden weiter entfernt ist. Die Abb. 7.6 läßt gut die wachsende N1-Latenzzeit für die erfaßte Impulsstrecke erkennen; so sind gemäß der Generatorhypothese N9 am Erb-Punkt, N11–13 von HWK6, N12–13 von HWK2, N14–15 vom Hirnstamm und N18–N20 von kortikal am besten zu erhalten.

Folgende Parameter sind vom Erb-SEP zur Auswertung geeignet:

1. Aus der Latenz von P0 (= 1. positive Welle) und der Distanz zwischen der Kathode und der Ableitelektrode läßt sich die Leitgeschwindigkeit des stimulierten Nerven im erfaßten Armbereich errechnen.

2. Die Amplitude P0/N1 ist ein Maß für die Zahl der erregten Nervenfasern und die Synchronizität der über den Nerv verlaufenden Impulswelle; mit zunehmendem Lebensalter kommt es zu einer progredienten Amplitudenabnahme. Eine pathologische Amplitudenminderung ist bei einer Rechts-links-Differenz von über 50% oder einem Amplitudenverhältnis des Erb-SEP zum zervikalen SEP von weniger als 1,1 anzunehmen.

**Tabelle 7.4.** Normwerte nach Nervenstammstimulation an den oberen Extremitäten. Normalwerte nach Nervenstammstimulation des N. medianus und N. ulnaris mit Seitendifferenzangaben; Normwerte der N 1-Latenz und der Amplituden des N. radialis und N. musculo-cutaneus bei Ableitungen vom Erb-Punkt, HWK 6, HWK 2 und dem kontralaterlaen Kortex [Durchschnittsalter 43 ± 16 Jahre (20–69 J.)]

*Normalwerte N. medianus*

| | *Latenzen* (ms) | | | | | | *Amplituden* (µV) | | | *Seiten-differenz* |
|---|---|---|---|---|---|---|---|---|---|---|
| Ableiteorte | P | N 0 | P 0 | N 1 | P 1 | N 2 | P/N 0 | P 0/N 1 | N 1/P 1 | re. N 1<br>li. N 1 |
| Axilla-D | | | 5,4 ± 0,6 | 6,9 ± 0,6 | 9,1 ± 0,8 | | | 14,2 ± 6,2 | | |
| Erb-D | | | 9,4 ± 0,8 | 10,9 ± 0,9 | 12,9 ± 1,7 | | | 6,8 ± 3,3 | | 0,4 ± 0,2 |
| HWK 6-D | 6,9 ± 0,6 | 8,0 ± 0,7 | 9,0 ± 0,9 | 11,6 ± 0,9 | | | 1,7 ± 0,6 | 4,7 ± 1,3 | | 0,4 ± 0,3 |
| HWK 2-D | 7,6 ± 1,0 | 8,7 ± 0,9 | 10,2 ± 0,9 | 12,8 ± 1,2 | 15,1 ± 0,7 | | 1,5 ± 0,9 | 4,1 ± 1,1 | | 0,8 ± 0,5 |
| A 1-D | 7,7 ± 0,9 | 8,7 ± 0,9 | 10,3 ± 0,9 | 12,7 ± 0,9 | 14,6 ± 1,0 | | 1,4 ± 0,8 | 3,2 ± 1,1 | | 0,6 ± 0,8 |
| A 1-C/P 3 | | | 12,1 ± 1,3 | 15,3 ± 1,3 | 19,8 ± 1,8 | 24,8 ± 1,9 | | 2,3 ± 1,0 | | 0,7 ± 0,6 |
| C/P 3-F 3 | | (12,6 ± 1,7) | (15,0 ± 1,5) | 20,0 ± 1,6 | 26,0 ±2,6 | 32,4 ± 4,1 | | | 6,2 ± 2,7 | 0,6 ± 0,6 |

*Normalwerte N. ulnaris*

| | *Latenzen* (ms) | | | | | | *Amplituden* (µV) | | |
|---|---|---|---|---|---|---|---|---|---|
| Ableiteorte | P | N 0 | P 0 | N 1 | P 1 | N 2 | P/N 0 | P 0/N 1 | N 1/P 1 |
| Axilla-D | | | 6,2 ± 0,7 | 7,7 ± 0,9 | 9,8 ± 1,4 | | | 10,0 ± 4,8 | |
| Erb-D | | | 10,3 ± 1,0 | 12,1 ± 1,4 | 13,9 ± 2,2 | | | 4,1 ± 1,8 | |
| HWK 2-D | 8,2 ± 0,7 | 9,5 ± 0,7 | 11,3 ± 0,8 | 13,8 ± 1,0 | 16,0 ± 1,2 | | 1,2 ± 0,9 | 2,9 ± 0,9 | |
| A 1-D | 8,4 ± 0,9 | 9,6 ± 1,1 | 11,6 ± 1,4 | 13,8 ± 2,0 | 15,1± 1,0 | | 1,3 ± 0,8 | 2,8 ± 1,5 | |
| A 1-C/P 3 | | | 13,4 ± 1, 3 | 16,4 ± 1,3 | 20,9 ± 1,8 | 26,8 ± 3,1 | | 2,3 ± 1,6 | |
| C/P 3-F 3 | | 13,9 ± 1,4 | 16,2 ± 1,2 | 20,9 ± 1,6 | 26,2 ± 2,4 | 34,5 ± 3,0 | | | 4,8 ± 2,7 |

| Nerv | Ableitort | N 1-Latenz<br>m ± s (ms) | N 1-P 0(1)-Amplitude<br>m ± s (µV) |
|---|---|---|---|
| N. rad | Erb | 10,1 ± 1,1 | 1,5 ± 0,9 |
| N. rad | HWK 6 | 13,7 ± 1,5 | 1,3 ± 0,5 |
| N. rad | HWK 2 | 13,8 ± 1,5 | 1,3 ± 0,5 |
| N. rad | Skalp | 19,6 ± 1,7 | 1,3 ± 0,6 |
| N. musc | Skalp | 16,6 ± 1,5 | 0,9 ± 0,4 |

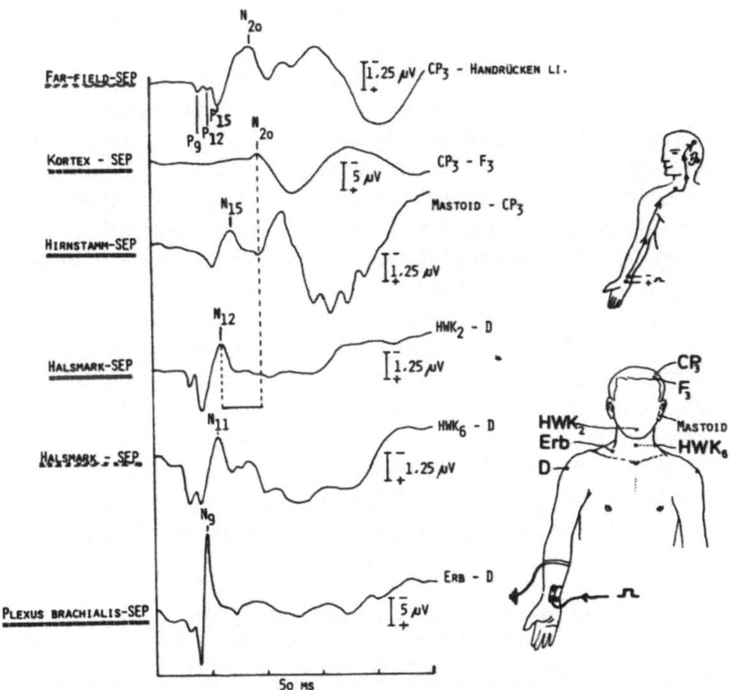



**Abb. 7.6.** SEP nach N.-medianus-Stimulation am Handgelenk, vom Erb-Punkt, HWK 6, HWK 2, kontralateralem Mastoid und kontralateralem Kortex. Die *obere Kurve* zeigt keine Verschaltung gegen den homolateralen Deltoideus, sondern gegen den kontralateralen Handrücken mit den typischen „far-field-potentials" P 9, P 12 und P 15. Einzeichnung der „transit-time to cortex"

3. Die N 1-Latenz nimmt mit zunehmender Armlänge und steigendem Lebensalter zu und gilt als Bezugspunkt für die Messung der Interpeaklatenzen.

Bei der Abklärung von Polyneuropathien kann neben der Ableitung in der Supraklavikulargrube auch die Ableitung vom Sulcus axillaris oder Sulcus ulnaris sinnvoll sein.

## HWS-SEP

Die bei HWK 2 und HWK 7 registrierten SEP weisen bei Verschaltung gegen den Deltoideus eine Spitze N 0 auf, die bei ihrem Nachweis die Differenzierung zwischen einer prä- oder postganglionären Schädigung erlaubt. Bei Verschaltung gegen Fz wird die Spitze N 0 oft nicht beobachtet (Nakanishi et al. 1978; Mauguiere et al. 1982). Die P 0/N 1-Spitze entspricht dem eigentlichen Halsmarkpotential, wobei die Potentialformen für N 1 über HWK 6 und HWK 2 identisch sind. Normalerweise besteht zwischen beiden N 1-Ableitungen eine Latenzdifferenz von ca. 1 ms, diese stellt die intraspinale Leitungszeit zwischen beiden Ableiteorten dar, da der N 1-Gipfel jedes der beiden Ableiteorte einen unterschiedlichen Generator aufweise (Allison u. Hume 1981). Neben dem diagnostisch relevanten, bei Normalpersonen immer nachweisbaren N 12- oder N 13-Gipfel ( = N 1) finden sich auch intraindividuell fluktuierende Bestandteile bei 11 und 14 ms. N 11 im aufsteigenden Schenkel ist häufiger über dem Ableiteort C 7, N 14 im absteigenden Schenkel häufiger bei C 2 zu erhalten (Dal-Bianco et al. 1985) (Abb. 7.7).

Die Generatoren der SEP-Anteile von Rückenmark und Hirnstamm sind noch nicht zweifelsfrei identifiziert; wir fanden mit Hilfe der Bestimmung der Refraktärperiode der einzelnen negativen Spitzen differente Refraktärperioden für die N 1-Spitzen vom Erb-Potential (N 9), HWK 2 (N 13), Mastoid (N 14) und dem Kortex (N 20). Die Relevanz der Referenzelektrode wird dadurch deutlich, daß nur bei einer Verschaltung Mastoid gegen den homolateralen Deltoideus und nicht bei einer Verschaltung gegen eine zerebrale Referenzelektrode die kurze Refraktärperiode von N 1 zu erhalten ist, wie sie auch mit gleichem Ergebnis für den N 13-Gipfel bei HWK 2 zu finden ist. Die Latenz von N 1 nimmt über dem Nacken von kaudal nach kranial zu; mit der Far-field-Technik und Doppelreizen fand Iragni (1984), daß für die Gipfel P 9, P 11 und N 11 ein präsynaptischer Generator und für N 13 wegen der längeren Refraktärzeit ein postsynaptischer Generator in Frage kommen muß; er vermutete die zervikalen Hinterstränge als Generator für N 11 und die Hinterhorninterneurone als Generator für N 13.
Systematische Untersuchungen über der HWS zeigen, daß das HWS-SEP neben dem Plexusanteil N 0 ( = N 9) (Abb. 7.2 und 7.7) im aufsteigenden Schenkel von N 1 einen Vorgipfel aufweist und im absteigenden Schenkel von N 1 ein 3. Gipfel mit einer Latenz von 13–14 ms sichtbar werden kann. Dieser 2. Gipfel hat im Gegensatz zu N 1, dessen Latenz von kaudal nach kranial zunimmt, immer die gleiche Latenz und dürfte daher im Gegensatz zu dem klinisch relevanten N 1 nicht von den Hintersträngen, sondern von den Hinterhornneuronen generiert werden (Emerson et al. 1984). Die Latenzzunahme von N 1 im Längsverlauf der Halswirbelsäule wird durch nonzephale Verschaltungen am deutlichsten (Emerson et al. 1984), und wir verwenden daher ebenso wie diese Autoren die ipsilaterale Deltoideusregion als Referenzelektrode.

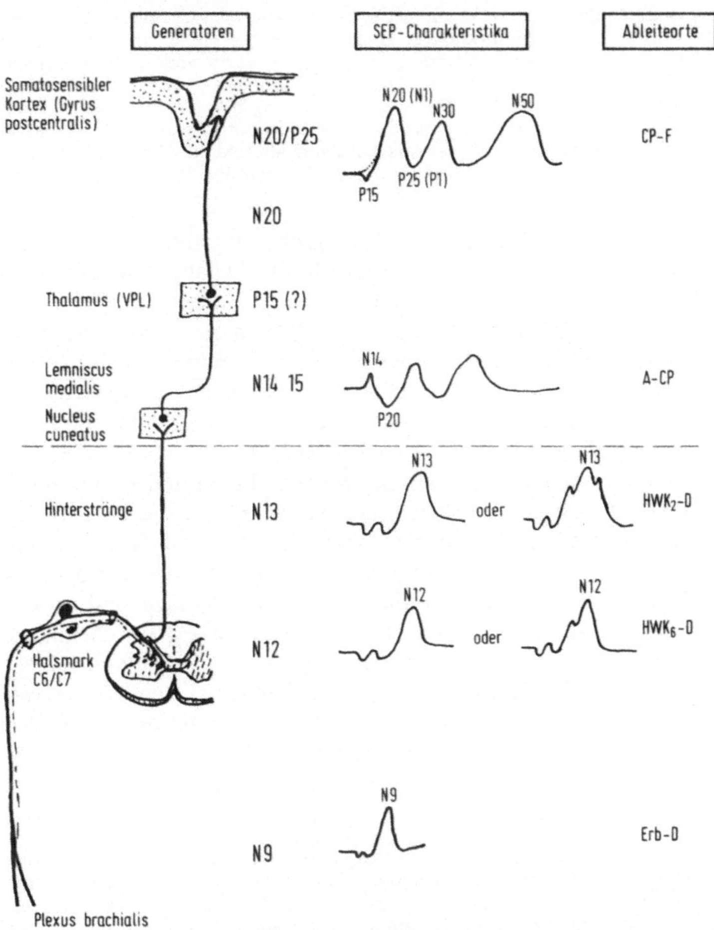


**Abb. 7.7.** Generatoren der nervalen, spinalen und kortikalen SEP nach Armnervenstimulation (schematisiert)

Die Generatoren von N 1 bei HWK 7 liegen nach Desmedt u. Cheron (1981) im Hinterhorn bzw. in der Hinterwurzeleintrittszone; die Generatoren von N 1 bei HWK 2 sollen im Hinterstrang bzw. im Nucleus cuneatus oder dessen unmittelbarer Umgebung liegen (Stöhr et al. 1982). Intraoperative und tierexperimentelle Untersuchungen sowie Refraktärperiodenbestimmungen sprechen eher für die im Nucleus cuneatus endenden Hinterstrangbahnen als Generator des größten negativen Gipfels bei HWK 2 und gegen den Nucleus cuneatus selbst als Generator (Möller et al. 1986; Urasaki et al. 1990). Der bei HWK 2 im absteigenden Schenkel inkonstant zu erhaltende Gipfel bei 14 ms dürfte vom Lemniscus medialis generiert werden (Stöhr et al. 1982). Dieser N 14-Generator ist aber über dem Ableiteort HWK 2 auch bei zerebraler Verschaltung nur inkonstant zu erhalten und daher für die klinische Auswertung ohne Bedeutung. Besser ist für die Erfassung des Lemniscus medialis der Ableiteort vom Mastoid oder Nasopharynx, vorausgesetzt, die Verschaltung erfolgt gegen eine zephale Elektrode (Jörg 1983; Wagner 1988).

Für die klinische Auswertung ist die größte negative Spitze N 1 und die vorgelagerte positive Welle P 0 (d. h. P 0/N 1) alleine aussagekräftig, da die 2 anderen Spitzen im auf- und absteigenden Schenkel – vermutlich wegen der Instabilität ihrer Generatoren – nicht bei allen Normalpersonen reproduzierbar zu erhalten sind und auch bei Verlaufsuntersuchungen der gleichen Personen nicht immer konstant generiert werden. Sie sind daher im Gegensatz zu N 1 für die klinische Diagnostik unbrauchbar (Vogel 1985). Für die klinische Bewertung eignen sich die Bestimmung von Amplitude und Latenz sowie deren Rechts-links-Differenzen. Bei verlängerter Latenz sind die Interpeakintervalle zwischen den Erb-Potentialen und dem N 13 von HWK 2 oder HWK 7 zu bestimmen, um den Ort der Verzögerung zu lokalisieren. Seitendifferenzen und Latenzintervalle sind im Gegensatz zur absoluten Latenz von N 13 unabhängig von Armlänge und Lebensalter zu verwerten. Der *Amplitudenquotient* von HWK 2 und HWK 7 (N 13/N 12) liegt nach Stöhr (1988) bei einem *Mittelwert von 0,98, die Streubreite reicht von 0,72–1,7.* Kommt es zu einer Erniedrigung des Amplitudenquotienten von *N 13 gegenüber N 12, so muß eine Halsmarkschädigung proximal des Segmentes C 5 vermutet werden.*

Besonders für den Anfänger bewährt sich bei Verwendung der Ableiteorte HWK 2 oder HWK 7 eine nonzephale Referenzelektrode (z. B. den ipsilateralen Deltoideus), da dann die diagnostisch entscheidende N 12- bzw. N 13-Komponente ( = N 1) am besten zu erhalten ist und die inkonstant nachweisbaren Generatoren etwas schlechter erfaßbar und demzufolge irritierende zusätzliche Gipfel seltener zu beobachten sind.

### Hirnstamm-SEP

Der Lemniscus medialis generiert einen größten negativen Gipfel bei 14–15 ms, wenn eine Verschaltung Mastoid bzw. Nasopharynx gegen Fz oder CP erfolgt ist. Bei der Verschaltung CP gegen Mastoid wird sowohl der frühe Hirnstammanteil als auch der Primärkomplex des kortikalen SEP erfaßt (Cracco u. Cracco 1985); bei der Far-field-Technik mit extrazephaler Referenz wird der P 14-Gipfel vom Lemniscus medialis generiert (Hashimoto 1984).

Der N 1-Gipfel liegt für den N. medianus bei 15,3 ms und für den N. ulnaris bei 16,4 ms und hat eine absolute Refraktärzeit von deutlich mehr als 5 ms im Vergleich zum N 13-Gipfel von HWK 2. Nur bei einer Verschaltung des Mastoids gegen den homolateralen Deltoideus kommt es zu einer Latenzverkürzung des Einzelreiz-SEP um 2–3 ms, und es zeigt sich ein identischer Potentialverlauf von beiden Ableiteorten. Dies zeigt den Wert der Referenzelektrode für die Erfassung der Generatoren im Hinterstrang des Halsmarkes, Nucleus cuneatus und Lemniscus medialis. Die längere Refraktärperiode, wie sie auch Iragni (1984) beschrieben hat, spricht für einen postsynaptischen, die kürzere Refraktärperiode für einen präsynaptischen Generator. Wagner (1988) konnte mit Hilfe einer Ableitung vom Nasopharynx gleichfalls den vom Lemniscus medialis generierten Gipfel bei 13–14 ms erhalten.

## Skalp-SEP

Die kontralateral bei CP gegen eine frontale Referenz abgeleiteten SEP weisen einen steil ansteigenden negativen Gipfel mit einer Latenz von 18–20 ms (N 1) auf, der von einem positiven Gipfel (P 25) gefolgt ist. In 15–20 % kann der P 1-Gipfel in 2 kleinere positive Wellen unterteilt sein (W-Konfiguration). Als kortikaler Primärkomplex werden N 1 und P 1 zusammengefaßt, der Generator dürfte in der Area 1 und Area 3 des sensiblen Kortex liegen. Die nachfolgenden Gipfel werden als Sekundärantwort bezeichnet und haben nur in Ausnahmefällen (z. B. bei Mantelkantentumoren) einen diagnostischen Wert. Immer zeigen die ersten 100 ms Analysezeit mindestens 3 negative und 3 positive Spitzen.

Während N 1 und P 1 vom spezifischen somatosensorischen Kortex generiert werden dürften, liegen die Generatoren der späteren kontralateralen Potentialkomponenten überwiegend in den sensiblen Assoziationsfeldern. In ca. 50 % ist dem größten negativen Gipfel N 1 eine positive Welle bei 15 ms vorgelagert; diese Welle P 15 wird vermutlich im Thalamus oder subthalamisch generiert (s. Abschn. 7.5.4.2).
Homolaterale kortikale Ableitungen sind gering latenzverzögert und in der Amplitude deutlich niedriger ausgeprägt; dies kann als Hinweis dafür gelten, daß sie nach Leitung über die interhemisphärische Bahn (Corpus callosum) durch Aktivierung von Assoziationsfeldern entstehen.

Bei der Auswertung werden bds. die Latenzen und Amplituden von N 1 und P 1 bestimmt und die zentrale Überleitungszeit zwischen dem N 1 bei HWK 2 (N 13) und dem N 1 am kontralateralen Skalp (N 20) errechnet. Die Bestimmung der *Überleitungszeit* der ersten negativen Gipfel (N 1) von Ableiteort zu Ableiteort ist wertvoll, da hiermit Körpergröße und Temperatur vernachlässigt werden können, wenn kortikal und an den Wurzeleintrittszonen abgeleitet wird. Normalwerte für die N. medianus „transit-time" von N 1 (sog. zentrale Leitungszeit) liegen bei 6,1 ± 0,7 ms, die weiteren Normalwerte sind den Tabellen 7.4–7.6 zu entnehmen. Der Mittelwert der Seitendifferenz für die Strecke HWK 2-CP ist 0,7 ± 0,6 ms. Diese Werte sind besonders in der MS-Diagnostik von Wichtigkeit. Die N 1/P 1-Amplitude ist für den N. medianus bei Werten < 0,5 oder >10 μV immer pathologisch.

Darüber hinaus kann der Amplitudenquotient N 20/N 13 auf eine partielle Leitungsunterbrechung zwischen Halsmark und primärem sensiblen Kortex hinweisen, wenn eine Erniedrigung dieses Quotienten auf weniger als 0,65 besteht (Stöhr 1988); der Normalwert liegt bei 1,42 ± 0,71.

Die Latenzen des Primärkomplexes steigen mit dem Alter und mit der Körpergröße leicht an, die Amplitude N 1/P 1 nimmt im Gegensatz zu den Amplituden der HWS und vom Erb-Punkt im Alter leicht zu. Es ist daher bei älteren und über 190 cm großen Menschen der hier aufgeführte Normwert für die absolute Latenz um 1–2 ms nach oben zu verschieben. Keine relevanten Geschlechtsunterschiede sind für die Seitendifferenz der N 1-Latenz sowie die zentrale Leitungszeit festzustellen (Allison et al. 1983); die zentrale Leitungszeit war in unserem Kollektiv im höheren Lebensalter leicht verlängert (Tabelle 7.6).
Ist die Frage einer infratentoriellen oder hochsitzenden spinalen Raumforderung mit Hilfe der SEP zu klären, kann auch die Unterteilung der zentralen Leitungszeit in 2 Segmente, d.h. HWK 2-Mastoid bzw. Mastoid-Kortex von Nutzen sein (Wang u. Symon 1982; s. Tabelle 7.6).

### 7.4.3
### SEP nach Beinnervenstimulation

Die SEP lassen sich nach Stimulation aller gemischten (N. tibialis und N. peronaeus) oder sensiblen Beinnerven (z.B. N. suralis, N. saphenus, N. cutaneus femoris lateralis) ableiten; die Konfiguration ist für alle Nervenanteile vergleichbar und stimmt auch mit den Dermatom-SEP der unteren Extremitäten in ihrer Konfiguration überein. Für die Etagendiagnostik mit Ableitung von Poplitea, LWK 1 und Skalp ist die Tibialisstimulation aber am geeignetsten und soll hier exemplarisch beschrieben werden. Die Normalwerte aller übrigen reizbaren Nervenstämme sind in Delisa et al. (1987) tabellarisch zusammengestellt.

## Nervenaktionspotentiale und Cauda-equina-Potential

Zur Erfassung der Impulsleitung im Bereich der peripheren Nerven erfolgt die simultane Ableitung der Nervenaktionspotentiale (NAP), z. B. des N. tibialis, in Höhe der Poplitea und der Glutealfalte (Abb. 7.8). Das bei LWK 5 abzuleitende Cauda-equina-Potential zeigt oft eine doppelgipflige Antwort mit positiver Vorwelle. Der erste negative Gipfel liegt bei 18 ms und repräsentiert die Cauda equina. Die zweite Welle repräsentiert möglicherweise Reflexaktivität im Caudabereich. Nach Riffel et al. (1984) ist der erste negative Gipfel mit 18,0 ± 1,2 ms diagnostisch relevant; nach unserer Auffassung ist der Wert des Ableiteortes LWK 5 besonders dadurch eingeschränkt, daß in $^{1}/_{3}$ des Normalkollektivs auch trotz Gabe von 1 mg Flunitrazepam keine Cauda-equina-Antwort zu identifizieren ist. Besteht in solchen Fällen diagnostischer Bedarf, kann eine Ableitung mit einer Lumbalpunktionsnadel im Anschluß an eine Liquorentnahme erfolgen (Jörg 1983).

## LWK 1- und HWK 2-SEP

Das bei jeder Normalperson zumindest unter optimalen Bedingungen zu erhaltende LWK 1-SEP hat einen gut reproduzierbaren ersten negativen Gipfel bei 24,1 ± 1,9 ms (s. Abb. 7.8). Erfolgt die Verschaltung nicht gegen den homolateralen Beckenkamm, sondern gegen Fz, so bleibt die Latenz für N 1 und P 1 gleich, die Amplituden sind aber bei der zephalen Verschaltung um 20 % niedriger. Für die klinische Beurteilung reicht die LWK 1-N 1-Latenz (N 22–24) sowie die Amplitudenbestimmung aus. Gegebenenfalls muß die Latenz mit der Körpergröße in Beziehung gesetzt werden. Der Generator von N 1 ist wahrscheinlich die im Lumbosakralmark eintreffende Erregung in den Hinterhornneuronen.

SEP vom Processus mastoideus und HWK 2 haben wir trotz hoher Aufsummierungszahlen nicht in allen Fällen erhalten können; findet sich aber ein SEP der oberen HWS, so liegt die Latenz bei 31,5 ms und die N 1/P 1-Amplitude bei 1,8 ± 0,7 µV. Gelingt der Nachweis von N 1, läßt sich direkt die spinale Leitgeschwindigkeit zwischen LWK 1 – N 1 und HWK 2 – N 1 nach N.-tibialis-Stimulation errechnen. Das Fehlen von HWK 2 – N 1 kann allenfalls dann als pathologisch gewertet werden, wenn auf der anderen Körperseite reproduzierbar ein HWK 2-SEP zu erhalten ist. Der Ursprungsort dieses Potentials ist im oberen Halsmark bzw. im Nucleus gracilis zu suchen.

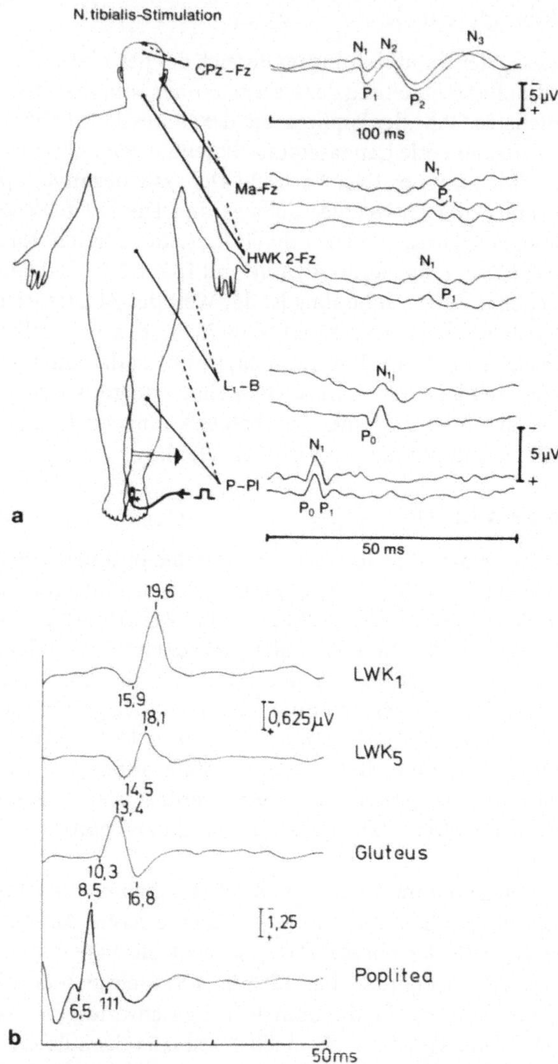



**Abb. 7.8 a, b.** SEP nach N.-tibialis-Stimulation. **a** Normale SEP nach rechtsseitiger N.-tibialis-Stimulation und Ableitung von der Poplitea, LWK 1, HWK 2, dem kontralateralen Mastoid und von C/Pz-Fz. **b** Tibialis-SEP von der Poplitea, Glutealregion, LWK 5 und LWK 1. (Aus Jörg 1983)

## Skalp-SEP nach Beinnervenstimulation

Von der typischen W-Form bei einer Analysezeit der ersten 100 ms ist N 1 oft schlecht oder nicht bestimmbar, der erste konstante Gipfel ist positiv mit einer mittleren Latenz von 41,4 ms (P 40 oder P 1). Bei Gesunden sind die Komponenten P 1 bis N 3 ohne Ausnahme nachweisbar, und es kann daher ein Verlust einer dieser Potentialspitzen und damit eine Veränderung der W-Form bei Ableitung am entspannten Patienten als pathologisch gewertet werden. Generator der 1. positiven Spitze ist der thalamokortikale Input, N 2/P 2 wird von den Assoziationsfeldern des somatosensorischen Kortex generiert.

Für die Auswertung ist die Latenzbestimmung von P 1, N 2, P 2 und die Amplitude von P 1/N 2 am wertvollsten. Bei alleiniger Ableitung der Skalp-SEP ist die Körpergröße zu berücksichtigen, da z. B. P 1 bei der N.-tibialis-Stimulation mit der Körpergröße zunimmt (Abb. 7.9). Um Fehlermöglichkeiten durch Alter, Beinlänge und Hauttemperatur auszuschließen, ist es günstig, die LWK 1-SEP-Ableitungen gleichzeitig durchzuführen und das Latenzintervall zwischen N 1 bei LWK 1 und dem P 1 vom Skalp zu errechnen.

Mit der *Höhe des Lebensalters* kommt es zu einer leichten, aber bei Gesunden zwischen dem 15. und 70. Lebensjahr für die Mehrzahl der Ableiteorte noch zu keiner signifikanten Latenzzunahme; dieser geringe Fehler kann in der Diagnostik dann relativiert werden, wenn der Rechts-links-Vergleich beachtet wird. Seitendifferenzen der absoluten Latenz, der Latenzintervalle und der Amplituden bei einseitigen oder einseitig betonten Prozessen stellen verläßliche klinische Beurteilungskriterien dar. Benutzt man noch einen Amplitudenquotienten von dem Skalp-SEP für P 1/N 2 zu N 1 von LWK 1 mit einem Normalwert von 5, so können auch Aussagen über den Grad

**Abb. 7.9.** Nomogramm von N 1 und P 1 zur Größenkorrektur für die Tibialis-SEP des Skalps

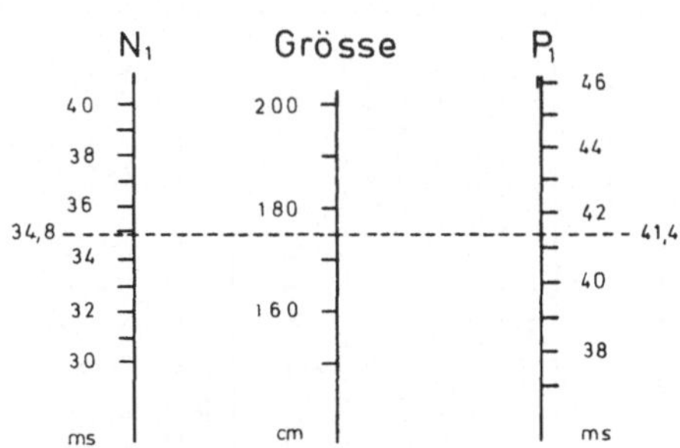

**Tabelle 7.5.** Normalwerte der SEP nach Nervenstammstimulation an den unteren Extremitäten und Dermatomreizung

*Normalwerte N. tibialis*

| | Latenzen (ms) | | | | Amplituden (µV) | Seitendifferenz (ms) | |
|---|---|---|---|---|---|---|---|
| Ableiteorte | N 1 | P 1 | N 2 | P 2 | N 1/P 1 | N 1 | P 1 |
| Cz/Pz | 34,8 ± 2,5 | 41,4 ± 2,8 | 49,5 ± 3,2 | 58,9 ± 2,6 | 3,1 ± 1,0 | 1,4 ± 1,0 | 1,3 ± 1,5 |
| HWK 2 | 31,5 ± 1,8 | 35,3 ± 3,0 | 38,9 ± 4,8 | 40,2 ± 4,8 | 1,5 ± 0,7 | | |
| LWK 1 | 24,1 ± 1,9 | 27,3 ± 2,6 | | | 2,0 ± 0,7 | 0,5 ± 0,4 | |
| Poplitea | 8,8 ± 1,6 | 10,9 ± 2,9 | | | 2,5 ± 1,3 | | |

*Dermatom-SEP*

| | *Latenzen* (ms) | | | | *Amplituden* (µV) | |
|---|---|---|---|---|---|---|
| Reizort | N 1 | P 1 | N 2 | P 2 | N 1/P 1 | N 2/P 2 |
| C 4 | 13,3 ± 1,8 | 20,9 ± 1,1 | 31,5 ± 2,6 | 44,4 ± 3,2 | 1,7 ± 1,6 | 1,9 ± 1,4 |
| C 5 | 17,2 ± 2,7 | 25,4 ± 3,0 | 36,4 ± 2,4 | 50,2 ± 5,9 | 1,4 ± 0,9 | 1,6 ± 1,3 |
| C 6 | 19,7 ± 1,5 | 27,3 ± 2,5 | 38,9 ± 2,3 | 51,9 ± 3,0 | 2,3 ± 1,8 | 2,6 ± 2,0 |
| C 7 | 22,7 ± 3,4 | 30,3 ± 4,3 | 41,8 ± 7,0 | 50,6 ± 6,7 | 2,7 ± 1,5 | 1,4 ± 1,0 |
| C 8 | 23,4 ± 2,1 | 31,6 ± 2,4 | 41,9 ± 1,9 | 55,6 ± 3,3 | 2,3 ± 1,6 | 1,7 ± 1,3 |
| Th 1 | 18,9 ± 1,3 | 25,8 ± 2,6 | 36,0 ± 2,5 | 51,4 ± 7,0 | 1,9 ± 1,5 | 2,4 ± 1,8 |
| Th 2 | 18,1 ± 1,4 | 26,4 ± 2,4 | 37,0 ± 2,8 | 54,2 ± 5,9 | 1,5 ± 1,0 | 2,0 ± 1,3 |
| Th 3 | 18,5 ± 1,1 | 25,7 ± 1,8 | 37,5 ± 2,2 | 54,9 ± 5,4 | 1,2 ± 0,9 | 2,1 ± 1,4 |
| Th 4 | 18,4 ± 2,2 | 26,4 ± 1,8 | 38,1 ± 1,8 | 51,1 ± 6,6 | 0,9 ± 0,9 | 1,5 ± 1,1 |
| Th 6 | 19,8 ± 1,6 | 27,2 ± 1,9 | 38,3 ± 3,8 | 49,5 ± 5,5 | 1,4 ± 1,3 | 1,5 ± 1,2 |
| Th 8 | 21,0 ± 2,3 | 28,6 ± 4,5 | 41,6 ± 4,0 | 52,6 ± 4,6 | 1,2 ± 0,7 | 1,1 ± 0,6 |
| Th 10 | 21,7 ± 1,6 | 30,0 ± 4,0 | 43,6 ± 5,7 | 53,4 ± 7,3 | 1,0 ± 0,7 | 1,5 ± 1,4 |
| Th 12 | 22,2 ± 1,3 | 30,0 ± 1,1 | 40,3 ± 2,2 | 56,3 ± 4,0 | 1,0 ± 0,6 | 1,5 ± 1,3 |
| L 2 | 24,0 ± 1,2 | 31,1 ± 2,7 | 40,9 ± 1,7 | 55,4 ± 4,6 | 1,1 ± 0,8 | 1,6 ± 1,4 |
| L 3 | 26,1 ± 1,5 | 32,9 ± 2,1 | 45,0 ± 5,1 | 57,9 ± 5,5 | 1,0 ± 0,6 | 1,2 ± 0,9 |
| L 4 | 31,4 ± 3,6 | 39,5 ± 5,6 | 49,7 ± 5,4 | 62,1 ± 8,6 | 1,4 ± 1,1 | 1,2 ± 1,3 |
| L 5 | 34,9 ± 8,5 | 42,2 ± 9,0 | 53,7 ± 9,5 | 65,8 ± 9,8 | 1,3 ± 0,7 | 1,9 ± 1,2 |

partieller Leitungsunterbrechungen erfolgen, wenn der Quotient < 2,5 für den N. tibialis ist (Stöhr 1988).

Die äußerste, noch normale Rechts-links-Differenz beträgt bei $2^1/_2$ facher Standardabweichung für die N 1-Latenzzeit des Skalp-SEP 3,9 ms und für die P 1-Latenzzeit 5,0 ms (Tabelle 7.5). Entsprechende Werte fand Vogel (1985) für den N. suralis: P 40 lag bei 44,9 ± 3,2 ms, die Rechts-links-Differenz betrug 1,8 ± 1,4 ms mit einer maximal erlaubten Rechts-links-Differenz für P 1 von 5,3 ms. Die von Stöhr publizierten maximalen Seitendifferenzen des N. tibialis liegen für den Skalp für P 1 bei 3,5 ms und für N 1 von LWK 1 bei 2,41 ms.

## 7.4.4
## Interpeaklatenzen und zentrale Leitungszeiten

Die *spinale Leitgeschwindigkeit* läßt sich bei der Verwendung mehrerer Ableiteorte, z. B. für die Ableitestrecke HWK 6 bis HWK 2, bestimmen, wobei für diese Ableitestrecke keine Synapsenzeit einzubeziehen ist. Für den Orthopäden und Neurochirurgen spielt als weitere Ableitungsstrecke die Leitgeschwindigkeit zwischen LWK 1 und HWK 2 nach N.-tibialis-Stimulation eine noch wichtigere Rolle. Für diese Strecke errechneten Jones u. Small (1978) eine spinale Leitungszeit von 60–65 m/s. Desmedt u. Cheron (1981) fanden eine zervikale Leitungszeit von 58 m/s. Wir fanden bei einer direkten Ableitung von LWK 1 und HWK 2 63,8 ± 11,3 m/s. Bestimmt man die spinale Leitgeschwindigkeit indirekt durch Subtraktion der Zeit zwischen HWK 2 und Skalp nach Medianusstimulation von der Zeit zwischen LWK 1 und Skalp nach N.-tibialis-Stimulation, so erhält man eine spinale LG von 54,8 ± 10,5 m/s (s. Tabelle 7.6). Die Differenz ist durch den Latenzbezug zu P 40 statt des inkonstanten N 35 erklärbar.

Die *Interpeaklatenzen*, d. h. die Überleitungszeiten zwischen benachbarten Ableiteorten, sind für den N. medianus, N. ulnaris und N. radialis in den Tabellen 7.4 und 7.6 zusammengefaßt.

## 7.4.5
## Dermatom-SEP und N.-pudendus-SEP

Die SEP nach Dermatomstimulation sind nur vom kortikalen Primärfeld zu erhalten, wenn mindestens 256 Aufsummierungen erfolgen. Sie weisen die gleiche Potentialkonfiguration auf wie die ent-

**Tabelle 7.6.** Leitgeschwindigkeit und Interpeakdifferenz bei Normalpersonen. Interpeakzeiten und Ergebnisse der Medianus- und Tibialis-SEP, der zentralen Leitungszeit zwischen HWK 2 und Skalp und der errechneten spinalen Leitgeschwindigkeit zwischen LKW 1 und HWK 2 von 15 Normalpersonen (Durchschnittsalter 34 Jahre)

| Interpeakzeiten (ms) | | | |
|---|---|---|---|
| | Erb-HWK 6 | HWK 6 – HWK 2 | HWK 2 – Skalp |
| N. medianus: | 3,1 ± 0,5 | 0,1 ± 0,2 | 6,1 ± 0,7 |
| N. ulnaris: | 3,2 ± 0,5 | 0,2 ± 0,2 | 6,0 ± 0,8 |
| N. radialis: | 3,6 ± 0,6 | 0,1 ± 0,1 | 5,8 ± 0,8 |

Für den N. medianus liegt die Leitungszeit zwischen HWK 2 und Mastoid bei 1,8 ± 0,5 ms und für die Leitungsstrecke Mastoid/Skalp bei 5,4 ± 1,0 ms.

| Ableitung | | Mittlere Latenz ± Standardabweichung (ms) | Seitendifferenz der Latenz ± Standardabweichung (ms) |
|---|---|---|---|
| 1. N. med. Kortex-SEP (C/P 3–F 3//C/P 4–F 4) | N 1 | 19,2 ± 1,2 | 0,5 ± 0,4 |
| 2. N. tib. Kortex-SEP (C/Pz-Fz) | P 1 | 39,9 ± 2,5 | 1,0 ± 0,7 |
| Zentrale Leitzeit Interpeaklatenzen | | | |
| I. HWK 2-Skalp | N 1–N 1 | 6,1 ± 0,7 | 0,7 ± 0,6 |
| II. LWK 1-Skalp | N 1–P 1 | 16,9 ± 1,7 | 1,1 ± 0,9 |
| Spinale Leitzeit | II–I | 10,1 ± 1,4 | 1,1 ± 0,8 |
| Spinale Leitgeschwindigkeit | | 54,8 ± 10,5 m/s | 6,2 ± 4,5 m/s |

sprechenden Nervenstamm-SEP der jeweiligen Extremitäten. Dies besagt, daß die Dermatom-SEP von den oberen Extremitäten einen gut ausgeprägten 1. negativen Gipfel N 1 haben, während nach Stimulation an den unteren Extremitäten der N 1-Gipfel oft nicht so gut zu erhalten ist. Die längeren Latenzzeiten der Dermatom-SEP im Vergleich zu den Nervenstamm-SEP kommen durch die miterfaßten Rezeptoren und langsamer leitenden distaleren Nervenfasern der Haut zustande. Im Thorakalbereich besteht eine ausgeprägte Amplitudendepression, die durch die geringere Rezeptorendichte und die kleinere korrespondierende Neuronenzahl in der entsprechenden sensiblen Hirnregion zu erklären ist.

Eine signifikante Alters- oder Geschlechtsabhängigkeit besteht nicht, wohl aber eine Abhängigkeit von der Körpergröße, die für die Dermatome im Lumbosakralbereich auch klinisch Berücksichtigung finden muß und vom Grad der Körpergrößenabhängigkeit her den Tibialis-SEP-Regressionsgeraden entspricht (Katifi u. Sedgwick 1986).

Bei Stimulation des S 1-Dermatoms (lateraler Fußrand) sind gegenüber L 5 1,5–2 ms spätere Gipfellatenzen zu finden.
Die Anwendung der Dermatom-SEP ist in der Diagnostik radikulärer oder spinaler Erkrankungen besonders wertvoll, wenn im Seitenvergleich untersucht wird. Eine pathologische Latenzdifferenz ist für N 1 dann anzunehmen, wenn die zervikalen Segment-SEP um mehr als 3 ms und die lumbosakralen Segment-SEP um mehr als 5 ms im Rechts/Links-Vergleich differieren. Für P 1 liegt die maximale Rechts/Links-Differenz zervikal bei 4 und lumbosakral bei 5,5 ms (Pop et al. 1988).

Die Untersuchung des N. pudendus kann bei Blasen- und Potenzstörungen von Wert sein. Stimuliert wird beim Mann an der Basis des Penis mit Ringelektroden mit 2–3 Hz und der 2,5- bis 3 fachen sensiblen Schwelle. Bei der Frau erfolgt die Plazierung der Plättchenelektrode neben der Klitoris (Anode) sowie 1 cm dahinter (Kathode) zwischen Labia majora et minora. Demzufolge ist die Stimulation immer simultan für beide Seiten. Die Ableitung erfolgt spinal bei LWK 1, verschaltet gegen Beckenkamm, kortikal bei Cz gegen Fz.
Die Normalwerte sind kortikal für P 1 bei 40,7 ms (36,5–45,0) und bei LWK 1 für N 1 bei 11,3 mg (9,6–13,0); bei der Frau sind bei LWK 1 die SEP nicht immer zu erhalten.

### 7.4.6
### Krankheitsunabhängige Beeinflussungen der SEP (Tabelle 7.7)

Beeinflussende Faktoren einzelner SEP-Komponenten können nur für die späteren Potentialanteile bestimmte Medikamente (u. a. Barbiturate), die Vigilanz, verschiedene Reizapplikationen etc. sein. Die Medianus-SEP vom Kortex haben z. B. bei einschlafenden oder sedierten Patienten vermehrt zwischen N 1 und P 1 einen 2. negativen Gipfel bei 24–25 ms. Laser-evozierte Hitzereize erregen bevorzugt Aδ- und C-Fasern, generieren speziell N 250- und P 390-Spitzen ( = Laser-EP) und können so im Gegensatz zu den elektrisch evozierten SEP die Störungen der Schmerz- und Temperaturempfindung nachweisen (Frieling et al. 1990).
Für den Primärkomplex steht neben methodischen Veränderungen besonders aber der individuelle Einfluß der Körpergröße und des

**Tabelle 7.7.** Krankheitsunabhängige SEP-Beeinflussungen

I. Methodische Veränderungen:
- Reizstärke, Reizart
- Reizfrequenz
- Frequenzfilter
- Elektrodenwiderstand
- Hauttemperatur

II. Vigilanz-abhängige Einflüsse:
- Schlafstadium
- Ermüdung bzw. Aufmerksamkeitsverminderung

III. Exogene Einflüsse:
- Psychische Phänomene
- Medikamente
- Temperatur

IV. Individuelle Einflüsse:
- Körpergröße
- Lebensalter

Lebensalters an erster Stelle der beeinflussenden Faktoren. Die zentrale Leitungszeit korreliert aber nicht mit der Körpergröße. Für die Bewertung der SEP der unteren Extremitäten ist die Körpergröße immer zu berücksichtigen (s. Abb. 7.9); diese Abhängigkeit gilt auch für Kinder im Alter von 6–17 Jahren (Mattigk 1992). Dem Einfluß der peripheren Nervenleitgeschwindigkeit und damit der Abhängigkeit von der Umgebungstemperatur bzw. Hauttemperatur kann man sich dadurch entziehen, daß man die Spitzenlatenzdifferenzen, z. B. zwischen Erb-Punkt und HWK 6, direkt bestimmt. Eine signifikante Altersabhängigkeit für die frühen SEP-Anteile nach Arm- und Beinnervenstimulation ist ebensowenig wie eine Geschlechtsabhängigkeit nachzuweisen (Katifi u. Sedgwick 1986), es ist aber ab dem 50. Lebensjahr eine tendenzielle Latenzzunahme für alle Spitzen und eine Verlängerung der Überleitungszeiten zu finden; die kortikalen Amplituden nehmen in gleicher Weise zu (Strenge 1986). SEP-Untersuchungen bei Neugeborenen, Kleinkindern und Schulkindern zeichnen sich dadurch aus, daß sich zwei gegensätzliche Einflüsse auf die SEP-Latenzen auswirken:

1. die noch unvollständige Ausreifung der sensiblen Leitungsbahnen mit entsprechend langsamerer Leitgeschwindigkeit und
2. die kürzere Distanz zwischen dem jeweiligen Reiz- und Ableiteort (Mattigk 1991).

Es ist insgesamt davon auszugehen, daß im 5.–6. Lebensjahr die Leitgeschwindigkeiten im afferenten System auf Erwachsenenniveau liegen.

## 7.5
## SEP in der klinischen Anwendung

Veränderungen der SEP bis hin zum Potentialverlust finden sich in
Abhängigkeit von dem Erkrankungsort und der Erkrankungsart; pathologische Kriterien bei der SEP-Befundung sind in Tabelle 7.3 zusammengefaßt. Unabhängig von der Art des pathologischen Prozesses sind nur typische, nie aber spezifische SEP-Muster zu finden.
Die SEP stellen auch nicht ein neurophysiologisches Substrat einer
spezifischen sensiblen Empfindung dar, da bei qualitativ unterschiedlichen sensiblen Reizen immer das hinsichtlich Latenz und
Amplitude gleich konfigurierte Skalp-SEP zu erhalten ist. Somit ist
die SEP-Diagnostik keine objektive Sensibilitätsprüfung, da eine
Korrelation zwischen der Art der Sensibilitätsstörung und den jeweiligen SEP-Veränderungen nicht besteht. Es ist falsch, aus der Art eines pathologischen SEP-Befundes auf eine sog. neurophysiologische
Diagnose zu schließen.
Bei der Analyse der SEP-Ergebnisse sollte die Lokalisation einer Läsion im peripheren, nervalen, radikulären, spinalen oder im zerebralen Abschnitt möglich sein; aus dem pathologischen Befund ist aber
im Einzelfall zu der Art der jeweiligen Schädigung, z.B. einer Demyelinisierung, keine sichere Aussage zu machen. Die SEP-Abnor-
malitäten weisen nur eine Störung im Bereich der geprüften Strukturen nach, die die SEP miterzeugen, und sie sind keinesfalls für bestimmte Erkrankungen spezifisch verändert.
Desynchronisationen der afferenten Impulse durch verminderte
Leitgeschwindigkeiten, z.B. im Rahmen einer Demyelinisierung,
oder/und der Verlust schnell-leitender Fasern führen zu einer Verzögerung der N1/P1-Latenz und zu einer Amplitudenreduktion von
N1/P1 bzw. P0/N1. Rein axonale bzw. neuronale Prozesse lassen
sich demgegenüber im wesentlichen durch die Amplitudenreduktion
identifizieren. Beide Veränderungen sind nicht nur für das kortikale
Potential, sondern in Abhängigkeit vom pathologischen Prozeß
auch für den Ableiteort vom Plexus brachialis oder vom Rückenmark nachzuweisen.

Lassen sich normale kortikale SEP ableiten, dürfen nicht automatisch pathologische SEP-Befunde im Bereich der erfaßten differenten Leitungsstrecke, z. B. in Höhe des Plexus oder des Halsmarkes, ausgeschlossen werden. Das Zerebrum kann nämlich durch seine synaptische Faszilitation auch wenige zeitgerecht ankommende sensible Impulse, selbst wenn diese desynchronisiert oder reduziert sind, verstärken. Bei Plexusparesen oder Wurzelsyndromen mit pathologischen SEP am Erb-Punkt oder im Bereich der HWS sind demzufolge auch normale Skalp-SEP möglich.

## 7.5.1
## Erkrankungen des peripheren Nervensystems

Bei peripheren Nervenerkrankungen erlaubt die Elektromyographie und Elektroneurographie in der Mehrzahl eine eindeutige diagnostische Zuordnung, der Einsatz der SEP-Diagnostik ist vorwiegend in folgenden Fällen von Nutzen:

1. Die Schädigung der sensiblen Nervenanteile ist so weit fortgeschritten, daß bei der sensiblen Neurographie kein NAP mehr zu erhalten ist. In solchen Fällen sind sensible Leitgeschwindigkeitsbestimmungen anhand der Latenzdifferenzen der kortikalen SEP nach sukzessiver Nervenstimulation in verschiedenen Nervenstammniveaus durchführbar, da infolge der synaptischen Verstärkungseffekte insbesondere des Zerebrums SEP-Antworten auch bei fehlenden sensiblen NAP noch nachweisbar sind. Analoges gilt für frühe Reinnervationsstadien nach traumatischen Nervenläsionen (s. Abschn. 7.6).
2. Die Nervenschädigung betrifft den Anteil des peripheren Nervensystems, der keiner direkten neurographischen Messung zugänglich ist, z. B. die zervikalen und lumbosakralen Nervenwurzeln und Nervenplexus. Hier ermöglichen SEP-Untersuchungen mit Etagenableitung eine Unterscheidung zwischen beiden Schädigungsformen bzw. bei kombinierter Schädigung beider Anteile eine Abschätzung des jeweiligen Schweregrades.
3. Im Rahmen von Polyneuropathien mit mehr proximaler oder distaler Schwerpunktsymptomatik kann bei der Kombination der Neurographie und der SEP-Diagnostik ein Hinweis auf den Lokalisationsschwerpunkt mit Hilfe der SEP gegeben werden.

## 7.5.1.1
### *Engpaßsyndrome*

Bei Kompressionssyndromen läßt sich durch Stimulation des gemischten Nerven distal und proximal des Kompressionsortes im Seitenvergleich eine deutliche Leitungsverzögerung nachweisen, auch wenn nur kontralateral vom sensiblen Kortex das SEP abgeleitet wird. Die Leitungsverzögerung läßt sich allerdings noch leichter erfassen, wenn gleichzeitig auch proximal gelegene Stimulationsorte erfaßt werden. In Abb. 7.10 sind die kortikalen SEP nach beidseitiger Stimulation von 3 verschiedenen Stimulationsorten des N. medianus dargestellt; in der obersten Kurve ist der Stimulationsort in der Ellenbogenregion, in der mittleren Kurve proximal des Karpaltunnels und in der unteren Kurve am Mittelfinger. Die Latenzdifferenzen im Seitenvergleich zeigen sich isoliert nach Stimulation distal der Medianuskompression, d.h. nach Mittelfingerstimulation. Der Latenzsprung rechts beträgt für N 1 7,4 ms, links im ungestörten Areal 4 ms. Diese Seitendifferenz von 3,4 ms ist signifikant und erlaubt die Annahme einer lokalen Demyelinisierung, z. B. im Rahmen eines Kompressionssyndroms des N. medianus im Karpaltunnel.

In gleicher Weise können auch Sulcus-ulnaris-Syndrome oder andere seltene Engpaßsyndrome im Bereich der oberen Extremitäten durch alleinige kontralaterale SEP-Ableitung differenziert werden. Diese Methode ist aber zur Erfassung von Kompressionssyndromen im Gegensatz zur sensiblen Neurographie sehr aufwendig.

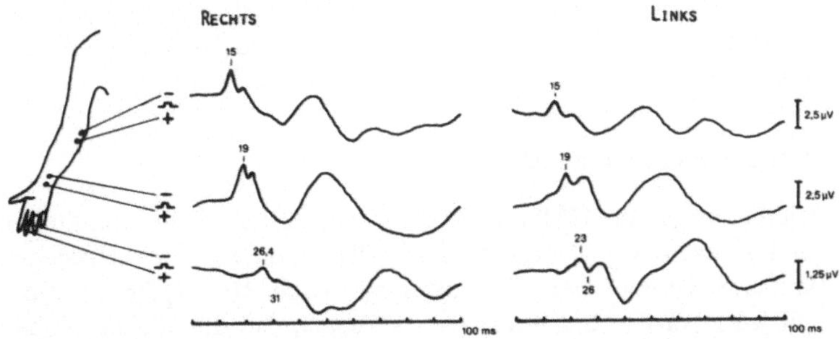


**Abb. 7.10.** Kortikale SEP nach beidseitiger Stimulation des Mittelfingers und des N. medianus proximal des Karpaltunnels und in Höhe der proximalen Ellenbogenregion (Einzelheiten s. Text). *Diagnose: Karpaltunnelsyndrom*

Bei der *Meralgia paraesthetica* sind die SEP des N. cutaneus femoris lateralis auf der betroffenen Seite oft verzögert; bei einem proximalen Reizort 10 cm distal der Spina iliaca anterior superior und 5 cm seitlich der Oberschenkelmitte fanden Flügel et al. (1984) bei Normalpersonen P 1 bei 31,8 ± 1,1 ms; die Rechts-links-Differenz beträgt in diesem Kollektiv 0,8 ± 0,7 ms. Eigene Untersuchungen bestätigen die Überlegenheit der SEP gegenüber der sensiblen Neurographie (Haensch u. Jörg 1996).

## 7.5.1.2
### Polyneuropathien und Systemerkrankungen

Bei Polyneuropathien können je nach der PNP-Ausprägung und dem PNP-Typ unterschiedliche Muster gefunden werden. Die Art der gefundenen SEP- und NLG-Veränderungen korreliert gut mit dem klinischen Bild der Polyneuropathie: Klinisch wie neurophysiologisch kann man eine PNP vom generalisierten Typ gut von dem Elektrophysiologiemuster im Rahmen der Mononeuritis multiplex oder der proximalen pseudomyopathischen PNP-Form unterscheiden. Bei der Polyneuritis cranialis sind nicht nur AEP-Veränderungen, sondern oft auch Trigeminus-SEP-Alterationen zu beobachten.

Zur Veranschaulichung der zahlreichen möglichen elektrophysiologischen Untersuchungsergebnisse sollen theoretisch die *PNP-Typen* isoliert für den Verlauf des N. tibialis dargestellt werden. Man unterscheidet dabei nicht nur eine proximale oder distale Betonung der PNP, sondern auch eine mehr axonale oder mehr demyelinisierende Form. Insgesamt sind so alleine für einen Nervenverlauf mindestens 4 verschiedene SEP- und NAP-Muster möglich.

### Vorwiegend axonale PNP

Hierbei zeigen die NAP und SEP normale Latenzen, die Amplituden sind je nach Ausprägungsgrad der PNP reduziert. Bei schwersten Verläufen ist ein Potentialverlust zunächst der NAP, später auch der SEP zu erwarten. Bemerkenswert ist dabei, daß die SEP im Verlauf der peripheren Nervenstrecke und des Rückenmarks je nach PNP-Ausprägung mehr oder weniger deutlich amplitudenreduziert sein können, die Skalp-SEP aber kaum oder gar keine Amplitudenreduktion aufweisen. Dieses ist durch die Verstärkerfunktion des Zerebrums zu erklären.

Bei axonalen Polyneuropathien toxischer Genese (z. B. Alkohol) sind ebenso wie die peripheren auch die zentralen Leitungszeiten normal.

## Demyelinisierende PNP distalbetont

Der Diabetes mellitus ist die Hauptursache, die sensiblen NAP sind in Korrelation zum klinischen Bild meist verzögert, das SEP ist bei distaler Stimulation gleichfalls sowohl bei spinaler als auch kortikaler Ableitung verzögert; wird der Nervenstamm proximal stimuliert, ist das SEP sowohl vom Ableiteort LWK 1, HWK 2 und Skalp normal ohne Latenzverzögerung nachweisbar.

Der Nachweis der isolierten Demyelinisierung im Verlauf des peripheren Nerven gelingt nicht, wenn man die SEP nach Nervenstammstimulation lediglich vom Skalp ableitet, da dann nicht nur im Rahmen demyelinierender Polyneuropathien, sondern auch z.B. bei einer funikulären Myelose oder Tabes dorsalis latenzverzögerte Skalp-SEP gefunden werden können. Erst die Ableitung in Etagen, z.B. in Höhe der Poplitea, LWK 1 und vom Skalp oder die Stimulation des Nervenstammes distal und proximal läßt den Nachweis erbringen, daß die vom Skalp-SEP abgeleitete latenzverzögerte N 1- bzw. P 1-Spitze durch eine Leitungsstörung des peripheren Nerven am distalen Schenkel zustande kommt.

## Generalisierte demyelinisierende PNP

Diese PNP-Form ist die schwerere Verlaufsform der mehr distalbetonten demyelinisierenden PNP, und es kommt daher jetzt nicht nur zu latenzverzögerten NAP, sondern oft auch zu NAP-Verlusten oder deutlichen Desynchronisierungen. Die SEP sind gleichfalls sowohl von den spinalen als auch kortikalen Ableiteorten deutlich verzögert zu erhalten, gleichgültig, ob distal oder proximal stimuliert wird.

## Proximalbetonte demyelinisierende PNP

Die sensiblen NAP sind normal, die SEP sind deutlich latenzverzögert, und dies unabhängig von der Tatsache, ob proximal oder distal eine Nervenstammstimulation erfolgt ist. Ein typisches NAP- und SEP-Muster ist in Abb. 7.11 dargestellt. Bei normalen Poplitea-NAP mit einer N 1-Latenz von 12,6 ms läßt sich ein deutlich latenzverzögertes spinales SEP in Höhe LWK 1 mit einer Latenz von 32,3 ms nachweisen. Klinisch bestand eine asymmetrische Polyneuropathie vom proximalen demyelinisierenden Typ.

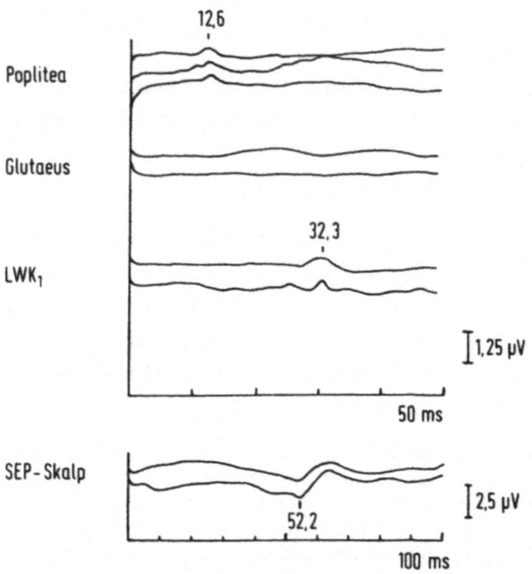


**Abb. 7.11.** Nervenaktionspotentiale (NAP) und N.-tibialis-SEP bei einer Polyneuropathie vom proximalen Typ. Das Poplitea-NAP ist mit einer Latenz von 12,6 ms für N1 normal, das Glutaeus-NAP fehlt und das spinale SEP in Höhe LWK 1 ist mit 32,3 ms ebenso wie das Skalp-SEP deutlich latenzverzögert. (Aus Jörg 1986 a)

Bei der *Polyradikulitis Typ Guillain-Barré* zeigt sich am Beginn des Krankheitsverlaufes bei rein proximal gelegenen Entmarkungen noch ein normales sensibles oder motorisches NAP, es ist allenfalls indirekt durch F-Wellen-Messungen eine proximale Leitungsstörung nachweisbar. Demgegenüber läßt sich auch die Nervenleitgeschwindigkeit in den proximalsten Abschnitten des peripheren Nervensystems zwischen Nervenplexus und Wurzeleintrittszone im Rückenmark durch SEP-Einsatz bestimmen, da bereits im Frühstadium ein verzögertes spinales und kortikales SEP nachweisbar ist. Erfolgt eine proximale und distale Nervenstammstimulation, so ist die Leitungsverzögerung im proximalen Nervenabschnitt nachzuweisen. Die Interpeaklatenz ist zwischen Erb-Punkt und HWK 6 erhöht (Brown u. Feasby 1984).

Im Verlauf der Guillain-Barré-Polyneuropathie sind dann auch nach N.-medianus-Stimulation sowohl über dem Erb-Punkt als auch kortikal meist keine SEP mehr zu erhalten, wenn das afferente System mitbetroffen ist. Vergleichbare SEP-Befunde sind bei der *Herpes-zoster-Radikulitis* ebenfalls zu finden.

*Chronische Polyneuritiden und Polyradikulitiden (CIDP) gehen mit pathologischen NAP- und SEP-Befunden einher,* gleichgültig, ob die SEP im Verlauf der Nervenstämme, spinal oder kortikal abgeleitet werden.

Bei der *neuralen Muskelatrophie (HMSN Typ I und III)* findet sich eine Leitgeschwindigkeitsabnahme von proximal nach distal hin mit stärkster Verzögerung im Hand- und Fußbereich. Die Impulsleitung im spinalen und zerebralen Abschnitt ist in der Regel normal. In besonderen Fällen kann auch wegen der Optikusatrophie ein pathologischer VEP-Befund vorliegen (HMSN-Typ VI) (Weiller u. Ferbert 1991).

*Bei hereditären sensiblen und autonomen Polyneuropathien (HSAN)* sind bei den Typen HSAN I bis V oft verzögerte spinale und Skalp-SEP zu finden.

### 7.5.1.3
### *Plexus-brachialis- und Plexus-lumbosacralis-Läsionen*

Im Gegensatz zu Läsionen im Bereich der Zervikal- oder Lumbosakralwurzeln, d. h. proximal der Spinalganglien, sind bei Plexus-brachialis- oder Plexus-lumbosacralis-Läsionen pathologische SEP-Befunde sowohl vom Erb-Punkt als auch vom Glutealableiteort zu erwarten; man spricht im Gegensatz zum supraganglionären Schädigungstyp bei Wurzelsyndromen daher auch von einem infraganglionären Schädigungstyp bei Plexusläsionen (Abb. 7.12).

Bei *Plexus-brachialis-Paresen* kommt es durch die *infraganglionäre Läsion* zu einem erniedrigten und verzögerten SEP vom Erb-Punkt, wobei je nach dem Grad und Zeitpunkt der Schädigung und einer evtl. zusätzlichen Wurzelläsion auch einmal die SEP der HWS oder vom Skalp reduziert oder verzögert bis fehlend sein können (Abb. 7.13). Bei schweren Plexus-brachialis-Paresen vom rein infraganglionären Schädigungstyp und ohne zusätzliche Wurzelläsion ist das Erb-SEP nicht nachweisbar, die SEP bei HWK 6 und vom kontralateralen Kortex können aber trotzdem noch normal ausgeprägt sein.

Beim *Thoracic-outlet-Syndrom* kann das N. ulnaris-SEP vom Erb-Punkt normal sein, da der Erb-SEP-Generator unterhalb der Schädi-

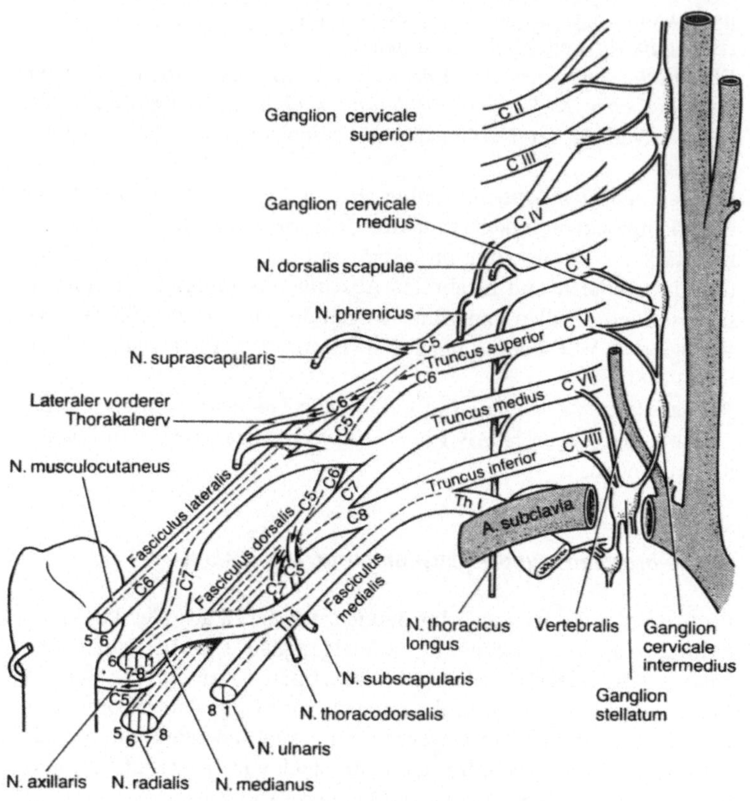


**Abb. 7.12.** Anatomie des Armplexus. (Aus Jörg 1983)

gungsstelle gelegen ist. Typisch ist aber die vergrößerte Interpeaklatenz N 9–N 13 (Jörg 1992).

Die sensible NLG ist bei Plexusläsionen zeitlich deutlich später pathologisch als das SEP vom Erb-Punkt, mit Hilfe der Magnetstimulation läßt sich aber bei Erfassen des Truncus superior, des Truncus medius oder Truncus inferior ebenso wie mit der SEP-Diagnostik schon unmittelbar nach Läsionseintritt eine Leitungsstörung im Plexus- bzw. Faszikelbereich nachweisen (Abb. 7.13).

Bei mittelschweren Schädigungen mit einem ausgeprägten Faserverlust lassen sich neben pathologischen Veränderungen des Erb-SEP

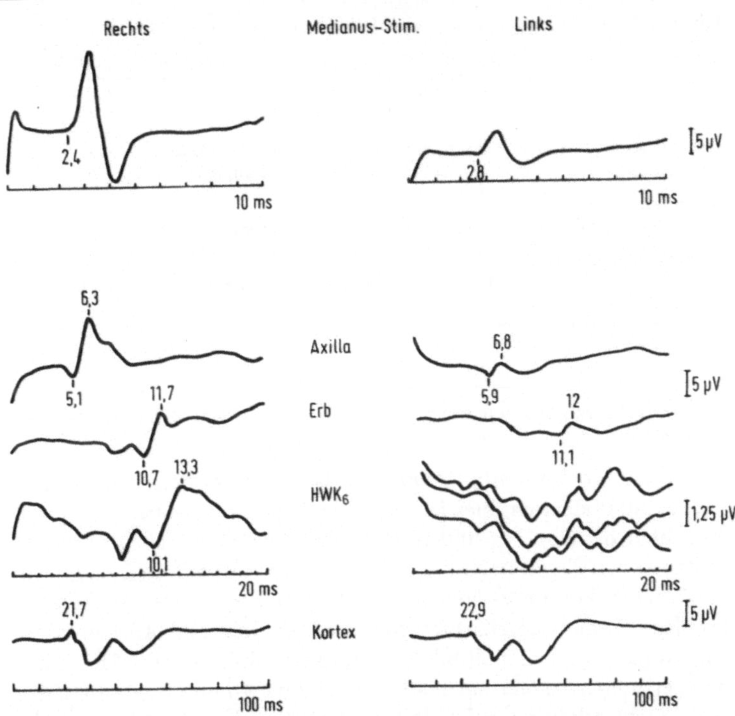


**Abb. 7.13.** Obere Plexusparese links mit pathologischem Medianus-SEP von der Axilla, Erb-Punkt und HWK6 als Zeichen für eine leichte infraganglionäre Läsion. (Aus Jörg 1985)

auch pathologische Potentiale über HWK6 nachweisen. In der Mehrzahl der Fälle handelt es sich aber um eine Kombination einer infraganglionären und supraganglionären Schädigung durch Läsionen des Plexus *und* der Zervikalwurzeln, z. B. im Rahmen von Traumata, Tumorinfiltrationen oder Zosterinfektionen.

SEP-Veränderungen sind nur dann zu erwarten, wenn entsprechend dem klinischen Befund bei Verdacht auf eine obere Armplexusparese auch die Daumenregion, der N. musculocutanaeus oder der R. superficialis des N. radialis stimuliert werden und bei dem Verdacht einer unteren Armplexusparese der N. ulnaris stimuliert wird (Yiannikas et al. 1986).
Untersucht man die peripheren autonomen Potentiale (PAP) nach Medianus- oder Clickstimulation, so zeigt sich bei Plexus-brachialis-Läsionen, nicht aber

**Tabelle 7.8.** Beziehung zwischen Stimulationsort und Plexus brachialis

| Stimulationsort | Sekundärfaszikel | Primärfaszikel | Spinalnerv |
|---|---|---|---|
| N. ulnaris | Fasciculus medialis | Tr. inferior | C8 (Th 1) |
| N. medianus | | | |
| – Mittelfinger | Fasciculus lateralis | Tr. medianus | C7 |
| – Daumen | Fasciculus lateralis | Tr. superior | C6 |
| M. radialis | | | |
| R. superficialis | Fasciculus dorsalis | Tr. sup. u. med. | C7 u. C6 |
| N. musculocutaneus | | | |
| R. cutaneus antebrachii lateralis | Fasciculus lateralis | Tr. superior | C5 u. C6 |

bei Zervikalwurzelaffektionen ein pathologisches bzw. ganz fehlendes PAP der Hände (Tabelle 7.8).

Bei *Plexus-lumbosacralis-Affektionen* läßt sich kein eigentliches Plexuspotential ableiten; hier ist daher nach N.-tibialis-Stimulation das NAP über der Poplitea und in Höhe der Glutealfalte abzuleiten und in den ersten Tagen nach Plexusläsion noch normal; im Laufe weniger Wochen kommt es aber bei einer infraganglionären Schädigung im Plexus lumbosacralis auch zu gluteal ableitbaren NAP-Latenzverzögerungen und Amplitudenreduktionen. Das Kortex-SEP kann demgegenüber wieder normal in Latenz und Amplitude nachweisbar sein. Nicht selten ist bei LWK 5 und LWK 1 aber das SEP pathologisch im Sinne einer Amplitudenreduktion oder Potentialsplitterung bzw. Potentialverlust verändert.

Bei intraabdominellen Läsionen des N. femoralis ist die Stimulation des N. saphenus am aussagekräftigsten.

### 7.5.1.4
### *Wurzelsyndrome*

Läsionen der Zervikalwurzeln verursachen einen supraganglionären Schädigungstyp, da die Läsion rostral der Spinalganglien liegt und somit die SEP vom Erb-Punkt immer normal zu erhalten sind; demgegenüber kommt es je nach dem Grad der radikulären Schädigung zu einer Inter-peak-Latenzzunahme zwischen Erb-Punkt und Halsmark-SEP. Oft sind die zervikalen SEP N 12 und N 13 je nach dem Schädigungsgrad erniedrigt oder gar nicht nachweisbar.

Vom Skalp kann wieder ein normales SEP erhalten werden (Tabelle 7.9).

Dieser supraganglionäre Schädigungstyp ist bei monoradikulären Zervikalwurzelläsionen aber mehr von theoretischem Wert, da im klinischen Alltag nur selten eine nachweisbare Impulsleitungsstörung zwischen Erb und HWK 6 zu erhalten ist, da z. B. der N. medianus Anteile von C6, C7, C8 und Th 1 und der N. ulnaris Anteile von C8 und Th 1 erhält und die spinalen SEP somit lediglich Summenpotentiale nach Reizung des Nervenstammes darstellen. Auch die Untersuchung des N. radialis bei reinen C7-Läsionen oder des N. musculocutanaeus bei C6-Syndromen ergibt nicht immer pathologische spinale SEP-Befunde, und daher sollte nur in Verbindung mit dem EMG die Beurteilung beider Seiten des SEP erfolgen. Bei der Verwendung von EMG, F-Welle und SEP in Etagen ist das EMG am aussagekräftigsten. Wir konnten nur in 33 % unserer Fälle mit zervikalen Wurzelsyndromen vom monoradikulären Typ pathologische SEP-Befunde nachweisen; dabei fand sich seltener eine Amplitudenreduktion und Latenzverzögerung des Halsmark-SEP, häufiger aber eine Aufsplitterung der HWK-SEP. Nur schwerere supraganglionäre Läsionen, wie z. B. nach Wurzelausrissen in mehreren Etagen, ist das typische Bild des normal zu erhaltenden Erb-SEP und des amplitudenreduzierten oder fehlenden Halsmark-SEP nachweisbar. Wird das Halsmark-SEP gegen die Referenzelektrode Deltoideus abgeleitet, so läßt sich der kleine negative Gipfel N0 als Zeichen des intakten distalen Plexusanteils nachweisen, da N0 ja von distalen Anteilen des Plexus brachialis generiert wird.

**Tabelle 7.9.** Charakteristika der Wurzelsyndrome C2–Th2 und ab L3

1. Schweißsekretion erhalten trotz Anästhesie
2. PAP der Stirn, Hände oder Füße o. B.
3. EMG der paravertebralen Muskulatur kann Denervierungspotentiale zeigen
4. Normale NLG und sNAP trotz Anästhesie
5. SEP: • Dermatom-SEP oft pathologisch
   • Nervenstamm-SEP zeigen einen supraganglionären Schädigungstyp:
     - Interpeaklatenzen zwischen distal und proximal des Läsionsorts verlängert
     - Amplitudenquotient zwischen rostral und kaudal der Läsion pathologisch
     - Amplitude im Seitenvergleich reduziert
     - Erb- oder Glutäal-SEP o. B.

Unsere SEP-Ergebnisse bei monoradikulären Wurzelsyndromen waren auch dann dem EMG unterlegen, wenn nicht nur Nervenstamm-, sondern auch *Dermatomreizung* erfolgt ist. Diese Ergebnisse wurden von Schmid et al. (1988) bestätigt, stimmen aber nicht mit der Mehrzahl der Literaturmitteilungen überein. Seyal et al. (1989) sehen einen diagnostischen Wert der spinalen SEP auch bei normalen kortikalen SEP, wenn bei lumbosakralen Radikulopathien der N. saphenus, N. peronaeus superficialis oder N. suralis stimuliert wurde.

Bei monoradikulären Syndromen ist statt der Nervenstammstimulation (Tabelle 7.9) die *Dermatom-SEP-Diagnostik* zu bevorzugen. Häufig kann man ein pathologisches Segment-SEP insbesondere im Seitenvergleich nachweisen (Abb. 7.14). Unsere eigenen Erfahrungen bei Wurzelsyndromen lassen die Schlußfolgerung zu, daß die Dermatom-SEP der Nervenstammstimulation selbst dann überlegen sind, wenn die Stimulation des N. radialis, N. suralis, N. saphenus oder N. peronaeus miteinbezogen werden. Unsere Erfahrungen werden durch die Untersuchungsergebnisse von Simic (1988) bestätigt, der pathologische Dermatom-SEP-Befunde auch dann fand, wenn objektive neurologische Befunde fehlten, die Patienten aber unter Schmerzsensationen im Bereich einer bestimmten Wurzel litten. Zu achten ist immer auf die vom klinischen Bild bestimmte Reiztechnik, wobei bei einer Abgrenzung C6-Syndrom gegenüber einem Karpaltunnelsyndrom immer die Stimulation im C6-Dermatom an der

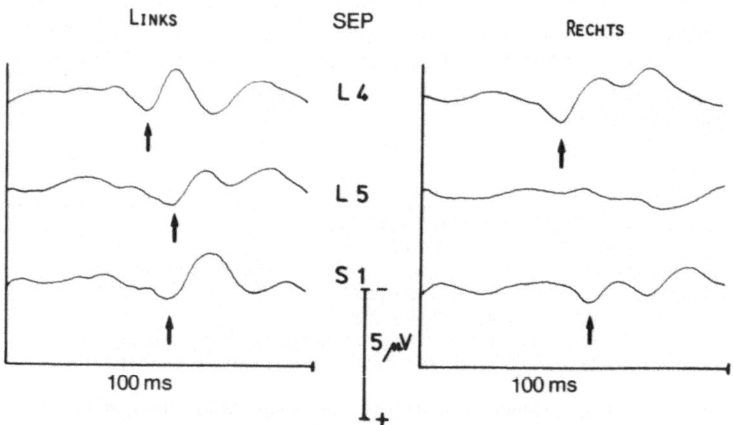


**Abb. 7.14.** SEP-Verlust nach Stimulation im hypästhetischen L5-Segment links bei sonst noch normaler SEP-Ausprägung

Außenseite des Unterarmes und nicht die Stimulation im Daumenbereich erfolgen sollte (Abb. 7.3).

Bei *Lumbosakralwurzelläsionen* sind die NAP im Bereich der Poplitea und gluteal immer normal, bei LWK 1 ist nur bei schweren und mehr als eine Wurzel betreffenden lumbosakralen Wurzelläsionen ein pathologisches LWK 1-SEP zu erwarten. Die Dermatom-SEP sind auch lumbosakral von hohem diagnostischen Wert (Meirsman 1987). So konnten auch Katifi u. Sedgwick (1987) in 19 von 20 operativ bestätigten lumbosakralen Wurzelläsionen ein pathologisches Dermatom-SEP finden. Schramm (1984) beschreibt typische Segment-SEP-Veränderungen in Korrelation zum klinischen Bild, wobei er Amplitudenreduktionen häufiger als Latenzverzögerungen gefunden hat.

## 7.5.2
## SEP bei Encephalomyelitis disseminata

Bei der multiplen Sklerose (MS) kommt es während der akuten Phase zu entzündlichen perivenösen Infiltrationen mit diskontinuierlichem Markscheidenverlust (Demyelinisierung), wobei die in der weißen und grauen Substanz des ZNS verstreuten Plaques oft eine Ausdehnung bis 10 mm aufweisen. Elektrophysiologisch kommt es in diesen Entzündungsherden initial zu einem meist partiellen Leitungsblock und im Verlauf zu einer Verlangsamung der Impulsleitung bis zum 40fachen. Die Impulsverzögerungen bzw. die Impulsblockierungen sind aber nur dann nachweisbar, wenn die den Entmarkungsherd durchlaufenden Afferenzen auch stimuliert werden.

Bei der Wahl des Stimulationsortes muß man sich nach der Lokalisation geklagter Parästhesien oder gefundener Sensibilitätsstörungen richten, nur beim Fehlen einer typischen Anamnese oder eines entsprechend klinischen Sensibilitätsbefundes ist die SEP-Untersuchung nach N.-tibialis-Stimulation aufgrund der Größe des erfaßten afferenten Systems am aussagekräftigsten.

*Typische SEP-Muster* bei multipler Sklerose sind in Tabelle 7.10 aufgeführt, an erster Stelle finden sich dabei absolute N 1/P 1-Latenzverzögerungen der kortikalen SEP sowie signifikante Rechts-links-Differenzen der kortikalen Primärantwort bei noch gut erhaltener Konfiguration.

Die absoluten Latenzverzögerungen der Primärantwort über dem kortikalen sensiblen Feld sind am häufigsten nachzuweisen, methodisch am leichtesten zu erfassen und heute in der Routinediagnostik besonders für die Nervenstamm- oder Hautreizung nicht mehr wegzudenken. Pathologische SEP-Latenzverzögerungen finden sich insbesondere bei Störungen der epikritischen Funktionen, sie sind aber auch in sensibel ungestörten, ggf. klinisch nie betroffenen Arealen anzutreffen (Abb. 7.15). Im Verlaufe eines MS-Schubes kommt es häufiger zu einer Latenzverlängerung des Einzelreiz-SEP.

**Tabelle 7.10.** Typische SEP-Befunde bei multipler Sklerose

- N 1/P 1-Latenzverzögerung der kortikalen SEP (auch bei normaler Sensibilität)
- Rechts/Links-Differenz des kortikalen Primärkomplexes N 1/P 1
- Verlängerte Nacken-Skalp-Zeit („pathol. transit time to cortex")
- Verzögertes HWK 2-SEP
- Verlängerte spinale Leitungszeit
- Verlängerte relative Refraktärperiode
- Disseminiertes Muster bei Segment-SEP

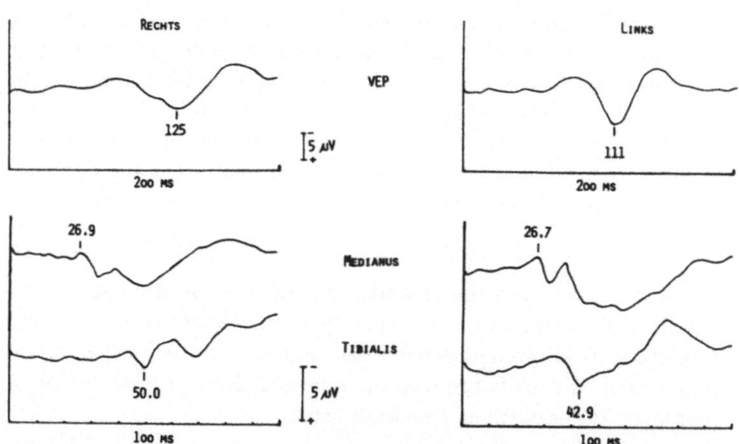


**Abb. 7.15.** VEP und SEP nach Medianus- und Tibialisstimulation bei Encephalomyelitis disseminata. Das VEP ist rechts pathologisch latenzverzögert, die Medianus-SEP sind von der kontralateralen Skalpregion bds. deutlich latenzverzögert, das Skalp-Tibialis-SEP nach Stimulation am Malleolus medialis rechts ist absolut latenzverzögert und zeigt auch eine pathologische Seitendifferenz

Pathologische Latenzverzögerungen und Latenzdifferenzen sind häufiger nach Tibialis- als nach Medianusreizung zu erhalten, da hier eine noch größere spinale Leitungsstrecke erfaßt wird. Dabei sind absolute Latenzwerte von über 100 ms für die P 1-Antworten nach Tibialisreizung oder von über 60 ms für die N 1-Antwort keineswegs ungewöhnlich und sprechen mit großer Wahrscheinlichkeit für eine Demyelinisierung und gegen eine Raumforderung. Eine zweifelsfreie, sichere Aussage ist aber insbesondere deshalb nicht immer möglich, weil bei fehlenden oder stark erniedrigten kortikalen Primärantworten nicht mit Sicherheit gesagt werden kann, ob die nachfolgende Welle als stark verzögerter Primärkomplex oder als Sekundärkomplex anzusehen ist.

Bei sicherer MS sind in ca. 80–90 % pathologische Tibialis-SEP zu erwarten, wenn man die Ergebnisse der kortikalen absoluten N 1/ P 1-Latenzwerte und der Rechts-links-Differenzen für die Tibialis-SEP zusammenfaßt (Riffel et al. 1984).

Berücksichtigt man die Aussagekraft der Medianus- und Tibialis-SEP bei Skalpableitungen isoliert, so sind für die 3 MS-Klassen (mögliche, wahrscheinliche und sichere MS) die Tibialis-SEP-Untersuchungen am aussagekräftigsten (Tabelle 7.11). Die größere spinale Leitungsstrecke erklärt die häufigeren pathologischen Tibialis-SEP-Befunde, wenngleich die spinale Leitgeschwindigkeitsverzögerung im Rahmen der MS nahezu immer auch mit einem pathologischen Skalp-SEP-Befund einhergeht. Unsere eigenen Untersuchungsergebnisse und die von Baumhefner et al. (1990) bei der chronisch progredienten MS lassen eine Überlegenheit der Tibialis- und Medianus-SEP gegenüber den VEP-Untersuchungen erkennen; der besondere Wert der Liquoruntersuchung bleibt dabei unberücksichtigt (Tabelle 7.12).

**Tabelle 7.11.** Ergebnisse der Medianus-SEP und Tibialis-SEP bei 20 möglichen, 31 wahrscheinlichen und 23 sicheren MS-Patienten. Es zeigt sich, daß bei Summierung aller MS-Patienten die Tibialis-SEP mit 62 % pathologischen Befunden am aussagekräftigsten sind, die Kombination mit den Medianus-SEP aber eine weitere zusätzliche Aussagekraft bringen kann. In allen 3 MS-Klassen ist der Anteil pathologischer Resultate unter den Tibialis-SEP größer als unter den Medianus-SEP. (Aus Jörg 1985)

| MS-Klasse | Pat.-Zahl | Medianus-SEP | | | Tibialis-SEP | | | Tib.- und/oder Med.-SEP | |
| --- | --- | --- | --- | --- | --- | --- | --- | --- | --- |
| | | Normal | Pathol. | % | Normal | Pathol. | % | pathol. | % |
| Möglich | 20 | 16 | 4 | 20 | 11 | 9 | 45 | 10 | 50 |
| Wahrscheinlich | 31 | 19 | 12 | 39 | 9 | 22 | 71 | 22 | 71 |
| Sicher | 23 | 11 | 12 | 52 | 8 | 15 | 65 | 17 | 74 |
| Summe | 74 | 46 | 28 | 38 | 28 | 46 | 62 | 49 | 66 |

**Tabelle 7.12.** Latenzzeiten der Tibialis-SEP, VEP, Medianus-SEP und die Ergebnisse des Liquorbefundes bei MS-Patienten. Aus dem pathologischen Prozentanteil läßt sich auf die Wertigkeit der einzelnen Untersuchungsmethoden schließen

| | | Anzahl MS-Patienten | | | | Pathol. Anteil % |
| | | Möglich | Wahrscheinlich | Sicher | Summe, ganze MS | |
|---|---|---|---|---|---|---|
| Gesamtpatientenzahl nach obigen Kriterien | | 16 | 21 | 20 | 57 | |
| a) Tib.-SEP, rechts | Normal | 13 | 9 | 6 | 28 | |
| | Pathol. | 3 | 12 | 14 | 29 | 51 |
| b) Tib.-SEP, links | Normal | 12 | 11 | 11 | 34 | |
| | Pathol. | 4 | 10 | 9 | 23 | 40 |
| c) Tib.-SEP | Normal | 10 | 8 | 6 | 24 | |
| | Pathol. | 6 | 13 | 14 | 33 | 58 |
| d) VEP 1 | Normal | 14 | 11 | 3 | 28 | |
| | Pathol. | 2 | 10 | 17 | 29 | 51 |
| e) Med.-SEP | Normal | 12 | 14 | 8 | 34 | |
| | Pathol. | 4 | 7 | 12 | 23 | 40 |
| f) „EVOP-Batterie" (Tib-, Med-SEP, VEP) | Normal | 8 | 3 | 2 | 13 | |
| | Pathol. | 8 | 18 | 18 | 44 | 77 |
| g) Liquor mind. 1 Parameter | Normal | 2 | 6 | 0 | 8 | |
| | Pathol. | 14 | 15 | 20 | 49 | 86 |

In Abhängigkeit vom Ort der Demyelinisierung findet man häufig verlängerte zentrale Leitungszeiten, seltener auch verlängerte spinale Leitgeschwindigkeiten nach Tibialisstimulation oder ein disseminiertes Muster in der Dermatomdiagnostik. Die Nacken-Skalp-Zeit ist im Rechts-links-Vergleich dann als pathologisch zu werten, wenn sie für N 1 das $2^{1}/_{2}$fache der gefundenen Standardabweichung überschreitet. Im Rechts-links-Vergleich sehen wir eine Differenz von mehr als 2 ms nach Medianusstimulation als pathologisch an. Die Leitungszeitbestimmung N 14/N 20 ist aussagekräftiger als die alleinige Latenzzeitbestimmung vom Kortex-SEP, da bei dieser Interpeak-Bestimmung die peripheren nervalen Leitgeschwindigkeiten nicht mit eingehen (Abb. 7.16). Nur relativ selten findet sich auch

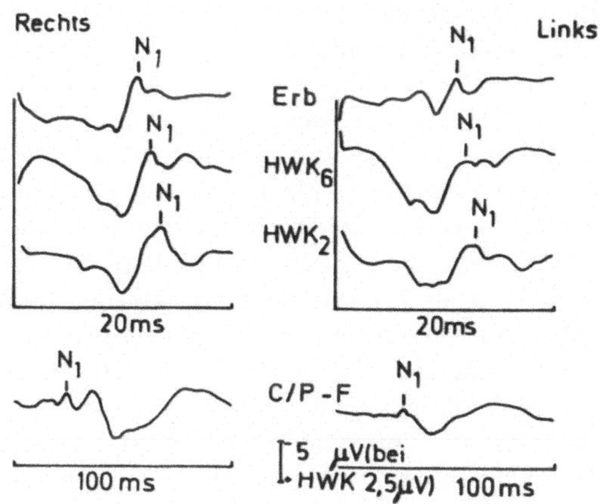


**Abb. 7.16.** Medianus-SEP vom Erb-Punkt, HWK 6, HWK 2 und Kortex bei multipler Sklerose eines 68 jährigen Patienten. Auffällig ist die ausgeprägte Nacken-Skalp-Zeit-Verlängerung von rechts 9,4 und links 19,4 ms

eine Veränderung des SEP von HWK 2; dabei zeigt sich eine Amplitudenreduktion und eine Verplumpung der zervikalen Reizantwort als mögliches Zeichen für einen Plaque im oberen oder unteren Halsmark. Nur selten liegt der Entmarkungsherd zwischen den Ableiteorten HWK 7 und HWK 2, so daß der N 12-Gipfel bei HWK 7 mit normaler Latenz und Amplitude, der N 13-Gipfel bei HWK 2 aber latenzverzögert nachweisbar ist.

Patienten mit *sicherer MS* zeigen in ca. 80 % ein pathologisches Tibialis-SEP, in 74 % ein pathologisches Medianus-SEP und in 61 % ein pathologisches Trigeminus-SEP (Buettner et al. 1982). Dieses Ergebnis ist dann von Wert, wenn klinisch eine rein spinale Symptomatik vorliegt, mit Hilfe der Trigeminus-SEP aber ein supraspinaler Herd nachgewiesen werden kann. Den Wert der SEP im Vergleich zu VEP und AEP konnten auch Chiappa (1980) sowie eine Arbeitsgruppe um Khoshbin u. Hallett (1981) nachweisen, wenn klinisch die Zeichen einer Para- oder Tetraspastik vorliegen und nur durch elektrophysiologische Methoden der multilokuläre Befall im afferenten System spinal sowie zerebral nachgewiesen werden kann. In solchen Fällen erlaubt die SEP-Diagnostik in Etagen unter Einbeziehung der Bestimmung der zentralen Leitungszeit, ggf. Untersuchung der Trigeminus-SEP und der AEP und VEP eine sichere elektrophysiologische diagnostische Zuordnung. MS-Patienten mit Blasenstörungen haben häufiger pathologische Skalp-SEP des N. tibialis als des N. pudendus. Der geringe Wert des Pudendus-SEP gilt auch, wenn spinal und kortikal abgeleitet wird und die von Tackmann ermittelten Normalwerte (spinal N22 bei LWK 1 10–15 ms, kortikal P40 bei 36–46 ms) Berücksichtigung finden. Findet sich elektrophysiologisch kein multilokuläres Muster und keine typische ausgeprägte Latenzverzögerung als Zeichen einer abgelaufenen Demyelinisierung, sind weiterführende diagnostische Maßnahmen, insbesondere eine Myelographie und ein NMR indiziert. Die Art der elektrophysiologischen Diagnostik läßt gerade in solchen Fällen nach Auswertung der Ergebnisse die Entscheidung zu, ob weitere invasive diagnostische Maßnahmen dem Patienten erspart werden können.

Die *diagnostische Bedeutung* der SEP bei MS ist bei Frühformen ebenso von Wert wie bei Krankheitsverläufen vom primär chronischen Verlaufstyp sowie bei scheinbar rein unilokulärer Symptomatik. Zur unilokulären Symptomatik zählt insbesondere die *sog. spinale MS*, bei der klinisch die Zeichen einer Para- oder Tetraspastik vorliegen und nur durch elektrophysiologische Methoden der multilokuläre Befall im afferenten System spinal sowie zerebral nachgewiesen werden kann.

Auch kann in solchen Fällen die herdförmige Demyelinisation zu so ausgeprägten Tibialislatenzverzögerungen oder disseminierten SEP-Mustern führen, daß die Abgrenzung gegenüber einem Rückenmarktumor oder der zervikalen Myelopathie zusammen mit Anamnese und klinischem Befund leicht möglich wird. Wenn man aber aufgrund der Tibialis-SEP-Pathologie den Plaque im Rückenmark sucht, so wird man bei einer systematischen NMR-Untersuchung nahezu immer eine normale Rückenmarkdarstellung, aber ausgeprägte periventrikuläre NMR-Herde nachweisen. Dies zeigt, daß die sog. spinale MS mit Paraspastik in Wahrheit ihren Entzündungsherd periventrikulär hat. Das erklärt auch, daß nicht selten bei einer Untersuchung der AEP, des Blinkreflexes und der VEP nebst Trigeminus-SEP doch zerebrale Herde elektrophysiologisch nachgewiesen werden können.

Hat man bei deutlicher Latenzverzögerung und *multilokulärem Nachweis* alle diagnostischen Kriterien für eine multiple Sklerose elektrophysiologisch gefunden, so sollten *differentialdiagnostisch* zu erwägende Krankheitsbilder, wie z.B. postinfektiöse Enzephalomyelitiden, Neurolues, entzündliche Gefäßprozesse, spinale Tumoren oder Angiome, zervikale spondylogene Myelopathie etc. mit großer Wahrscheinlichkeit ausgeschlossen sein.

Differentialdiagnostisch schwierig kann die chronisch progrediente Paraspastik auf dem Boden der *zervikalen spondylogenen Myelopathie* abzugrenzen sein, da ja nicht selten falsch-positive NMR-Befunde nachgewiesen werden, die eine Pseudokompression des Halsmarks aufweisen. Hier sind die beschriebenen elektrophysiologischen Methoden der MS-Diagnostik komplett einzusetzen, wenn die Klinik mit Anamnese und Befund keine sichere Abgrenzung ermöglicht, im Liquor kein typisches immunreaktives Liquorsyndrom mit positiver MRZ-Reaktion besteht und das zervikale Myelogramm die Abgrenzung von schon altersbedingten Kontrastmittelabhebungen in Höhe der Bandscheibenräume nicht sicher möglich macht. In der Regel läßt sich durch Einsatz von Liquor, Elektrophysiologie und zervikalem CT nach Kontrastgabe die diagnostische Abgrenzung durchführen, das Halsmark-NMR ist dabei in der Mehrzahl der Fälle dem zervikalen CT unterlegen.

Die absolut verzögerten kortikalen N 1- bzw. P 1-Latenzen bleiben meist bei klinischer Besserung *im Verlauf der MS* bestehen, Latenzverkürzungen nach Eintritt der klinischen Besserung sind nur selten in größerem Maße zu finden. Demgegenüber sind pathologische SEP-Befunde bei der Neuroborreliose reversibel, von der Kombination aus peripheren und zentralen Läsionen einmal abgesehen. Daher sind die evozierten Potentiale als Monitoring zur *Beurteilung der Progression* der Erkrankung ungeeignet (Aminoff et al. 1984). Demgegenüber erlauben lakunäre Herde, die eine deutlich längere T 1-Zeit als die periventrikulär liegenden bläschenförmigen Herde im MRT aufweisen, die Vermutung eines schlechten Verlaufes (Weihe et al. 1988).

Gute *Korrelationen* werden zwischen den Herden des NMR in der thalamokortikalen periventrikulären Region und den SEP-Veränderungen beschrieben (Eisen et al. 1987). Bei Einsatz der *motorisch evozierten Potentiale* finden sich auch in Frühfällen schon verlängerte zentrale Leitungszeiten; dies ist diagnostisch besonders dann von Wert, wenn klinisch noch keine Pyramidenbahnzeichen, elektrophysiologisch aber schon eindeutige motorische Leitungsverzögerungen nachweisbar sind (Witt et al. 1988). Ob dabei tatsächlich die MEP in ihrem pathologischen Ergebnis bei MS den VEP und SEP überlegen sind – Witt et al. fanden in 79 % pathologische MEP bei 51 % pathologischen Tibialis-SEP und 41 % pathologischen Medianus-SEP –, werden weitere Untersuchungen an größeren Patientenkollektiven zeigen müssen.

Insgesamt ist aber vor einer *Überinterpretierung* der evozierten Potentiale in der Anwendung der MS-Diagnostik zu warnen. Pathologische Befunde der evozierten Potentiale sind immer unspezifisch, und aus dem Grade der Latenzverzögerung kann nicht ein spezifischer, sondern allenfalls ein typischer Befund im Sinne einer Demyelinisierung erwartet werden. Eine Latenzverzögerung der Tibialis-SEP über 50 ms für P 1 spricht keinesfalls mit Sicherheit gegen einen spinalen Tumor und für eine demyelinisierende Erkrankung. Auch kann eine Vielzahl pathologischer Meßwerte von verschiedenen evozierten Potentialen nicht automatisch auf die Existenz zweier oder mehrerer Läsionsorte schließen lassen; bekanntlich kann ein einziger Schädigungsort im Bereich des Kerngebietes des Hörnerven je nach Größe des einzelnen Herdes sowohl einen pathologischen AEP- als auch Medianus-SEP-Befund verursachen.

### 7.5.3
### Erkrankungen des Rückenmarks

Die SEP-Untersuchungen sollen bei Erkrankungen des Rückenmarks zur Lokalisierung des Schädigungsortes und zur Abklärung der Ursache einen Beitrag leisten. Ähnlich wie bei der Polyneuropathie kann auch bei Rückenmarkerkrankungen eine SEP-Veränderung vom demyelinisierenden oder axonalen Typ unterschieden werden. Demyelinisierende Erkrankungen wie bei der multiplen Sklerose, funikulären Spinalerkrankung und weniger auch bei der Tabes dorsalis führen zu charakteristischen Verzögerungen der Impulsleitung mit entsprechend deutlicher Zunahme der absoluten Latenzen bzw. der Latenzintervalle. Demgegenüber zeigen sich bei Erkrankungen auf dem Boden von Tumoren, Bandscheibenkompressionen (zervikale spondylogene Myelopathie etc.), Syringomyelien, traumatischen Rückenmarkerkrankungen und spinalen Ischämien mehr Amplitudenreduktionen bis hin zum Leitungsblock im Sinne einer axonalen Schädigung. Die SEP tragen in beiden Krankheitsgruppen zur Lokalisation dadurch bei, daß z. B. bei Rückenmarktumoren die SEP-Am-

**Tabelle 7.13.** Typische SEP-Befunde einzelner Krankheitsbilder

*1. Spinale Raumforderungen:*
- Amplitudenreduktion bis Amplitudenverlust der kortikalen SEP, meist geringere Latenzverzögerungen als bei MS

*2. Hinterstrangerkrankungen:*
- Tabes dorsalis
- Funikuläre Myelose
- Friedreich-Ataxie
  - Kortikal deutliche SEP-Latenzverzögerungen mit Amplitudenreduktion
  - Verzögerte spinale LG

*3. Zervikale Myelopathie:*
- Schlecht ausgeprägte HWK 2-SEP bei ggf. noch normalen HWK 6-SEP, oft Leitungszunahme zwischen HWK 6 und HWK 2 nach Medianus- oder Ulnarisstimulation, ggf. auch Leitungsverzögerung zwischen Erb und HWK 6
- Gering verzögerte kortikale Medianus-SEP, ggf. fehlende oder amplitudenreduzierte SEP der Tibialis- oder Peronaeusstimulation
- Segment-SEP mit zervikalem oder oberem thorakalen Querschnittsbefund (SEP-Verlust bzw. Amplitudenreduktion, geringe Latenzverzögerung)

*4. Radikulopathien:*
- Segment-SEP-reduziert bzw. Verlust bei geringer N 1/P 1-Verzögerung (besonders im Seitenvergleich!)
- Ggf. Impulsleitungsstörung zwischen Erb und HWK 6, ggf. HWK 6-SEP reduziert, seltener auch zusätzlich verzögert bei normalem N 0 über HWK 6
- Supraganglionäres Schädigungsbild mit normalem Erb-SEP und normalem N 0 des HWK 6-SEP bei pathologischen N 1 über HWK 6 (je nach Läsionsort nach Medianus- oder Ulnarisstimulation)
- Bei lumbosakralen Wurzelsyndromen Leitungsstörung zwischen SEP der Poplitea bzw. Glutealfalte bzw. L 5 und dem Ableiteort L 1
- Pathologischer Cauda-equina-Befund bei L 4-S 1-Syndromen (besonders im Seitenvergleich!)

*5. Plexus-brachialis-Paresen:*
- Erb-SEP verzögert/reduziert oder SEP-Verlust
- HWK 6-SEP zeigt oft fehlendes N 0 bei ggf. wieder normalem oder amplitudenreduziertem N 1
- Bei schweren Plexus-brachialis-Paresen infraganglionäres Schädigungsmuster mit SEP-Verlust über Erb, HWK 6 und kortikal

*6. Hirnstammprozesse:*
- N 14 nach Mastoidableitung (verschaltet gegen CP) amplitudenreduziert, latenzverzögert oder fehlend bei gleichzeitig pathologischem ggf. aber auch wieder normalem kortikalen SEP

*7. Thalamusprozesse:*
- Skalp-SEP ggf. reduziert oder verzögert für N 1/P 1 bei normalem Mastoid-SEP für die N 14/15-Spitze (d. h. N 1 über Mastoid)

**Tabelle 7.13**  *(Fortsetzung)*

8. *Hirninfarkte im Mediagebiet:*
   - Skalp-SEP für N 1/P 1 erniedrigt, allenfalls gering latenzverzögert
   - Ggf. nur pathologische Medianusrefraktärperiode für N 1/P 1 (zerebral)
   - Bei ausgeprägten Hirninfarkten mit schwerer neurologischer Symptomatik Skalp-SEP nicht zu erhalten

9. *Epilepsie:*
   - Skalpprimärkomplex N 1/P 1 zeigt erhöhte Amplituden, ggf. fokussiert (bei Jackson-Anfällen)
   - Verkürzung der relativen Refraktärzeit (zerebral)

10. *Psychogene Sensibilitätsstörungen:*
   - Normales SEP nach Stimulation im gestörten Hautareal

plitudenerniedrigung bei Verwendung der Etagendiagnostik nur in Höhe des Schädigungsortes und kranial davon nachzuweisen ist.

Trotz dieser grundsätzlichen Differenzierungsmöglichkeiten der Rückenmarkerkrankungen nach demyelinisierendem oder axonalem Typ ist im Einzelfall vor einer sicheren Zuordnung aufgrund des SEP-Befundes zu warnen, da es nur typische, aber keine spezifischen SEP-Muster gibt. Eine Übersicht über typische SEP-Befunde einzelner Krankheitsbilder ist in Tabelle 7.13 zusammengestellt.

## 7.5.3.1
### Spinale Tumoren

Spinale Raumforderungen führen häufig zu SEP-Verlusten oder deutlichen Amplitudenreduktionen und nur zu geringen Latenzverzögerungen. Ein typisches Beispiel zeigt Abb. 7.17 a bei einem Patienten mit spinalem Angiom in Höhe BWK 8 bis LWK 1. Hier ist bei normalem Medianus-SEP das Tibialis-SEP kortikal nicht zu erhalten; auch bei der multilokulären Ableitung und Tibialisreizung läßt sich nur über der Poplitea, nicht aber bei LWK 1, HWK 2 und kortikal ein SEP generieren. Dieser Befund ist Zeichen eines kompletten Leitungsblocks im Epiconus-Conus-Bereich. Es zeigt sich auch bei den Dermatom-SEP, daß eine spinale Lokalisation des Prozesses anzunehmen ist: Es findet sich in Übereinstimmung mit der klinischen Sensibilitätsgrenze ab Th 12 ein Potentialverlust.

Ein Lokalisationsnachweis einer spinalen querschnittartigen afferenten Leitungsstörung gelingt bei spinalen Tumoren im Vergleich zur

Dermatomstimulation nur selten mit Hilfe der Nervenstammreizung (Baust et al. 1972).

Als Zeichen eines elektrosensiblen Querschnittsegmentes finden sich bei raumfordernden spinalen Prozessen von einer bestimmten Segmenthöhe an ein Potentialverlust oder eine ausgeprägte Potentialreduktion. Mit Hilfe der Dermatomuntersuchung ist ein direkter segmentaler oder querschnittmäßiger Läsionsnachweis im afferenten System möglich. Die SEP-Veränderungen können dabei eine afferente spinale Schädigung ggf. auch schon vor dem klinischen Nachweis von Sensibilitätsstörungen aufzeigen. Das bedeutet aber: Raumfordernde spinale Prozesse und insbesondere auch die zervikale Myelopathie können schon zu Störungen der afferenten Bahnen und zu SEP-Veränderungen führen, ehe die Funktionsstörung dem Patienten als Sensibilitätsstörung imponiert und bei der klinischen Prüfung ein pathologischer Sensibilitätsbefund erhoben werden kann. Die beim Rückenmarktumor zu erhaltenden elektrophysiologischen Befunde sind im übertragenen Sinne in gleicher Weise mit den Befunden beim Karpaltunnelsyndrom zu sehen, da auch im Stadium der Brachialgia paraesthetica nocturna ohne klinische Ausfälle bereits eine Verlangsamung der sensiblen NLG und eine Zunahme der distalen Latenz zu finden ist.

Ein Zusammenhang zwischen einer spezifischen Ätiologie der Rückenmarkkompression und bestimmten SEP-Veränderungen ist nicht nachzuweisen. Besteht differentialdiagnostisch aber ein psychogenes Querschnittssyndrom und werden von dem Patienten deutliche epikritische Funktionsstörungen geklagt, so kann ein normaler SEP-Befund für die Psychogenie und gegen eine organische Läsion der Hinterstrangbahnen gewertet werden. In Tabelle 7.14 sind die Tibialis-SEP-Ergebnisse von Patienten mit spinalen Raumforderungen, MS, ALS und psychogenen Sensibilitätsstörungen für die P1-Latenz zusammengestellt, und es lassen sich sehr gut der charakteristische Befund einer Amplitudenreduktion und nur geringen Latenzverzögerung bei spinalen Raumforderungen und die deutlichsten P1-Verzögerungen bei demyelinisierenden Erkrankungen erkennen. Dabei ist der Grad der Latenzverzögerung auch bei der sicheren MS in diesem Krankengut noch relativ gering, da bei Patienten einer Universitätsklinik die schwereren Verläufe und Endstadien nur in Ausnahmefällen beobachtet werden können.

Liegen *Halsmarkläsionen* in Höhe C7 bis Th1 vor und erfolgt eine Ulnarisstimulation, so kann das N13 des Ableiteortes HWK7 bereits amplitudenreduziert und/oder verzögert bzw. ausgefallen sein. Liegt der Schädigungsort spinal aber oberhalb der Generatoren des HWK7-SEP, so kann keine Veränderung dieses Nakken-SEP des Dornfortsatzes C7 erwartet werden. Demgegenüber ist dann bei HWK2 ein reduziertes und ggf. verzögertes oder gar fehlendes HWK2-SEP zu erwarten. Der Amplitudenquotient für N1 der beiden Ableiteorte liegt oft unter dem Grenzwert von 0,72.

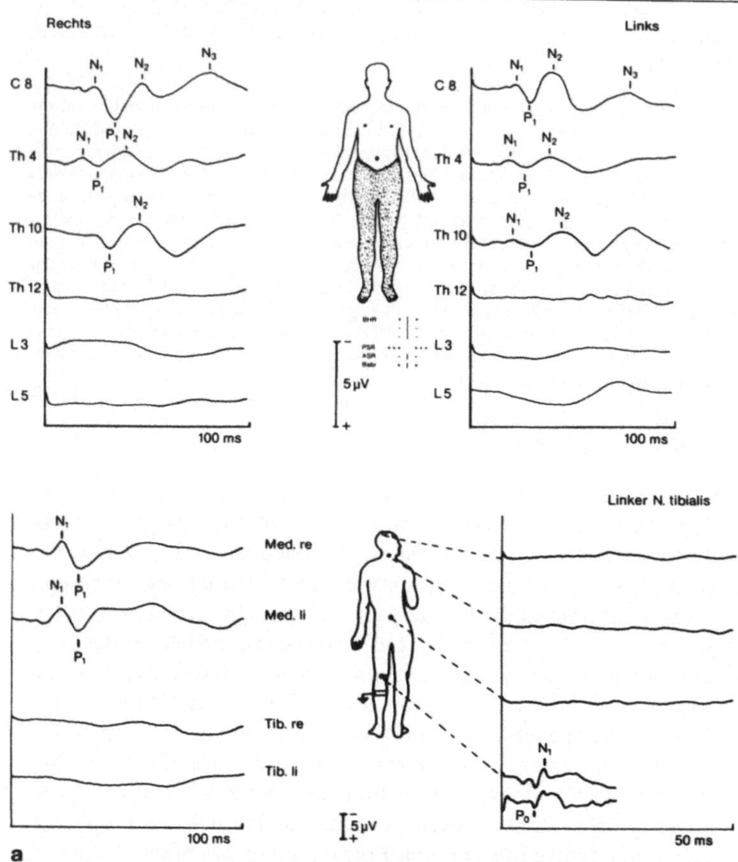


**Abb. 7.17 a, b.** Typische SEP-Muster bei spinalen Raumforderungen. **a** SEP nach ▷ Dermatom- und Nervenstammreizung bei einem Patienten mit einem spinalen Angiom in Höhe BWK 8–12. **b** Myelogramm und SEP nach N.-medianus- und N.-tibialis-Stimulation bei einem Patienten mit einem Osteoblastom im Bereich der oberen Halswirbelkörper. Bei klinisch bestehender linksbetonter Tetraspastik und normalem Sensibilitätsbefund zeigt lediglich das Tibialis-SEP nach linksseitiger Stimulation eine Amplitudenreduktion im Seitenvergleich. Die Etagendiagnostik der Medianus-SEP ist altersgemäß normal. **b** s. S. 209

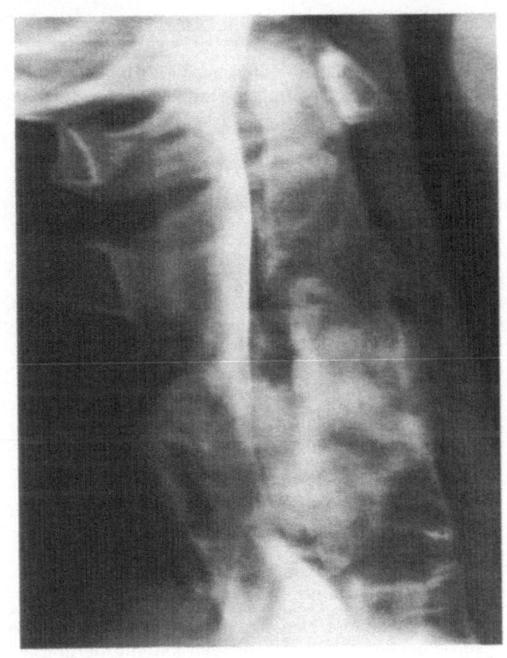



**Abb. 7.17 b.**
Legende s. S. 208

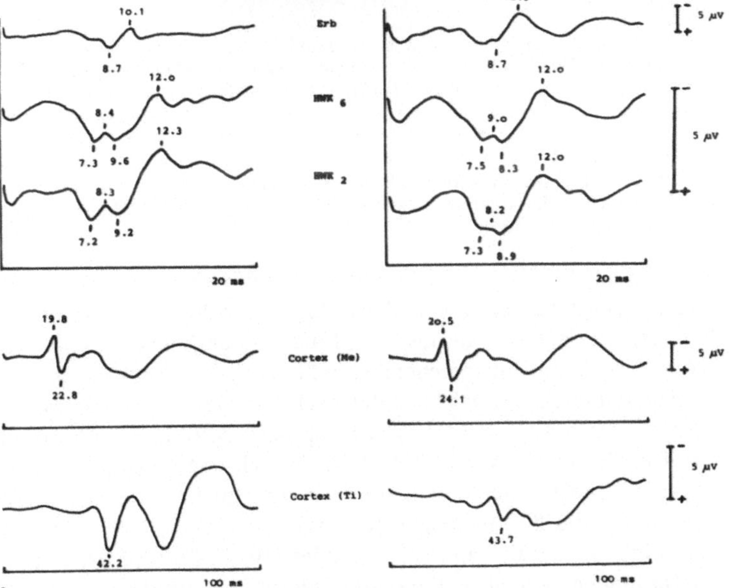

**b**

**Tabelle 7.14.** P 1-Latenzzeiten nach N.-tibialis-Stimulation bei unterschiedlichen neurologischen Erkrankungen (Einzelheiten s. Text). (Aus Jörg 1985)

| Einteilung | | P 1-Latenzzeit | | | | | U-Test[a] |
|---|---|---|---|---|---|---|---|
| | | Fallzahl re + li Seiten | | | Median (ms) | | |
| | | re + li gesamt | Normal | Pathol. | re | li | |
| Normalpersonen | | 54 | | | 41 | 41 | |
| Psychogen | | 22 | 22 | 0 | 39,5 | 41 | |
| ALS | | 12 | 12 | 0 | 40,5 | 40,5 | p = 0,387 |
| MS | Möglich | 50 | 41 | 9 | 43 | 42,5 | |
| | Wahrscheinlich | 70 | 32 | 38 | 50 | 48,5 | |
| | Sicher | 64 | 30 | 34 | 50 | 48 | |
| Gesamte MS | | 184 | 103 | 81 | 48 | 47 | |
| Gesamte Spinale Raumforderung | | 60 | 36 | 24 | 46 | 47 | p = 0,496 |
| Spinale Raumforderung | CM | 29 | 20 | 9 | 45 | 47,5 | |
| | Zentrale Halsmarkerkrankung | 12 | 6 | 6 | 45,5 | 46 | |
| | Sonstige | 19 | 10 | 9 | 48 | 44 | |

a U-Test auf Unterschied zwischen den Latenzzeiten bei „Psychogenen" und ALS sowie bei allen MS- und spinalen Raumforderungsfällen.

Der N 13-Ausfall kann bei zervikalen intramedullären Läsionen übersehen werden, wenn die HWK 2-SEP mit einer kephalen Elektrode und nicht gegen anterioren Hals oder eine extrazephale Elektrode (z. B. Deltoideus) abgeleitet werden (Buchner et al. 1991; Jörg 1992). Extramedulläre zervikale Raumforderungen verursachen nach Buchner et al. (1991) statt dessen eine Latenzverzögerung zwischen P 9 und P 14.
Bei Tumoren, z. B. Meningiomen in Höhe des Foramen magnum, kann das zervikale N 13 noch nachweisbar sein, das vom Hirnstamm generierte P 14 aber fehlen (Maugiere u. Ibanez 1985).

Bei *Brustmarkläsionen* sind die SEP nach Armnervenstimulation immer im Normbereich, die Tibialis-SEP weisen bei leichten Hinterstrangaffektionen nur geringe Amplitudenreduktionen des Tibialis-P 1 vom Skalp und entsprechend eine Abnahme des Amplitudenquotienten P 40/N 22 und leichte Inter-peak-Latenzzunahmen zwischen dem N 1 bei LWK 1 und P 1 vom Skalp nach N.-tibialis-Stimulation auf. Die SEP über HWK 2 sind oft auch nach doppelseitiger gleichzeitiger Tibialisstimulation trotz Sedierung nicht zu erhalten, so daß sie für die Routinediagnostik ungeeignet sind. Nur bei einem einseitigen Nachweis kann ein fehlendes HWK 2-SEP auf der gegenüberliegenden Seite als pathologisch interpretiert werden.

*Läsionen im Epiconus* zeigen das gleiche SEP-Muster wie Thorakalmarkläsionen, d. h. das SEP von LWK 1 ist noch normal zu erhalten. Nur bei spinalen Raumforderungen im *Conus bzw. Conus-Cauda-Bereich* sind die SEP von LWK 1 aufgrund der dort generierten Reizantwort erniedrigt, desynchronisiert oder überhaupt nicht mehr nachweisbar.

## 7.5.3.2
### Zervikale Myelopathie

Die Kortex-SEP nach Nervenstimulation der unteren Extremitäten zeigen bei typischem klinischen Bild geringe Latenzverzögerungen und Amplitudenreduktionen, dieser Befund ist dabei im eigenen Krankengut nur in ca. 50 % zu finden gewesen. Bei Stimulation des N. medianus oder N. ulnaris konnten je nach Schädigungsgrad bereits amplitudenreduzierte oder gar fehlende N 1-Gipfel von HWK 7 sowie HWK 2 gefunden werden (Abb. 7.18). Nur gelegentlich gelingt es aber, eine Leitungsstörung zwischen HWK 6 und HWK 2 nach Medianus- oder Ulnarisstimulation nachzuweisen, die über 1 ms hinausgeht (Chiappa et al. 1980; Siivola et al. 1981; Jörg et al. 1982; Stöhr et al. 1996). Yiannikas et al. (1986) fanden nach Ulnaris-, Medianus- und Radialisstimulation mit Ableitung vom Erb-Punkt, HWK 7, HWK 2 und Skalp über der oberen HWS und vom Skalp Amplitudenreduktionen und Latenzverzögerungen kortikal als Zeichen einer medullären Läsion; die Peronaeus-SEP wiesen demgegenüber eine Leitungsverzögerung zwischen LWK 1 und Skalp auf. Stöhr (1988) beschreibt darüber hinaus schon bei leichten zervikalen Myelopathien mit geringer Paraspastik ohne Sensibilitätsstörungen einen pathologischen Amplitudenquotienten zwischen P 1 des Tibialis-SEP vom Skalp (sog. P 40) und dem N 1 bei LWK 1 (sog. N 22). Zu Recht wird von Veilleux u. Daube (1987) auf die Überlegenheit der Ulnaris-SEP im Vergleich zu den Medianus- und Tibialis-SEP hingewiesen; sie fanden am häufigsten reduzierte oder fehlende HWS-SEP sowie eine verlängerte zentrale Leitungszeit nach N.-ulnaris-Stimulation.
Gegenüber den Nervenstamm-SEP-Veränderungen erscheinen uns die Ergebnisse der Dermatom-SEP häufiger pathologisch, wobei das elektrosensible Querschnittssegment meist im unteren Zervikalmark oder oberen Brustmark zu finden ist. Gerade weil die Myelographie und das NMR – mit Ausnahme des Myelo-CT der HWS –, die Ab-

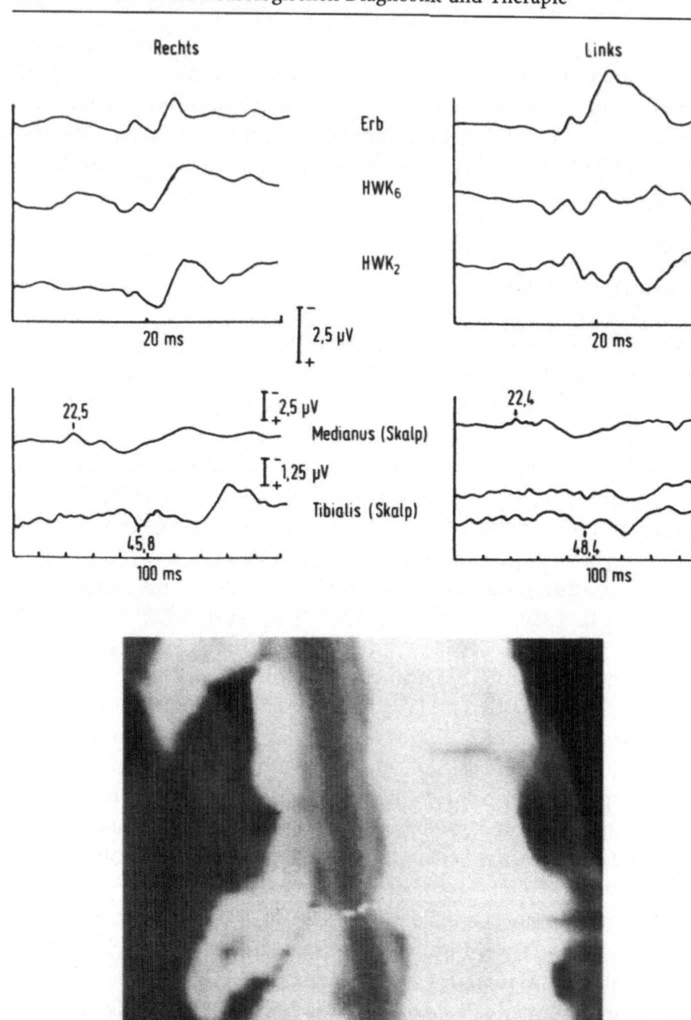



**Abb. 7.18.** Legende s. S. 213

grenzung von altersbedingten Veränderungen nur schwer ermöglicht, hat sich die SEP-Diagnostik nach Dermatomstimulation mit dem Nachweis eines querschnittartigen SEP-Befundes besonders bewährt. Normale SEP schließen eine zervikale Myelopathie mit großer Wahrscheinlichkeit aus (Schramm 1980).

Im Gegensatz zu den Befunden bei Tabes dorsalis, funikulärer Myelose oder der Friedreich-Ataxie sind deutliche spinale Leitungsverlangsamungen mit entsprechend verzögerten kortikalen Tibialis- oder Segment-SEP bei der zervikalen Myelopathie nicht zu erhalten. Aus Stärke und Art der meist in ihrer Amplitude betroffenen Segment-SEP lassen sich oft nicht nur Hinweise auf die Lokalisation der spinalen Kompression, sondern auf zusätzliche vaskuläre Störungen entnehmen. Der elektrosensible Befund hat dann besonderen Wert, wenn klinisch keine Sensibilitätsstörungen nachweisbar sind und so differentialdiagnostische Probleme gegenüber der amyotrophen Lateralsklerose, vaskulären Myelopathie oder der MS bestehen.

Postoperative Untersuchungen nach Laminektomie oder Bandscheibenexstirpationen und Fusionsoperationen erbringen in Korrelation zur Klinik meist einen Stillstand, nicht selten aber auch eine langsam zunehmende Besserung der bestehenden Gangstörung; in Korrelation zur klinischen Besserung ist dann auch eine SEP-Befundverbesserung zu finden.

### 7.5.3.3
### *Spinale Durchblutungsstörungen*

Sie können in Korrelation zum Grad der Sensibilitätsstörungen auch zu pathologischen Nervenstamm- und Segment-SEP führen. Die SEP-Veränderungen sind vom axonalen Typ und können besonders

◁

**Abb. 7.18.** Zervikale Myelopathie bei einem 64 jährigen Mann mit einer geringgradigen C 6-Reizsymptomatik links, einer Hypalgesie im C 6-Segment links mit einer Parese vom Grad 4–5 für den M. extensor digitorum, einer beinbetonten und linksbetonten Tetraspastik mit dissoziierter Sensibilitätsstörung rechts ab Th 4. Der präoperative SEP-Befund weist amplitudenreduzierte bzw. gesplitterte Medianus-SEP über dem linken HWK 6 und HWK 2 auf, bei amplitudenreduziertem linksseitigen Medianus-SEP und deutlich reduzierten und latenzverzögerten Tibialis-SEP links (beachte Eichzacke). *Oben:* SEP-Befund nach Medianus- bzw. Tibialisstimulation. *Unten:* Computertomogramm der HWS mit typischen Zeichen der Spinalkanaleinengung. (Aus Jörg 1985)

bei A.-radicularis-magna-Syndromen mit Sensibilitätsstörungen für alle Qualitäten bis hin zum Amplitudenverlust führen. In der Mehrzahl der Patienten mit einer klinisch bestehenden dissoziierten Sensibilitätsstörung sind trotz des querschnittartigen Sensibilitätsbefundes aber normale SEP-Befunde zu erhalten. Dies erklärt sich aus der Tatsache, daß die Hinterstränge noch ausreichend von den Aa. spinales posteriores versorgt werden und demzufolge keine SEP-Veränderungen zu erwarten sind. Im Gegensatz zu den meist normalen Befunden beim A.-spinalis-anterior-Syndrom sind bei A.-radicularis-magna-Syndromen, beim A.-spinalis-posterior-Syndrom, bei 2 von uns beobachteten spinalen Ischämien im Rahmen der Caissonkrankheit und schweren vaskulären Myelopathien aber SEP-Veränderungen überwiegend vom axonalen Typ zu finden (Haensch et al. 1996). Gleiche Ergebnisse sind bei spinalen Angiomen präoperativ zu beobachten, postoperativ kann es zu SEP-Verbesserungen bis hin zur Normalisierung kommen (s. Abb. 7.17 a).

### 7.5.3.4
### *Rückenmarktraumata*

Sie führen gleichfalls bei Beteiligung der Hinterstrangbahnen zu SEP-Veränderungen vom axonalen Typ, wie sie bei Rückenmarktumoren und damit einhergehenden kompletten sensomotorischen Querschnittssyndromen bereits beschrieben sind. Wendet man die spinale SEP-Diagnostik durch Tibialis- oder Peronaeusstimulation in Höhe der Poplitea bzw. am proximalen Fibulakopf an, so kann man bei traumatischen Querschnittssyndromen nur kaudal, nicht aber rostral der Läsion ein SEP erhalten. Perot (1973) fand bei 47 Patienten mit traumatischen Querschnittssyndromen niemals ein kortikales Peronaeus- oder Suralis-SEP, wenn der Querschnitt klinisch komplett war. Perot konnte nachweisen, daß sich die kortikalen SEP nach Tibialisstimulation zur Differenzierung der klinisch kompletten traumatischen Querschnittssyndrome eignen und demzufolge einen guten prognostischen Indikator darstellen. Ein noch nachweisbares kortikales oder spinales SEP spricht gegen ein klinisch imponierendes komplettes Querschnittssyndrom und sollte daher immer zu einer aktiven Therapie, wie z.B. einer Entlastungslaminektomie oder einer antiödematösen Maximaltherapie, Veranlassung geben. Perot sieht die SEP als „extrem sensiblen Indikator" für Rückenmarkschäden an. Nach Rowed et al. (1978) sind die SEP ein früherer und sensiblerer Indikator zur Prognosebeurteilung als der klinische Verlaufsbefund. Die Wertigkeit der SEP ist nur dann den motorisch evozierten Potentialen (MEP) unterlegen, wenn auch klinisch motorische Ausfallserscheinungen dominieren; insgesamt findet man bei Rückenmarktraumata eine gute Übereinstimmung der Ergebnisse von SEP und MEP.

### 7.5.3.5
### *Seltenere Erkrankungen des Rückenmarks*

Bei der *Myelitis transversa* ist die virale Genese am häufigsten und keinesfalls grundsätzlich ein Schub im Rahmen einer MS anzunehmen. Entsprechend finden sich elektrophysiologisch auch meist normale VEP und ein elektrosensibles Querschnittssegment, welches meist noch weiter kranial als der klinische Sensibilitätsbefund lokalisiert werden kann (Abb. 7.19).

In einem Fall einer Toxoplasmosemyelitis konnten wir einen kompletten SEP-Verlust vom Skalp nach Tibialisstimulation bei Nachweisbarkeit des LWK 1-SEP feststellen, der Querschnitt war ab Th 2 auch klinisch komplett, ging mit Blasen-Mastdarm-Störungen einher und ließ einen Verlust der peripher autonomen Potentiale der Fußsohlen (PAP) sowohl nach Medianus- als auch nach akustischem Reiz erkennen. Überraschenderweise waren auch die VEP symmetrisch bds. auf 130 ms für die P 2-Latenz verzögert, im EEG war eine leichte Grundrhythmusverlangsamung festzustellen. Insgesamt hat sich innerhalb von 4 Wochen das klinische Bild ebenso wie der Befund der evozierten Potentiale bis auf noch leichte latenzverzögerte und amplitudenreduzierte Tibialis-SEP vom Skalp zurückgebildet; die Rückbildung der VEP-Latenzverzögerung sowie des primär immunreaktiven Liquorsyndroms einschließlich oligoklonaler Banden spricht nicht zuletzt wegen der typischen klinischen Verlaufssymptomatik und der positiven Toxoplasmosetiter mit abfallender Tendenz unter Sulfonamidbehandlung für eine primäre Toxoplasmosemyelitis und gegen eine demyelinisierende Erkrankung z. B. im Sinne eines 1. Schubes einer MS.

Die SEP-Befunde bei *Syringomyelie* ähneln den Ergebnissen wie bei einem intramedullären Tumor, d. h. die SEP zeigen Veränderungen vom axonalen Typ, wenn die Hinterstrangbahnen zumindest klinisch latent miteinbezogen sind. Bei rein dissoziierten Sensibilitätsstörungen und indirekter Beteiligung der Hinterstrangbahnen sind normale SEP die Regel (Veilleux u. Stevens 1987); die Interpeakzeit von N 1 zwischen HWK 6 und HWK 2 fanden wir im Gegensatz zur zervikalen Myelopathie nicht verlängert. Das zervikale SEP fand Mauguière u. Restuccia (1991) bei 6 Syringomyeliepatienten nur

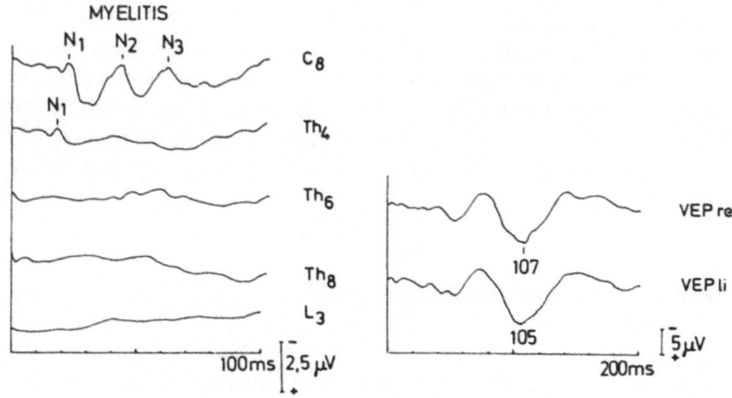


**Abb. 7.19.** VEP und Dermatom-SEP bei einem Patienten mit einer Myelitis. Bei normalen VEP-Befunden zeigte sich ein SEP-Verlust ab Th 6

dann amplitudenreduziert oder fehlend, wenn nicht gegen eine frontale Elektrode verschaltet wurde, sondern die Referenzelektrode am vorderen Hals lag. In Fällen von rein dissoziierten Sensibilitätsstörungen und normalen frühen und späten SEP-Komponenten (bis N 140 und P 260) können bei den LEP, die durch mit dem $CO_2$-Laser ausgelöste Hitzeimpulse evoziert werden, isoliert die Latenzen N 250 und P 390 ausgefallen oder deutlich latenzverzögert sein (Treede et al. 1991).

Bei der *spinalen Heredoataxie (Friedreich-Ataxie)* sind Impulsleitungsstörungen sowohl im peripheren sensiblen Nervenanteil als auch im Bereich der Hinterstränge nachzuweisen. Dies erklärt sich aus der Tatsache, daß es sowohl im peripheren als auch zentralen Fortsatz der Spinalganglienzellen zu Axondegenerationen kommt; selten kann zusätzlich auch das 2. sensible Neuron (Nucleus cuneatus und gracilis mit Lemniscus medialis) betroffen sein. In der Mehrzahl finden sich bei Morbus Friedreich latenzverzögerte SEP sowohl im Bereich des Erb-Punktes bzw. gluteal als auch bei LWK 1 und im Bereich des Nackens. Die Kombination des infraganglionären und supraganglionären Schädigungstyps führt dazu, daß entsprechend der peripheren und spinalen Impulsleitungsstörung auch die SEP vom Skalp für den Primärkomplex leicht bis mäßig latenzverzögert und erheblich amplitudenreduziert nachweisbar sind. Die zentrale Überleitungszeit ist mäßiggradig verlängert. Pederson u. Trojaborg (1981) fanden bei 7 Friedreich-Patienten nach Medianusstimulation immer eine normale N 14-Spitze über der HWS, nach Tibialisstimulation waren bei Th 12 die spinalen SEP gleichfalls normal, kortikal waren aber sowohl Medianus- als auch Tibialis-SEP immer fehlend oder deutlich latenzverzögert bis hin zu kortikalen Tibialis-N 1-Werten von 64 ms. Sie konnten nachweisen, daß die zentrale Leitungszeit zwischen Th 12 und Kortex statt 11 ms bis zu 34,6 ms betragen kann. Im Gegensatz zur Friedreich-Erkrankung mit nicht selten auch normalen peripheren sensiblen NLG-Werten zeigt sich bei der neuralen Muskelatrophie Charcot-Marie-Tooth eine normale Leitungszeit für das 2. und 3. Neuron bei deutlichen pathologischen NLG-Werten, insbesondere an den unteren Extremitäten (Noell u. Desmedt 1980).

Bei der *Tabes dorsalis* kommt es zu ischämischen Gewebeeinschmelzungen und entzündlichen meningealen Veränderungen an den Hinterwurzeln der Lumbosakralregion, histologisch findet sich eine Entmarkung im Bereich der Hinterstränge. Neurophysiologisch finden sich verzögerte kortikale N 1- bzw. P 1-Komponenten bei Tibialisstimulation, die Medianus-SEP sind in der Regel normal. Die spinalen Leitungszeiten sind meist deutlich verzögert, die spinale Leitgeschwindigkeit liegt deutlich unter dem Normwert von 60–65 m/s.

Bei der *funikulären Myelose* führt der Vitamin-B 12-Mangel zu Entmarkungsherden in den langen Rückenmarkbahnen der Hinterstränge und des Tractus corticospinalis, entsprechend sind SEP-Latenzverzögerungen nach Stimulation an den unteren Extremitäten zu erwarten (Tackmann 1993).

Bei der *Strahlenmyelopathie* findet sich ein breites Spektrum von SEP-Befunden bis hin zum Ausfall der kortikalen Reizantwort nach Tibialisstimulation. *Spinale Muskelatrophien* führen zu keinem pathologischen SEP-Befund. Auch bei der *amyotrophen Lateralsklerose* kommt es aufgrund der Systemdegeneration des 1. und 2. Motoneurons in der Regel nicht zu Veränderungen der Medianus- oder Tibialis-SEP. Unsere Ergebnisse bei ALS sind in Tabelle 7.14 aufgeführt und entsprechen den Ergebnissen der Normalpopulation. In der Literatur wird aber immer wieder auf mögliche pathologische SEP-Befunde bei der ALS hingewiesen, wobei geringe Latenzverzögerungen und Zunahme der zentralen Latenz ab LWK 1 in 30–40 % möglich sein sollen (Ludolph et. al. 1987; Subramaniam et al. 1990). Dies könnte für eine klinisch latente Affektion der sensiblen Bahnen im Rahmen der ALS sprechen.

## 7.5.4
## Zerebrale Erkrankungen

SEP-Veränderungen sind dann zu erwarten, wenn die von dem 2. Neuron (Hinterstrangkern) ziehende spezifische somatosensible Bahn oder das 3. Neuron im dorsolateralen Thalamus und die zum Gyrus postcentralis ziehende sensible Leitungsbahn betroffen sind. Nur selten kommt es auch bei Läsionen im Bereich der Assoziationsfelder (parietale Rindenfelder) zu Veränderungen der Sekundärantwort der SEP. Da die Hinterstrangkerne selbst am Übergang zur Medulla oblongata liegen, kann bei zerebralen Erkrankungen immer ein normales SEP von HWK 2 abgeleitet werden. Zur Lokalisation des zerebralen Prozesses reicht die Nervenstammreizung des N. medianus, N. tibialis oder der 3 Trigeminusäste aus. Neben den AEP können in besonderen Fällen auch der Blinkreflex und der Masseterreflex zur Lokalisationsdiagnostik einbezogen werden.
Eine lokalisatorische Bewertung der geprüften Hirnareale ist aber nur dann möglich, wenn der gesamte übrige Teil der afferenten Bahnen, d. h. insbesondere der periphere und spinale Anteil, voll funktionstüchtig ist und die von diesen Arealen generierten SEP bis hin zum Nacken-SEP normal ausgeprägt sind. Unter dieser Voraussetzung ist die zerebrale SEP-Diagnostik diagnostisch wertvoll, insbesondere wenn das klinische Zustandsbild keine Sensibilitätsprüfung erlaubt, ein neuroradiologischer Nachweis nicht oder nur schlecht möglich ist oder eine regionale Ischämie mit gestörtem Funktionsstoffwechsel erwartungsgemäß zu einem normalen CT und ggf. auch NMR führt.
Wir verwenden bei der zerebralen Diagnostik den Ableiteort Mastoid zur Erfassung des Lemniscus medialis und leiten gleichzeitig kontralateral kortikal bei CP ab. Bei einer Analysezeit von 100 ms kann im 1. Kanal eine Verschaltung Mastoid gegen CP der gleichen kontralateralen Seite und in einem 2. Kanal vom Skalp bei CP gegen F abgeleitet werden. Auf einem 3. Kanal ist das Nacken-SEP aufzusummieren, um bei der Differenzierung suprathalamischer und infrathalamischer Läsionen keiner Fehlinterpretierung durch evtl. zusätzliche spinale Läsionen zu erliegen.

Auf Erkrankungen im Bereich der Hirnnerven wird für den N. opticus in Kap. 3 und 4 und für den N. trigeminus in Kap. 11 eingegangen.

## 7.5.4.1
### *Hirnstammprozesse*

In Abhängigkeit von der Art des Prozesses, z. B. Tumoren, Ischämie, Encephalitis pontis etc. kommt es zu Impulsleitungsstörungen und SEP-Deformierungen, Amplitudenreduktionen bis hin zum SEP-Verlust. Hirnstammprozesse können besonders zu Veränderungen des N 1-Gipfels vom Mastoidableiteort, normal zu erhalten bei 14–15 ms, führen, wenn auch klinisch der Lemniscus medialis betroffen ist. Bei der Mehrzahl der Patienten mit Hirnstammtumoren findet sich ein Verlust der Hirnstammantwort N 14/15, seltener kommt es auch zu Latenzverzögerungen. Im Verlauf von degenerativen Erkrankungen, wie insbesondere der *Syringobulbie*, kann es zu N 1-Veränderungen bei Verwendung der Mastoid-Kortex-Ableitung kommen; dieser Befund weist auf einen Läsionsort im Verlauf der afferenten Bahnen von der Medulla oblongata bis zum Thalamus hin.

Beim *Wallenberg-Syndrom* ist entsprechend dem klinischen Sensibilitätsbefund kein pathologischer SEP-Befund zu erwarten. Wir konnten aber bei wenigen Fällen N 1 vom Mastoidableiteort als fehlend oder latenzverzögert finden, die kortikale SEP-Antwort war dann wieder bei 20 ms mit normaler Amplitude zu erhalten (Abb. 7.20). Bei Untersuchungen der Trigeminus-SEP lassen sich nicht selten auch bei rein dissoziierten Sensibilitätsstörungen im Trigeminusversorgungsgebiet pathologisch erniedrigte und z. T. verzögerte Trigeminus-SEP finden.

Bei ischämischen pontomesenzephalen Läsionen kann man deutliche Latenzunterschiede zwischen den Medianussubkomponenten N 13 a (vom unteren Halsmark generiert) und N 13 b (vom unteren Hirnstamm generiert) finden, wenn vom Nasopharynx sowie der ventralen Halsseite abgeleitet wird (Wagner et al. 1989).

Das *Locked-in-Syndrom* beruht auf einem Infarkt des Brückenfußes und geht mit einem Ausfall der gesamten Willkürmotorik, mit Ausnahme der vertikalen Augenbewegungen, einher. Pathologische SEP-Befunde sind nicht zu erwarten; sind die Kortex-SEP aber ver-

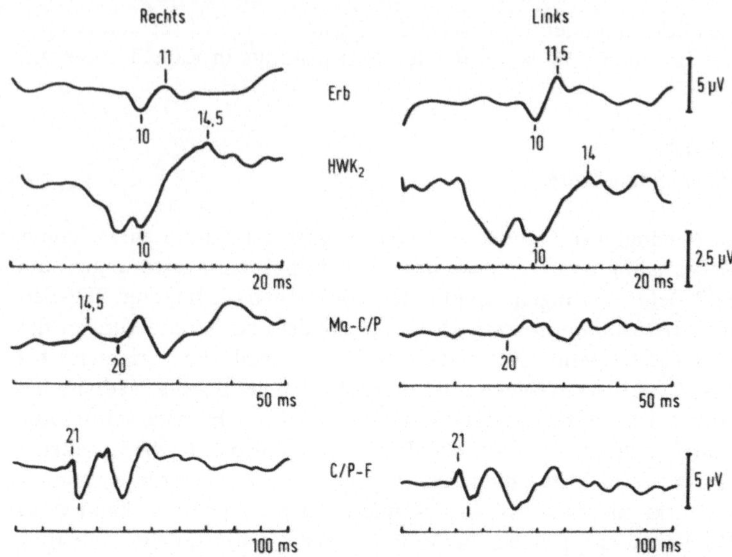


**Abb. 7.20.** Medianus-SEP bei einem Wallenberg-Syndrom eines 37 jährigen Patienten mit linksseitiger dissoziierter Sensibilitätsstörung im Bereich der Extremitäten und rechtsseitiger Extremitätenhemiataxie. Die rechte Hirnstammantwort nach linksseitiger Medianusstimulation ist nicht zu erhalten

ändert, muß eine Ausdehnung der Läsion bis in die ventralen Anteile der Brückenhaube vermutet werden.

*Ponsläsionen* mit Affektion des Lemniscus medialis gehen mit SEP-Veränderungen für P 14 und N 20 einher, wenn eine Far-field-Ableitetechnik, z. B. kortikal gegen den homolateralen nicht armstimulierten Deltoideus, erfolgt (Delestre et al. 1986).

Von einzelnen Autoren wird die zentrale Leitungszeit weiter untergliedert in die beiden Interpeaklatenzintervalle HWK 2 und Mastoid sowie Mastoid und Kortex (s. Tabelle 7.6). Über die Wertigkeit im klinischen Einsatz von Hirnstammprozessen liegen uns keine Ergebnisse vor.

Während beim reinen *Brückenfußinfarkt* AEP und kortikale SEP normal sind, sind bei *vertebrobasilären Thrombosen* die SEP oft pathologisch; in 30 % sind die kortikalen SEP initial beidseits ausgefallen, die Patienten sind meist im Koma und weisen eine infauste Prognose auf (Ferbert u. Buchner 1991).

Bei *Ponsblutungen* mit einem beidseitigen Verlust der N 20-Spitze ist
von Ferbert et al. (1990) immer der Exitus der Patienten beobachtet
worden.

### 7.5.4.2
### *Thalamuserkrankungen*

Der Nucleus ventralis posterolateralis (VPL) ist die thalamische Umschaltstelle des Lemniscus medialis, die Trigeminusafferenzen werden im Nucleus ventralis posteromedialis (VPM) umgeschaltet. Bei
vollständiger Leitungsunterbrechung im Thalamuskerngebiet kommt
es zu einem kompletten Ausfall des kortikalen SEP, oft unter Einschluß der dem 1. negativen Gipfel N 1 bzw. N 20 vorgelagerten P 0
(genannt auch P 15). Da das N 1 des Kortex-SEP nach Medianus-
oder Ulnarisstimulation auch von der thalamokortikalen Afferenz
generiert wird, ist es auch bei Infarkten im Versorgungsgebiet der
A. cerebri media mit Aussparung des Thalamus amplitudenreduziert
oder es fehlt ganz. Mit den pathologisch veränderten N 1-Gipfeln
geht bei kreislaufabhängigen Thalamusläsionen auch ein sensibles
Defizit für alle Modalitäten einher. Zwischen den sensiblen Reizer-
scheinungen wie Hyperpathie, Spontanschmerzen etc. und den pathologisch veränderten SEP ist kein Zusammenhang festzustellen.
Selten kann das auch bei Normalpersonen nur inkonstant nachweisbare P 0 (d. h. der positive Gipfel vor dem N 1 nach Medianusstimulation) bei Thalamusaffektionen im Seitenvergleich einseitig fehlen.
Nur in solchen Fällen wäre bei einseitigem positiven Nachweis eine
Interpretation im Sinne einer isolierten Thalamusläsion möglich.
Diese Befunde könnten die Hypothese bestätigen, daß der P 0-Gene-
rator alleine im Thalamus liegt und von dem N 14-Generator, dem
Lemniscus medialis, abzugrenzen ist. Mauguiére et al. (1982) konnten
bei Thalamusläsionen ein normales Nacken-SEP und eine normale
N 1-Hirnstammantwort bei 15 ms nachweisen und die Hypothese
des Generators für 14–15 ms im Lemniscus medialis unterstützen.

Kudo u. Yamadori (1985) fanden 4 verschiedene SEP-Muster bei isolierten Thalamusläsionen: vom kompletten kortikalen SEP-Ausfall mit Ausnahme von P 15,
welches sie als Hinweis für einen lemniskalen Generator interpretieren, bis zu isolierten P 23-Verzögerungen, einem N 1-Abbruch mit scheinbarer Verkürzung des
N 20-Gipfels oder komplettem Ausfall von P 15, N 20·und P 23.
Iwayama et al. (1988) fanden demgegenüber bei Infarkten mit Aussparung des
Thalamus einen Verlust einer sog. frontalen N 15-Spitze, und sie meinen daher,

daß der 15er Generator in neuralen Strukturen zentral der Capsula interna liegen muß. Riffel et al. (1988) fanden bei Thalamusläsionen bei Far-field-Ableitung gegen eine Handreferenz P 15 teils erhalten, fehlend oder verzögert. Obwohl sie P 15-Verluste auch bei Läsionen in der Capsula interna und im Centrum semiovale fanden, halten sie einen thalamischen Generator für am wahrscheinlichsten. Immer war aber die kortikale Primärantwort N 20 bei Thalamusläsionen auch bei diskreten Sensibilitätsstörungen pathologisch erniedrigt oder gar ausgefallen.

Ableitungen im Verlauf stereotaktischer Operationen erbrachten einen lokalisierten Gipfel bei 14 ms, der dem Thalamus zuzuordnen war, und einen verstreuten Gipfel bei 13 ms, den man subthalamisch dem Lemniscus medialis zuordnen könnte (Morioka et al. 1986).

### 7.5.4.3
### *Großhirnerkrankungen*

Das Betroffensein des 3. sensiblen Neurons und/oder der thalamokortikalen Bahn zum Gyrus postcentralis verursacht je nach dem Schweregrad der Läsion eine entsprechende SEP-Veränderung vom Skalp. Zwischen dem Grad der Sensibilitätsstörung und der SEP-Veränderung besteht oft eine gute Korrelation. Bei Miteinbeziehung des Prozesses in den Thalamus hinein kann der P 0-Gipfel als frühester Anteil der kortikalen Reizantwort bereits pathologisch verändert sein, bei isoliertem Betroffensein der Assoziationsfelder parietal können der gesamte Primärkomplex des Skalp-SEP mit P 0, N 1 und P 1 noch normal ausgeprägt sein.

*Zerebrale Durchblutungsstörungen* mit Läsionen im Bereich der thalamokortikalen Bahnen, insbesondere im Verlauf der Capsula interna, führen ebenso wie Läsionen der Postzentralregion im Rahmen eines A.-cerebri-anterior-Infarktes zu geringen Latenzzunahmen und Amplitudenreduktionen bis hin zum Verlust des Primärkomplexes N 1/P 1 des kortikalen SEP nach kontralateraler Medianus- bzw. Tibialisstimulation. Der Grad der SEP-Veränderungen von N 20 und P 25 bei Hirninfarkten im A.-cerebri-media-Versorgungsgebiet hängt vom Ausmaß des Infarktes ab. Abbruzzese et al. (1991) fanden bei Lakunarinfarkten in 50 % N 1-Latenzzunahmen und verlängerte zentrale Leitungszeiten; die SEP-Veränderungen fanden sie auch bei ungestörter Sensibilität, und sie korrelierten mehr mit dem Ort der Läsion als seiner Größe; auch Normalbefunde im CT waren trotz pathologischer SEP nicht ungewöhnlich, was den diagnostischen Wert der SEP unterstreicht. Reisecker et al. (1986, 1988) fanden gleichfalls bei A.-cerebri-media-Infarkten im Verlauf des 1. Jahres zentrale Leitungszeitzunahmen sowie Amplitudenreduktionen und geringe Latenzzunahmen von N20 und P25, wie sie bei TIA im gleichen Versorgungsgebiet nie zu beobachten waren. Auch unmittelbar nach Ablauf von TIA im Versorgungsgebiet der A.cerebri media oder A.basilaris waren die Einzelreiz-SEP unauffällig (Reisecker et al. 1986). Zeigt das MRT ein MS-Muster, so spricht die fehlende Latenzverzögerung aber für eine Vaskulitis und gegen eine MS.

Stöhr (1988) fand bei ausgedehnten Mediainfarkten nach Medianusstimulation auf der anästhetischen Seite einen Verlust des kortikalen SEP bis auf eine flache positive Vorwelle und interpretiert dies als Hinweis für ein intakt gebliebenes Thalamusneuron. Der Nachweis eines erhaltenen P0 bei Amplitudenreduktion oder gar Ausfall des Primärkomplexes im Rahmen von Mediainfarkten ist eher die Ausnahme, da die positive Vorwelle auch bei Normalpersonen nicht immer reproduzierbar nachweisbar ist (Abb.7.21). Liegt der Hirninfarkt isoliert parietal und bleibt der Gyrus postcentralis intakt, so läßt sich von den kortikalen SEP noch ein intaktes N1 und ein Fehlen der nachfolgenden Spitzen nachweisen. Umgekehrt kann bei isolierten Läsionen in der Zentralregion der N1-Gipfel isoliert ausfallen, so daß beim Erhaltenbleiben der nachfolgenden Wellen zu Recht 2 unterschiedliche Generatoren für die N1- und P1-Spitze angenommen werden müssen (Stöhr 1988). Ein diagnostischer Zugewinn ist

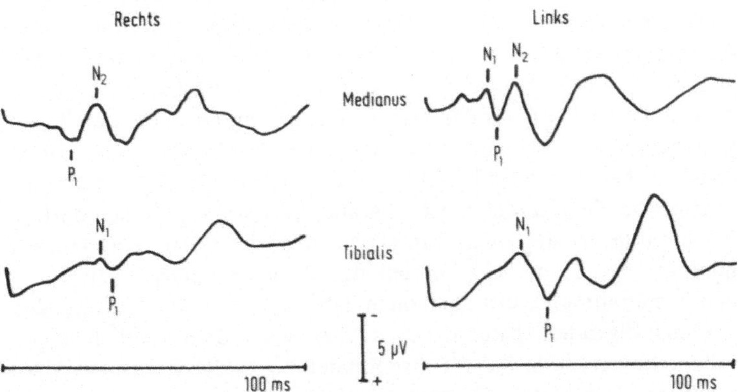


**Abb.7.21.** Medianus- und Tibialis-SEP bei einem A.-cerebri-media-Infarkt mit Hemihypästhesie rechts bei einer 56jährigen Patientin. (Aus Jörg 1985)

bei Territorialinfarkten im Mediastromgebiet durch Mehrkanalableitung mit Verschaltung auch gegen eine Ohrreferenz zu erwarten, da hierbei im Gegensatz zur Fz-Referenz auch isoliert pathologische Amplitudenminderungen zu finden sind (Buchner et al. 1992).

*Intrazerebrale Blutungen* führen zu kortikalen Medianus- und Tibialis-SEP-Alterationen, die überwiegend aus Amplitudenreduktionen, Peakverlusten und Peakverzögerungen bestehen. SEP-Verluste sind häufiger bei größeren Blutungen und im Frühstadium; die SEP-Regeneration im Verlaufe von Monaten zeigt eine gute Korrelation zur klinischen Besserung (Kato et al. 1991).

Wenn bei *Subarachnoidalblutungen* im Stadium IV nach Hunt und Hess die Skalpantworten bilateral fehlen, ist eine Operation überflüssig und die Prognose infaust (Riffel et al. 1994).

Bei *subkortikaler arteriosklerotischer Enzephalopathie* sind im Gegensatz zur mikroangiopathischen Multiinfarktkrankheit die P 2-Latenzen der VEP oft verzögert nachweisbar (Hassel et al. 1986).

*Großhirnhemisphärentumoren,* insbesondere Astrozytome, Glioblastome, führen bei Schädigung des primär sensiblen Rindenfeldes oder der sensiblen Projektion vom Thalamus zum Kortex gleichfalls zu schweren Deformierungen und deutlichen Amplitudenreduktionen der Komponenten N 1 bis P 2, bis hin zum völligen SEP-Verlust. Bei stark raumfordernden Tumoren mit ausgeprägtem Begleitödem sind nicht selten auch die SEP der nichtbetroffenen Hirnhälfte amplitudenreduziert und latenzverzögert, gelegentlich sogar überhaupt nicht nachweisbar; in solchen Fällen kann der schnellwachsende Tumor durch sein Begleitödem und die Verdrängung der gesunden Hemisphäre den lokalisatorischen Aussagewert der SEP einschränken. Homolaterale Medianus-SEP haben bei von uns untersuchten 52 Gliompatienten in 54 % bei Hirndruckzeichen und nur in 10,9 % ohne Hirndruckzeichen bds. gefehlt, ein Ergebnis, welches als Hinweis für eine unzureichende antiödematöse Therapie interpretiert werden darf.

Bei parasagittal liegenden Tumoren dorsal des Gyrus postcentralis oder im parietalen Feld können der Primärkomplex N 1/P 1 bzw. der Primärkomplex des kortikalen Tibialis-SEP normal ausgeprägt, die nachfolgenden späteren Wellen aber fehlen oder deutlich amplitudenreduziert sein, was für ihre Entstehung in den parietalen Assoziationsfeldern spricht (Ebner et al. 1982).

*Akute Schädel-Hirn-Verletzungen* führen bei Kontusionen mit Bewußtseinsstörungen über mehr als 6 h zu verlängerten zentralen

Überleitungszeiten zwischen HWK2 und Kortex (Cant 1980). Bei traumatischen intrazerebralen Blutungen korreliert der Grad der SEP-Veränderungen vom Skalp mit der klinischen Symptomatik und evtl. Einklemmungszeichen (Reisecker et al. 1985).

Zur prognostischen Einschätzung bei noch bewußtlosen Patienten ist die Ableitung der zervikalen und kortikalen SEP nach Medianusstimulation mit Bestimmung des Latenzintervalles und des Amplitudenquotienten N20/N13 von besonderem Wert. Wenn man die klinisch weniger betroffene Seite untersucht, so zeigt sich bei nur gering verlängerten zentralen Leitungszeiten und einem nur mäßig erniedrigten Amplitudenverhältnis eine günstige Prognose; ausgeprägte und anhaltende Verlängerungen der zentralen Überleitungszeit mit starken Amplitudenerniedrigungen der kortikalen Reizantwort weisen auf einen ungünstigen Verlauf hin (Rumpl 1985). Ist bei komatösen Patienten nach schwerem Schädel-Hirn-Trauma das Medianus-SEP frühestens 24 h nach dem Trauma abgeleitet worden, so ist die Prognose bei erloschenem Skalp-SEP für den Erwachsenen sehr schlecht bis infaust, während bei Kindern in Einzelfällen eine günstigere Prognose möglich ist (Riffel et al. 1994).

Bei einem Schädel-Hirn-Trauma mit einem Score von 7 und weniger nach der Glasgow-Koma-Skala erlauben die SEP im Gegensatz zu AEP und VEP eine prognostische Aussage nicht nur zum Ungünstigen hin; auch sind die SEP zuverlässiger bei der Verlaufsbeurteilung als der intrakranielle Druck, die Pupillenreaktion und Pyramidenbahnzeichen (Anderson et al. 1984).

Zentner u. Ebner (1988) konnten zeigen, daß die SEP bei traumatischen Komata den motorisch evozierten Potentialen in der Prognoseeinschätzung überlegen sind; in der Akutphase des Komas ist nur der beidseitige MEP-Verlust prognostisch verwertbar, da diese Patienten im Kollektiv von Zentner (1988) alle verstorben sind.

Die SEP korrelieren am besten mit dem Behandlungsergebnis und erlauben daher eine genauere Frühprognose als Alter, Komagrad, MEP, VEP oder FAEP; nach Firschnig u. Hilgers (1991) ist die Vorhersage eines tödlichen Ausgangs wesentlich genauer als die des Überlebens, wenn die elektrophysiologische Diagnostik innerhalb von 48 h nach dem Trauma erfolgte.

Bei *Epilepsie* kann je nach Genese eine generalisierte oder fokale SEP-Amplitudenerhöhung und eine verkürzte relative Refraktärperiode des Medianus-SEP erhalten werden. Je nach Ursache einer fokalen Epilepsie sind aber neben Amplitudenerhöhungen auch Amplitudenreduktionen bis hin zum Potentialverlust möglich. Ein über das EEG hinausgehender diagnostischer oder lokalisatorischer Wert findet sich aber, von Ausnahmen abgesehen, wie z. B. im Rahmen der Reflexepilepsie, nur selten (Jörg 1976; Rothmeier et al. 1996).

Bei *Myoklonusepilepsie* zeigt die Doppelreizantwort bei einem Intervall von 20, 50 und 80 ms ein deutliches Amplitudenwachstum (Ugawa et al. 1991).

*Residuale Hirnschäden,* wie z. B. eine Porenzephalie, können je nach dem klinischen Bild auch zu SEP-Veränderungen in Form von Amplitudenreduktionen oder geringen Latenzverzögerungen führen. Elektrophysiologisch findet sich das Muster einer SEP-Veränderung vom axonalen Typ.

Bei *olivopontozerebellärer Atrophie* fanden Wessel et al. (1987) in 22 von 28 Fällen pathologische Medianus- bzw. Tibialis-SEP, bei zerebellärer Atrophie war dies nur in 5 von 12 Fällen der Fall.

*Hirnatrophische Prozesse* verursachen oft deutlich amplitudenreduzierte und nur gering oder gar nicht latenzverzögerte SEP bis hin zu ganz fehlenden SEP. Doppelreizuntersuchungen lassen eine pathologische Verlängerung der relativen zerebralen Refraktärperiode erkennen (Gerhard et al. 1982). Bei *Chorea Huntington* werden oft signifikante Amplitudenreduktionen für N1/P1 nach Medianusstimulation gefunden; da auch bei symptomfreien Risikopersonen die N1/P1-Amplituden nach Medianusstimulation unterhalb von 2 µV liegen, ist die SEP-Diagnostik von besonderem diagnostischen Wert (Oepen et al. 1981; Engel et al. 1983). Nach Tibialisstimulation ist die Amplitude der kortikalen Primärantwort N1/P1 auf einen Wert unter 1 µV herabgesetzt, bei sonst guter und in der Latenz normaler Ausprägung der nachfolgenden Wellen (Noth et al. 1984). Als Ursache der Amplitudenreduktion, die den klinischen Krankheitssymptomen vorausgeht, wird eine Degeneration des 2. und 3. sensiblen Neurons oder eine Hemmung der synaptischen Erregungsübertragung vermutet.

Beim *Morbus Parkinson (IPS)* sind die Medianus-SEP, die zentrale Leitungszeit und die kortikale Refraktärzeit altersgemäß normal; nur bei Parkinson-Syndromen, z. B. vaskulärer Genese, kommen leichte kortikale SEP-Veränderungen vor (Jörg 1989). So fanden Abbruzzese et al. (1991) nach N.-medianus-Stimulation ein amplitudenreduziertes N 2 beim Steal-Richardson-Olszewsky-Syndrom. Bei der kortikobasalen Degeneration (CBD) können deutlich erhöhte Skalp-SEP den Myoklonien vorausgehen.

Bei *apallischen Syndromen* mit guter Prognose ist in der Mehrzahl eine normale afferente Leitung bis zum Gyrus postcentralis nachweisbar, es fehlen lediglich die SEP-Anteile der Assoziationsfelder, d. h. die dem Primärkomplex N 1/P 1 nachfolgenden Potentialspitzen. Bei schlechter Prognose können die SEP bds. fehlen oder deutlich verzögert sein; entsprechend sind dann auch motorisch evozierte Potentiale nach transkranieller Stimulation fehlend oder verzögert zu finden. Eine Aussage über den Rehabilitationserfolg von apallischen Syndromen erlauben weder die SEP noch die FAEP (Zeitlhofer et al. 1991), vorausgesetzt, die kortikalen Medianus-SEP sind nachweisbar. Bei Kindern mit apallischen Syndromen haben wir allerdings auch einen kompletten Potentialverlust über den kortikalen Ableiteorten bei normalen SEP-Antworten von HWK 2 und Mastoid vorübergehend beobachten können.

*Bewußtseinsstörungen* bis hin zum Koma unterschiedlichster organischer Genese können zu signifikant verlängerten zentralen Überleitungszeiten zwischen HWK 2 und Kortex führen; diese Leitungszeitverzögerung ist dann für eine prognostische Aussage verwertbar, wenn bei 3 Tage bestehendem Koma hypoxischer Genese das HWK 2-SEP vorhanden, das Kortex-SEP nach Medianusreizung aber bds. fehlt. In solchen Fällen war nach den Untersuchungen von Haupt u. Schuhmacher (1988) die Prognose immer infaust, unabhängig, welches Ergebnis das EEG und die AEP aufwiesen. Normale zentrale Leitungszeiten und/oder gut ausgeprägte kortikale SEP sprechen umgekehrt für eine gute Prognose (Abb. 7.22).

Zur Beurteilung der Prognose *hypoxischer Hirnschäden* erscheint die kombinierte Ableitung von Medianus-SEP und EEG als optimal, da mit Hilfe des EEG noch einige prognostisch infauste Verläufe erfaßt werden können, die sich dem Nachweis im SEP entziehen (Beltinger et al. 1992). Auf die Ableitung von frühen AEP kann aber verzichtet werden.

Liegt die Ursache eines Komas mindestens 24–48 h zurück und liegt ein bilateraler kortikaler SEP-Verlust nach N.-medianus-Stimulation vor, so ist die Prognose immer infaust (d. h. es kommt zum Exitus oder einem persistierenden vegetativen Status), gleichgültig, ob die Ursache eine Hypoxie, ein Hirntrauma, eine SAB oder eine Hirnblu-

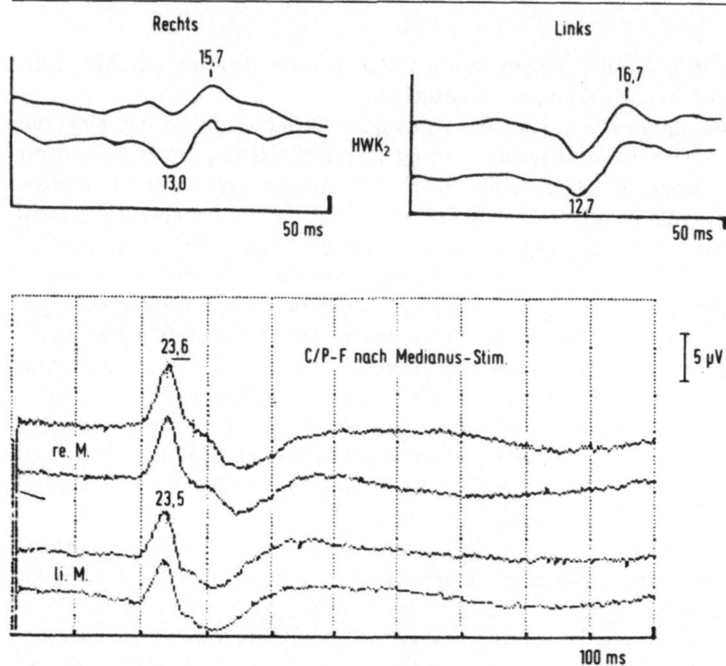


**Abb. 7.22.** Medianus-SEP mit Bestimmung der zentralen Leitungszeit bei einem 54 jährigen komatösen Patienten bei Zustand nach Reanimation. Die normale zentrale Leitungszeit bds. und das gut ausgeprägte Skalp-SEP sprechen für eine gute Prognose. Der klinische Verlauf hat diese elektrophysiologische Einschätzung bestätigt. (Aus Jörg 1986 b)

tung ist. Umgekehrt ist die Prognose bei Nachweis kortikaler Medianus-SEP günstig.

Die MEP sind den SEP in der Prognoseeinschätzung von Komata unterlegen (Zentner u. Ebner 1988).

Bei *Intoxikationen* mit z. T. schweren EEG-Veränderungen sind die SEP in der Regel nicht oder nur gering verändert (Haupt u. Schuhmacher 1988). Erhaltene oder weitgehend normale SEP sprechen für eine gute Prognose hinsichtlich der zerebralen Erholung.

In der *Hirntoddiagnostik* ist der bds. Verlust der kortikalen Reizantworten ohne diagnostischen Wert, wenn der Ausfall schon aufgrund einer Contusio spinalis oder durch Ausriß von Zervikalwurzeln erwartet werden kann. Darüber hinaus kommt es nicht selten auch schon vor Eintritt des Hirntodes zu einem Verlust der kortikalen SEP, eine weitere Tatsache, die die SEP-Anwendung in der Hirntoddiagnostik wesentlich einschränkt. Die Feststellung der fehlenden kortikalen SEP erlaubt aber, bei supratentoriellen Läsionen den vollständigen Ausfall der Hirnfunktion zu bestätigen; bei primären Hirnstammläsionen sind zur Diagnose eines dissoziierten Hirntodes nicht nur fehlende AEP (zwingend ab dem 3. Gipfel) und kortikale SEP, sondern auch ein Null-Linien-EEG nötig (Jörg 1986b; Haupt 1987).

Grundsätzlich kann man bei klinisch sicherem *Hirntod* keine SEP-Spitzen erwarten, die von Generatoren im Bereich der afferenten Bahnen in und proximal der Medulla oblongata erzeugt werden. Entsprechend findet sich bei klinisch sicher hirntoten Patienten weder vom kontralateralen Kortikalfeld noch vom Mastoidableiteort bei Verschaltung gegen CP eine SEP-Antwort mit Latenzen ab 15 ms und später, d. h. also Latenzwerte, welche bei Normalpersonen immer auf einen Generator im Bereich zerebraler Areale unter Einschluß der Medulla oblongata schließen lassen müssen (Belsh u. Chokroverty 1987). Wenn sich über dem Mastoidableiteort oder bei HWK 2 mit Verschaltungen gegen eine kortikale Elektrode keine SEP im Verlauf mehr nachweisen lassen, so bedeutet dies ein zuverlässiges Hirntodkriterium, wenn einige Zeit zuvor diese Komponenten noch nachweisbar waren. Der Befund eines fehlenden SEP einschließlich N 14 vom Mastoid bei Verschaltung gegen CP und eines nachweisbaren N 13 von HWK 2 bei Verschaltung gegen Deltoideus ist bei Hirntod typisch. Die Wellen P 13 und P 14 fehlen bei dissoziiertem Hirntod bei der Ableitung der Far-field-Potentiale (Besser et al. 1987). Bei der Ableitung vom medianen Pharynx waren von Hirntoten keine SEP ab 13 ms mehr zu erhalten, auch wenn dies bei der HWK 2-Fz-Verschaltung noch möglich war (Wagner 1988). Bei komatösen Patienten fanden Wagner et al. (1992) das P 14-Potential bei Ableitung Fz gegen den Nasopharynx immer, im Gegensatz zu allen Ableitungen bei hirntoten Patienten; Ohrläppchenableitungen zeigten dagegen in 75 % auch im Hirntod noch ein P 14-Potential (Fz-A 1 oder Fz-A 2). Die Medianus-SEP zeigen beim Hirntod folgendes Muster:

1. Verlust der kortikalen SEP (Primär- und Sekundärkomplex) bei Ableiteschema CP gegen Fz oder F 3/4.

2. Verlust der N 14 (bzw. P 14) bei Ableiteschema Nasopharynx (oder
   Mastoid) gegen Fz (oder CP).

Erfolgt eine Verschaltung des Mastoidableiteortes oder von HWK 2 gegen eine
nonzephale Elektrode, so kann auch bei Hirntoten über HWK 2 ein pathologisch
erniedrigtes, bei 10–13 ms liegendes Potential nachweisbar bleiben, welches vom
oberen Halsmark generiert wird.

Insgesamt sind die SEP-Anwendungen bei der Hirntoddiagnostik
dann von besonderem Wert, wenn auch schon vor Eintritt des Hirntodes eine SEP-Untersuchung erfolgt ist; Verlaufsuntersuchungen haben ebenso wie bei der Beurteilung von Komata oder Schädel-Hirn-
traumen dann nicht nur einen diagnostischen, sondern auch einen
prognostischen Aussagewert und sind immer Einzelmessungen
überlegen.

## 7.6
## SEP im Verlauf von Therapiemaßnahmen

SEP-Veränderungen dienen nicht nur zur Lokalisationsdiagnostik eines Krankheitsprozesses, sondern können auch auf eine passagere
Funktionsstörung des somatosensiblen Systems hinweisen. Eine solche neurophysiologische Funktionsprüfung bietet sich insbesondere
auch zur Beurteilung von Therapiemaßnahmen an, da diese Untersuchung oft dem EEG überlegen sein kann.

### Medikamentöse Therapie

Bei einer *Myoklonusepilepsie* kann man eine SEP-Amplitudenreduk-
tion vom Skalp auf annähernd normale Amplitudenwerte finden,
wenn eine entsprechende antikonvulsive Medikation erfolgt ist.
Deutlich erhöhte N 1/P 1-Amplituden des N.-medianus-Primärkom-
plexes finden sich bei Patienten mit durch Antidepressiva (insbesondere Clomipramin) ausgelösten *Myoklonien* (Förstl et al. 1992). Im
Rahmen der *Encephalomyelitis disseminata* sind keine SEP-Latenz-
normalisierungen nach initialer Latenzverzögerung zu erwarten,
auch wenn klinisch eine Vollremission der Sensibilitätsstörungen zu
beobachten ist. Eigene Verlaufsuntersuchungen über 6 Monate im
Laufe eines MS-Schubes zeigten unter Prednisontherapie unabhängig von der klinischen Symptombesserung bleibende SEP-Latenzver-
längerungen.

Die Beurteilung von hirnstoffwechselaktivierenden Medikamenten kann bei *zerebralen Durchblutungsstörungen* von Interesse sein, übereinstimmende Literaturergebnisse liegen dazu aber nicht vor. Eigene Untersuchungen mit Ableitung der Einzelreiz-SEP und gleichzeitiger Bestimmung der zerebralen Refraktärperiode ließen keinen eindeutigen pharmakologischen Effekt erkennen.

Während der Barbiturattherapie zur *Hirndrucksenkung* bei schweren *Schädel-Hirn-Traumata* sind die frühen SEP und AEP weitgehend stabil und eignen sich daher besser zur Kontrolle als das EEG, das im Stadium des Ausfalles aller Hirnstammreflexe eine Null-Linie aufweist.

Beim *Schreibkrampf* sind Amplitudenreduktionen der Medianus-SEP für N 1/P 1 von HWK und dem kontralateralen Kortex gefunden worden, welche sich unter Botulinum-Toxin-Therapie normalisierten (Dressler et al. 1992). Die Clonidintherapie führt beim *alkoholischen Delir* zu keiner Latenzverschiebung des N 20/P 25-Primärkomplexes (Lorenz et al. 1991). Der Primärkomplex der Medianus-SEP vom Skalp ist im Gegensatz zu den MEP auch unter Sedation oder Barbituraten außerordentlich stabil nachweisbar.

## Elektrotherapie

Unter der Exponentialstrombehandlung im Rahmen peripherer Nervenverletzungen oder Nervennähte läßt sich in Korrelation zum nach distal hin wandernden Auslöseort des Hoffmann-Tinnel-Zeichens auch durch eine Stimulation der reinnervierenden Nerven an unterschiedlichen Punkten eine Axonsprossung sehr frühzeitig nachweisen. Dies gilt insbesondere bei proximalen Nervenläsionen, wie Armplexusparesen, bei denen noch vor dem Nachweis von Reinnervierungspotentialen im EMG in Einzelfällen durch Wiedererlangung von kortikalen SEP-Antworten ein Nachweis für eine Axonsprossung im Bereich der afferenten Bahnen gelingen kann.

## Operationen und Intensivmedizin

Bei *Rückenmarkoperationen* kann mit Hilfe auf dem Monitor sichtbar gemachter SEP („spinal cord monitoring") die spinale afferente Funktion fortlaufend kontrolliert werden und so zur Frage, ob es zu einer intraoperativen Rückenmarkschädigung, insbesondere im Bereich der Hinterstränge, kommt, auch im Verlauf einer Narkose neurophysiologisch Stellung genommen werden (Brown u. Nash 1985). Dabei hat die Erfahrung gezeigt, daß SEP-Amplitudenreduktionen von mehr als 50 % neben Latenzzunahmen ein sicheres Warn- oder Interventionskriterium darstellen können (Schramm u. Jones 1985). Spinale SEP lassen sich unter den Skolioseoperationen (sog. Harrington-Operationen) auch mit einer epiduralen Elektrodenableitetechnik erhalten, und es hat sich gezeigt, daß die SEP-Verlaufsuntersuchungen vor, unter und nach Skolioseoperationen mit Hilfe der bds. N.-tibialis-Stimulation von Wert sind, da die intraoperative SEP-Diagnostik den sog. Aufwachtest („Wake-up-Test") überflüssig macht. Während Blutdrucksenkung, Narkosevertiefung und Skolioseaufrichtung allenfalls geringe SEP-Amplitudenreduktionen, nie über 50 %, verursachen, kommt es durch eine unerwünschte Rükkenmarkkompression zu einer unmittelbaren SEP-Latenzverzögerung und Amplitudenminderung über 50 %, wie wir sie bei Versuchen am Rückenmark des Kaninchens in gleicher Weise nachweisen konnten.

Ob das in der Neurochirurgie besonders weit fortentwickelte Neuromonitoring zur Überwachung von Rückenmarkoperationen durch Einsatz der motorisch evozierten Potentiale wesentlich verbessert werden kann, ist umstritten; wir halten ihren Einsatz sowohl in der Rükkenmarkchirurgie als auch in der Aortenchirurgie aber für notwendig, da ein frühzeitiger Schädigungsnachweis für die motorischen Bahnen sicherlich klinisch sehr viel relevanter sein dürfte (s. auch Kap. 8).

Bei Rückenmarkoperationen sollte zur Potentialvergrößerung möglichst eine bds. Tibialisstimulation erfolgen; ist nur eine einseitige Stimulation am Sprunggelenk möglich, dann sollte die operativ besonders gefährdete Seite bevorzugt untersucht werden.

Auch im Rahmen von *Aneurysmaoperationen* werden von einer Reihe von Neurochirurgen die SEP nach N.-medianus- oder N.-tibialis-Stimulation in Höhe HWK 2 und Kortex abgeleitet (Neuromonitoring). Die Art der Potentialveränderung und der Zunahme der zentralen Leitungszeit ist dabei so eindeutig, daß sie heute im Interesse der Patienten eingesetzt werden sollten (s. Kap. 8).

*Operationen im infratentoriellen Bereich bzw. im zerebellopontinen Winkel* sollen gleichfalls durch SEP-Verlaufsuntersuchungen auf dem Monitor optimiert werden können, da bleibende SEP-Alterationen nur in solchen Fällen zu beobachten waren, wo auch klinisch postoperativ permanente neurologische Ausfälle nachweisbar wurden. Werden neben den SEP auch die AEP untersucht, so kann möglicherweise ein intraoperativ gesetzter Schaden sofort erkannt und entsprechend vor Eintreten einer Irreversibilität korrigiert werden.

Bei *Karotisoperationen* hat die Medianus-SEP-Ableitung während der Karotisendarterektomie das kontinuierliche EEG abgelöst, da eindeutige N 1/P 1-Veränderungen (Amplitudenreduktion und N 20-Latenzzunahme) viel früher als das EEG eine zerebrale Ischämie signalisieren und eine Shuntanlage veranlassen sollte (Markand et al. 1984; Brinkmann et al. 1985). Falls bei einer Karotisendarterektomie die Abklemmung nicht toleriert wird, kommt es meist innerhalb von 2 min zu einem Verlust der Skalpantwort; erfolgt nicht sofort eine erfolgreiche Korrektur, zeigt dies ein postoperatives Defizit an (Stöhr et al. 1991). Ist der SEP-Verlust nicht durch Blutdruckabfall mit konsekutiver Perfusionsminderung, sondern embolisch entstanden, bleibt der SEP-Verlust auch bei Blutdruckstabilität bestehen (Haupt et al. 1991). Bei der Operation großer Karotisaneurysmen ist ein extra-intrakranieller Bypass immer dann indiziert, wenn die Karotisokklusion im Verlauf zu einem SEP-Verlust führt. Kommt es bei Karotisoperationen einseitig nicht zu einem langsamen, sondern zu einem plötzlichen einseitigen Medianus-SEP-Verlust, so ist eine Embolie zu vermuten; bds. SEP-Veränderungen müssen an globale Hypoxien denken lassen.

Bei operativen *Eingriffen an der Aorta* wird die Dauer der Abklemmphase durch SEP-Untersuchungen mitbestimmt; Verlust der kortikalen SEP zwingt zur Beendigung oder Änderung des Operationsverfahrens.

Nach *Lebertransplantationen* ist eine Amplitudenreduktion mit Verlust von den SEP-Komponenten N 1, P 1 und N 2 typisch, wenn eine hepatische Enzephalopathie eintritt (Hünefeld et al. 1989).

Die *interventionelle Neuroradiologie* kann durch ein SEP-Monitoring während der Urokinasetherapie, z. B. bei der Basilaristhrombose, im Verlauf von Ballonokklusionen der A. carotis interna oder der perkutanen transluminalen Angioplastie der A. vertebralis durch zusätzliche elektrophysiologische SEP-Befunde verbessert werden (Hacke et al. 1985). So sprechen erhaltene SEP bei probeweisen Gefäßverschlüssen dafür, daß die Maßnahme toleriert wird.

In der *neurologischen Intensivmedizin* ist das SEP-Neuromonitoring noch umstritten, in der Prognose und Diagnostik von Komata und

Hirntod aber zweifelsfrei von Wert (s. Abschn. 7.5.4.3) (Hacke 1985; Jörg 1986b).

Durch die geringe Beeinflussung sedierender Medikamente ist der SEP-Einsatz nur zur Prognosestellung allen anderen neurophysiologischen Methoden überlegen. Der Nachweis von erhaltenen beidseitigen kortikalen SEP läßt in aller Regel auf eine günstige Prognose schließen, während bilateral erloschene kortikale SEP regelmäßig eine äußerst schlechte Prognose anzeigen; diese Aussage ist für verschiedene zerebrale Erkrankungen statistisch gesichert worden (Haupt 1993).

## 7.7
## Literatur


Abbruzzese G, Tabaton M, Morena M (1991) Motor and sensory evoked potentials in progressive supranuclear palsy. Mov Dis 6: 49–54

Allison T, Hume AL (1981) A comparative analysis of short-latency somatosensory evoked potentials in man, monkey, cat and rat. Exp Neurol 72: 592–611

Aminoff MJ, Davis SL, Panitch HS (1984) Serial evoked potential studies in patients with definite multiple sclerosis. Arch Neurol 41: 1197–1202

Anderson DC, Bundlie S, Rockswold GL (1984) Multimodality evoked potentials in closed head trauma. Arch Neurol 41: 369–374

Baumhefner RW, Tourtelotte WW, Syndulko K et al. (1990) Quantitative multiple sclerosis plaque assessment with magnetic resonance imaging. Arch Neurol 47: 19–24

Baust W, Ilsen HW, Jörg J, Wambach G (1972) Höhenlokalisation von Rückenmarksquerschnitts-Syndromen mittels corticaler Reizantworten. Nervenarzt 43: 292–304

Belsh JM, Chokroverty S (1987) Short-latency somatosensory evoked potentials in brain-dead patients. Electroencephalogr Clin Neurophysiol 68: 75–78

Beltinger A, Riffel B, Stöhr M (1992) Prognostischer Stellenwert des EEG im Vergleich zu evozierten Potentialen bei schwerer hypoxischer Hirnschädigung. EEG EMG 23: 75–81

Besser R, Dillmann U, Hartmann M, Henn M (1987) Somatosensorisch evozierte Potentiale beim dissoziierten Hirntod. Deutscher EEG-Kongreß Ludwigshafen 8.10.–10.10. 1987

Besser R, Dillmann U, Hartmann M (1988) Der Einfluß der Referenzelektrode auf die Konfiguration der somatosensorisch evozierten Potentiale. Z EEG EMG 19: 152–157

Brinkmann SD, Braun P, Ganji S (1984) Neuropsychological performance one week after carotid endarterectomy reflects intra-operative ischemia. Stroke 15: 497–503

Brown WF, Feasby TE (1984) Sensory evoked potentials in Guillain-Barré-polyneuropathy. J Neurol Neurosurg Psychiatry 47: 288–291

Brown RH, Nash CL (1985) Intraoperative somatosensorisch evozierte kortikale Potentiale bei spinalen Tumoren. In: Schramm J (Hrsg) Evozierte Potentiale in der Praxis. Springer, Berlin Heidelberg New York Tokyo, S 153–182

Buchner H, Ludwig I, Veldkamp R, Willmes K, Ferbert A (1992) Topographie der frühen kortikalen N. medianus-SEP: Ergebnisse für die Methodik in der Routine. EEG EMG 23: 203–209

Buchner H, Schildknecht M, Ferbert A (1991) Spinale und subkortikale somatosensibel evozierte Potentiale: Vergleich mit der Lokalisation spinaler, medullärer und pontiner Läsionen und im Hirntod. EEG EMG 22: 51–61

Buettner UW, Petruch F, Scheglmann K, Stöhr M (1982) Diagnostic significance of cortical somatosensory evoked potentials following trigeminal nerve stimulation. In: Courjon J, Mauguiére F, Révol M (eds) Clinical applications of evoked potentials in neurology. Raven, New York

Cant BR (1980) Somatosensory and auditory evoked potentials in patients with disorders of consciousness. In: Desmedt JE (ed) Clinical uses of cerebral brainstem and spinal somatosensory evoked potentials. Karger, Basel, pp 282–292

Chiappa KH (1980) Short-latency somatosensory evoked potentials in patients with restricted CNS lesions and with brain death. In: Symposium International. Applications clinique des potentials évoqués en neurologie. Résumés Lyon, p 94 (Abstracts)

Cracco JB, Cracco RQ (1985) Somatosensorisch evozierte Potentiale bei Kindern: Reifung und klinische Aspekte. In: Schramm J (Hrsg) Evozierte Potentiale in der Praxis. Springer, Berlin Heidelberg New York Tokyo, S 133–151

Dal-Bianco P, Mamoli B, Dorda W (1985) Identifikationshäufigkeit und Konfigurationsvarianten des N SEP-Signal in Abhängigkeit vom Ableiteort und Meßzeitpunkt. EEG EMG 16: 206–211

Dawson GD (1947) Investigations on a patient subject to myoclonic seizures after sensory stimulation. J Neurol Neurosurg Psychiatry 10: 141–162

Dawson GD (1954) A summation technique for the detection of small evoked potentials. Electroencephalogr Clin Neurophysiol 6: 65–84

Delestre F, Lonchampt P, Dubas F (1986) Neural generator of P 14 far-field somatosensory evoked potential studied in a patient with a pontine lesion. Electroencephalogr Clin Neurophysiol 65: 227–230

Delisa JA, Mackenzie K, Baran EM (1987) Manual of nerve conduction velocity and somatosensory evoked potentials. Raven, New York

Desmedt JE (1984) Evoked potentials. In: Dyck PJ, Thomas PK, Lambert EH, Bunge R (eds) Peripheral neuropathy. Saunders, Philadelphia

Desmedt JE, Cheron G (1981) Prevertebral (oesophageal) recording of subcortical somatosensory evoked potentials in man: The spinal P 13 component and the dual nature of the spinal generators. Electroencephalogr Clin Neurophysiol 52: 257–275

Drake CG (1964) Diagnosis and treatment of lesions of the brachial plexus and adjacent structures. Clin Neurosurg 11: 110

Dressler D, Eckert J, Kukowski B, Meyer BU (1992) Somatosensorisch evozierte Potentiale bei Schreibkrampf. Normalisierung pathologischer Befunde unter Botulinum Toxin Therapie. Vortrag 37. Jahrestagung Dtsch EEG-Gesellschaft 15.–18.10. 1992 Magdeburg

Ebner A, Einsiedel-Lechtape H, Lücking CH (1982) Somatosensory tibial nerve evoked potentials with parasagittal tumors: A contribution to the problem of generators. Electroencephalogr Clin Neurophysiol 54: 508–515

Eisen A, Odusote K, Li D (1987) Comparison of magnetic resonance imaging with somatosensory testing in MS suspects. Can Muscle Nerv 10: 385–390

Emerson RG, Seyal M, Fedley TA (1984) Somatosensory evoked potentials following median nerve stimulation. I. The cervical components. Brain 107: 169–182

Engel L, Friedemann H, Lange HW, Noth J (1983) Zur diagnostischen Bedeutung der SEP's bei Huntington-Kranken und ihren Nachkommen. Z EEG EMG 14: 75–83

Ertekin C (1978) Evoked electrospinogram in spinal cord and peripheral nerve disorders. Acta Neurol Scand 57: 329–344

Ferbert A, Buchner H, Brückmann H (1990) Brainstem auditory evoked potentials and somatosensory evoked potentials in pontine haemorrhage. Brain 113: 49–63

Ferbert A, Buchner H (1991) Evozierte Potentiale in der Diagnostik ischämischer Hirnstammläsionen. Nervenarzt 62: 460–466

Firsching R, Hilgers RD (1991) Schädel-Hirn-Trauma: Prognostische Wertigkeit multimodal evozierter Potentiale. Vortrag 1.DIVI-Kongreß Hamburg, 27.–30.11. 1991

Flügel KA, Sturm U, Skiba N (1984) Somatosensibel evozierte Potentiale nach Stimulation des N.cutaneus femoris lateralis bei Normalpersonen und Patienten mit Meralgia paraesthetica. EEG EMG 15: 88–93

Förstl H, Pohlmann-Eden B, Rothenberger A (1992) Veränderungen somatosensibel evozierter Potentiale bei pharmakogener Myoklonie. Nervenarzt 63: 359–362

Frieling A, Lankers J, Zangemeister W et al (1990) Nachweis von Störungen der Schmerz- und Temperaturempfindung durch Hitzereiz-evozierte Potentiale: Dissoziierte Empfindungsstörungen. EEG EMG 21: 186

Gerhard H, Jörg J, Lehmann HJ (1982) Die cerebrale Refraktärperiode des somatosensorischen Systems bei der Diagnostik hirnatrophischer Erkrankungen. Nervenarzt 53: 572–575

Hacke W (1985) Neuromonitoring. J Neurol 282: 125–133

Hacke W, Hündgen R, Zeumer H, Ferbert A, Buchner H (1985) Überwachung der therapeutischen neuroradiologischen Untersuchungs- und Therapieverfahren mittels evozierter Potentiale. EEG EMG 16: 93–100

Haensch CA, Jörg J (1997) SEP nach Stimulation des N.cutaneus femoris lateralis in der Diagnostik der Meralgia paraesthetica. Z EEG EMG 27 (im Druck)

Haensch CA, Menger H, Jörg J (1996) Evozierte Potentiale und MRT in der Diagnostik des seltenen einseitigen A.spinalis posterior-Syndroms. Z EEG EMG 26: 95–99

Halliday AM (1967) Changes in the form of cerebral evoked responses in man associated with various lesions of the nervous system. Electroencephalogr Clin Neurophysiol [Suppl] 25: 178–192

Hashimoto I (1984) Somatosensory evoked potentials from the human brainstem: Origins of short latency potentials. Electroencephalogr Clin Neurophysiol 57: 221–227

Hassel M, Hacke W, Ferbert A, Zeumer H, Kratochvil P (1986) Elektrophysiologische Befunde bei lakunären Infarkten. EEG EMG 17: 83–87

Haupt WF (1987) Multimodale evozierte Potentiale und Hirntod. Nervenarzt 58: 653–657

Haupt WF (1993) SEP in der neurologischen Intensivmedizin. 10. Arbeitstreffen Neurologische Intensivmedizin Wuppertal, 28.–30.01. 1993

Haupt WF, Horsch S, Vleeschauwer PH (1991) SEP-Monitoring bei Karotis-Desobliterationen. Eine Fünfjahresbilanz. EEG EMG 21: 110–11

Haupt WF, Schuhmacher A (1988) Medianus-SEP und Prognose in der neurologischen Intensivmedizin. EEG EMG 19: 148–151

Hünefeld D, Ertl J, Kirstein F, Weiß U, Pichlmayr I (1989) Bedeutung serieller Ableitungen somatosensorisch evozierter Potentiale für die Beurteilung der zerebralen Situation bei Patienten nach Lebertransplantationen. Dtsch EEG-Kongreß, 28.–30.09. 1992 Münster

Iragni VJ (1984) The cervical somatosensory evoked potential in man: Farfield, conducted and segmental components. Elektroencephalogr Clin Neurophysiol 57: 228–235

Iwayama K, Mori K, Iwamoto K (1988) Origin of frontal N 15 component of somatosensory evoked potentials in man. Electroencephalogr Clin Neurophysiol 71: 125–132

Jörg J (1976) Cortical somatosensory evoked potentials to localize the focus of symptomatic epilepsy. In: Janz D (ed) Epileptology. Thieme, Stuttgart, pp 351–357

Jörg J (1983) Praktische SEP-Diagnostik. Enke, Stuttgart

Jörg J (1985) SEP-Diagnostik in der Neurologie. In: Schramm J (Hrsg) Evozierte Potentiale in der Praxis. Springer, Berlin Heidelberg New York Tokyo, S 34–96

Jörg J (1986 a) Evozierte Potentiale in der Diagnostik von Polyneuropathien. In: Neundörfer B, Sailer D (Hrsg) Interdisziplinäre Bestandsaufnahme der Polyneuropathien. Perimed, Erlangen, S 126–133

Jörg J (1986 b) Die akute Bewußtlosigkeit und das Syndrom des Hirntodes. Intensivmedizin 23: 388–395

Jörg J (1989) Evoked potentials in Parkinson's disease. In: Przuntek H, Riederer P (eds) Early diagnosis and preventive therapy in Parkinson's disease. Springer, Berlin Heidelberg New York Tokyo, pp 111–115

Jörg J (1992) Rückenmarkerkrankungen. edition medizin Weinheim

Jörg J (1996) Qualitätssicherung beim Einsatz der SEP. Z EEG EMG 27: 2–5

Jörg J, Düllberg W, Koeppen S (1982) Diagnostic value of segmental SEP in cases with chronic progressive para- or tetraspastic syndromes. In: Courjon J, Mauguiére F, Revol M (eds) Clinical applications of evoked potentials in neurology. Raven, New York

Jones SJ, Small DG (1978) Spinal and subcortical evoked potentials following stimulation of the posterior tibial nerve in man. Electroencephalogr Clin Neurophysiol 44: 299–306

Katifi HA, Sedgwick EM (1986) Somatosensory evoked potentials from posterior tibial nerve and lumbosacral dermatomes. Electroencephalogr Clin Neurophysiol 65: 249–259

Katifi HA, Sedgwick EM (1987) Evaluation of the dermatomal somatosensory evoked potentials in the diagnosis of lumbosacral root compression. J Neurol Neurosurg Psychiatry 50: 1204–1210

Kato H, Sugawara Y, Ito H (1991) Somatosensory evoked potentials following stimulation of median and tibial nerves in patients with localized intracerebral hemorrhage: Correlations with clinical and CT findings. JPNJ Neurol Sci 103: 172–178

Khoshbin S, Hallett M (1981) Multimodality evoked potentials and blink reflex in multiple sclerosis. Neurology 31: 138–144

Kudo Y, Yamadori A (1985) Somatosensory evoked potentials in patients with thalamic lesions. J Neurol 232: 61–66

Lesser RP, Koehle R, Lueders H (1979) Effect of stimulus intensity on short latency SEP's. Electroencephalogr Clin Neurophysiol 47: 377–382

Lorenz M, Verner L, Hartmann M, Gaab MR (1991) SEP-Monitoring während Clonidin-Therapie des alkoholischen Delirs. EEG EMG 22: 168–171

Ludolph AC, Elger CE, Gößling JH, Brune GG (1987) Die Untersuchung der langen spinalen Bahnen bei der ALS. Nervenarzt 58: 543–548

Ludin HP (1980) Elektromyographie in der Praxis. Thieme, Stuttgart

Lueders H, Andrish J, Gurd A, Weiker G, Klem G (1981) Origin of far-field-subcortical potentials evoked by stimulation of the posterior tibial nerve. Electroencephalogr Clin Neurophysiol 52: 336–344

Markand ON, Dilley RS, Moorthy SS, Warren C (1984) Monitoring of somatosensory evoked responses during carotid endarterectomy. Arch Neurol 41: 375–378

Mattigk G (1991) Die Medianus-evozierten Potentiale bei gesunden Kindern und Jugendlichen. EEG EMG 22: 147–151

Mattigk G (1992) Die Tibialis-evozierten Potentiale bei gesunden Kindern und Jugendlichen: Normwerte. EEG EMG 23: 97–100

Mauguière F, Brunon AM, Echallier JF, Courjon J (1982) Early somatosensory evoked potentials in thalamo-cortical lesions of the lemniscal pathways in humans. In: Courjon J, Mauguiere F, Revol M (eds) Advances in neurology, vol 32: Clinical applications of evoked potentials in neurology. Raven, New York, pp 321–338

Mauguière F, Ibanez V (1985) The dissociation of early SEP components in lesion of the cervicomedullary junction: A cue for routine interpretation of abnormal cervical responses to median nerve stimulation. Electroencephalogr Clin Neurophysiol 62: 406–420

Mauguière F, Restuccia D (1991) Inadequacy of the forehead reference montage for detecting abnormalities of the spinal N 13 SEP in cervical cord lesions. Electroencephal Clin Neurophysiol 79: 448–456

Meirsman JD (1987) Dermatomal SEP's for L 5 and S 1 roots. Electroencephalogr Clin Neurophysiol 66: 20

Moller AR, Jannetta PJ, Burgess JE (1986) Neural generators of the somatosensory evoked potentials: Recording from the cuneate nucleus in man and monkeys. Electroencephalogr Clin Neurophysiol 65: 241–248

Morioka T, Shima F, Tobimatsu S, Kato M (1986) Distribution of somatosensory evoked potentials in the thalamus. Electroencephalogr Clin Neurophysiol 69: 69

Nakanishi T, Shimada Y, Sakuta M, Toyokura Y (1978) The initial positive component of the scalp-recorded somatosensory evoked potentials in normal subjects and in patients with neurologic disorders. Electroencephalogr Clin Neurophysiol 45: 26–34

Noël P, Desmedt JE (1980) Cerebral and far-field somatosensory potentials in neurological disorders involving the cervical spinal cord, brainstem, thalamus and cortex. In: Desmedt JE (ed) Clinical uses of cerebral evoked potentials. Karger, Basel, pp 205–230

Noth J, Engel L, Friedemann H-H, Lange HW (1984) Evoked potentials in patients with Huntington's disease and their offspring. I. Somatosensory evoked potentials. Electroencephalogr Clin Neurophysiol 59: 134–138

Oepen G, Doerr M, Thoden U (1981) Visual (VEP) and somatosensory (SEP) evoked potentials in Huntington's chorea. Electroencephalogr Clin Neurophysiol 51: 666–670

Pederson L, Trojaborg W (1981) Visual, auditory and somatosensory pathway involvement in hereditary cerebellar ataxia. Electroencephalogr Clin Neurophysiol 52: 283–297

Perot PL (1973) The clinical use of somatosensory evoked potentials in spinal cord injury. Clin Neurosurg 20: 367–381

Pop PHM, Opkes CT, Notermans SLH, Vlek NMT (1988) Dermatomal somatosensory evoked potentials of the lumbar and cervical roots. Eur Arch Psychiatr Neurol Sci 238: 22–27

Reisecker F (1988) Frühe SEP bei zerebrovaskulär ischämischen Erkrankungen. EEG EMG 19: 55–61

Reisecker F, Witzmann A, Löffler W, Deisenhammer E (1985) Somatosensorisch evozierte Potentiale beim komatösen Patienten, ein Vergleich mit klinischem Befund, EEG und Prognose. EEG EMG 16: 87–92

Reisecker F, Witzmann A, Deisenhammer E (1986) Somatosensory evoked potentials (SSEP's) in various groups of cerebro-vascular ischemic disease. Electroencephalogr Clin Elektrophysiol 65: 260–268

Riffel B, Stöhr M, Baumgärtner H (1988) Somatosensorisch evozierte Potentiale bei Thalamus-Läsionen. Deutscher EEG-Kongreß Hamburg 19. 9.–1. 10. 1988

Riffel B, Stöhr M, Körner S (1984) Spinal and cortical evoked potentials following stimulation of the posterior tibial nerve in the diagnosis and localization of spinal cord diseases. Electroencephalogr Clin Neurophysiol 58: 400–406

Riffel B, Kroiß H, Stöhr M (1994) Diagnostik und Prognostik mit evozierten Potentialen in der Intensivmedizin. Kohlhammer, Stuttgart

Rothmeier J, Fröscher W, Neher KD (1995) Über den Wert der SEP bei Herdepilepsien. Z EEG EMG 26: 89–94

Rowed DW, Mc Lean JA, Tator CH (1978) Somatosensory evoked potentials in acute spinal cord injury: Prognostic value. Surg Neurol 9: 203–210

Rumpl E (1985) Anwendung der SEP in der Intensivmedizin. Aktuel Neurol 12: 53–58

Schmid UD, Hess CW, Ludin HP (1988) Somatosensory evoked potentials following nerve and segmental stimulation do not confirm cervical radiculopathy with sensory deficit. J Neurol Neurosurg Psychiatry 51: 182–187

Schramm J (1980) Clinical experience with the objective localisation of the lesion in cervical myelopathy. In: Grote W, Bock M (eds) Surgery of cervical myelopathy. Springer, Berlin Heidelberg New York, pp 26–32

Schramm J (1984) Der topodiagnostische Stellenwert somatosensorisch evozierter Potentiale bei raumbeengenden Prozessen an der Lendenwirbelsäule. In: Hohmann D et al. (Hrsg) Neuroorthopädie, Bd II. Springer, Berlin Heidelberg New York Tokyo, S 89–95

Schramm J, Jones SJ (1985) Spinal cord monitoring. Springer, Berlin Heidelberg New York Tokyo

Seyal M, Sandhu LS, Mack YP (1989) Spinal segmental somatosensory evoked potentials in lumbosacral radiculopathies. Neurology 39/6: 801–805

Shimoji K, Higashi H, Kano T (1971) Epidural recording of spinal electrogram in man. Electroencephalogr Clin Neurophysiol 30: 236

Simic A (1988) Somatosensibel evozierte Potentiale nach Dermatomreizung im Vergleich mit Nervenstammstimulation bei der Diagnostik von Wurzelläsionen. Nervenarzt 59: 672–674

Simic A (1991) Dermatom-SEP: Abhängigkeit der kortikalen Reizantwort von den Reizparametern. EEG EMG 21: 95–96

Starr A (1978) Sensory evoked potentials in clinical disorders of the nervous system. Ann Rev Neurosci 1: 103–127

Stöhr M (1988) Somatosensorisch evozierte Potentiale. In: Maurer K, Lowitzsch K, Stöhr M (Hrsg) Atlas der evozierten Potentiale. Enke, Stuttgart

Stöhr M, Buettner UW, Riffel B, Koletzki E (1982) Spinal somatosensory evoked potentials in cervical cord lesions. Electroencephalogr Clin Neurophysiol 54: 257–265

Stöhr M, Dichgans J, Buettner UW et al. (1996) Evozierte Potentiale. Springer, Berlin Heidelberg New York

Stöhr M, Riffel B, Buettner UW (1981) Somatosensibel evozierte Potentiale in der Diagnostik von Armplexusläsionen. EEG EMG 12: 195–197

Stöhr M, Riffel B, Pfadenhauer K (1991) Neurophysiologische Untersuchungsmethoden in der Intensivmedizin. Springer, Berlin Heidelberg New York Tokyo

Strenge H (1986) Über die Altersveränderungen der frühen somatosensorisch evozierten Potentiale. EEG EMG 17: 75–82

Subramaniam JS, Yiannikas C (1990) Multimodality evoked potentials in motor neuron disease. Arch Neurol 47: 989–994

Tackmann W (1993) Somatosensorisch evozierte Potentiale (SSEP). In: Lowitzsch K et al. (Hrsg) Evozierte Potentiale bei Erwachsenen und Kindern. Thieme, Stuttgart, S 213–277

Treede RD, Lankers J, Frieling A et al. (1991) Cerebral potentials evoked by painful laser stimuli in patients with syringomyelia. Brain 114: 1595–1607

Ugawa Y, Genba K, Shimpo T, Mannen T (1991) Somatosensory evoked potential recovery (SEP-R) in myoclonic patients. Electroencephal Clin Neurophysiol 80: 21–25

Uvasaki E, Wada SI, Kadoya C et al (1990) Skin and epidural recording of spinal somatosensory evoked potentials following median nerve stimulation. J Neurol 237: 410–415

Veilleux M, Daube JR (1987) The value of ulnar somatosensory evoked potentials (SEP's) in cervical myelopathy. Electroencephalogr Clin Neurophysiol 68: 415–423

Vogel P (1985) Somatosensorisch evozierte Potentiale (SEP) – Normale SEP und Normwerte. EEG Labor 7: 111–121

Vogel P (1986) Zur Bedeutung sensibel evozierter Potentiale (SEP) in der Polyneuropathie-Diagnostik. Fortschr Neurol Psychiat 54: 305–317

Wagner W (1988) Ableitung subkortikaler somatosensibel evozierter Potentiale mit Nasopharyngealelektroden. EEG EMG 19: 141–147

Wagner W, Halbig L, Mäurer J, Perneczky A (1992) SEP-Zusatzdiagnostik im Rahmen der Hirntodfeststellung: Müssen die Kriterien ergänzt werden? Vortrag 37. Tagung Dtsch EEG-Gesellschaft 15.–18.10. 1992 Magdeburg

Wagner W, Mäurer J, Perneczky A (1989) Unterschiedliches Verhalten der N 13 a- und N 13 b-Subkomponenten des subkortikalen Medianus-SEP bei Hirnstammläsionen und im intraoperativen Monitoring. Dtsch EEG-Kongreß 28.–30.09. 1989 Münster

Wand AD, Symon L (1982) Conduction of sensory action potentials across the posterior fossa in infratentorial space – occupying lesions in man. J Neurol Neurosurg Psychiatry 45: 440–445

Weihe W, Mauke A, Mariß G, Welter FL (1988) Die prognostische Bedeutung von lakunären Herden im MRT bei Multipler Sklerose. Nervenarzt 59: 14–18

Weiller C, Ferbert A (1991) Hereditary motor and sensory neuropathy (HMSN) and optic atrophy (HMSN Type VI, Vizioli). Eur Arch Psychiatry Clin Neurosci 240: 246–249

Wessel K, Buettner UW, Diener HC, Dichgans J (1987) Evozierte Potentiale bei cerebellärer Atrophie und olivopontocerebellärer Atrophie. Deutscher EEG-Kongreß Ludwigshafen 8.10.–10.10. 1987

Witt TN, Garner CG, Oechsner M (1988) Zentrale motorische Leitungszeit bei Multipler Sklerose: Ein Vergleich mit visuell und somatosensorisch evozierten Potentialen in Abhängigkeit vom Verlaufstyp. EEG EMG 19: 247–254

Yiannikas C, Shahani BT, Young RR (1986) Short-latency somatosensory-evoked potentials from radial, median, ulnar and peroneal nerve stimulation in the assessment of cervical spondylosis. Arch Neurol 43: 1264–1271

Zeitlhofer J, Steiner M, Oder W et al (1991) Prognostische Wertigkeit evozierter Potentiale in der neurologischen Frührehabilitation bei Patienten im apallischen Syndrom. EEG EMG 22: 10–14

Zentner J, Ebner A (1988) Somatosensibel und motorisch evozierte Potentiale bei der prognostischen Beurteilung traumatischer und nicht traumatisch komatöser Patienten. EEG EMG 19: 267–271

# 8 Evozierte Potentiale in der intraoperativen Überwachung

J. SCHRAMM

## 8.1 Einleitung

Die Reduktion operativ bedingter neurologischer Funktionsstörungen bei Eingriffen am zentralen Nervensystem ist ein geradezu historisches Bemühen der Neurochirurgen. Auch andere Fachrichtungen können im Rahmen ihrer Eingriffe mit einem neurologischen Ausfall konfrontiert werden: Rückenmarkläsionen bei Aortenchirurgie, Hörnervenausfälle bei kleinen Akustikusneurinomen in der Hals-Nasen-Ohren-Heilkunde, Hirninsulte bei der Karotischirurgie oder bei endovaskulären therapeutischen Eingriffen der Neuroradiologen. Mit der Einführung neuer Techniken in der Neurochirurgie (z.B. Mikroskop, Ultraschallsauger, Laser) kam es zu einer Verbesserung der operativen Resultate, gleichzeitig war die Ausdehnung in bisher nicht betretene Indikationsbereiche möglich geworden. Damit war der Bedarf für eine intraoperative Überwachung neurologischer Funktionen verstärkt gegeben. Erste Impulse zur intraoperativen Überwachung neurologischer Funktionen kamen von den Wirbelsäulenchirurgen, die den „Aufwachtest" einführten. Ursprünglich wurden somatosensorisch evozierte Potentiale für das „intraoperative Neuromonitoring" sensibler Bahnensysteme bei der Skoliosenchirurgie eingesetzt [18, 19, 25].

Seitdem hat eine stürmische Entwicklung eingesetzt [1–5]. In einer Umfrage bei 184 Skoliosezentren mit 59 303 Operationen stellte sich heraus, daß nur 10% der Chirurgen den Aufwachtest häufiger als das elektrophysiologische Monitoring verwenden [29]. 50% verwendeten den Aufwachtest nur noch dann, wenn das SEP-Monitoring eine Potentialänderung gezeigt hatte, 18% der Skoliosechirurgen verwenden den Aufwachtest überhaupt nicht mehr, während nur noch 11% ausschließlich einen Aufwachtest benutzen. Von einem gesicherten Nutzen des Monitorings darf auch ausgegangen werden bei der neurovaskulären Dekompression bei Trigeminusneuralgie und Fazialistic, bei der Operation kleiner Akustikusneurinome mit

Hörerhalt. Hier liegen mittlerweile Studien vor, die signifikant verbesserte Ergebnisse bei vergleichbaren Serien mit Monitoring im Vergleich zu solchen ohne Monitoring aufwiesen. Der Zweck dieses Kapitels soll sein, den gegenwärtigen Stand im jeweiligen Einsatz der unterschiedlichen Modalitäten kurz zu umreißen, und darzulegen, was als gesichert gesehen werden darf.

## 8.2
## Anatomische Vorbemerkungen

Details des Verlaufes der somatosensorischen und akustischen Bahnen sind in den entsprechenden Kapiteln aufgeführt. Eine Anmerkung zum Monitoring des Hirnstammes bei Prozessen in der hinteren Schädelgrube: Die akustischen Bahnen verlaufen ab Höhe der Mitte des IV. Ventrikels im Hirnstamm. Damit ist das Monitoring von AEP für Prozesse, die unterhalb dieses Niveaus liegen und keine besondere Massenverschiebung nach oben erzeugt haben, nicht mehr geeignet. Die Bahnen des sensiblen Systems, die im Hirnstamm dem Lemniscus medialis entsprechen, kreuzen in der Höhe des Obex. Ein Prozeß, der den Hirnstamm oberhalb des Obex komprimiert, muß also durch eine gegenseitige Medianusreizung überwacht werden, während eine Raumforderung in Höhe des Foramen magnum durch eine ipsilaterale Medianusstimulation überwacht werden kann.
Beim Monitoring bei Aneurysmaoperationen liegen komplizierte Verhältnisse vor. Einerseits muß die Lage des Aneurysmas berücksichtigt werden, andererseits die zuführenden Gefäße, von denen wiederum wichtige Äste abgehen können. So wird bei Aneurysmen im A.-communicans-anterior-Bereich in erster Linie das Beinareal des motorischen Kortex gefährdet sein, von daher würde sich eine kontralaterale Beinnervenstimulation anbieten. Andererseits gehen die A. recurrens Heubneri und die thalamostriatären Äste, die das Stammgangliengebiet versorgen, nahe des Communicans-anterior-Komplexes bzw. der A. carotis anterior ab, und hier könnte es zu einem Befall auch des Handareals kommen. Bei A.-carotis- und Media-Aneurysmen wird man in der Regel mit einer Armnervenstimulation auskommen. Bei alleiniger Beinnervenstimulation dürfte die Bestimmung der zentralen Überleitungszeit problematisch sein, da die Nackenpotentiale nach N.-tibialis-Stimulation nicht regelmäßig nachweisbar sind.

## 8.3
## Apparative Ausstattung

Es sollte auf jeden Fall ein mehrkanaliges Signalmittelungsgerät benützt werden, das die fortlaufende Speicherung der Kurven gestattet. Ein gut funktionierendes Artefaktunterdrückungssystem bleibt unerläßlich. Bei modernen Geräten sind Softwareprogramme für intraoperatives Monitoring integriert. Von vielleicht noch größerem Nutzen ist jedoch die Möglichkeit, eine den individuellen Bedürfnissen angepaßte eigene Ableiteroutine in das Gerät einzuprogrammieren. Nützliche Attribute sind digitale Filter, hohe Speicherkapazität, ein schneller Plotter, 2 Cursoren und Möglichkeit zum Ausdrucken alphanumerischer Daten. Gegenwärtig ist die Anwesenheit eines überwachenden Arztes oder sehr erfahrenen Technikers noch unerläßlich.

## 8.4
## Narkoseeinflüsse und Narkoseführung

Die Einführung des intraoperativen neurophysiologischen Monitorings bedingt eine Umstellung der Narkosetechnik, die mit den eigenen Anästhesisten abgesprochen werden sollte. Eine halothan- und lachgasfreie Narkose ist schwieriger zu steuern und kann zu intraoperativen Blutdruckanstiegen führen. Es gibt auch das Problem des sog. „Recalls", also der mangelnden Amnesie für das intraoperative Geschehen von seiten des Patienten.
Auch andere vom Anästhesisten zu beeinflussende Faktoren können die intraoperative Potentialableitung beeinflussen: Hypoxie, $pCO_2$ und Körpertemperatur [6]. Der systemische Blutdruck, der indirekt bzw. bei gestörter Autoregulation direkt die Perfusion des Gehirns beeinflußt, ist z. B. bei induzierter Hypotension ein wichtiger Faktor.
Auch die *Prämedikation* beeinflußt das intraoperative Verhalten von Amplitude und Latenz, z. B. für *Diazepam* sind Latenzverzögerungen von P 45 und Amplitudenminderung von N 55 des Medianus-SEP beschrieben [10]. Die meisten Anästhetika haben schon als Einzelsubstanz Einfluß auf die kortikalen Potentiale, über die zahlreiche Arbeiten publiziert wurden [7, 8, 9, 11, 12, 13, 14, 15]. Weniger ist über den Einfluß bestimmter Narkoseregimes bekannt, wo in der

Regel 3 und mehr Pharmaka eingesetzt werden [6, 16]. Anzustreben ist auf jeden Fall die kontinuierliche Gabe der Pharmaka und die Vermeidung von Bolusinjektionen [5].

Zur *Abschätzung der Anästhesieeffekte* sollte bei jedem intraoperativen Monitoring eine präoperative Kontrollableitung durchgeführt werden. Zur präzisen Beurteilung intraoperativer Potentialveränderungen empfiehlt sich daher, unmittelbar nach Narkoseeinleitung erhaltene Kurven als Basiswert zu verwenden.

### 8.4.1
### Narkose für SEP- und Hirnstammmonitoring

*Halogenierte Narkosegase* (Ethrane, Halothan) sind in Konzentrationen bis zu 0,4 Vol.-% in ihren Effekten überschaubar und notfalls tolerabel. Bei den AEP steigt die Latenz der Welle V pro 0,5 Vol-% um 0,1 ms [16]. Unter *Enflurane* nimmt die zentrale Überleitungszeit pro 1 Vol.-% um über 1 ms zu [16], von Halothan ist dies auch gesichert [37]. Der Angriffspunkt liegt an der Hemmung der synaptischen Übertragung. Die Latenzerhöhung und Amplitudenreduktion betrifft die späteren Komponenten stärker als die früheren Komponenten der SEP. *Lachgas,* von dem man früher glaubte, daß es sehr geringe Einflüsse auf die evozierten Potentiale hat, wirkt sich deutlich auf Amplitude und Latenz aus [8, 13, 14]. *Fentanyl* hat wenig Einfluß auf Amplitude und Latenzen. Bei den AEP wird die Latenz des fünften Gipfels geringgradig von 5,8 auf 6,0 erhöht.

Eine *Flunitrazepam-$N_2O$-Basisnarkose* verändert die Latenzen um 0,1 ms, aber der Gipfel I bleibt völlig konstant. Unter Fentanyl kommt es zu geringen Latenzveränderungen um 0,1–0,2 ms bei Welle V, ebenso unter Enfluran in Zusammenhang mit der Flunitrazepam-$N_2O$-Narkose (Tabelle 8.1 und 8.2). Nimmt man wieder die Werte nach Narkoseeinleitung als Basis, dürften durch die Narkose allein kaum Latenzerhöhungen von mehr als 0,1 ms für den am spätesten liegenden Gipfel im Beobachtungszeitraum (Welle V) zu berücksichtigen sein. Die Auswirkung auf das SEP betrifft nur Potentialkomponenten jenseits des P 25 und liegt für das N 35 im Bereich von 3 ms und für P 45 im Bereich von 10 ms. Die zentrale Überleitungszeit wird überhaupt nicht beeinflußt [12, 16].

Früher arbeiteten wir gerne mit einer hochdosierten Fentanylnarkose, die durch eine niedrige Dosis eines halogenisierten Lachgases

**Tabelle 8.1.** Latenzzeiten früher SEP-Komponenten und zerebrale Überleitungszeit (in ms) unter Fentanyl und Enfluran in Flunitrazepam/$N_2O$-Basisnarkose. (Nach Thurner et al., aus [4])

|  | N 11 | P 15 | N 20 | CCT |
|---|---|---|---|---|
| *Fentanyl* | | | | |
| Präoperativ | 12,2 | 16,1 | 19,8 | 7,7 |
| Nach Einleitung | 12,0 | 16,1 | 19,7 | 7,8 |
| 1,8 µg/kg | 12,0 | 16,2 | 19,7 | 7,7 |
| 3,6 µg/kg | 12,1 | 16,2 | 19,7 | 7,6 |
| 7,2 µg/kg | 12,0 | 16,2 | 19,8 | 7,8 |
| *Enfluran* | | | | |
| Präoperativ | 11,8 | 15,6 | 19,3 | 7,5 |
| Nach Einleitung | 11,5 | 15,3 | 19,0 | 7,4 |
| 0,5 Vol.-% | 11,6 | 15,7[a] | 19,4[a] | 7,8[a] |
| 1,0 Vol.-% | 11,6 | 16,2[a] | 20,2[a] | 8,5[a] |
| 1,5 Vol.-% | 11,6 | 16,5[a] | 20,9[a] | 9,3[a] |

[a] $p < 0,01$ (gegen Wert nach Einleitung).

**Tabelle 8.2.** Latenz und Amplituden kortikaler SEP unter Fentanyl und Enfluran in Flunitrazepam/$N_2O$-Basisnarkose. (Nach [16])

|  |  | N 20 | P 25 | N 35 | P 45 | N 55 |
|---|---|---|---|---|---|---|
| *Fentanyl* | | | | | | |
| Präoperativ | Latenz (ms) | 19,3 | 23,1 | 34,0 | 44,0 | 60,5 |
|  | Amplitude (µV) | | 1,69 | 2,16 | 2,22 | 3,62 |
| Nach Einleitung | Latenz (ms) | 18,5 | 23,2 | 35,1 | 42,8 | 59,7 |
|  | Amplitude (µV) | | 1,71 | 4,04 | 3,32 | 1,97 |
| 7,2 µg/kg KG | Latenz (ms) | 18,7 | 23,1 | 36,8[a] | 52,8[a] | 64,7 |
|  | Amplitude (µV) | | 1,56 | 2,93[a] | 2,48 | 1,30 |
| *Enfluran* | | | | | | |
| Präoperativ | Latenz (ms) | 19,2 | 22,8 | 30,1 | 40,5 | 55,2 |
|  | Amplitude (µV) | | 2,28 | 3,02 | 3,73 | 3,51 |
| Nach Einleitung | Latenz (ms) | 18,4 | 21,4 | 29,0 | 42,8 | 54,9 |
|  | Amplitude (µV) | | 3,89 | 4,41 | 3,32 | 1,97 |
| 1,5 Vol.-% | Latenz (ms) | 20,5[b] | 25,8[b] | 34,9[a] | 55,8[a] | 77,8[a] |
|  | Amplitude (µV) | | 2,74 | 2,84 | 2,14 | 0,88[a] |

[a] $p < 0,05$. [b] $p < 0,01$ (gegen Wert nach Einleitung).

(Ethrane 0,4–0,6 Vol.-%, Isofluran 0,3–0,4 Vol.-%) ergänzt wird. Die Einführung der totalen intravenösen Anästhesie (TIVA) führte zu einer dramatischen Amplitudenverbesserung der SEP, so daß man bis zu 3 Ableitungen pro Minute erhalten kann – also fast ein Echtzeitmonitoring mit raschem Feedback [15].

## 8.4.2
## Narkose für MEP-Monitoring

Motorisch evozierte Potentiale sind wesentlich empfindlicher gegenüber Pharmaka als SEP. Besonders magnetoelektrisch erregte MEP reagieren sehr empfindlich auf Narkose. Aber auch die transkranielle elektrische Stimulation erfordert besondere Narkoseverfahren. Lediglich die D-Wellen sind relativ unempfindlich auf anästhesierelevante Pharmaka und problemlos einsetzbar. Allerdings hat die transkranielle elektrische Stimulation mit D-Wellen-Ableitung oder auch mit der Ableitung der EMG-Antworten den Nachteil, daß die reizinduzierten Muskelkontraktionen für die Mikrochirurgie hinderlich sind. Die transkranielle magnetische Stimulation ist zwar ohne Muskelkontraktionseffekte einsetzbar, es sind unter allgemeinen Narkosebedingungen jedoch extrem schwierig Reizantworten zu erhalten.

Narkosen mit Lachgas und Sufentanil sowie Serien mit magnetisch evozierten MEP unter total intravenöser Anästhesie mit Etomidate sind angewendet worden. Wegen der supprimierten endogenen Kortisolproduktion ist die total intravenöse Anästhesie mit Etomidate jedoch nicht unproblematisch und in einigen Ländern auch nicht zugelassen. Dosisabhängige Reduktion der Amplitude von magnetischen MEP unter Enfluran ist beschrieben worden, während Kalkman et al. erhaltene MEP nach elektrischer und magnetischer Stimulation bei Einleitungsdosen von Etomidate und sedativen Dosen von Fentanyl beschrieben haben [58]. Propofol/Midazolam führte zu substantiellem Amplitudenverlust.

Die Effekte von Propofol, Etomidate, Methohexital und Thiopental haben wir in einer eigenen Serie bei 77 Patienten untersucht: Alle wiesen eine dosisbezogene Amplitudenreduktion auf bei konstanter Latenz, wobei Propofol und Thiopental eine sehr starke MEP-Abschwächung erzeugten. Auch beim günstigsten Präparat Etomidate waren am Ende der Einleitungsphase nur bei 57 % der Patienten die MEP-Amplituden erhalten [62].

Die direkte elektrische kortikale Stimulation zum MEP-Monitoring unter Vollnarkose hat sich bei höheren Reizfrequenzen (300–500 Hz) bei niedrigeren Stromintensitäten als wesentlich effektiver erwiesen.

## 8.5
## Spontane intraoperative Potentialvariabilität und Grenzen des Normalen

Erfolgreiches intraoperatives Überwachen setzt voraus, daß die Grenzen akzeptabler Veränderungen einschließlich der narkose- und manipulationsbedingten Effekte von sicher pathologischen Veränderungen abgegrenzt werden können. Zahlenangaben über typische sequentielle Veränderungen von Amplituden und Latenzen, die demnach als normal eingestuft werden müssen, finden wir für typische Skolioseaufrichtungen (Tabelle 8.1, sowie [20, 22, 25] ), sowie normale intraoperative Schwankungen für AEP [39] und für Karotischirurgie [28].

### 8.5.1
### Bei spinalem Monitoring

Amplitudenminderung um über 50 % und Latenzanstiege um über 10 % sind häufig als Grenzen normaler Veränderungen angegeben worden [5, 23], Jones et al. haben mit Amplitudenveränderungen von mehr als 60 %iger Minderung gearbeitet [22]. Diese Veränderungen müssen für mindestens einige Ableitungen in diesem Ausmaß vorhanden sein, und es besteht beim Eintreten solcher Veränderungen eine Phase erhöhter Gefährdung des Rückenmarkes. Nach eigenen Befunden weisen kortikale Amplituden und Latenzen in Abhängigkeit vom Vorliegen einer Rückenmarkläsion und Manipulation des Rückenmarks deutlichere Schwankungen auf, die den Bereich der 50 %igen Veränderung gegenüber dem Ausgangswert überschreiten können, ohne daß dies postoperativ mit einem neurologischen Defizit verbunden ist [32, 33].

### 8.5.2
### Bei Aneurysmen- und Aortenchirurgie

Hier wird die zentrale Überleitungszeit (CCT) zur Beurteilung und der Potentialverlust herangezogen. Da keine gesicherten Erkenntnisse über die Beziehung von CCT und Inzidenz und Persistenz neurologischer Ausfälle bestehen, kann man nur nach der Faustregel arbeiten, daß Erhöhungen über den Bereich von $2^{1}/_{2}$ Standardabweichungen hinaus eine bedeutsame Beeinträchtigung der Blutversorgung der somatosensorischen Afferenz anzeigen (Tabelle 8.1). Wang et al. [37] fanden neurologische Störungen ab einer CCT um 10 ms, also deutlich oberhalb der Grenze Normalwert plus $2^1/_2$ Standardabweichungen, bzw. nach dem Verlust des kortikalen Potentials.

Bei Aortenabklemmung verschwinden die Potentiale nach 5–15 min [38], bis zu 23 min Aortenabklemmung wurden toleriert [27]. Ein unauffälliger neurologischer Befund war auch noch nach einer Abklemmung von maximal 28 min erkennbar.

### 8.5.3
### Bei Brückenwinkeloperationen

Eigene Arbeiten über das Ausmaß der intraoperativen Schwankungsbreite von AEP ergaben guten Aufschluß über die normale Schwankungsbreite. Bei Bandscheibenpatienten (d.h. ohne Brückenwinkelmanipulationen) kam es zu maximalen Latenzanstiegen der unterschiedlichen Gipfel bis zu 0,2 ms. Ähnliche Latenzschwankungen wurden auch bei kontralateraler Stimulation bei Patienten mit Brückenwinkelprozessen beobachtet.

Ganz anders sieht das Bild bei ipsilateraler Stimulation aus. Hier treten wesentlich höhere intraoperative Potentialveränderungen auf, im Extremfall sind *Latenzveränderungen* und -erhöhungen um bis zu 1 ms für den Gipfel V noch als tolerabel anzusehen: d.h. sie wurden bei Patienten beobachtet, bei denen hinterher keine neurologische Verschlechterung zu beobachten war.

Erhöhungen der Zwischengipfellatenz I–III und I–V bis zu 1,4 ms sind häufig und normal. Bei neurovaskulären Dekompressionen sind transiente Veränderungen sehr häufig: Latenzerhöhungen bis zu 0,5 ms werden fast immer gesehen, bis zu 1 ms häufig [39].

Nuwer [2] schlägt vor, nicht alle AEP-Änderungen gleichwertig zu sehen. Langsame Latenzerhöhungen sind ungefährlicher als schnelle. Bei schrittweiser Latenzerhöhung ist der letzte Schritt viel gefährlicher als der erste. In eigenen Untersuchungen zeigte sich, daß die Geschwindigkeit, mit der eine Latenzerhöhung eintritt, bedeutsam ist. Wenn die Anstiegsgeschwindigkeit der Latenz des Gipfels V mehr als 0,07 ms/min beträgt, kam es immer zu einer Hörstörung (Dissertation H. König, Univ. Bonn, 1996).

Die *Clickpolarität* kann die Konfiguration des AEP erheblich beeinflussen. In einer vergleichenden Studie konnten wir zeigen, daß das

Ausmaß von Latenzerhöhung und Amplitudenschwankungen nach beiden Clickmodalitäten in einer Gruppe von 19 Patienten mit Brükkenwinkeloperationen in etwa gleich groß war, wenn sie auch auf eine Welle bezogen bis zu knapp 1 ms unterschiedlich waren. Es ließen sich keine Kriterien bestimmen, nach denen vorhergesagt werden könnte, mit welcher Clickpolarität man reizen sollte, um eine optimale Darstellung intraoperativer Veränderungen zu erhalten.

## 8.6
## SEP-Monitoring

SEP können zur intraoperativen Überwachung in vielfältiger Form eingesetzt werden: Skoliosechirurgie [18, 22, 25], Rückenmarkchirurgie [19, 26, 31, 33], interventionelle Neuroradiologie bei spinalen Gefäßmißbildungen und im vertebrobasilären Stromgebiet [21, 41, 42], bei Tumoren in der hinteren Schädelgrube, bei Aneurysmaoperationen intrakraniell [36, 37], in der Aortenchirurgie und in der Karotischirurgie [27, 28, 30]. Die größten Erfahrungen liegen aus der Skoliose- und Karotischirurgie vor.

## 8.6.1
## Rückenmarküberwachung

### Techniken

Nervenstammreizung an Arm und Bein und kortikale Ableitung nach den Standardtechniken (Normalwerte s. Kap. 7 und Abschn. 8.4). Reizfrequenzen maximal 5 (–7) Hz. Bei Halsmarkprozessen empfiehlt sich auf jeden Fall die Medianusreizung, da sie wesentlich stabilere und größere Potentiale als bei der Beinnervenreizung ergibt. Zur biologischen Kontrolle empfiehlt sich außerdem die mehrkanalige Ableitung auch von einer unterhalb der Läsion plazierten Elektrode (zum Wert der Multi-level-Technik: [19, 25, 26, 32]) (zur zentralen Überleitungszeit s. Tabelle 8.3).
Spinale Reizung – spinale Ableitung: Diese invasive Technik bietet sich bei neurochirurgischen und orthopädischen Operationen an. Die Reizung und Ableitung kann über mittels einer Touhy-Nadel epi- oder subdural eingeführte Elektroden oder eine normale LP-Nadel durchgeführt werden. Reiz- und Ableiteelektroden können auch

**Tabelle 8.3.** Zentrale Überleitungszeit nach Stimulation des N. medianus (bestimmt bei 12 Probanden, Durchschnittsalter 27 Jahre) aus kortikalem N 20 (C 3,4′-Fz) und zervikalem N 14 (Cv 2-Fz) nach Stimulation des N. medianus am Handgelenk

|  | Reizfrequenz (Hz) | |
|---|---|---|
|  | 3,3 | 5,3 |
| Stim. N. medianus links | 5,58 | 5,67 |
| 2,5 Standardabweichungen | 0,87 | 0,88 |
| Obergrenze | 6,45 | 6,55 |
| Stim. N. medianus rechts | 5,63 | 5,70 |
| 2,5 Standardabweichungen | 0,84 | 0,84 |
| Obergrenze | 6,47 | 6,54 |

12 Probanden, Ø Alter 27 Jahre, Ø Körpergröße 171,5 cm ± 7 cm

in das Lig. interspinosum oder am Ober- und Unterrand der Laminektomie eingeführt werden. Die Reizstärken bei epi- oder intraduraler Reizung liegen im Bereich von 1–2 mA gegenüber 10–20 mA bei Haut-Nervenstammreizung in Narkose. Wir verwenden eine zweipolige flexible Elektrode. Um die Cauda equina zu stimulieren, nehmen wir eine konventionelle Lumbalpunktionsnadel zwischen L 3 und L 5. Bei dieser Technik sind Reizfrequenzen bis 50 Hz möglich, damit extrem rascher Informationsgewinn. Ein weiterer Vorteil ist die geringe bis fehlende Veränderung spinaler Potentiale durch Narkosemittel. Nachteile sind: starke Abhängigkeit der Potentialformen und Latenzen von der Elektrodenlage und dem individuellen Situs; Empfindlichkeit der Elektroden gegenüber chirurgischer Manipulation sowie fehlende präoperative Kontrollableitungen; Normwerte nicht generell erstellbar, sie müssen in jedem Einzelfall vor Beginn der Manipulation beim jeweiligen Patienten gewonnen werden. (Übersicht über die unterschiedlichen Formvarianten spinaler SEP in Abhängigkeit von Höhe und Elektrodenlage: [19, 22, 25, 26, 31 sowie Beiträge in 5] (Abb. 8.1)).

## Ergebnisse

Monitoring in der Skoliosechirurgie ist in der Regel einfacher als bei neurochirurgischen Patienten mit Tumoren. Erheblich veränderte präoperative Potentiale stellen eine Limitation für die Überwachung dar, da sie sich intraoperativ leicht zu noch schlechteren Potentialen

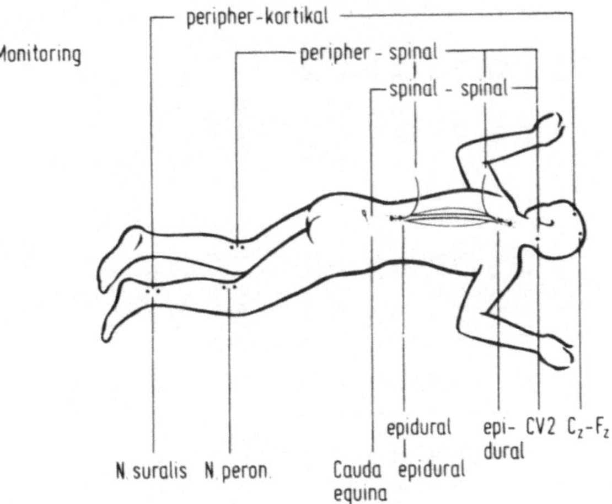


**Abb. 8.1.** Schematische Darstellung typischer Konstellationen von Reizorten und Ableiteorten beim Rückenmarkmonitoring

verändern, und es häufig unmöglich ist, signifikante Veränderungen sicher zu erkennen.

Beim orthopädischen Monitoring treten gelegentlich Ableitestörungen nach Einlage der Harrington-Stäbe auf. Der Distraktion folgend haben viele Autoren Amplitudenabsenkungen um bis zu 50% beobachtet (Tabelle 8.4). Von großem Nutzen ist eine Ableitung unterhalb und oberhalb der erwarteten Läsionsstelle, da es so leichter erkennbar ist, ob Potentialveränderungen system- oder läsionsbedingt sind. Weitere Anhaltspunkte über intraoperativ übliche Potentialveränderungen während der Distraktion [18, 22, 25] sowie bei Tumoroperationen sind vorhanden [17, 26, 32].

Brown u. Nash wiesen auf eine „Grauzone" hin, in der deutliche Potentialveränderungen auftreten, die sich bis zum Ende der Operation nicht normalisieren, ohne daß im Einzelfall gesagt werden kann, ob neurologisch eine Verschlimmerung eingetreten ist oder nicht [17]. Es besteht jetzt kein Zweifel mehr, daß es scharf umrissene Grenzen, die in *jedem* Fall eine neurologische Verschlechterung anzeigen, nicht gibt. Dinner et al. [19] drückten dies so aus: Eine deutliche Veränderung der SEP zeigte eine große Chance für die Entwicklung eines neurologischen Defizits an (bei 3 von ihren 7 Fällen), anderer-

**Tabelle 8.4.** Typische Potentialänderungen kortikaler SEP bei Skolioseaufrichtungen. (Nach [17])

| Gipfel[b] | Parameter[a] | Präoperativ | Nach Narkoseeinleitung | Vor Distraktion | Nach Distraktion | Wundverschluß |
|---|---|---|---|---|---|---|
| *N. medianus-Reizung* | | | | | | |
| P 1 | Latenz | 24,9 ± 1,6 | 27,0 ± 1,9 | 25,9 ± 1,6 | 26,9 ± 2,6 | 26,1 ± 1,9 |
| | Amplitude | 0,1 ± 0,4 | 0,2 ± 0,5 | 0,2 ± 0,4 | 0,1 ± 0,3 | 0,1 ± 0,4 |
| N 1 | Latenz | 35,1 ± 3,5 | 36,6 ± 2,8 | 35,4 ± 2,4 | 37,0 ± 3,7 | 36,0 ± 2,5 |
| | Amplitude | −2,4 ± 2,2 | −1,3 ± 1,3 | −0,8 ± 0,8 | −0,8 ± 0,8 | −0,8 ± 0,8 |
| P 2 | Latenz | 42,7 ± 4,9 | 49,0 ± 4,5 | 47,2 ± 4,2 | 49,4 ± 4,9 | 48,1 ± 4,1 |
| | Amplitude | 0,7 ± 1,3 | 1,4 ± 1,4 | 1,0 ± 1,0 | 1,1 ± 1,3 | 1,0 ± 1,0 |
| N 2 | Latenz | 51,7 ± 5,4 | 62,5 ± 6,4 | 59,6 ± 5,2 | 61,4 ± 6,1 | 57,8 ± 5,4 |
| | Amplitude | −1,0 ± 1,4 | −0,7 ± 0,9 | −0,5 ± 1,2 | −0,3 ± 0,7 | −0,3 ± 0,6 |
| P 3 | Latenz | 64,4 ± 6,5 | 75,7 ± 8,7 | 71,9 ± 7,0 | 74,1 ± 7,5 | 71,9 ± 7,5 |
| | Amplitude | 1,7 ± 1,8 | 0,9 ± 1,3 | 0,6 ± 1,2 | 0,2 ± 0,9 | 0,4 ± 0;8 |
| *N. tibialis posterior-Reizung* | | | | | | |
| P 1 | Latenz | 32,3 ± 1,2 | 35,7 ± 1,8 | 34,3 ± 1,7 | 35,0 ± 2,1 | 34,3 ± 2,5 |
| | Amplitude | 0,1 ± 0,4 | 0,1 ± 0,4 | 0,2 ± 0,4 | 0,2 ± 1,0 | 0,1 ± 0,4 |
| N 2 | Latenz | 46,4 ± 2,4 | 48,4 ± 2,7 | 48,0 ± 2,7 | 48,9 ± 2,5 | 48,0 ± 3,1 |
| | Amplitude | −1,0 ± 0,9 | −0,6 ± 1,1 | −0,4 ± −0,5 | −0,4 ± 0,8 | −0,4 ± 0,5 |
| P 3 | Latenz | 56,6 ± 2,9 | 59,8 ± 3,3 | 60,0 ± 3,6 | 61,1 ± 3,2 | 60,4 ± 4,0 |
| | Amplitude | 1,3 ± 1,1 | 0,7 ± 0,9 | 0,5 ± 0,6 | 0,4 ± 1,2 | 0,5 ± 0,6 |
| N 4 | Latenz | 66,0 ± 3,7 | 74,8 ± 4,5 | 73,5 ± 5,5 | 74,8 ± 4,7 | 73,8 ± 5,5 |
| | Amplitude | −1,1 ± 1,2 | −1,2 ± 1,0 | −0,8 ± 0,8 | −0,9 ± 1,5 | −0,8 ± 0,9 |
| P 5 | Latenz | 80,9 ± 5,3 | 90,5 ± 5,8 | 88,1 ± 7,1 | 89,6 ± 6,7 | 88,7 ± 7,9 |
| | Amplitude | 2,4 ± 1,9 | 1,4 ± 1,1 | 0,8 ± 1,0 | 0,8 ± 1,5 | 0,9 ± 1,1 |

[a] Latenz in ms, Amplituden in µV.
[b] Pi und Ni beziehen sich jeweils auf fortlaufende negative und positive Gipfel.
± bezieht sich auf Mittelwert (MW) und Standardabweichung (SD).

seits war die Aussicht auf ein postoperatives neurologisches Defizit extrem niedrig, wenn keine SEP-Veränderungen auftraten (4 von ihren 213 Fällen).

Ein aktueller Review-Artikel [5] zitiert 13 Arbeiten mit ca. 900 neurochirurgischen Monitoringfällen; Stechison et al. zeigten, daß bei 150 Patienten SEP in 87 % der Fälle ableitbar waren und daß das Vorgehen in 12 % der Fälle wegen bedeutsamer SEP-Änderungen unterbrochen wurde [36].

## 8.6.2
## Interventionelle Neuroradiologie

Bei der Embolisation von Rückenmarkangiomen wird Beinnervenstimulation mit üblichen Parametern beim wachen Patienten eingesetzt, zur biologischen Kontrolle Armnervenstimulation. Bei endovaskulärer Manipulation (Embolisation, Thrombolyse) im Bereich des vertebrobasilären Stromgebietes kommt die Medianusreizung mit der zerebralen Überleitungszeit zum Einsatz, außerdem kann das kortikale SEP ausgewertet werden. Parallel zur CCT müssen die Hirnstamm-AEP berücksichtigt werden, die ebenfalls in der konventionellen Reiz-, Ableite- und Elektrodenmontagetechnik angewendet werden [21, 38, 41, 42]. Hier sind rasches Ansprechen der Potentiale auf KM-Füllung der A. spinalis anterior sowie empfindliche Reaktion auf Verschluß wichtiger Zubringerarterien beschrieben. Kurzdauernde Potentialänderungen (bis 4 min) sind belanglos, längerdauernde Veränderungen sind von Young u. Berenstein [38] als Grund angesehen worden, die spinale Angiographie zu verschieben. Auch deutliche Potentialverbesserungen nach Ausschaltung des pathologischen arteriovenösen Shunts sind beobachtet worden (Abb. 8.2).

## 8.6.3
## Gefäßchirurgie

Bei *Aortenchirurgie* wird Beinnervenstimulation angewendet. Die Anwendung von Tibialis-SEP bei Aortenchirurgie ist nicht unproblematisch, da die Abklemmung der Aorta auch eine Ischämie der distalen Körperabschnitte erzeugen kann und der Potentialverlust sowohl auf die Ischämie des peripheren Nerven wie auch auf die Rük-

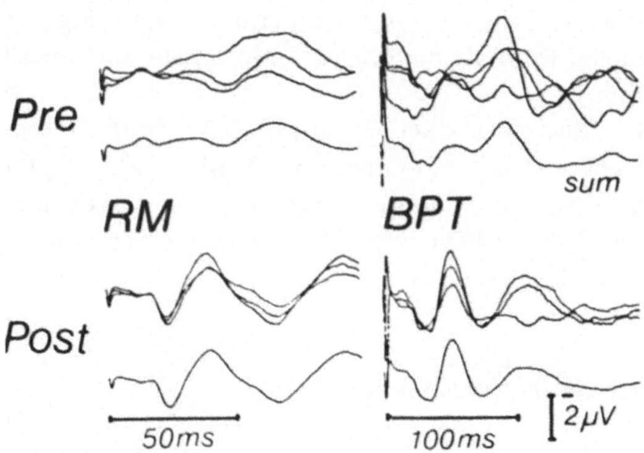


**Abb. 8.2.** Ballonokklusion einer hochzervikalen AV-Mißbildung bei einem 4jährigen Mädchen. *Links* die Ableitung nach Stimulation des rechten N.medianus, *rechts* die Ableitung nach beidseitiger N.-tibialis-posterior-Stimulation. Das neurologische Defizit war links größer als rechts ausgeprägt. Vor der Embolisation waren die SEP amplitudenreduziert, besonders auf der linken Seite. Nach der Okklusion schnelle Erholung der neurologischen Störungen und Verbesserung der SEP-Kurven. (Aus [38])

kenmarkischämie zurückzuführen sein kann [5, 27]. Letztere entsteht entweder durch die Aortenabklemmung selbst oder durch Ligatur von Interkostalarterien. SEP-Veränderungen können nach 5 min oder erst nach 20 min auftreten. Falls die Potentiale für mehr als 30 min ausgefallen sind, ist die Gefahr einer Paraplegie sehr hoch. Ein allmählicher Potentialabfall über 15–30 min ist weit weniger bedrohlich als ein früher und rascher Abfall.

Das Monitoring in der *Karotischirurgie* kann mit dem EEG oder mit SEP erfolgen. Obwohl das EEG-Monitoring schon seit vielen Jahren auch in großer Fallzahl durchgeführt wird, ist immer noch umstritten, ob es Verbesserungen für die Patienten erbracht hat. Ein Vorteil des EEG-Monitoring liegt jedoch zweifelsfrei darin, die adäquate Barbituratprotektion zu erkennen, indem die Dosis so titriert wird, daß ein „Burst-suppression"-EEG erreicht wird. Für das SEP-Monitoring in der Karotischirurgie ist die ipsi- und kontralaterale Medianusstimulation mit den üblichen Parametern ausreichend [28, 30]. Amplitudenrückgänge bis 50 % werden oft ohne Folgen nach Karotisclippung gesehen, meist in 2–3 min. In einigen Fällen war der bei der SEP-Überwachung festgestellte Potentialverlust Anlaß, eine ursprünglich nicht vorgesehene Shunteinlage während der Plaqueentfernung durchzuführen. Potentialverluste wurden nach Abklemmzeiten von 1–2 min, oft erst nach 10 min beobachtet.

## 8.6.4
## Aneurysmachirurgie

Bei Aneurysmen im Bereich des A.-cerebri-media-Stromgebietes wird Stimulation des N.medianus, im Bereich des A.-communicans-anterior-Komplexes kombinierte Beinnerven- und Medianusstimulation durchgeführt. Entscheidend sind die Bestimmung der zerebralen Überleitungszeit (CCT, s.Tabelle 8.3) und Beobachtung der frühen kortikalen Komponenten. Bei Beinnervenstimulation muß dies evtl. ausreichen, da die CCT hier nicht immer sicher bestimmt werden kann. Bei Aneurysmen im vertebrobasilären Stromgebiet, die über die hintere Schädelgrube angegangen werden müssen, führen wir eine simultane Überwachung der Hirnstamm-AEP durch.
Bei absinkender Hirndurchblutung unter 18 ml/100 g/min können erste Veränderungen der CCT beobachtet werden. Beim Absinken unter 15 ml/100 g/min ist die CCT sicher pathologisch [37]. Hier gehen Erhöhungen der zerebralen Überleitungszeit mit Amplitudenreduktion des kortikalen N20 einher, bevor es zum Potentialverlust kommt. Nach temporärer Clippung eines zerebralen Hauptstammes kann es zwischen 2 und 10 min dauern, bis die SEP verändert sind. Die Zeitdauer wird von der variablen Kollateralversorgung stark beeinflußt. Eine Persistenz der CCT-Erhöhung über das intraoperative, durchblutungsbeeinflussende Ereignis hinaus scheint für späteres Auftreten einer neurologischen Störung zu sprechen. Die Zeitdauer der Erholung zu normalen CCT-Werten und Amplituden schwankt stark zwischen 10 und 40 min oder gar Stunden – je nachdem wie lange die Ischämie wirksam war. Es scheint auch nach mehreren eigenen Erfahrungen, daß eine Erholung der SEP, falls sie nicht völlig verschwunden waren, mit keinen oder nur geringen neurologischen Störungen verbunden ist, wenn die Behinderung des Blutflusses binnen 20–30 min aufgehoben werden kann. Aber eine Erholung der SEP schließt, auch wenn sie rasch eintritt, eine zumindest vorübergehende neurologische Störung eben doch nicht aus (Abb. 8.3).

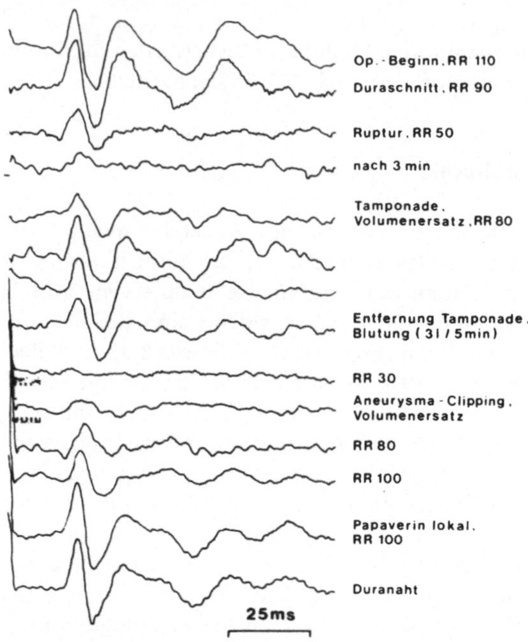



**Abb. 8.3.** Intraoperativer Potentialverlust bei Aneurysmaruptur. 66jährige Patientin mit Aneurysma der A. carotis interna rechts. Das kortikale SEP (C4-Fz) nach Reizung des N. medianus am linken Handgelenk zeigt zweimal eine deutliche Potentialverschlechterung (einmal binnen 3 min, einmal binnen 5 min). Die Erholung des kortikalen N20 geschieht sehr schnell. Es verbleibt aber eine Latenzverzögerung und Amplitudenminderung von N20/N35. Postoperativ deutliche Hemiparese mit initial allmählicher, nach 9 Monaten kompletter Rückbildung. (Aus [36])

Im eigenen Krankengut sahen wir Fälle, bei denen Ischämie und EP-Veränderungen gut korrelierten. Darunter mehrere Fälle, bei denen die unerwarteten Potentialveränderungen Anlaß zur Entfernung eines temporären Gefäßclips bzw. zur Korrektur eines Aneurysmaclips waren [34]. Einmal war die fehlende Potentialerholung Anlaß zum Anlegen eines extra-intrakraniellen Bypasses bei einem Riesenaneurysma. Auch das Fehlen von SEP-Veränderungen, z.B. beim Trapping von Mediariesenaneurysmen kann sehr hilfreich sein.
Bei 282 eigenen Fällen traten in 11,3 % signifikante SEP-Änderungen auf, die in 8,1 % aller Fälle eine Änderung des chirurgischen Vorge-

hens zur Folge hatten. Bei Fällen mit stabilen SEP traten unerwartete neurologische Störungen nur in 0,7 % der Fälle auf, sog. falsch-negative Fälle [35].

## 8.7
## AEP-Monitoring

### 8.7.1
### Technik

Statt Mastoid- sind Ohrläppchenelektroden empfehlenswert. Intraoperativ werden kleine Ohrhörer verwendet, die die Ohrmuschel nicht überdecken, zur Vermeidung elektromagnetischer Artefakte kann ein Silikonrohr von 10–20 cm Länge dazwischengeschaltet werden. Der Lautstärkeverlust ist gering. Die Reizfrequenz kann bis über 20 Hz gesteigert werden, intraoperativ läßt sich gelegentlich schon nach 1000 Durchläufen ein sicheres Potential erkennen, meist sind jedoch 1500 oder 2000 Durchläufe erforderlich. Das kontralaterale Ohr wird mit weißem Rauschen vertäubt, das 30 dB schwächer ist als der ipsilaterale Reiz. Bei stark verzögerten AEP muß gelegentlich die Analysezeit auf bis zu 20 ms ausgedehnt werden. Die Elektrodenmontage ist auch beim subokzipitolateralen Zugang leicht möglich. Es bietet sich an, von der betroffenen, also der Tumorseite her, das Ohr zu stimulieren, wenn der Gehörnerv noch nicht vollständig ausgefallen ist, was auch bei Akustikusneurinomen und den meisten anderen Tumoren möglich ist [45].

### 8.7.2
### Einsatzgebiete

*Nervus-acusticus-Überwachung:* Auf der tumorbefallenen Seite noch hörender Patienten mit kleineren Tumoren (Abb. 8.4), sowie neurovaskuläre Dekompressionen beim Fazialistic und Trigeminusneuralgie. Die Interpretation der AEP, insbesondere der Relevanz der Veränderungen, kann beim Akustikusneurinom durch den Teilausfall des N. cochlearis eingeschränkt sein, da hier oft nur die Welle I oder die Wellen I und V nachweisbar sind. Zuverlässige Verfahren zur Überwachung der Fazialisfunktion existieren noch nicht.

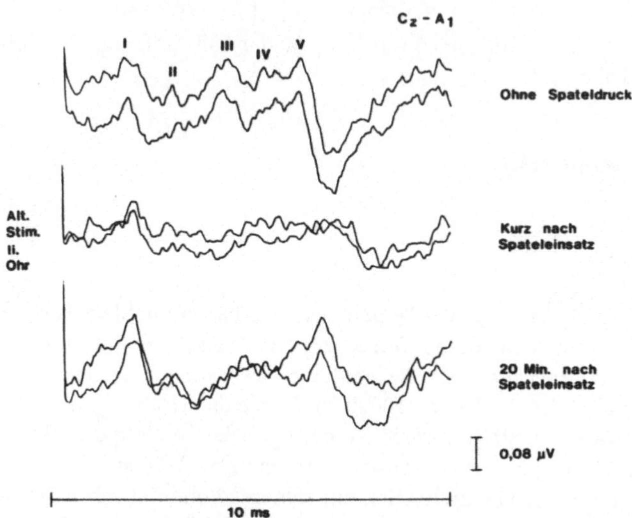


**Abb. 8.4.** Neurovaskuläre Dekompression bei Trigeminusneuralgie. Ipsilaterale Stimulation mit alternierenden Clicks ergibt gute AEP mit Hochfrequenzkontamination zu Beginn der Operation. Nach Einsatz des Retraktors sind die Wellen II–IV nicht mehr sicher zu erkennen, und die absteigende Flanke der Welle V erscheint deutlich verzögert. Nach Umsetzen des Spatels deutliche Erholung des Potentials. Postoperativ kein neurologisches Defizit

*Hirnstammmonitoring:* Hirnstammverlagernde Prozesse oder intrinsische Hirnstammtumoren – falls nicht ertaubt durch Stimulation des Ohres der tumortragenden Seite; sonst ist nur das reine Hirnstammmonitoring durch kontralaterale Ohrstimulation möglich. Nach unseren Erfahrungen brauchen kleinere Mittellinientumoren im Kleinhirnparenchym dieses Monitoring nicht. Hirnstammkavernomoperationen sind ein ideales Einsatzgebiet für AEP- und SEP-Monitoring, auch in Kombination.

*Vertebrobasiläre Aneurysmen:* In erster Linie intradurale Vertebralisaneurysmen oder Aneurysmen der PICA-Abgangsstelle (A. cerebellaris posterior inferior), seltener auch distale Basilarisaneurysmen, da hier oft zwischen den Hirnnerven operiert werden muß, stellt dies eine Überwachung sowohl des Hörnerven wie auch des Hirnstammes dar. Ob beim Basilariskopfaneurysma AEP-Monitoring notwendig ist, ist ungeklärt. Little et al. wiesen aber auf falsch-negative Monitoringfälle bei Basilariskopfaneurysmen hin [24].

### 8.7.3
### Ergebnisse

Bei *Brückenwinkelprozessen* zeigten unsere eigenen Beobachtungen bei kontralateraler Stimulation nie wesentliche Veränderungen, so daß wir zu der Auffassung gelangten, daß eine kontralaterale Stimulation wirklich nur bei erheblicher Deformierung oder engster nachbarschaftlicher Beziehung zum Hirnstamm sinnvoll sein wird. Die Mailänder Arbeitsgruppe berichtet auch über Potentialverluste bei Brückenwinkelprozessen, die nur von kontralateral überwacht werden konnten, es muß hier also eine Läsion des Hirnstammes unterstellt werden. Am wertvollsten scheint das Monitoring bei Brückenwinkelprozessen mit relativ gut erhaltenen AEP von ipsilateral her. (Zu den typischen nicht alarmierenden Änderungen der AEP s. Kap. 8.5.3.)

Latenz und Amplitudenänderungen werden oft durch den Kleinhirnretraktor verursacht. Als gefährliche Arbeitsphasen haben sich die Arbeit am Meatus internus und die Tumorkapselpräparation erwiesen, während die Aushöhlung des Tumors seltener Probleme macht. Stabile AEP während der gesamten Tumoroperation sind mit einer guten Prognose bezüglich der Hirnstamm- und Hörfunktion verbunden (Abb. 8.5). Die Reaktionsmöglichkeiten der Neurochirurgen sind noch gering: Der Spatel kann in Richtung und Stärke verändert werden. Die Tumorpräparation kann so durchgeführt werden, daß in den gefährlichen Phasen das Tumorvolumen bereits reduziert und die Übersicht des Operateurs optimal ist.

Was die *Hörfunktion* angeht, so ist ein Verschwinden aller Gipfel meist ein Zeichen für einen signifikanten oder völligen Hörverlust. Ein Verlust von Gipfel I *und* V geht fast immer mit Hörverlust einher, anders als die Gipfel II–IV [46]. Amplitudenverluste scheinen bedeutender als Latenzerhöhungen zu sein. Wir haben aber Patienten mit Akustikusneurinom mit gut erhaltenem Gipfel I und postoperativem protrahierten Hörverlust erlebt.

Bei den *neurovaskulären Dekompressionen* liegt eine grundsätzlich andere Situation vor. Alle Potentialveränderungen gehen vom primär gesunden Hörnerven aus, als Ausgangswert liegt also ein nor-

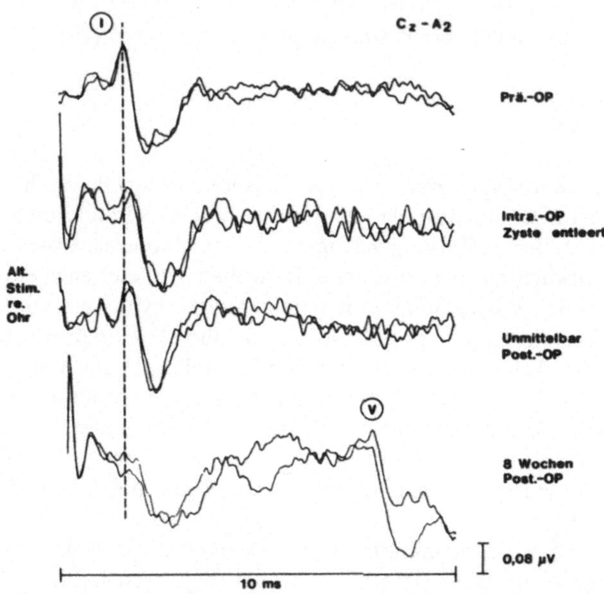


**Abb. 8.5.** Akustikusneurinom mit prä- und postoperativ erhaltenem Hören. Es handelt sich um einen über 2 cm großen soliden Tumoranteil und eine $2^{1}/_{2}$ cm große zystische Komponente. Das Hören im Frequenzbereich bis 2,5 kHz war minimal beeinträchtigt. Die alternierende Stimulation des ipsilateralen Ohres ergibt eine gut reproduzierbare Welle I, die sich im Laufe der Operation minimal in ihrer Latenz verzögert und während der gesamten Operationsdauer gut erhalten hat. Die postoperative Spätkontrolle zeigt nun wieder die absteigende Flanke der Welle V, also eine Besserung des AEP. Das postoperative Hörvermögen war praktisch unverändert

males AEP vor, dessen Veränderungen anders zu werten sind. Trotz fehlendem Hörverlust kann die Welle V verschwinden (z.B. in 4 von 20 Fällen bei Friedman et al. [39]). Wir teilen dem Operateur Latenzerhöhungen über 0,5 ms für Welle V mit, ab 1,0 ms Verzögerung reagiert der Operateur, z.B. mit Spatelreposition.

Mittlerweile liegen Ergebnisse aus Würzburg und den USA vor, die statistisch bessere Ergebnisse bezüglich Hörerhalt und Fazialisfunktion erbrachten, wenn Patientengruppen mit und ohne Monitoring verglichen wurden.

## 8.8
## VEP-Monitoring

Grundsätzlich können nur blitzevozierte Potentiale angewendet werden, wobei intraoperativ meist Blitzbrillen mit LED-Leuchtquelle benützt werden. Als Indikationen wurden Eingriffe in der Orbita und bei perisellären Prozessen mit Kompression des N. opticus und des Chiasmas angegeben [47, 48, 50–52]. Theoretisch kämen auch noch Eingriffe in der hinteren Sehbahn in Frage, z. B. bei intraventrikulären Tumoren. Um jedoch Veränderungen im hemianopen Feld festzustellen, bedürfte es der Musterreizung, die intraoperativ nicht möglich ist, da es eines wachen und konzentrierten Patienten bedarf, der fixiert. Die einwandfreie Projektion eines Musterumkehrreizes auf die Makula intraoperativ ist technisch nicht möglich. Es gibt mehrere Fallberichte in der älteren Literatur und lediglich 3 detaillierte Arbeiten [48, 50, 52]. Von diesen wird in 2 Arbeiten die große Variabilität und mangelnde Aussagefähigkeit des blitzevozierten VEP betont, lediglich Costa E Silva et al. [50] sahen einen Nutzen. Eigene Untersuchungen [44, 49] bestätigten die ausgeprägten Spontanschwankungen der blitzevozierten VEP, die durch die Narkose und insbesondere durch die operativen Manipulationen deutlich verstärkt werden. Es kam bei einer so großen Anzahl von Fällen zu einem Potentialverlust, der nicht mit einem entsprechenden neurologischen Defizit verbunden war, daß zahlreichen falsch-positiven Befunden kein entsprechendes klinisches Korrelat gegenübergestellt werden konnte. Wir teilen die optimistische Einschätzung anderer [47, 50, 51] nicht und setzen daher das blitzevozierte VEP für die intraoperative Überwachung der Sehbahnen nicht mehr ein.

## 8.9
## Motorisch evozierte Potentiale

MEP können prinzipiell durch Stimulation motorischer Bahnensysteme im Rückenmark oder durch die transkutane elektrische und magnetische Stimulation der motorischen Regionen im Zerebrum erzeugt werden (s. Kap. 12).
Motorisch evozierte Potentiale (MEP) werden bei zerebraler Stimulation entweder transkraniell oder direkt kortikal angewendet. Die Ableitung erfolgt in der Peripherie entweder am Nerven als „com-

pound nerve action potential" oder vom Erfolgsmuskel als „compound muscle action potential". Die Narkoseführung bei den unterschiedlichen Verfahren weist erhebliche Besonderheiten auf (s. Abschn. 8.4.2). Die transkranielle elektrische Stimulation und Ableitung spinaler Potentiale (D-Wellen) ist relativ unempfindlich für die Narkoseeinflüsse und daher relativ problemlos einsetzbar [54, 63, 65], allerdings sind damit Muskelkontraktionen verbunden, die bei der Mikroneurochirurgie hinderlich sein können. Immerhin kann damit erfolgreiches intraoperatives Monitoring betrieben werden [57, 65]. Über eine Verbesserung der Ergebnisse durch Doppelpulsreizung bei transkranieller Stimulation wird berichtet [56, 58]. In unserer eigenen Arbeitsgruppe wenden wir die hochfrequente transkranielle Stimulation mit bis zu 5 Reizimpulsen an und fanden sie in über 80 % der Fälle als erfolgreich anwendbar [15].

Die transkranielle Stimulation kann angewendet werden bei Prozessen am Halsmark und Rückenmark, evtl. auch bei Prozessen im Hirnstamm, bei denen die motorische Funktion gefährdet ist. Die direkte kortikale Stimulation kann auch dann schon zur Anwendung kommen, wenn man in der Nähe der Pyramidenbahn intrakraniell arbeiten muß [53, 55, 59].

Von japanischen Arbeitsgruppen wird auch die spinale Stimulation und die Ableitung spinaler Potentiale propagiert. Bei spinaler Stimulation kann auch das CNAP peripher abgeleitet werden. Alle spinalen Methoden haben den Nachteil, daß die Elektroden in jedem Fall individuell gelegt werden müssen und die Reproduzierbarkeit der gemessenen Latenzen und Charakteristika dadurch sehr variabel wird.

Das MEP-Monitoring ist von einer rein experimentellen Technik vor einigen Jahren mittlerweile so weit gediehen, daß die Zahl ableitbarer Fälle deutlich gestiegen ist und daß erste klinische Berichte über erfolgreiche Anwendungen in der Monitoringsituation vorliegen. Die weitere Verfeinerung von Narkoseverfahren und Stimulationsverfahren, insbesondere die hochfrequente Stimulation, wird zu weiteren Verbesserungen und damit zur Anwendbarkeit bei schwierigen intrakraniellen Eingriffen führen [61]. Inwieweit sich die transkranielle magnetische Stimulation unter Narkosebedingungen durchsetzen wird, ist gegenwärtig schwer abzuschätzen. Vielleicht wird auch hier das Verfahren der Mehrfachstimulation weiterführen.

## 8.10
## Zusammenfassung

Die intraoperative neurophysiologische Überwachung mittels evozierter Potentialmessungen ist bei einigen Modalitäten noch eine in der Entwicklung begriffene Methode. Faszinierend daran ist, daß sie bei anderen Modalitäten eine Möglichkeit zu bieten scheint, gefährliche Perioden der Manipulation (z. B. temporäre Gefäßclippung), die bisher völlig unzugänglich waren, zu überwachen. Nur in wenigen der vielen Anwendungsgebiete ist es bisher möglich gewesen, mit absoluter Sicherheit festzulegen, bei welchen EP-Befunden eine neurologische Störung *mit Sicherheit* auftreten wird. In vielen Bereichen (Rückenmarkchirurgie, Karotischirurgie, Aneurysmachirurgie und Chirurgie der hinteren Schädelgrube) ist es aber bereits jetzt möglich, anzugeben, welche Potentialveränderungen den Beginn besonders gefährlicher Op-Perioden anzeigen. Das SEP-Monitoring in der Aneurysmachirurgie und das BAEP-Monitoring bei der neurovaskulären Dekompression hat den wichtigsten Test bereits bestanden: den Patienten gefährdende Situationen wurden erkannt und abgewandt, ausschließlich aufgrund dieses Monitorings. Es muß auch erwähnt werden, daß falsch-negative Befunde, also wenig oder kaum veränderte Potentiale bei postoperativem neurologischen Defizit möglich sind.

## 8.11
## Literatur

*Übersichten*


1. Møller A (1988) Evoked potentials in intraoperative monitoring. Williams & Wilkins, Baltimore
2. Nuwer MR (1986) Evoked potential monitoring in the operating room. Raven, New York
3. Nuwer MR, Daube J, Fischer C, Schramm J, Yingling CD (1993) Neuromonitoring during surgery. Report of an IFCN committee. Electroenceph Clin Neurophys 87: 263–276
4. Schramm J, Jones SJ (eds) (1985) Spinal cord monitoring. Springer, Berlin Heidelberg New York Tokyo
5. Schramm J, Kurthen M (1992) Recent developments in neurosurgical spinal cord monitoring. Paraplegia 30: 263–276

*Anästhesiologie*

6. Frazier WT (1994) Anaesthetic requirements for spinal surgery and effective cord monitoring. In: Jones et al. (eds) Handbook of spinal cord monitoring. Kluwer Academic, Dordrecht Boston London, pp 44–58

7. Hume AL, Durkin MA (1986) Central and spinal somatosensory conduction times during hypothermic cardiopulmonary bypass and some observations on the effect of fentanyl and isoflurane anesthesia. Electroencephalogr Clin Neurophysiol 65: 46–58

8. McPherson RW, Mahla M, Johnson R, Traystman RJ (1985) Effects of enflurane, isoflurane and nitrous oxide on somatosensory evoked potentials during fentanyl anesthesia. Anesthesiology 62: 626–633

9. Pathak KS, Brown RH, Cascorbi HF, Nash CL (1984) Effects of fentanyl and morphine on intraoperative somatosensory cortical evoked potentials. Anaesth Analg 63: 833–837

10. Prevec T (1980) Effect of valium on the somatosensory evoked potentials. Prog Clin Neurophysiol 7: 311–318

11. Russ W, Thiel A, Gerlach H, Hempelmann G (1985) Die Wirkung von Lachgas und Halothan auf somatosensorisch evozierte Potentiale nach Stimulation des Nervus medianus. Anaesth Intensivth Notfallmed 20: 186–192

12. Samra SK, Lilly DJ, Rush NL, Kirsch MM (1984) Fentanyl anesthesia and human brainstem auditory evoked potentials. Anesthesiology 61: 261–265

13. Sebel PS, Flynn PJ, Ingram DA (1984) Effect of nitrous oxide on visual, auditory and somatosensory evoked potentials. Br J Anaesth 56: 1403–1407

14. Sloan TB, Koht A (1985) Depression of cortical somatosensory evoked potentials by nitrous oxide. Br J Anaesth 57: 849–852

15. Taniguchi M, Nadstawek J, Pechstein U, Schramm J (1992) Total intravenous anesthesia for improvement of intraoperative monitoring of somatosensory evoked potentials during aneurysm surgery. Neurosurgery 31: 891–897

16. Thurner F, Schramm J, Romstöck J, Pasch T (1987) Wirkung von Fentanyl und Enfluran auf sensorisch evozierte Potentiale des Menschen in Flunitrazepam/ $N_2O$-Basisnarkose. Anaesthesist 36: 548–554

*SEP*

17. Brown RH, Nash CL jr (1985) The „grey zone" in intraoperative S. C. E. P. monitoring. In: Schramm J, Jones SJ (eds) Spinal cord monitoring. Springer, Berlin Heidelberg New York Tokyo, pp 179–185

18. Brown RH, Nash CL jr (1985) Intraoperative somatosensorisch evozierte kortikale Potentiale bei spinalen Operationen. In: Schramm J (Hrsg) Evozierte Potentiale in der Praxis. Springer, Berlin Heidelberg New York Tokyo, S 153–182

19. Dinner DS, Lüders H, Lesser RP, Morris HH, Barnett G, Klem G (1986) Intraoperative spinal somatosensory evoked potential monitoring. J Neurosurg 65: 807–814

20. Gonzalez EG, Hajdu M, Keim H, Brand L (1984) Quantification of intraoperative somatosensory evoked potential. Arch Phys Med Rehabil 65: 721–725

21. Hacke W, Hündgen R, Zeumer H, Ferbert A, Buchner H (1985) Überwachung der therapeutischen neuroradiologischen Untersuchungs- und Therapieverfahren mittels evozierten Potentialen. Z EEG EMG 16: 93–100

22. Jones SJ, Carter L, Edgar MA, Morley T, Ransford AO, Webb PJ (1985) Experience of epidural spinal cord monitoring in 410 cases. In: Schramm J, Jones SJ

(eds) Spinal cord monitoring. Springer, Berlin Heidelberg New York Tokyo, pp 215–220

23. Koht A, Sloan T, Ronai A, Toleikis JR (1985) Intraoperative deterioration of evoked potentials during spinal surgery. In: Schramm J, Jones SJ (eds) Spinal cord monitoring. Springer, Berlin Heidelberg New York Tokyo, pp 161–166

24. Little JR, Lesser RP, Lüders H (1987) Electrophysiological monitoring during basilar aneurysm operation. Neurosurgery 20: 421–427

25. Maccabee PJ, Levine DB, Pinkhasov EI, Cracco RQ, Tsairis P (1983) Evoked potentials recorded from scalp and spinous processes during spinal column surgery. Electroencephalogr Clin Neurophysiol 56: 569–582

26. McWilliam RC, Conner AN, Pollock JCS (1985) Cortical somatosensory evoked potentials during surgery of scoliosis and coarctation of the aorta. In: Schramm J, Jones SJ (eds) Spinal cord monitoring. Springer, Berlin Heidelberg New York Tokyo, pp 167–172

27. Macon JB, Poletti CE, Sweet WH, Ojemann RG, Zervas N (1982) Conducted somatosensory evoked potentials during spinal surgery, Part 2: Clinical applications. J Neurosurg 57: 354–359

28. Narayan PV, Gilmour MP, Lloyd AJ, Dahn MS, King SD (1985) An assessment of the variability of early scalp-components of the somatosensory evoked response in uncomplicated, unshunted carotid endarterectomy. Clin Electroencephal 3: 157–160

29. Nuwer MR, Carlson LG (1994) A multicentre survey of spinal cord monitoring outcome. In: Jones et al. (eds.) Handbook of spinal cord monitoring. Kluwer Academic, Dordrecht Boston London, pp 78–87

30. Russ W, Krummholz W (1984) Monitoring in der Carotischirurgie mit somatosensorisch evozierten Potentialen (SEP). Anaesthesist 33: 475

31. Ryan TP, Britt RH (1985) Spinal and cortical somatosensory evoked potential monitoring during corrective spinal surgery with 108 patients. Spine 11: 352–361

32. Schramm J, Romstöck J, Thurner F, Fahlbusch R (1985) Variance of latencies and amplitudes in SEP monitoring during operation with and without cord manipulation. In: Schramm J, Jones SJ (eds) Spinal cord monitoring. Springer, Berlin Heidelberg New York Tokyo, pp 186–196

33. Schramm J, Romstöck J, Watanabe E (1986) Intraoperatives Rückenmarkmonitoring: Eigene Ergebnisse und Bestandsaufnahme. Z Orthopäd 124: 671–782

34. Schramm J, Koht A, Schmidt G, Pechstein U, Taniguchi M, Fahlbusch R (1990) Surgical and electrophysiological observations during clipping of 134 aneurysms with evoked potential monitoring. Neurosurgery 26: 61–70

35. Schramm J, Zentner J, Pechstein U (1994) Intraoperative SEP monitoring in aneurysm surgery. Neurol Res 16: 20–22

36. Stechison MT, Panagis SG, Reinhart SS (1995) Somatosensory evoked potential monitoring during spinal surgery. Acta Neurochir (Wien) 135: 56–61

37. Wang AD, Cone J, Symon L, Costa e Silva JE (1984) Somatosensory evoked potential monitoring during the management of aneurysmal SAH. J Neurosurg 60: 264–268

38. Young W, Berenstein A (1985) Somatosensory evoked potentials monitoring of intraoperative procedures. In: Schramm J, Jones SJ (eds) Spinal cord monitoring. Springer, Berlin Heidelberg New York Tokyo, pp 197–203

*AEP*

39. Friedman WA, Kaplan BJ, Gravenstein D, Rhoton AL jr (1985) Intraoperative brainstem auditory evoked potentials during posterior fossa microvascular decompression. J Neurosurg 62: 552–557
40. Grundy BL, Jannetta PJ, Procopio PT, Lina A, Boston JR, Doyle E (1982) Intraoperative monitoring for brainstem auditory evoked potentials. Neurosurg 57: 674–681
41. Hacke W, Berg-Dammer E, Zeumer H (1982) Evoked potential monitoring during acute occlusion of the basilar artery and selective local thrombolytic therapy. Arch Psychiatr Nervenkr 232: 541–548
42. Hacke W, Buchner H, Ferbert A, Zeumer H, Böcker G (1985) Evoked potential monitoring during interventional neuroradiology: Experimental aspects of special catheter techniques. In: Schramm J, Jones SJ (eds) Spinal cord monitoring. Springer, Berlin Heidelberg New York Tokyo, pp 204–214
43. Ojemann RG, Levine RA, Montgomery WM, McGraffigan P (1984) Use of intraoperative auditory evoked potentials to preserve hearing in unilateral acoustic neuroma removal. J Neurosurg 61: 938–948
44. Raudzens PA, Shetter AG (1982) Intraoperative monitoring of brainstem auditory evoked potentials. J Neurosurg 57: 341–348
45. Schramm J, Watanabe E, Strauss C, Fahlbusch R (1989) Neurophysiologic Monitoring in Posterior Fossa Surgery I. Technical Principles, Applicability and Limitations. Acta Neurochir (Wien) 98: 9–18
46. Watanabe E, Schramm J, Strauss C, Fahlbusch R (1989) Neurophysiologic Monitoring in Posterior Fossa Surgery II. BAEP Waves I and V and Preservation of Hearing. Acta Neurochir (Wien) 98: 118–128

*VEP*

47. Albright LA, Sclabassi RJ (1985) Cavitron ultrasonic surgical aspirator and visual evoked potential monitoring for chiasmal gliomas in children. J Neurosurg 63: 138–140
48. Allen A, Starr A, Nudleman K (1981) Assessment of sensory function in the operating room utilizing cerebral evoked potentials. A study of fifty-six surgically anesthetized patients. Clin Neurosurg 28: 457–482
49. Cedzich C, Schramm J, Fahlbusch R (1987) Are flash-evoked visual potentials useful for intraoperative monitoring of visual pathway function? Neurosurgery 21: 709–715
50. Costa E Silva J, Wang AD, Symon L (1985) The application of flash visual evoked potentials during operations on the anterior visual pathways. Neurol Res 7: 11–16
51. Feinsod M, Auerbach E (1971) The electroretinogram and the visual evoked potentials in two patients with tuberculum sellae meningioma before and after decompression of the optic nerve. Ophthalmologica 163: 360–368
52. Raudzens PA (1982) Intraoperative monitoring of evoked potentials. Ann NY Acad Sci 388: 308–326

*MEP*

53. Berger MS, Cohen WA, Ojemann GA (1990) Correlation of motor cortex brain mapping data with magnetic resonance imaging. J Neurosurg 72: 383–387
54. Boyd SG, Rothwell JC, Cowan JMA, Webb PJ, Morley T, Asselman P, Marsden CD (1986) A method of monitoring function in corticospinal pathways during

scoliosis surgery with a note on motor conduction velocities. J Neurol Neurosurg Psychiat 49: 251–257

55. Ebeling U, Schmid UD, Reulen HJ (1989) Tumor-surgery within the central motor strip: Surgical results with the aid of electrical motor cortex stimulation. Acta Neurochir (Wien) 101: 100–107

56. Inghilleri M, Berardelli A, Cruccu G, Priori A, Manfredi M (1990) Motor potentials evoked by paired cortical stimuli. Electroenceph Clin Neurophys 77: 382–389

57. Jellinek D, Jewkes D, Symon L (1991) Noninvasive intraoperative monitoring of motor evoked potentials under propofol anesthesia: Effects of spinal surgery on the amplitude and latency of motor evoked potentials. Neurosurgery 29: 551–557

58. Kalkman CJ, Ubags LH, Been HD, Swaan A, Drummond JC (1995) Improved amplitude of myogenic motor evoked responses after paired transcranial electrical stimulation during sufentanil/nitrous oxide anesthesia. J Anesthesiol 83: 270–276

59. Pechstein U, Cedzich C, Nadstawek J, Schramm J (1996) Transcranial high frequency repetitive electrical stimulation for recording myogenic motor evoked potentials under general anesthesia. Neurosurgery 39 (in press)

60. Schmid UD, Boll J, Liechti S, Schmid J, Hess CW (1992) Influence of some anesthetic agents on muscle responses to transcranial magnetic cortex stimulation: A pilot study in humans. Neurosurgery 30: 85–92

61. Taniguchi M, Cedzich C, Schramm J (1993) Modification of cortical stimulation for motor evoked potentials under general anesthesia. Technical description. Neurosurgery 32: 219–226

62. Taniguchi M, Nadstawek J, Langenbach U, Bremer F, Schramm J (1993) Effects of four intravenous anesthetic agents on motor evoked potentials elicited by magnetic transcranial stimulation. Neurosurgery 33: 407–415

63. Thompson PD, Day BL, Crockard HA, Calder I, Murray NMF, Rothwell JC, Marsden CD (1991) Intraoperative recording of motor tract potentials at the cervico-medullary junction following scalp electrical and magnetic stimulation of the motor cortex. J Neurol Neurosurg Psychiat 54: 618–623

64. Zentner J (1989) Non-invasive motor evoked potential monitoring during neurosurgical operations on the spinal cord. Neurosurgery 24: 709–712

65. Zentner J, Ebner A (1989) Nitrous oxide suppresses the electromyographic response evoked by electrical stimulation of the motor cortex. Neurosurgery 24: 60–62

# 9 Peripher Autonome Potentiale (PAP) in der neurologischen Diagnostik

S. SCHWALEN

## 9.1
## Einleitung

Sensorische oder emotionale Reize verursachen beim gesunden Menschen eine Aktivierung des vegetativen Nervensystems, die u.a. im Rahmen der Aktivität der sympathisch-sudorimotorischen Fasern zur Verminderung des Hautwiderstandes bzw. Potentialänderung der Hautoberfläche führt. Der Neurologe Féré [9] entdeckte 1888 dieses Phänomen, das als Galvanischer Hautreflex bekannt wurde. Während die Messung des Galvanischen Hautreflexes zunächst überwiegend in der Psychiatrie und Psychologie eingesetzt wurde, die den Hautwiderstand als Indikator des psychophysiologischen Status ansahen [4, 17, 36], wurde diese Methode erst Anfang der 80er Jahre zur Quantifizierung vegetativer Störungen für die Neurologie entdeckt [15, 25, 29, 33]. Knezevic u. Bajada [18] ermittelten 1985 erstmals an einem kleinen Kollektiv Normwerte der Potentiale der Hand und des Fußes, die von ihnen „Peripher Autonome Oberflächen-Potentiale" genannt wurden.

Die Bedeutung der Peripher Autonomen Potentiale liegt in der Quantifizierung von Läsionen im Bereich des peripheren und zentralen sympathischen Nervensystems und dem Nachweis klinisch latenter Läsionen mit Hilfe einer einfachen Methode, die in jedem elektrophysiologischen Labor durchgeführt werden kann. Im Gegensatz zu den chemischen Nachweisverfahren, die allein die Menge des sezernierten Schweißes darstellen, erfassen die PAP zusätzlich die Latenz bis zur Schweißsekretion nach einem definierten Reiz.

## 9.2
## Anatomie und physiologische Grundlagen

Die Latenzzeit der PAP setzt sich aus einer afferenten und einer efferenten Leitungszeit sowie einer zentralen Verarbeitungszeit zusammen. Da die PAP durch unterschiedliche sensorische Reize, wie z.B.

Ton- oder Stromreize, ausgelöst werden können, ist die afferente Leitungszeit reizspezifisch. Diese afferente Leitungszeit, die weniger als 5%.der gesamten Latenzzeit beträgt, ist jedoch bei der Betrachtung der Latenzzeit der PAP zu vernachlässigen. Die Auslösung der PAP im zentralen Nervensystem durch die verschiedenen sensorischen Stimuli ist komplex und bis heute nicht geklärt. Eine Beteiligung des sensomotorischen Kortex, insbesondere prämotorischer Areale, des Hypothalamus im Zusammenspiel mit dem limbischen System, der Basalganglien und der Formatio reticularis wird vermutet [2, 38]. Die gemeinsame Efferenz bilden die sympathisch-sudorimotorischen Fasern, die ipsilateral entlang der lateralen Säule absteigen, im lateralen Horn des Rückenmarkes auf die präganglionären und im Grenzstrang auf die postganglionären Neurone umgeschaltet werden und bis zur neuroglandulären Verbindung ziehen. Die sympathisch-sudorimotorischen Fasern sind im ZNS und präganglionär myelinisiert, postganglionär gehören sie den marklosen C-Fasern an. Die die Hand versorgenden sympathisch-sudorimotorischen Fasern treten in Höhe Th 5–7 aus, die den Fuß versorgenden Fasern in Höhe Th 10–L 2 [28]. Bei der Ableitung des Potentials unterscheidet man länger andauernde tonische Shifts und kurzfristige phasische Veränderungen. Erstere werden durch eine Änderung der Gesamtleitfähigkeit des Stratum corneum bei Eindringen des aufsteigenden Schweißes in das Corneum hervorgerufen. Die phasischen Schwankungen setzen sich zusammen aus einer negativen Komponente mit langer Rückbildungszeit, die auf das Ansteigen des Schweißes in den Ducti zurückzuführen ist, und einer positiven Komponente, die einem positiven Membranpotential (Schweißdrüsenmembran, Muskeln der Blutkapillaren und Piloarrektoren, adrenerge Myoepithelien) mit kurzer Rückbildungszeit entspricht [2, 6, 16, 21].

## 9.3
## Methodik

### 9.3.1
### Reiz- und Ableitetechnik

Der Patient soll bei einer Raumtemperatur zwischen 22 und 25 °C frei von störenden Außenreizen wach und entspannt auf einer Liege ruhen. Es ist darauf zu achten, daß der Patient ruhig atmet, da tiefe

Atemzüge ein PAP auslösen können. Die Patienten werden jeweils 3mal im Abstand von ca. 1,5 min mit einem supramaximalen, rechteckigen, 0,1 ms dauernden Stromimpuls und anschließend mit einem 80 dB lauten, 100 ms dauernden 1000 Hz-Tonreiz stimuliert. Eine raschere Reizfolge führt zu wesentlich stärkeren Habituationreaktionen mit der Folge einer verminderten Amplitude bzw. eines fehlenden Potentials. Gereizt wird bei Ableitung an den Händen der N. tibialis am Malleolus medialis und bei Ableitung an den Füßen der N. medianus am Handgelenk mit bipolaren Oberflächenelektroden. Prinzipiell führt die Applikation eines Stromimpulses an jeder Stelle des Körpers zu einem PAP, die von uns angegebenen Normwerte wurden jedoch unter den genannten Bedingungen ermittelt. Ist eine Reizung in der beschriebenen Technik nicht möglich oder sinnvoll (z. B. bei sensiblem Querschnitt), so weichen wir z. B. auf den N. supraorbitalis aus. Bei gesunden Probanden hat die Wahl der Seite, an der gereizt wird, keinen Einfluß auf die Latenzen oder Amplituden der zeitgleich abgeleiteten PAP beider Hände oder Füße. Liegen jedoch halbseitige Sensibilitätsstörungen vor, wählen wir zur Stimulation die gesunde Seite.

Der Tonreiz wird binaural über Kopfhörer appliziert. Ein „Click"-Reiz führt unserer Erfahrung nach zu weniger ausgeprägten PAP, außerdem ist eine raschere Habituation zu beobachten. Voruntersuchungen konnten zeigen, daß eine Lautstärke um 80 dB – unter der Voraussetzung, daß keine wesentliche Schwerhörigkeit besteht – die höchsten Amplituden der PAP hervorruft [2].

Zur Ableitung werden Ag/AgCl-Napfelektroden und eine schweißisotone Paste benutzt. Eine nicht schweißisotone Paste kann im Verlauf der Untersuchung zu niedrigeren Amplituden führen. Die einzelnen Ableiteorte werden zuvor mit einer Schmirgellotion gereinigt, der Haut-Elektroden-Widerstand sollte unter 5 kΩ liegen. Abgeleitet wird jeweils zeitgleich an den Handinnenflächen im Versorgungsgebiet des N. medianus, verschaltet gegen das obere Drittel der Unterarminnenseite, und an den Füßen im Bereich des N. plantaris medialis, verschaltet gegen die untere Tibiakante. Die Elektroden an der Unterarminnenseite bzw. unteren Tibiakante werden als „indifferente" Elektroden definiert und entsprechend verschaltet. Je nach Fragestellung kann eine Ableitung an den Handinnenflächen im Versorgungsgebiet des N. ulnaris durchgeführt werden. Interessiert die Nervenleitgeschwindigkeit der sympathisch-sudorimotorischen Fasern, so leitet man parallel am Fuß wie oben beschrieben und in der seitengleichen Kniekehle verschaltet gegen die obere Tibiakante ab. Eine Aufwärmung der Extremität ist nicht sinnvoll, da nach eigenen Untersuchungen [30] die Nervenleitgeschwindigkeit dadurch nicht signifikant beeinflußt wird, eine Erwärmung aber zu einem unschärferen Potentialabgang und einer niedrigeren Amplitude führt. Letzteres ist am ehesten bei bereits aktivierten Schweißdrüsen auf eine geringere Potentialdifferenz zurückzuführen. Die Analysezeit soll 10 s betragen; bei einer Analysezeit von 5 s ist eine Bestimmung der interessierenden Latenzen und Amplituden noch möglich, das Potential kann jedoch häufig nicht mehr in seiner Gesamtheit dargestellt werden. Die Filterfrequenzen werden auf 0,1 und 500 Hz eingestellt. Eine Aufsummierung der Potentiale ist nicht sinnvoll, im wesentlichen weil die Konfiguration selbst in Serie abgeleiteter Potentiale unterschiedlich sein und eine Summation so zur Auslöschung führen kann.

## 9.3.2
## Auswertung

Eine Reizantwort wird als solche an Händen und Füßen erkannt, wenn eine Amplitude von 50 µV überschritten wird und das Potential einmal reproduzierbar ist. Es werden die schnellsten, zeitgleich abgeleiteten Potentiale der wiederholten Ableitungen beurteilt. Die Konfiguration und Ausprägung des Potentials wird beschrieben, dabei wird ein Vergleich zwischen den Seiten und den Händen gegenüber den Füßen durchgeführt. Ausgewertet werden die Latenzen des Nullinienabgangs des Potentials und seiner Gipfel und die Amplituden zwischen Nullinienabgang und 1. Gipfel sowie bei mehrphasischen Potentialen zwischen 1. und 2. Gipfel. Der Nullienienabgang erhält die Bezeichnung P0, die nach oben gerichteten Gipfel werden mit N und fortlaufenden Ziffern, die nach unten gerichteten Gipfel mit P und fortlaufenden Ziffern gekennzeichnet. Die absoluten Latenzen und Amplituden, ihre Relation im Seitenvergleich und das Verhältnis von P0 der Hände zu P0 der Füße werden bewertet (Abb. 9.1). Zu beachten ist, daß Seitendifferenzen nur bei parallel abgeleiteten Potentialen nach demselben Stimulus gebildet werden. Die Nervenleitgeschwindigkeit wird errechnet, indem die Distanz zwischen den Elektroden der Kniekehle und der Fußsohle durch die Latenzdifferenz dividiert wird.

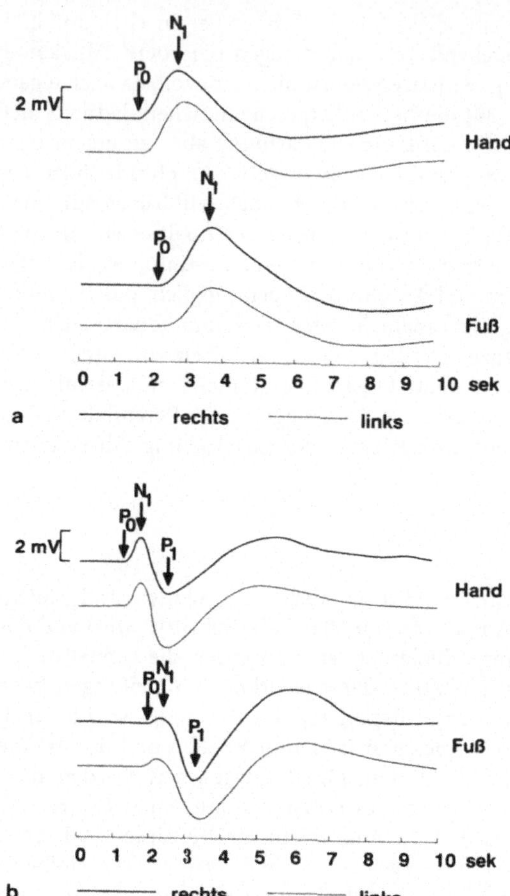



**Abb. 9.1 a, b.** Ableitung von mono- und biphasischen peripher autonomen Potentialen beidseits an Händen und Füßen zweier Normalpersonen. Zu beachten sind insbesondere die geringen Seitenunterschiede dieser nach Stromreiz parallel abgeleiteten Potentiale (*P0* Potentialabgang; *N1* 1. negativer Peak; *P1* 1. positiver Peak)

## 9.4
## PAP-Normalbefunde und -Bewertung

### 9.4.1
### PAP-Normalbefunde

Die PAP können an Händen und Füßen nach Strom- oder Tonreiz immer abgeleitet werden. In der Kniekehle ist auch bei Normalpersonen in mindestens 15% kein PAP zu erhalten. Die Potentiale haben eine mono-, bi- oder triphasische Konfiguration mit initial negativem oder positivem Abgang. Am häufigsten sehen wir mono- und biphasische Potentiale mit negativem 1. Gipfel (Abb. 9.1). Bei Parallelmessung an Händen bzw. Füßen werden in ca. 85% die gleichen Konfigurationen der Potentiale der rechten und linken Seite aufgezeichnet.

Die von uns ermittelten Normwerte bei oben beschriebener Stimulations- und Ableitetechnik sind den Tabellen 9.1 und 9.2 zu entnehmen. Da die Absolutwerte der Amplituden, die eine große Spannweite aufweisen, keiner Normalverteilung folgen, werden für sie nur der Median und die untere Normgrenze angegeben. Die relativen Seitendifferenzen der Amplituden sind jedoch normalverteilt, so daß hier mit Mittelwert und Standardabweichung gearbeitet werden kann; für die Klinik liefern sie häufiger relevante Ergebnisse. Die in den Tabellen 9.1 und 9.2 angegebenen Normwerte wurden an der Hand für den N. medianus ermittelt. Die Erfahrung zeigt jedoch, daß die vom N.-ulnaris-Versorgungsgebiet der Handinnenfläche bestimmten

**Tabelle 9.1.** Latenzen und Amplituden der PAP nach Stromreiz (Mittelwert und Standardabweichung): *P0* Potentialabgang; *N1* 1. negativer Peak; *Ampl.* Amplitude (P0/N1 bzw. N1/P1, siehe Methodik); die relativen Seitendifferenzen geben die Prozentzahl bezogen auf den größeren der beiden Werte an

| Strom | Hand | Fuß |
|---|---|---|
| P0 (s) | $1{,}45 \pm 0{,}18$ | $2{,}13 \pm 0{,}31$ |
| N1 (s) | $2{,}23 \pm 0{,}45$ | $3{,}26 \pm 0{,}63$ |
| Seitendifferenz P0 (s) | $0{,}08 \pm 0{,}07$ | $0{,}15 \pm 0{,}12$ |
| Seitendifferenz N1 (s) | $0{,}12 \pm 0{,}15$ | $0{,}19 \pm 0{,}25$ |
| Seitendifferenz Ampl. (%) | $82 \pm 22$ | $74 \pm 22$ |
| Median Ampl. (µV) | 1960 | 1000 |
| Normgrenze Ampl. (µV) | >260 | >240 |

**Tabelle 9.2.** Latenzen und Amplituden der PAP nach Tonreiz (Mittelwert und Standardabweichung): *P 0* Potentialabgang; *N 1* 1. negativer Peak; *Ampl.* Amplitude (P 0/N 1 bzw. N 1/P 1, siehe Methodik); die relativen Seitendifferenzen geben die Prozentzahl bezogen auf den größeren der beiden Werte an

| Ton | Hand | Fuß |
| --- | --- | --- |
| P 0 (s) | $1,53 \pm 0,17$ | $2,19 \pm 0,27$ |
| N 1 (s) | $2,33 \pm 0,35$ | $3,39 \pm 0,59$ |
| Seitendifferenz P 0 (s) | $0,08 \pm 0,07$ | $0,14 \pm 0,15$ |
| Seitendifferenz N 1 (s) | $0,12 \pm 0,15$ | $0,24 \pm 0,35$ |
| Seitendifferenz Ampl. (%) | $77 \pm 18$ | $72 \pm 19$ |
| Median Ampl. (µV) | 1520 | 960 |
| Normgrenze Ampl. (µV) | >180 | >160 |

Latenzen und Amplituden in der gleichen Größenordnung liegen, lediglich die Potentialkonfiguration unterscheidet sich dahingehend, daß der erste Gipfel häufiger einem Plateau als einem Peak entspricht. Das Verhältnis von P 0 (Hand) zu P 0 (Fuß) beträgt nach Stromreizung $0,69 \pm 0,12$, nach Tonreizung $0,70 \pm 0,10$.

Die mit Hilfe einer parallelen Ableitung an Fußsohle und Kniekehle bestimmte vegetative Nervenleitgeschwindigkeit beträgt $144 \pm 48$ cm/s. Diese große Variabilität der vegetativen Nervenleitgeschwindigkeit stimmt mit der mit Mikroelektrodentechnik gemessenen vegetativen Nervenleitgeschwindigkeit postganglionärer, sympathischer Nervenfasern überein [14, 35, 37]. Ermittelt man die Nervenleitgeschwindigkeit, indem man die Körpergröße durch die Latenz des Potentialabganges am Fuß teilt, erhält man einen Wert in gleicher Größenordnung: $145 \pm 18$ cm/s. Die Amplituden der PAP in der Kniekehle erreichen zumeist nur einen Bruchteil der Amplitude des Potentials des Fußes und werden von uns nicht bewertet. Die Ursache dieses Phänomens liegt einerseits in der vergleichsweise geringen Schweißdrüsendichte der Kniekehle (1/10 der Schweißdrüsendichte des Fußes), zum anderen findet emotionales Schwitzen im wesentlichen in den ekkrinen Schweißdrüsen der Innenflächen der Hände und Füße und nicht der übrigen Körperoberfläche statt [28].

Ein statistisch signifikanter Unterschied zwischen den Normwerten nach Strom- bzw. Tonreiz besteht nicht. Diese Unabhängigkeit der Reizmodalität auf die ermittelten Normwerte fanden auch andere Untersucher [35]. Offenbar kann jeder zu einem „arousal-Effekt" führender Stimulus einen vegetativen Reflex auslösen [13, 14]; ferner kann die afferente Leitungszeit – unter der Annahme, daß sensorische Reize über große myelinisierte Gruppe-II-Fasern geleitet werden, die beim Stromreiz zwischen 20 und 40 ms, beim Tonreiz zwischen 10 und 20 ms liegt, gegenüber der Latenzzeit der PAP von 1,5 s bzw. 2,1 s vernachlässigt werden. Der Vorteil der Ableitung mit 2 unterschiedlichen Reizmodalitäten ist, daß bei fehlenden, verzögerten oder Amplituden-reduzierten Potentialen eine erste Diskrimination des Schädigungsortes vorgenommen werden kann. Sind die PAP nur nach einer der beiden Reizarten pathologisch, so ist anzunehmen, daß der Läsionsort im Bereich des afferenten Schenkels oder der zentralen Verarbeitungsebene, nicht jedoch im Bereich der gemeinsamen Endstrecke der sympathisch-sudorimotorischen Fasern liegt.

Hinsichtlich der ermittelten Normwerte ergibt sich keine Abhängigkeit von Alter oder Körpergröße. Auch geschlechtsspezifische Unterschiede sind nicht zu erfassen. Diese fehlenden Korrelationen, die auch von anderen Untersuchern bestätigt wurden [1], sind am ehesten auf die große intra- und interindividuelle Variabilität der Potentiale zurückzuführen. Eine Abhängigkeit von der Händigkeit bestand in unserem Normkollektiv ebenfalls nicht. Der Variationskoeffizient für Wiederholungsmessungen beträgt 10 % [5].

### 9.4.2
### PAP-Bewertung

Als pathologisch werten wir folgende PAP-Befunde:

1. PAP-Verlust
2. Absolute P 0- oder N 1-Latenzverzögerungen außerhalb der 2 SD
3. Absolute Seitendifferenzen für P 0 oder N 1 außerhalb der 2 SD
4. Amplituden unterhalb der Normgrenze
5. Relative Amplitudenasymmetrien im Seitenvergleich außerhalb der 2 SD

Dabei ist zu beachten, daß diese Kriterien in beiden Reizmodalitäten erfüllt sein sollten. In Grenzfällen kann die Betrachtung der Verhältnisse von P 0 zwischen Hand und Fuß weitere Hinweise liefern. Schlechter ausgeprägte Potentiale sprechen im Seitenvergleich ebenfalls für zumindest eine beginnende Schädigung der sympathisch-sudorimotorischen Fasern.

## 9.5
## PAP in der klinischen Anwendung

Die Bedeutung der PAP in der klinischen Anwendung liegt u. E. in:

1. der Erkennung pathologischer Veränderungen des autonomen Nervensystems, die sich klinisch noch nicht manifestiert haben,
2. der objektiven Quantifizierung der Schädigung des autonomen Nervensystems, die Verlaufsuntersuchungen ermöglicht.

Die Veränderungen der PAP sind – wie auch Veränderungen anderer elektrophysiologischer Parameter – nicht krankheitsspezifisch, doch konnten wir typische Charakteristika bei unterschiedlichen Erkrankungen herausarbeiten. Dabei ist uns bewußt, daß sich Befunde wie die Latenzverzögerungen im Rahmen peripherer Nervenschädigungen pathophysiologisch nicht zwanglos erklären lassen.

### 9.5.1
### Erkrankungen des peripheren Nervensystems

### 9.5.1.1
### *Chronische autonome Neuropathien*

Mit Hilfe der PAP lassen sich „small-fibre"-Neuropathien nachweisen. Dabei sollte berücksichtigt werden, daß durch die PAP nur ein einziger Typ von C-Fasern erfaßt wird. Eine Testpalette, die auch andere C-Fasern mißt, ist somit zur Vermeidung von Fehldiagnosen notwendig. Häufige Ursachen von Small-fibre-Neuropathien sind Diabetes mellitus, Alkoholabusus, Amyloidose, AIDS und hereditäre sensorisch autonome Polyneuropathien (PNP).
Bei Patienten mit *diabetischer PNP* finden sich in etwa der Hälfte der Untersuchungen signifikant verzögerte Latenzen und/oder verminderte Amplituden der PAP nach Einsatz beider Reizarten. Ein Potentialverlust tritt im Gegensatz zu Patienten mit axonaler PNP deutlich weniger häufig auf. Shahani [34] und Macleod [23] konnten eine gute Übereinstimmung zwischen pathologischen PAP und klinischen Dysautonomien zeigen, so daß Rückschlüsse auf eine generalisierte Beteiligung der C-Fasern im Rahmen der diabetischen PNP bei pathologischen PAP erlaubt erscheinen. Da die Fünfjahresmortalität der Diabetes-mellitus-Patienten mit autonomer PNP 3mal höher ist

als die der Patienten ohne autonome PNP, ist die Erfassung einer beginnenden autonomen Störung ein wichtiger prognostischer Faktor [3].

Bei *axonaler PNP* unterschiedlicher Ätiologie (ausgenommen alkoholtoxischer Genese) fehlen die PAP der Füße in etwa $1/4$ der untersuchten Fälle, der Median der Amplituden liegt an den Händen und Füßen 30–35 % unterhalb des Medians des Normalkollektives. Shahani [33] stellte ebenfalls fehlende PAP als den häufigsten pathologischen Befund im Rahmen axonaler PNP fest. Demgegenüber kann bei *alkoholtoxischer PNP* in einem Kollektiv von 20 Patienten, die stationär wegen eines Alkoholentzugsyndroms behandelt wurden, ein mehr als doppelt so großer Median der Amplituden gegenüber dem Normkollektiv gefunden werden; möglicherweise ist dies als sympathische Hyperaktivität zu deuten.

*HIV-Infektionen* sind mit verschiedenen autonomen Dysfunktionen assoziiert, die in ihrer Ausprägung im Verlauf der AIDS-Erkrankung zunehmen. Eine pathologische Verlängerung der Latenzen der PAP kann bereits bei 25 % der neurologisch asymptomatischen HIV-positiven Patienten nachgewiesen werden [24].

### 9.5.1.2
### *Akute autonome Neuropathien*

Bei der *akuten Polyneuroradikulitis* sind die PAP nach Ton- und Stromreiz bei der Mehrzahl der Patienten pathologisch. Es treten ausgeprägte Latenzverzögerungen oder – weniger häufig – Verlust von Potentialen auf. Die Ergebnisse der PAP korrelieren nicht mit den kardiovaskulären Regulationsstörungen, die für die Mortalität einen wichtigen Prediktor darstellen [22].

### 9.5.1.3
### *Andere*

Bei der Differenzierung von zervikobrachialen *traumatischen Wurzel- und Plexusläsionen* sind die Ergebnisse der PAP nicht immer konkordant mit den übrigen klinischen, elektrophysiologischen und bildgebenden Befunden. So finden sich auch bei reinen Wurzelläsionen im Seitenvergleich verzögerte oder Amplituden-geminderte PAP, vice versa bei Plexusaffektionen seitengleich normale PAP oder aber auch in der Amplitude überhöhte PAP. Möglicherweise spiegeln diese Befunde im übrigen klinisch latente Zerrungen im Plexus- oder Grenzstrangbereich wider, die sich z. T. als Reizsyndrom mit einer Hyperaktivität der sympathisch-sudorimotorischen Fasern darstellen.

Demgegenüber sind z. B. bei einer Plexusneuritis oder einer Affektion des Plexus brachialis durch einen Pancoast-Tumor typische Reduktionen der PAP der Hände zu messen, während die PAP bei z. B. Wurzelläsionen im Rahmen eines Diskusprolaps normal sind.

Zur Abklärung *erektiler Dysfunktionen* können die PAP zur Differenzierung neurogener von vaskulären und psychogenen Faktoren eingesetzt werden. Da die Erektion wesentlich von der Integrität des autonomen Nervensystems abhängt, steht der Nachweis pathologischer Veränderungen der PAP in einem engeren kausalen Zusammenhang mit erektilen Dysfunktionen als z. B. ein pathologischer Bulbus-cavernosus-Reflex oder pathologische Pudendus-SEP – beide rein somatosensorische Parameter [10].

## 9.5.2
## Erkrankungen des zentralen Nervensystems

### 9.5.2.1
### *Encephalomyelitis disseminata*

21 Patienten mit Encephalomyelitis disseminata (ED) wiesen in ca. $^2/_3$ der Fälle pathologische PAP an Händen und/oder Füßen auf [29]. In 50 % kam es zu einem Potentialverlust, im übrigen fanden sich ohne Präferenz Amplitudenminderungen, Latenzenverzögerungen oder pathologische Seitendifferenzen. Yokota zeigte 1991 bei 28 untersuchten Patienten mit ED, daß die PAP in 78 % pathologisch ausfielen und daß damit die Inzidenz pathologischer PAP fast gleich hoch war wie die Inzidenz pathologischer SEP und VEP. Elie u. Louboutin [7] wiesen bei 66 von 70 Patienten mit ED pathologische PAP nach, dabei waren pathologische PAP bei Patienten mit möglicher ED häufiger als andere pathologische evozierte Potentiale. PAP bieten somit die Möglichkeit, weitere Läsionen, die mit den konventionellen evozierten Potentialen nicht erfaßt werden, aufzudecken.

## 9.5.2.2
### Hirninfarkte

Bei 24 Patienten mit einem Hirninfarkt im Stromgebiet der A. cerebri media ohne Beteiligung des Hypothalamus konnte keine Lateralisation der PAP nachgewiesen werden, die PAP waren beidseits in der Mehrzahl verzögert und in der Amplitude reduziert [32]. Diese Ergebnisse sind konkordant mit denen von Korpelainen [19]. Im Rahmen von Hirnstamminfarkten traten homolateral pathologische PAP auf [20]. Die klinische Relevanz dieser Befunde ist letztlich noch nicht geklärt.

## 9.5.2.3
### Multi-System-Atrophie (MSA) und Parkinson-Syndrom (PS)

Die Mehrzahl der Patienten mit MSA weist fehlende PAP auf [27]. Dagegen steht bei Parkinson-Patienten eine gegenüber dem Normkollektiv signifikante Verlängerung der Latenzen im Vordergrund [31]. Ob pathologische PAP mit dem Stadium oder der Dauer der Parkinson-Erkrankung korrelieren, wird kontrovers diskutiert [11, 26].

## 9.5.2.4
### Spinale Prozesse

Unter Berücksichtigung der o.g. Austrittsorte der die Hände und Füße versorgenden sympathisch-sudorimotorischen Fasern kann im Rahmen der Lokalisationsdiagnostik spinaler Prozesse mit Hilfe der PAP eine weitere elektrophysiologische Eingrenzung insbesondere im Thorakalmark erreicht werden. Bei 42 Patienten mit spinalen Prozessen (u.a. Tumor, Syringomyelie, Myelitis, Infarkt) wiesen die PAP für die Höhenlokalisation einer spinalen Läsion oberhalb von L2 eine Sensitivität von 78% bei einer Spezifität von 80% auf. Läsionen unterhalb von Th7 führen seltener zu pathologischen PAP der Hände (27% vs. 73%), Läsionen oberhalb von Th10 führen häufiger zu pathologischen PAP der Hände (71% vs. 22%) [12]. Darüber hinaus können PAP als ein weiterer Parameter der elektrophysiologischen Vollständigkeit eines Querschnittsyndroms genutzt werden.

## 9.6
## Literatur


1. Baba M, Watahiki Y, Matsunaga M, Takebe K (1988) Sympathetic skin response in healthy man. Electromyogr Clin Neurophysiol 28: 277–283
2. Boucsein W (1988) Elektrodermale Aktivität. Springer, Berlin Heidelberg New York Tokyo
3. Braune HJ (1995) Die vegetativen Störungen bei Polyneuropathien: Klinische und Neurophysiologische Untersuchungen. Habilitationsschrift, Marburg
4. Christie MJ (1981) Electrodermal activity in the 1980's. A review. J Roy Soc Med 74: 616–622
5. Dettmers CH, van Ahlen H, Faust H, Fatepour D, Tackmann W (1994) Evaluation of erectile dysfunction with the sympathetic skin response in comparison to bulbocavernosus reflex and somatosensory evoked potentials of the pudendal nerve. Electromyogr Clin Neurophysiol 34: 437–444
6. Edelberg R (1972) Electrical activity in the skin. In: Greenfield NS, Sternbach RA (eds) Handbook of Psychophysiology. Holt, New York
7. Elie B, Louboutin JP (1995) Sympathetic Skin Response (SSR) is abnormal in Multiple Sklerosis. Muscle u. Nerve 18: 185–189
8. Fagius J, Wallin BG (1980a) Sympathetic reflex latencies and conduction velocities in normal man. J Neurol Sci 47: 433–448
9. Féré C (1888) Note sur les modifications de la résistance électrique sous l'influence des excitations sensorielles et des émotions. C R Soc Biol (Paris) 5: 217–219
10. Fowler CJ (1993) Electrophysiologic evaluation of sexual dysfunction. In: Low PA (ed) Clinical autonomic disorders. Little, Brown, Boston
11. Frieling A, Holst D, Fabra M, Schneider E (1995) Kardiovaskuläre Reflexe und sympathische Hautantwort zur Dokumentation vegetativer Funktionsstörungen beim Parkinson-Syndrom. In: Fischer PA (Hrsg) Parkinson-Krankheit. Schattauer, Stuttgart
12. Haensch DA, Schwalen S, Jörg J (1996) Peripher autonome Potentiale: Klinische Anwendung in der Höhendiagnostik spinaler Prozesse. Z EEG EMG 27: 92–95
13. Hagbarth K-E, Hallin RG, Hongell A, Torebjörk HE, Wallin BG (1972) General characteristics of sympathetic activity in human skin nerves. Acta Physiol Scan 84: 164–176
14. Hallin RG, Torebjörk HE (1974) Single unit sympathetic activity in human skin nerves during rest and various manoeuvres. Acta Physiol Scand 92: 303–317
15. Ishida G, Nakashima K, Takahashi K (1990) Skin nerve sympathetic activity reflex latency in Parkinson's disease. Acta Neurol Scand 81: 121–124
16. Jänig W, Kummel H (1977) Functional discrimination of postganglionic neurones to the cat's hindpaw with respect to the skin potentials recorded from the hairless skin. Pflügers Arch 371: 217–225
17. Jung CG (1907) On psychophysical relations of the associative experiment. J Abnorm Psychol 7: 247
18. Knezevic W, Bajada S (1985) Peripheral autonomic surface potential. A quantitativ technique for recording sympathetic conduction in man. J Neurol Sci 67: 239–251
19. Korpelainen JT, Tolonen U, Sotaniemi KA, Myllylä VV (1993) Suppressed sympathetic skin response in brain infarction. Stroke 249: 1389–1392
20. Korpelainen JT, Sotaniemi KA, Myllylä VV (1993) Ipsilateral hypohidrosis in brain stem infarction. Stroke 24: 100–104

21. Lader MH, Montague JD (1962) The psycho-galvanic reflex: a pharmacological study of the peripheral mechanism. J Neurol Neurosurg Psychiat 25: 126–133
22. Lichtenfeld P (1971) Autonomic dysfunction in the Guillain-Barré syndrome. Am J Med 50: 772–780
23. Macleod AF et al (1991) Non-cardiac autonomic tests in diabetes: Use of the galvanic skin response. Diabetic Medicine, 8 Symposium 67–70
24. Malessa R, Agelink M, van Schayck R, Mertins L, Brockmeeier NH (1995) Elektrodermale Reflexaktivität und 30:15-Ratio bei HIV-1-Infektion. Akt Neurol 22: 131–135
25. Montagna P, Salvi F, Liguori R (1988) Sympathetic skin response in famial amyloid polyneuropathy. Muscle Nerve 11: 183–184
26. Rajput AH, Rozdilsky B (1976) Dysautonomia in Parkinsonism: a clinicopathological study. J Neurol Neurosurg Psychiat 39: 1092–1100
27. Sasaki I, Takeuchi H, Deguchi K, Yamada A, Nishioka M, Sakamoto H (1994) Autonomic nervous function in progressive supranuclear palsy – comparison with Parkinson's disease and healthy controls. Rinsho-Shinkeigaku 3410: 975–979
28. Schiffter, R (1985) Neurologie des vegetativen Nervensystemes. Springer, Berlin Heidelberg New York Tokyo
29. Schwalen S, Jörg J (1991) Peripheral autonomic potentials: Normal values and results in multiple sclerosis. 7th Congress of the European Commitee for Treatment and Research in Multiple Sclerosis, May 22–23
30. Schwalen S, Jörg J (1993) Peripher autonome Potentiale: Normwerte unter verschiedenen experimentellen Bedingungen. Z EEG EMG 24: 242–246
31. Schwalen S, Jörg J (1994) Peripher Autonome Potentiale zur Erfassung vegetativer Dysfunktionen beim idiopathischen Parkinson-Syndrom. In: Huffmann G, Braune HJ, Henn KH (Hrsg) Extrapyramidal-motorische Erkrankungen. Einhorn, Reinbek
32. Schwalen S, Altermann A, Jörg J, Berg K, Cramer BM (1996) Bilateral suppression of the sympathetic nervous system in hemispheric brain infarction. J Neurol (in press)
33. Shahani BT, Halperin JJ, Boulu P, Cohen J (1984) Sympathetic skin response: a method of assessing unmyelinated axon dysfunction in peripheral neuropathies. J Neurol Neurosurg Psychiat 47: 536–542
34. Shahani BT et al (1990) RR interval variation and the sympathetic skin response in the assessment of autonomic function in peripheral neuropathy. Arch Neurol 47: 659–664
35. Uncini A, Pullmann SL, Lovelace RE, Gambi D (1988) The sympathetic skin response: normal values, elucidation of afferent components and application limits. J Neurol Sci 87: 299–306
36. Venables PH (1983) Some problemes and controversies in the psychophysiological investigation of schizophrenia. 207–232. In: Gale A, Edwards JA (eds) Physiological correlates of human behavior, vol III: Individual differences and psychopathology. Academic Press, New York
37. Wallin G (1983) Intraneural recording and autonomic function in man. In: Bannister R (ed) Autonomic failure: a textbook of clinical disorders of the autonomic nervous system. Oxford Univ Press, Oxford
38. Wang GH (1958) The galvanic skin reflex. A review of old and recent works from a physiological point of view. Am J Phys Med 37: 35–37
39. Yokota T et al (1991) Sympathetic skin response in patients with multiple sclerosis compared with patients with spinal cord transection and normal controls. Brain 114: 1381–1394

# 10 Ereigniskorrelierte Potentiale (EKP) in Neurologie und Psychiatrie

R. Sadowski und W. Neukäter

*Ereigniskorrelierte Potentiale (EKP)* sind Hirnpotentiale, die vor, während und nach einem sensorischen Reiz oder psychischen Ereignis aus dem EEG mittels der Averager-Technik abgeleitet werden können [4]. Die EKP-Komponenten (N1, N2, P2, P3, Nd) sind elektrophysiologische Korrelate kognitiver Verarbeitung, von denen man annimmt, daß sie mit spezifischen Prozessen der Informationsverarbeitung verknüpft sind und in umschriebenen Hirnregionen generiert werden. EKP-Komponenten entsprechen zwischen Ableite- und Referenzelektrode sich auf- und abbauenden, nach positiv oder negativ gerichteten Spannungsschwankungen. EKP entstehen nach optischen, akustischen oder somatosensorischen Stimuli, die mit einer Aufgabenstellung (Instruktion) verbunden sind und eine diskriminante Entscheidung oder eine motorische Reaktion erfordern [12].

*Die meistbeschriebene und klinisch bedeutendste Komponente der EKP ist das Potential P300 (P3, late positive component, P3b), die 1965 von Sutton entdeckt wurden (Sutton et al. [34a]).* 1973 wurde durch Hillyard die Verknüpfung von N1-Komponente und selektiver Aufmerksamkeit beschrieben [13a]. 1978 wurde von Näätänen das negative Differenzpotential (Processing negativity) im Sinne einer Verarbeitungsreaktion gedeutet [22a]. Die *Verarbeitungsnegativität* tritt in den EKP 100–350 ms nach Reizbeginn auf und macht sich in einer Amplitudenzunahme der N1- und N2-Komponente bemerkbar. Deutlicher kann diese durch die Bildung der Differenzkurve Zielton vs. Nichtzielton (Nd, im Bereich 100–350 ms nach Reizbeginn) im akustischen Oddball-Paradigma herausgearbeitet werden. 1980 wurde zudem von Kutas die *N400* als sprachrelevante Komponente erstmals erforscht [15a]. Im weiteren soll aufgrund der klinischen Relevanz v.a. auf die P3-Komponente eingegangen werden, die anderen Potentialanteile fließen entsprechend ihrer Bedeutung für den klinischen Alltag mit in die Besprechung ein. Die Bezeichnung der einzelnen EKP-Potentialanteile ergibt sich durch einfaches Durchnumerieren der EKP-Wellen, getrennt nach Polarität der abgeleiteten Spannungsschwankung, sofern sie in einem bestimmten La-

**Tabelle 10.1.** Latenzfenster der EKP-Komponenten

| Komponente | Ausrichtung | Zeitraum nach Reizbeginnn (ms) |
| --- | --- | --- |
| N1 | Negativ | 80–120 |
| N2 | Negativ | 150–300 |
| P2 | Positiv | 160–250 |
| P3 | Positiv | 250–600 |
| Nd | Negativ | 100–350[a] |

[a] Komponente in der Differenzkurve, die mittels Subtraktion der Nichtzielreizkurve von der Zielreizkurve errechnet wird.

tenzzeitraum nach Reizbeginn auftreten (s. Tabelle 10.1). Bei den akustischen EKP sind die maximalen Amplituden der P2 und P3b zentroparietal, die der N1, N2, P3a und Nd frontozentral abzuleiten.

## 10.1
## EKP-Experiment

Trotz einer Fülle von Varianten herrscht das „Odd-ball"-Paradigma oder 2-Reiz-Diskriminationsparadigma in der akustischen Form im klinischen Anwendungsbereich vor: Zwei klar voneinander unterscheidbare Stimuli, z. B. ein hoher Ton von 2000 Hz *(Zielreiz)* und ein tiefer Ton von 1000 Hz *(Standardreiz)* werden der Versuchsperson über Kopfhörer mit einer Instruktion, z. B. den hohen Ton zu zählen oder durch Knopfdruck anzuzeigen, angeboten. Sofern der Zielreiz seltener (z. B. im Verhältnis 1:5 für eine maximale Amplitude der P3) und in einer zufälligen Reihenfolge auftritt, lassen sich die EKP ableiten (Methodik s. Tabelle 10.2).
Die Abb. 10.1 zeigt in Spur a, b die Komponenten N1, N2, P2 und P3 als endogene Reizantworten. Die N2 hat ihren Peak 180 ms nach dem Zielreiz. Die P3 ist doppelgipflig mit einer Peaklatenz von 257 ms (P3a) und 352 ms (P3b). Die Spur c zeigt die exogenen Komponenten N1 und P2 als Reizantwort auf den Standardreiz, der für die Versuchsperson unbedeutend ist. Das Ergebnis ist für beide Antwortmodi (Zählen oder Knopfdruck) gleich. Passives Zuhören führt hingegen zu einer verminderten P3-Amplitude.
Schwer voneinander zu differenzierende Stimuli, z. B. 1000 und 1100 Hz-Ton oder anspruchsvolle semantische Paradigmen, verlängern die Zeit für die Stimulusbeurteilung und damit die P3-Latenz auch für Normalpersonen.

**Tabelle 10.2.** Methodik der EKP

| Modalität | Akustisches Odd-ball-Paradigma | |
|---|---|---|
| Reizart | Zielreiz | 2000 Hz-Ton 20% |
| | Standardreiz | 1000 Hz-Ton 80% |
| | über Kopfhörer | |
| | Sinustöne | 118 ms Dauer |
| | Intensität | 80  dB SPL |
| | Interstimulusintervall | 1 s |
| mindestens 30–40 Zielreize | | |
| Instruktion | „Zählen Sie bitte die hohen Töne" | |
| Ableitung | (FZ) CZ, PZ, (10–20-System) gegen verbundene Mastoidelektroden A1/A2 | |
| Elektroden | Ag/AgCl (Oberflächenelektroden) Elektrodenwiderstand unter 5 kOhm | |
| Analysezeit | 1000 ms | |
| Filterfrequenz | 0,1–50 Hz | |
| Sensitivität | 10 µV/div | |
| Meßvorgang | Visuell am Schirm nach getrennter Mittelung für seltene und häufige Töne | |

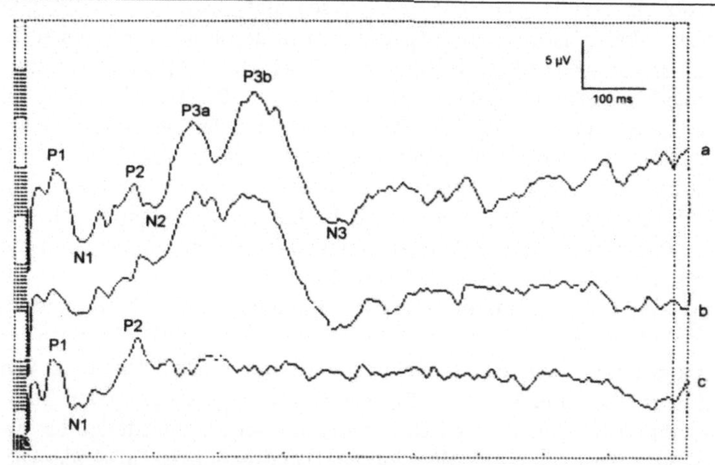


a, b:  Mittelung auf den Zielreiz (seltener Ton)
   c:  Mittelung auf den Standardreiz (häufiger Ton)

**Abb. 10.1.** Normalbefund eines EKP-Komplexes. 56 Jahre, männlich, Ableitung von PZ.
Latenz P3a: 257 ms    Amplitude N2/P3a: 8,8 µV
Latenz P3b: 352 ms    Amplitude N2/P3b: 11,8 µV
Positive Spannungsschwankungen werden nach oben gerichtet dargestellt

*Visuell evozierte EKP* können ebenfalls nach Art des Odd-ball-Paradigmas abgeleitet werden: Auf grauem Untergrund leuchten 2 verschiedene Schachbrettmuster auf, die sich in der Kästchengröße unterscheiden. Der Zielreiz, z.B. das Schachbrett mit kleinen Kästchen, wird in einem Verhältnis 1:5 zum Standardreiz angeboten [36] (Pattern-Flash P 300). Die P3-Amplitude zeigt hier weder eine Geschlechtsabhängigkeit noch eine Amplitudenreduktion im Alter. Bei der sog. *kompetitiven visuellen Stimulation* hingegen können Zielreiz und Standardreiz räumlich getrennt und sogar gleichzeitig auftreten. Der Zielreiz ist eine Kontraständerung der unteren Hälfte eines auf einen Bildschirm projizierten Schachbrettmusters. Die visuell ausgelöste P3 hat hier im Gegensatz zur akustischen P3 eine maximale Amplitude bei CZ [11]. Bei Benutzung des Odd-ball-Paradigmas ergaben sich jedoch keine topographischen Unterschiede für die visuellen P3. Die *somatosensorischen P3* werden durch elektrische Rechteckimpulse mit Hilfe eines Oddball-Schemas ausgelöst und haben ein Amplitudenmaximum bei CZ, was ein weiterer Hinweis dafür ist, daß die P3 als „endogenes Potential" nicht streng modalitätsunspezifisch ist [14].

## 10.2
## Variablen der EKP

### 10.2.1
### Psychologische Variablen

Die *N1-Welle* stellt zum einen eine exogene EKP-Komponente dar, welche in ihrer Latenz durch Reizmodalität, -intensität, -dauer, -frequenz und -struktur beeinflußt wird. In den Veränderungen der N1-Amplitude werden zum anderen Prozesse der selektiven Aufmerksamkeit reflektiert. Näätänen zeigte, daß solche N1-Amplitudeneffekte nicht durch Alterationen der exogenen N1-Komponente zustande kommen, sondern durch Überlagerung dieser Komponente durch eine von ihnen erstmals beschriebene endogene Komponente, die *Verarbeitungsnegativität* (processing negativity) [22]. Zur besseren Darstellung der negativen Wellen in den akustischen EKP bildete Näätänen die Differenzkurve aus den Zielreizdaten (z.B. seltener Ton) vs. Nichtzielreizen (häufiger Ton). Das *Differenzpotential* weist nach 100–350 ms eine negative Komponente (processing negativity oder auch *Nd*) auf, die nach Näätänen einen Vergleichsprozeß des aktuellen Reizes mit dem gespeicherten Zielreizmuster anzeigt und somit einer Orientierungsreaktion gleichkommt. Die N1- und Nd-Amplitude ist maximal über den frontozentralen oder zentrozentralen Ableitepunkten. Im Rahmen visueller selektiver Aufmerksamkeitsleistungen wurden analoge endogene Komponenten gefunden.

Die *P3*-Latenzzeit spiegelt nach Kutas et al. (1977) den Zeitbedarf für die *Auswertung des Zielreizes und Differenzierung der angebotenen Information* wider [15b]. Die Amplitude der P3 ist maximal bei einer Auftretenswahrscheinlichkeit des Zielreizes von p = 0,2, wenn die Versuchsperson das *Auftreten des Reizes als unvorhersagbar und wichtig* empfindet [8]. Experimentelles Blockieren der *Aufmerksamkeit* durch bewußtes Ignorieren des Zielreizes als Instruktion führten Squires et al. (1975) zur Entdeckung einer positiven Welle mit einer Peaklatenz von 220–280 ms, die P3a genannt wurde [34]. Die P3a-Amplitude ist maximal über den frontozentralen Ableitepunkten. In unserem Normalkollektiv läßt sich die P3a in ca. 72,5% der Fälle bezeichnen, wobei sie bei normaler Mitarbeit der Versuchsperson mit der P3b zu einem doppelgipfligen Komplex verschmilzt. Sie soll ein elektrophysiologisches Korrelat der *Orientierungsreaktion* darstellen.

Das Odd-ball-Paradigma verletzt die Erwartung der VP, so daß das im *Arbeits- oder Kurzzeitgedächtnis* gespeicherte Modell des Zielreizes laufend korrigiert werden muß [4]. Alternativ ist die Deutung, daß die P3 sich dann manifestiert, wenn eine subjektive Erwartungshaltung gemäß der Aufgabenstellung bestätigt wird, was mit einer *Desaktivierung des parietalen Wahrnehmungskortex* einhergeht [38].

## 10.2.2
### Biologische Variablen

Mit zunehmendem *Lebensalter* kommt es als Hinweis auf eine sich verlangsamende zerebrale Informationsverarbeitung zu einer Latenzzeitverzögerung von N2, Nd und der P3. Fast alle Studien mit ausreichend großem Normalkollektiv haben diese Altersabhängigkeit bestätigt. Zusätzlich findet sich eine Abnahme der P3-Amplitude im höheren Lebensalter [24].

Das *Geschlecht* hat keinen Einfluß auf die Latenzzeit von N1, N2, Nd, P3a und P3b. Jedoch ist die Amplitude der P3b bei Frauen signifikant höher als bei Männern, was auf Unterschiede der Kopfgröße und der Schädeldicke zurückgeführt wurde. Nach unseren Ergebnissen kommt dieser Geschlechtsunterschied jedoch durch eine stärkere Amplitudenreduktion bei den Männern im Alter zustande.

Die EKP-Meßwerte werden nicht direkt durch die *Tageszeit* beeinflußt, doch können tageszeitlich sich verändernde biologische Variablen wie *Körpertemperatur,* ein erhöhtes metabolisches Niveau nach den *Mahlzeiten* und eine individuelle

Präferenz hinsichtlich des Aktivitätsniveaus (sog. *Morgen- und Abendtyp*), die das Vigilanzniveau verändert, einen Einfluß haben. So finden sich für auditive EKP bei vigilanzgeminderten Probanden, z.B. in späten Abendstunden, nach Benzodiazepingabe oder unter Sufentanilanästhesie eine Reduktion der Amplitude der frontalen N1 [26], bei visuellen Paradigmen eine Reduktion der parieto-zentralen N1, frontalen N2, der posterioren kontralateralen N2 sowie der okzipitalen P3 [16]. Nach Vigilanzsteigerung durch Koffein oder Kavawurzel kommt es zur Amplitudenzunahme der frontalen und parietalen N1 und N2. Im Schlafstadium I und in der REM-Phase lassen sich der Wach-P3 vergleichbare P3-Wellen auf Zielreize hin ableiten. In den übrigen Schlafstadien kommt es als Antwort auf die Zielreize (seltene Töne) zur Darstellung von K-Komplexen, die 4- bis 5mal größer sind als die Antwortkomplexe auf die häufigen Töne [3].

## 10.3
## Generatoren der EKP

Intrakranielle Elektrodenableitungen ergaben *multiple subkortikale Repräsentationen* der EKP im Frontal- und Temporallappen und insbesondere im lateralen Neokortex des inferioren Parietallappens [33]. Der Beitrag des Hippokampus wird neuerdings als gering eingeschätzt.

## 10.4
## Wertigkeit der EKP angesichts methodischer Probleme und normativer Aspekte

Probleme und Grenzen der Methode ergeben sich insbesondere aus der *mangelnden Standardisierung der Reizparadigmen* und der *technischen Bedingungen*, was zu Fehleinschätzungen führen kann.

## 10.4.1
## Allgemeine Bedingungen

Ein *hoher Laborstandard* ist Voraussetzung. Die Ergebnisse hängen nicht nur von den technischen Möglichkeiten des Untersuchungsgerätes, sondern auch von der *Mitarbeit des Patienten* und der Qualifikation der ableitenden MTA ab. Unruhige, wenig kooperationsfähige Patienten müssen psychologisch geführt werden, was sich in einem erhöhten Zeitbedarf niederschlagen kann. Gelegentlich ist in einem solchen Fall abzuwägen, ob im Sinne eines verbesserten Rausch-Signal-Verhältnisses die Zahl der Zielreize erhöht werden muß oder ob man besser mehrere kurze Durchgänge mit wenigen „Counts“

durchführt. Diesbezüglich von Interesse sind auch neuere Arbeiten, die eine computergestützte Analyse von Einzelantworten der EKP vorstellen (single sweep recording) [35].
Normwerte aus der Literatur können nur Anhaltspunkte sein. Für die Darstellung der Altersabhängigkeit muß ein ausreichend *großes Normalwertkollektiv* untersucht werden (s. Tabellen 10.3–10.7).

**Tabelle 10.3.** Mittlere Latenzen und Amplituden der N1, P2, N2, Nd für die Altersgruppe 25 Jahre ($n = 19$) und 70 Jahre ($n = 20$) über Cz nach akustischem Oddball (*SD* Standardabweichung)

|  |  | 25 Jahre (n = 19) | 70 Jahre (n = 20) |
|---|---|---|---|
| N1 | Latenz (ms) | 99.44 | 94.00 |
|  | SD | ± 8.02 | ± 11.88 |
|  | Amplitude (µV) | − 109.78 | − 96.55 |
|  | SD | ± 40.61 | ± 27.31 |
| P2 | Latenz (ms) | 157.78 | 161.00 |
|  | SD | ± 15.55 | ± 21.74 |
|  | Amplidute (µV) | 17.78 | 19.50 |
|  | SD | ± 60.27 | ± 81.37 |
| N2 | Latenz (ms) | 193.89 | 213.03 |
|  | SD | ± 15.39 | ± 22.03 |
|  | Amplitude (µV) | − 38.72 | − 79.15 |
|  | SD | ± 69.25 | ± 101.94 |
| Nd | Latenzen (ms) | 193.00 | 161.00 |
|  | SD | ± 13.72 | ± 26.34 |
|  | Amplitude (µV) | 13.10 | 15.00 |
|  | SD | ± 30.75 | ± 35.31 |

**Tabelle 10.4.** Mittlere P3-Latenz für verschiedene Altersgruppen und 2 Ableitungsorte (akustisches Odd-ball-Paradigma). ($n = 105$, *SD* Standardabweichung, Korrelation für Latenzzeiten von CZ und PZ $r = 0.98$). (Sadowski 1993 [30])

| Alter (Jahre) | 18–29 | 30–39 | 40–49 | 50–59 | 60–69 | 70–79 | 75–86 |
|---|---|---|---|---|---|---|---|
| **1. CZ** |  |  |  |  |  |  |  |
| P3 Latenz (ms) | 312,3 | 324,9 | 343,9 | 350,3 | 360,6 | 388,5 | 418 |
| SD | ± 13,4 | ± 15,1 | ± 18,3 | ± 17,1 | ± 22,6 | ± 19,9 | ± 38,8 |
| n | 18 | 29 | 9 | 14 | 17 | 14 | 13 |
| **2. PZ** |  |  |  |  |  |  |  |
| P3 Latenz (ms) | 313,7 | 332,3 | 349,1 | 353,6 | 366,1 | 389,9 | 421 |
| SD | ± 12,0 | ± 15,3 | ± 21,4 | ± 16,2 | ± 19,0 | ± 23,0 | ± 39,45 |
| n | 15 | 27 | 9 | 14 | 17 | 13 | 13 |

**Tabelle 10.5.** Regressionsanalyse der Altersabhängigkeit der P3-Latenzzeit (CZ)

| Funktion | Alter | n | r | s | p |
|---|---|---|---|---|---|
| P3b | | | | | |
| Gerade | 18–86 | 104 | 0,78 | 23,5 | <0,0001* |
| | 18–60 | 70 | 0,69 | 15,1 | <0,0001* |
| | 61–86 | 34 | 0,63 | 31,9 | 0,0001* |
| Parabel | 18–86 | 104 | 0,80 | 22,7 | <0,0010* |
| Kubik | 18–86 | 104 | 0,83 | 21,3 | <0,0001* |
| P3a | | | | | |
| Gerade | 18–80 | 73 | 0,52 | 16,9 | 0,0001* |
| Parabel | 18–80 | 73 | 0,57 | 16,8 | n. s. |
| Kubik | 18–80 | 73 | 0,58 | 16,3 | <0,0200* |

**Tabelle 10.6.** ORF: Auswahl altersbezogener Normintervalle der P3b (nicht-elementar, variables s)

| Alter | − 2 s | MW | + 2 s |
|---|---|---|---|
| 18 | 273 | 296 | 318 |
| 19 | 276 | 298 | 322 |
| ⋮ | ⋮ | ⋮ | ⋮ |
| 86 | 392 | 472 | 548 |

**Tabelle 10.7.** Maximale intraindividuelle Latenz- und Amplitudendifferenz der P3b (10 Normalpersonen: 7 männlich, 3 weiblich, Alter: 20–67 Jahre; 12 Messungen pro Person innerhalb 1–2 Tagen). (Sadowski 1993 [30])

| Ableitungspunkt | MW | SD | Min | Max |
|---|---|---|---|---|
| 1. Latenzdifferenz in ms | | | | |
| CZ | 23,0 | ± 3,38 | 15 | 28 |
| PZ | 22,5 | ± 3,72 | 15 | 27 |
| 2. Amplitudendifferenz in μV | | | | |
| CZ | 11,80 | ± 4,24 | 7,4 | 19,8 |
| PZ | 11,27 | ± 3,96 | 6,0 | 18,1 |

Die klinische Wertigkeit der EKP ist nicht zuletzt auch wegen normativer Aspekte umstritten, wie am Beispiel der P3 erläutert werden soll. Aufgrund der Einflüsse einer Vielzahl von biologischen und psychischen Faktoren ist von einer großen Schwankungsbreite der P3-Latenz und -Amplitude selbst bei Normalpersonen auszugehen. Die klassische Definition der P3 von Polich (1985) als dem größten positiven Gipfel in dem vagen Bereich von 280–500 ms nach Reizbeginn spiegelt diese Variabilität wider [27a]. Eine methodische Unschärfe bei der Normwerterstellung ist daher besonders problematisch.

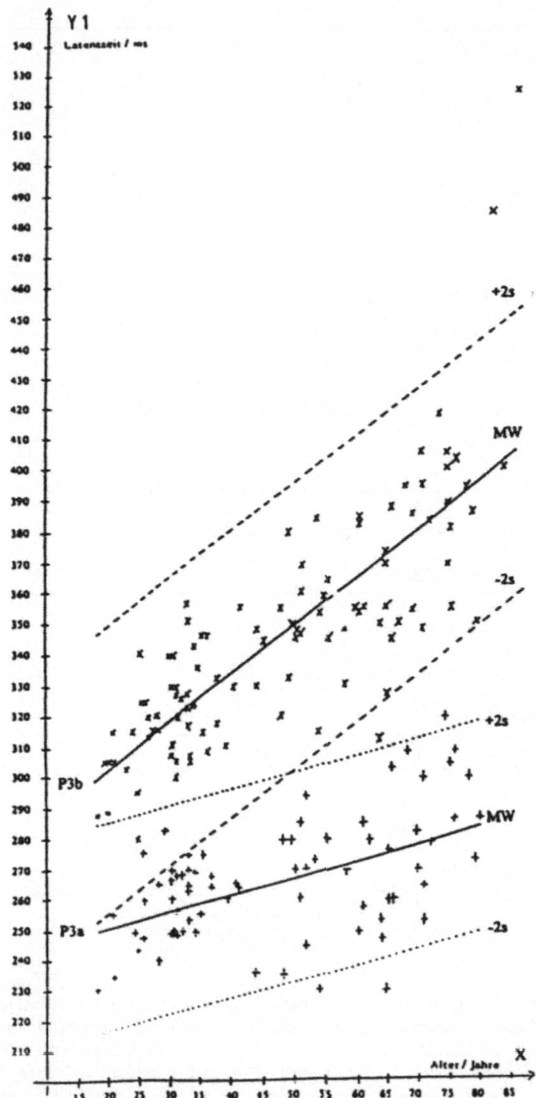


**Abb. 10.2 a, b.**  Regressionsanalyse der P3: Alters-Latenz-Beziehung.  **a** Y1: übliche Regressionsgrade (Polynom 1. Grades). P3b: $n = 104$, P3a: $n = 73$, $s$ Standardabweichung.  **b** s. S. 291

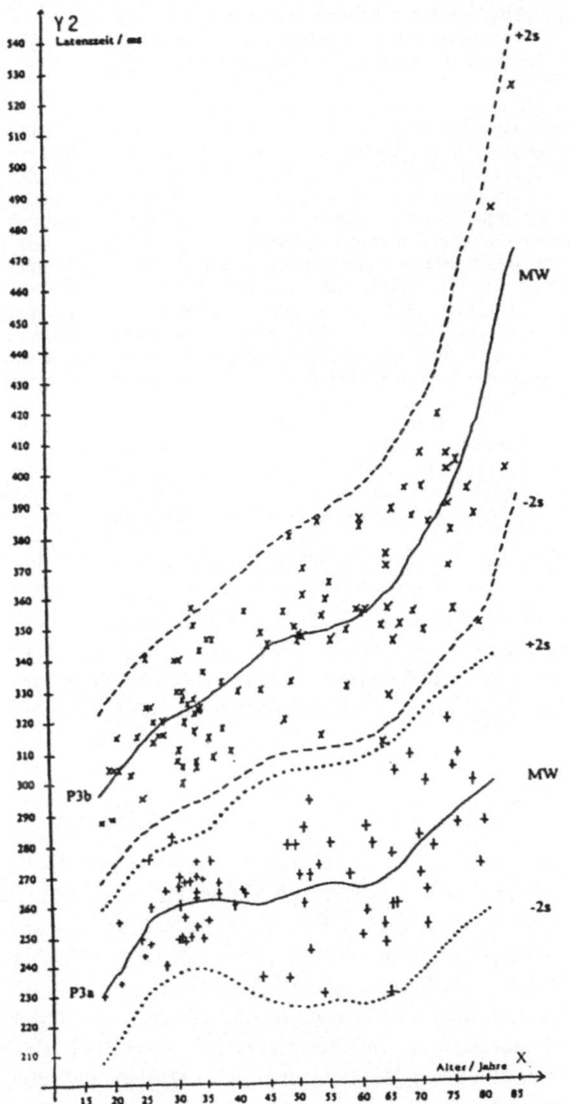



**Abb. 10.2. b** Y2: neuer nichtlinearer Funktionsgraph (oRF). P3b: $n = 104$, P3a: $n = 73$, $s$ Standardabweichung

Der Vergleichbarkeit halber haben wir jedoch hier v. a. die Normwerte, ermittelt durch eine lineare Regression (Gerade durch eine Punktwolke der Daten), wiedergegeben. Die in der Literatur fast ausnahmslos durchgeführte lineare Regression der P3 (Übersicht bei [27] vernachlässigt a) die erhöhte P3-Latenzzeitzunahme im hohen Lebensalter (wachsende Steigung), b) die unterschiedlich große Standardabweichung der Altersgruppen, sowie c) die Tatsache, daß sich die Referenzbereiche von P3a und P3b überlappen. Aus diesem Grund sind bei der Ermittlung der Normwerte immer auch die Polynome 2. und 3. Grades, also die Darstellung durch eine Parabel oder Kubik, zu prüfen (s. Tabelle 10.5). Zumindest sollte die erhöhte P3-Latenzzunahme im Alter Ausdruck in einer getrennten und somit steileren Geraden für die Probanden über 60 Jahre finden (segmented line model). Ein neues, von uns entwickeltes statistisches Verfahren beseitigt die obengenannten Nachteile der linearen Regression, indem eine optimale Anpassung der Regressionskurve an die Daten der Punktwolke erfolgt (oRF, optimale Regressionsfunktion) (s. Abb. 10.2). Als nichtelementare Funktion kann die oRF nur graphisch und tabellarisch, nicht aber in einer Funktionsgleichung erfaßt werden. Die Gesamtstandardabweichung ist mit 20,3 ms für die P3b, und 15,5 ms für die P3a geringer als bei den polynomialen Verfahren. Der Korrelationskoeffizient ist sowohl für die P3b als auch für die P3a am höchsten (r = 0,89 bzw. r = 0,62). Das für jedes Lebensjahr ermittelte Normintervall (MW ± 2, s. auch Tabelle 10.6) ermöglicht eine präzisere Definition und Abgrenzbarkeit von P3a und P3b als die ca. 3mal so breiten, einander überlappenden „Latenzfenster" von Polich. Die komplexe Methodik der oRF wurde von uns an anderer Stelle eingehend beschrieben [30].

Für Kontrollen im Therapieverlauf muß die methodische Schwankungsbreite der Meßwerte in Wiederholungsuntersuchungen bekannt sein (s. Tabelle 10.7). Die wenigen systematischen Studien über die Stabilität der P3 in Verlaufskontrollen bescheinigen der P3-Latenz eine *hohe Test-Retest-Variabilität*. Angaben über die maximale intraindividuelle Latenzzeitdifferenz sind jedoch selten.

## 10.4.2
## Reizparadigma

Die Vielzahl unterschiedlicher Reizparadigmen macht die Ergebnisse der Arbeitsgruppen schwer vergleichbar. Für unterschiedliche Ergebnisse bei vergleichbaren Patientengruppen werden nicht selten methodische Differenzen verantwortlich gemacht. Selbst das akustische Odd-ball-Paradigma weist erhebliche Variationen in der Tonhöhe, der Lautstärke, im Interstimulusintervall und dem Verhältnis von Ziel- und Standardreiz auf. Beispielsweise besteht bei relativ lauten Tönen über 80 dB die Möglichkeit falsch-negativer Befunde, da sich die Latenzzeit unabhängig von dem Alter und dem Hörvermögen verkürzt [27]. Es wurde jedoch auch gezeigt, daß eine hohe Übereinstimmung zwischen verschiedenen Labors möglich ist, wenn ein einheitliches, simples akustisches Reizparadigma benutzt wird [1]. Außerdem begünstigt gerade die Variationsmöglichkeit der Paradigmen die breite Anwendung der EKP z. B. zur Untersuchung von Gedächtnisprozessen, Lern- und Sprachleistungen. Paradigmen, die mit einer stufenweisen kognitiven Mehrbelastung im Sinne eines Streßtestes einhergehen, verbessern Sensitivität und Trennschärfe der Methode.

### 10.4.3
### Technische Parameter

Trotz bekannter technischer Grundanforderungen sind die Arbeitskriterien der einzelnen Gruppen beispielsweise für die *Filterwahl* sehr unterschiedlich. Eine Verkürzung der P3 und eine Amplitudenreduktion durch beschleunigte Rückkehr der Potentialauslenkung zur Basislinie treten auf, wenn die untere Grenzfrequenz 0,1 Hz übersteigt [10]. Die obere Grenzfrequenz ist weniger kritisch für die P3-Konfiguration, sollte jedoch 30 Hz nicht unterschreiten [10]. Das Interstimulusintervall muß mindestens 1000 ms betragen, weil es sonst zur Vermischung von Transient- und Steady-state-Potentialen kommen kann [11]. Die von uns verwandte Methodik ist in Tabelle 10.2 zusammenfassend dargestellt.

*Lidschlag und Augenbewegungen* stellen ein besonderes Problem dar und führen an den frontalen mehr als an den parietookzipitalen Ableitepunkten zur Artefakteinstreuung.

Die Anweisung an den Patienten, die Augen während der Ableitung ruhig zu halten und Blinzeln zu vermeiden, kann den Charakter einer zusätzlichen, die Aufgabenstellung interferrierenden Instruktion bekommen, was zu einer Amplitudenreduktion der P3 führen kann, wie Verleger (1990) berichtet hat [38a].

Durch das *Okulogramm* kontrolliert, werden häufig Kurvenabschnitte, die von Augenartefakten überlagert werden, von der Bewertung ausgeschlossen, wenn sie ein bestimmtes Maß überschreiten. Diese Vorgehensweise kann jedoch zu einer systematischen Verfälschung der Ergebnisse führen, da es zu einer Aufsummierung unrepräsentativer Kurvenabschnitte kommen kann, da gerade die mit Artefakten einhergehenden Kurvenabschnitte mit den kognitiven Verarbeitungsprozessen in Verbindung stehen. Bei hyperkinetischen Kindern oder psychiatrischen Patienten gelingt es oft nicht, genügend Einzeldurchgänge zu erhalten.

*Computergestützte Verfahren* eliminieren entweder den Elektrookulogrammeinfluß mittels einer elektronischen Schaltung oder sie verarbeiten die Daten nachträglich nach einem regressionsanalytischen Ansatz. Falls keine dieser Methoden angewandt wird, sollten Daten von FZ nicht in die Bewertung einbezogen werden.

## 10.4.4
### Auswertungskriterien

*Verbindliche Kriterien gibt es nicht.* Die meistgeübte Praxis besteht im Suchen der EKP-Gipfel in einem bestimmten Latenzbereich, dem sog. Latenzfenster. Bei multiplen Gipfeln oder flachen Potentialen gibt es verschiedene Ansätze: Man legt, wie Brown et al. [5a] (1983) gezeigt haben, *Tangenten* an den auf- und absteigenden Schenkeln, z. B. der P3-Welle, wobei der Schnittpunkt der Tangenten die Gipfellatenz bestimmt; oder man bestimmt nach Wall et al. (1991) mit Hilfe von 2 Markern den 0-Punkt im auf- und absteigenden Schenkel der P3-Welle [38b]. Die P3-Welle wird auf diese Weise objektiv begrenzt und der *Mittelpunkt des Intervalls* zwischen den Schnittpunkten gilt als P3-Latenz (s. Abb. 10.3). Man kann aber auch den Mittelpunkt der P3-Welle nach Gesichtspunkten der Symmetrie zwischen N2 und N3 suchen. All diese Methoden versuchen letztlich, den P3-Latenzpunkt der mehrdeutigen Potentialkonfiguration zu finden. Hauptfehler ist jedoch die fehlende Abgrenzung der P3a. Zur Bestimmung der N1-, P2-, N2-, Nd- und N400-Gipfellatenz kann man analog zur P3-Latenzbestimmung vorgehen.

Computergestützte Auswertungsverfahren sind der visuellen Auswertung erfahrener Untersucher nicht überlegen (pathologische Kriterien, z. B. für die P3, s. Tabelle 10.8). *Amplitudenmessungen* der P3 können „peak to peak" oder „peak to baseline" vorgenommen werden. Bei der Peak-to-peak-Messung ist der Referenzpunkt entweder N2 oder N3. Wird der Peak N2/P3 gemessen, enthält die Messung Anteile des endogenen Potentials N2. Mißt man P3/N3, ist ein Überlappen mit der der P3 folgenden Slow-wave möglich. Oft ist jedoch N2 besser abgrenzbar als N3. Die Amplituden der übrigen Komponenten werden üblicherweise „peak to baseline" gemessen. Die Baseline wird aus dem mittleren Niveau der 100 ms vor dem Reizereignis aufgezeichneten Werte errechnet.

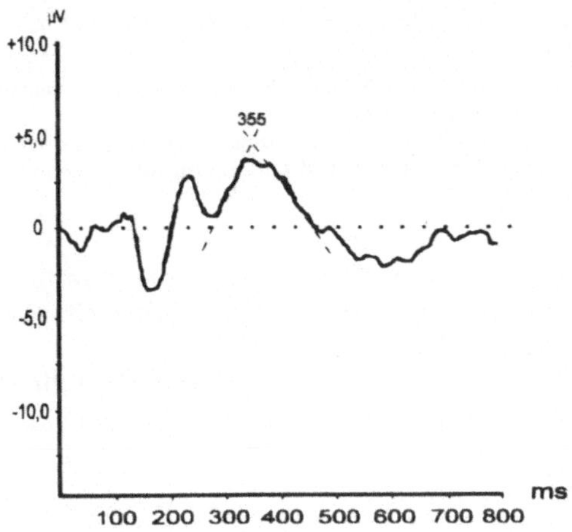


**Abb. 10.3 a, b.** Zwei häufig angewandte Methoden zur Bestimmung der P 3-Latenz bei Potentialen mit multiplen Peaks. (Modifiziert nach Brown et al. 1983 und Wall et al. 1991) **a** P3-Latenz = Schnittpunkt der Tangenten, die am auf- und absteigenden Schenkel der P3 Welle angelegt werden
*Nachteil:* Bei asymmetrischen Kurven, die vorne steil ansteigen und hinten flach abfallen, wird der Gipfelpunkt in Richtung der P3a verschoben.

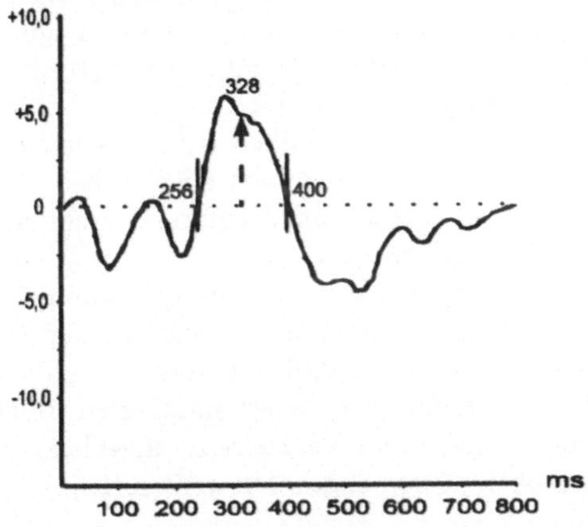


**Abb. 10.3. b** P3-Latenz = Mittelpunkt des Intervalls, das durch die Schnittpunkte der auf- und absteigenden Potentialschenkel mit der Nullinie begrenzt wird
*Nachteil:* Kurven, die die Nullinie nicht schneiden, können nicht ausgewertet werden, z.B. in der Gruppe der 18–39jährigen im Normwertkollektiv (Sadowski 1993) 8 von 128 Kurven (6,25%)

**Tabelle 10.8.** Pathologische Kriterien bei der P3b-Befundung (Vertexableitungen: akustisches Paradigma)

1. P3b-Latenzzeitverzögerung außerhalb der 2fachen Standardabweichung des Mittelwertes der Altersnorm (95%)
2. P3b-Latenzzeitverzögerung von mehr als 30 ms in Verlaufsuntersuchungen
3. Fakultativ P3b-Verlust bei gesicherter Mitarbeit und Alter unter 80 Jahren

Die P3-Amplitude ist wegen der *starken inter-* und *intraindividuellen Schwankungsbreite,* abgesehen von statistischen Gruppenvergleichen, nicht aussagekräftig.

Zur Auswertung der Nd muß zuvor computergestützt die Differenzkurve aus dem Zielreizpotential vs. Nichtzielreizpotential gebildet werden.

## 10.4.5
## Gutachtenfragen

Eine normale P3 kann eine kognitive Störung, z.B. bei beginnendem M. Alzheimer, nicht ausschließen. Ein *Potentialverlust* kann je nach Reizparadigma durch bewußtes Ignorieren des Zielreizes herbeigeführt werden. Polich (1985) forderte Versuchspersonen auf, durch „Tagträume" einen Zielreiz von 1000 Hz/90 dB zu ignorieren, was nur die P3-Amplitude reduzierte. Lesen in einem Buch während eines Experimentes mit einem 2000 Hz-Ton/90 dB als Zielreiz führte jedoch zum P3b-Verlust [34]. In höherem Lebensalter (über 80 Jahre) kann die P3 offenbar in einem von 6 Fällen bei nichtdementen und kooperativen Versuchspersonen aufgrund einer Abrufstörung im Arbeitsgedächtnis fehlen [8].

Patienten mit einer traumatischen Belastungsreaktion reagierten auf traumarelevante Bilder als Zielreize mit einer stärker akzentuierten P3 als Normalpersonen [5]. In ähnlicher Weise kann das P3-Experiment auch bei der Aufdeckung einer simulierten unfallbedingten Amnesie hilfreich sein, wenn als Zielreize angeblich der Amnesie verfallene persönliche Daten angeboten werden [28].

## 10.5
## Wertigkeit der EKP in der klinischen Anwendung

In der Mehrzahl der klinischen Studien bei Patienten mit organischem Psychosyndrom unterschiedlicher Ätiologie hat sich insbesondere die *P3-Latenzzeitverzögerung* als Marker für das Vorliegen einer kognitiven Störung herausgestellt.

### 10.5.1
### Neurologische Erkrankungen

**Demenz**

Stärker als das vigilanzbestimmte EEG ist die pathologische Latenz der P3 ein Indikator und ein Maßstab für den Schweregrad einer kognitiven Störung, da sie mehr mit aktiven Prozessen der Aufmerksamkeit und des Arbeitsgedächtnisses in Zusammenhang steht. Zudem findet sich bereits eine Latenzverzögerung in den der P3 vorangehenden EKP-Komponenten N2 und Nd, als Hinweis auf eine Verzögerung der im Vorfeld der P3 ablaufenden Stufen der Informationsverarbeitung.

Die „Trefferquote" der P3 bei Patienten mit wahrscheinlicher Demenz hängt jedoch von den Selektionskriterien des Patientengutes, dem Krankheitsstadium und dem angewandten Paradigma ab. *Bei mittelgradigem dementiellem Syndrom ist die Sensitivität der P3 auch bei dem herkömmlichen akustischen Paradigma hoch zu veranschlagen.* Für ein gemischtes Krankengut von Patienten mit präseniler Demenz, Hydrozephalus, Multiinfarktsyndrom bzw. seniler Demenz und Parkinson-Demenz wird in der Literatur eine richtige Zuordnung in bis zu 80–90% der Fälle mitgeteilt. Jedoch lassen sich offenbar mit dem akustischen Odd-ball-Paradigma frühe Krankheitsstadien nicht zuverlässig erfassen. Komplexe Paradigmen, die eine stufenweise Steigerung der Anforderungen an das Arbeitsgedächtnis darstellen, indem z.B. die Zahl der Zielreize erhöht wird, sollen sowohl die Erfassung von Frühstadien des M. Alzheimer als auch eine Differenzierung zwischen nichtdementen Patienten mit einem Hirninfarkt und Patienten mit einer Multiinfarktdemenz gestatten [37].

## M. Parkinson

Erwartungsgemäß ist die *P3 bei dementen Parkinson-Patienten latenzverlängert oder fehlend*. Weitaus häufiger sind bei nichtdementen Parkinson-Patienten selbst in Frühstadien und ohne medikamentöse Einflüsse kognitive Störungen, die mit zähflüssigem Denken, Antriebsarmut und erschwerter Umstellfähigkeit einhergehen und als Bradyphrenie bezeichnet werden. Ausdruck hiervon kann die von manchen Autoren beschriebene Amplitudenreduktion der N1 und N2 sein [15]. Zudem zeigte sich in einzelnen Studien, daß die P3-Latenz auch bei nichtdementen Parkinson-Patienten unter einer L-Dopa-Medikation pathologisch verlängert ist. Andere sahen P3-Latenzzeitverzögerungen bei nichtdementen Patienten mit Fluktuationen nur im Off-Stadium oder führten eine normale P3 auf die optimale L-Dopa-Medikation zurück. Sadowski et al. [31] konnten jedoch zeigen, daß die P3 selbst bei schlecht eingestellten Patienten bzw. Patienten, die bisher kein L-Dopa erhalten hatten, und auch in den Fluktuationsstadien normal war (s. Abb. 10.4).

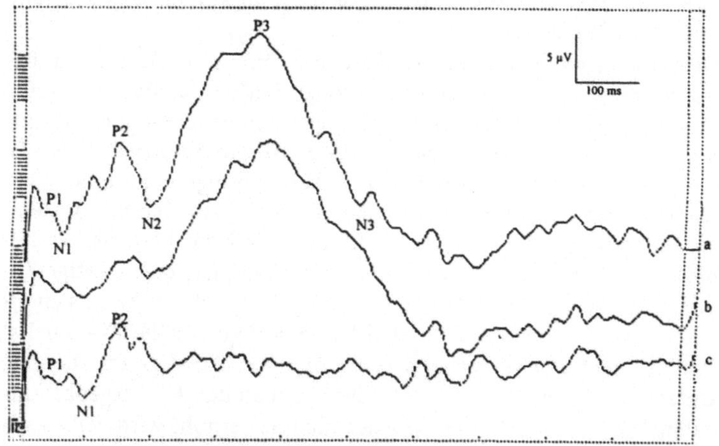



a, b:  Mittelung auf den Zielreiz (seltener Ton)

  c:  Mittelung auf den Standardreiz (häufiger Ton)

**Abb. 10.4.  a** H. R., 73 Jahre, weiblich, M. Parkinson. Hoehn und Yahr Stadium IV. Ableitung vor Ersteinstellung mit L-Dopa (PZ). Latenz P3: 358 ms, Amplitude N2/P3: 14,4 µV

## Hepatische Enzephalopathie

Eine *P3-Latenzzeitverzögerung* als Beleg der kognitiven Störung bei Patienten mit hepatischer Enzephalopathie findet sich selbst in den Frühstadien I und II. In subklinischen Fällen war die P3 mit 19% pathologischen Befunden im Stadium 0 sowie 90% pathologischen Befunden im Stadium I dem *EEG überlegen* [39].

## Epilepsie

Bei Patienten mit symptomatischen Epilepsieformen im Kindes- und Erwachsenenalter, insbesondere bei Temporallappenepilepsie mit beidseitigem temporalen Foci, ist die P3-Latenzzeit verzögert, da die Hippokampusschädigung einen Generator der P3 betrifft [23].

## Weitere neurologische Erkrankungen

*AIDS-Patienten* zeigen eine im Verlauf zunehmende P3-Latenzzeitverzögerung als Hinweis auf eine zerebrale Manifestation der Er-

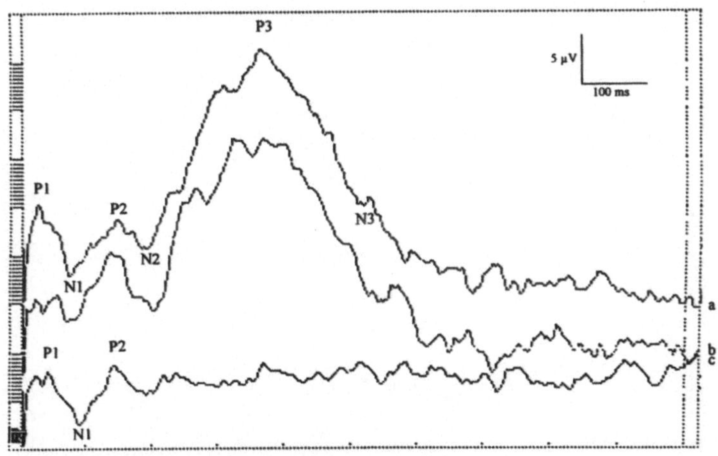


a, b: Mittelung auf den Zielreiz (seltener Ton)
  c: Mittelung auf den Standardreiz (häufiger Ton)

**Abb. 10.4. b** H. R., 73 Jahre, weiblich. M. Parkinson. Hoehn und Yahr Stadium IV. Ableitung nach 14tägiger L-Dopatherapie. TD: 600 mg in 5 Einzelgaben, Selegilen HCl: 10 mg. Latenz P3: 362 ms, Amplitude N2/P3: 20,6 µV

krankung. Auch klinisch asymptomatische HIV-Träger wiesen eine Latenzzeitverzögerung, allerdings nur bei visuellen Stimuli, auf, während die testpsychologischen Leistungen noch normal waren [25]. HIV-positive und HIV-negative *Drogenabhängige* unterschieden sich nicht, da bei beiden Gruppen die P3 schon aufgrund der Drogentoxizität pathologisch sein kann.

Bei *Patienten mit schwerem Schädel-Hirn-Trauma* korrelierte die P3-Latenz in der Frühphase (6.–37. Tag nach dem Trauma) mit den in einer neurologischen Testbatterie nachweisbaren kognitiven Störungen, während sich bei Patienten mit schwerem Schädel-Hirn-Trauma, die nach einem Mindestzeitraum von 6 Monaten untersucht wurden, nur eine Amplitudenreduktion zeigte [29]. Auch bei dementen *MS-Patienten* gelingt die positive Zuordnung mittels der P3-Latenzzeitverzögerung. Bei *alkoholtoxischer Enzephalopathie* (s. Abb. 10.5) und *myotoner Dystrophie* belegt eine pathologische P3 eine zusätzliche kognitive Störung.

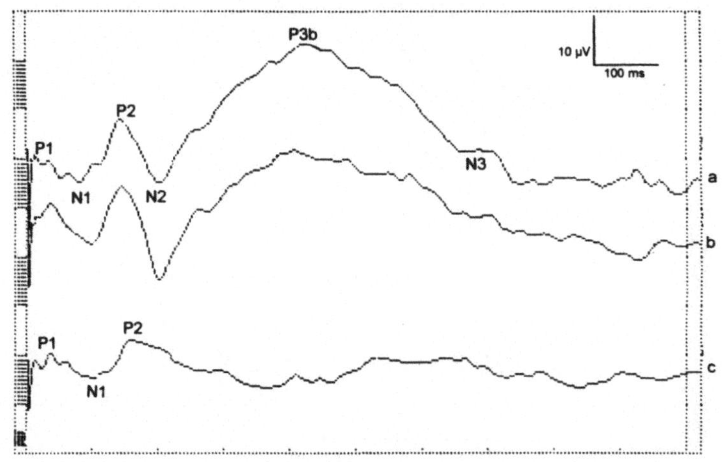


a, b:  Mittelung auf den Zielreiz (seltener Ton)

  c:  Mittelung auf den Standardreiz (häufiger Ton)

**Abb. 10.5.** Pathologische P3: Latenzzeitverzögerung. 46 Jahre, männlich, Patient mit chronischem Alkoholismus und Korsakow-Syndrom; Ableitung von CZ, Latenz P3b: 414 ms, Amplitude N2/P3: 29 µV

Auch beim *M. Huntington* und bei der *progressiven supranukleären Paralyse* wurden kognitive Störungen durch eine P3-Latenzzeitverzögerung dokumentiert.

## 10.5.2
## Psychiatrische Erkrankungen

Die wissenschaftlichen Anwendungsmöglichkeiten der EKP in der Psychiatrie sind bestechend. Vielversprechend erscheint z. B. der Vergleich einer pathologischen P3-Topographie mit MRT-Bildern zur Aufdeckung vermuteter organischer Läsionen bei Patienten mit Schizophrenie. Angesichts der hohen Sensitivität der EKP auf eine Vielzahl endogener und exogener Einflüsse ist aber ein positiver Befund im klinischen Einzelfall oft wenig spezifisch.

### Schizophrenie

Die *Amplitudenreduktion der P3* ist ein Befund, der von fast allen Arbeitsgruppen, die mit dem Odd-ball-Paradigma gearbeitet haben, gefunden worden ist. Eine Schädigung limbischer Anteile der für die P3 als Generatoren genannten Temporallappen wird hierfür verantwortlich gemacht [19]. Bei einer Untergruppe von Schizophrenen findet sich im Brain-mapping eine Asymmetrie der P3-Topographie zugunsten rechts, was für eine linkshemisphärale Dysfunktion sprechen könnte [20]. Der *differentialdiagnostische Wert der P3-Reduktion allein ist jedoch gering,* da eine Amplitudenreduktion unspezifisch auch bei dementen und depressiven Patienten auftreten kann. Auch wurden bei schizophrenen Patienten Latenzzeitverzögerungen gefunden, die sowohl unabhängig vom klinischen Zustand des Patienten (akuter Schub oder Remission) als auch unabhängig von der Neuroleptikamedikation bestanden. Bei einem Vergleich von schizophrenen Patienten mit einer P3-Amplitudenreduktion und einer Gruppe von Schizophrenen, deren P3 normal war, entwickelten Schizophrene mit einer Amplitudenreduktion im Verlauf häufiger Spätdyskinesien [9].
Zusätzlich fanden einzelne Arbeitsgruppen eine Amplitudenreduktion der N1 und Nd. Dieser Befund wurde v. a. mit der Schwierigkeit Schizophrener bei der selektiven Beachtung von Reizen in Zusammenhang gebracht [32].

## Endogene Depression

Mittels der *Brain-mapping-Technik* soll anhand der Topographie eine Unterscheidung zwischen endogen-depressiven Patienten und schizophrenen Untergruppen wie Hebephrenie und paranoider Schizophrenie möglich sein [18]. Pseudodemente endogen-depressive Patienten können im akustischen Odd-ball-Paradigma zwar auch eine Amplitudenreduktion aufweisen, jedoch führt die bei den Dementen zusätzliche Latenzzeitverzögerung meist zu einer Unterscheidungsmöglichkeit. Jedoch weisen auch 10–30% der Patienten mit Altersdepression eine Latenzzeitverzögerung der P3 auf [2]. Ferner fanden sich als Zeichen einer geminderten selektiven Aufmerksamkeit eine reduzierte N2- und Nd-Amplitude [6].

## Neurosen und Persönlichkeitsstörungen

Psychologische Komponenten der P3 manifestieren sich im Kontext der Reizerwartung und Reizverarbeitung in der Amplitude der P3. In Zweifelsfällen kann der Befund einer Amplitudenerhöhung bei *neurotischer Depression* als Hinweis auf eine erhöhte kognitive Leistungsbeanspruchung gegenüber der Amplitudenreduktion bei endogener Depression hilfreich sein [21]. Problematisch ist dagegen die Typisierung zwischen intra- und extravertierten Individuen anhand einer rascheren Habituation der P3-Amplitude bei Extravertierten und einer Amplitudenreduktion bei Introvertierten [7]. Bemühungen, mit Hilfe der EKP (N1, P3) eine kriminelle Entwicklung antisozialer und psychopathischer Jugendlicher zu prognostizieren oder Psychopathen mit Hilfe der P3 zu diagnostizieren, überfordern sicherlich die Methode.

## 10.6
## Literatur

1. Alexander JE, Polich J, Bloom FE et al. (1994) P300 from an auditory odd-ball-task interlaboratory consistency. Int J Psychophysiol 17 (1): 35–46
2. Bahro M, Adler G, Gattaz WF (1992) Akustisch evozierte Potentiale in der Differentialdiagnose zwischen Morbus Alzheimer und Altersdepression. Fortschr Neurol Psychiat 60 (Sonderheft 1)
3. Bastuji H, Garcia-Larrea Franc C et al. (1995) Brain processing of stimulus deviance during slow wave and paradoxical sleep: A study of human auditory evoked responses using the odd-ball paradigm. J Clin Neurophysiol 12 (2): 155–167

4. Birbaumer N, Schmidt RF (1989) Ereigniskorrelierte Hirnpotentiale (EKP). In: Biologische Psychologie. Springer, Berlin Heidelberg New York Tokyo S 470–480, 501–503

5. Bleich A, Attias I, Zinger Y (1994) Psychoneurophysiological assessment of posttraumatic stress disorder using eventrelated potentials. Harefuah 127 (10): 364–368, 432

5a. Brown WS, Marsh ST, LaRue A (1983) Exponential electrophysiological aging: P3 Latency. Electroencephal Clin Neurophysiol 55: 277–285

6. Burkhart MA, Thomas DG (1993) Event-related Potential measures of attention in moderately depressed subjects. Electroencephalogr Clin Neurophysiol 88 (1): 42–50

7. Ditraglia GM, Pollich J (1991) P300 and introverted/extraverted personality types. Psychophysiology 28: 177–184

8. Duncan-Johnson CC, Donchin E (1977) On quantifying surprise: The variations of eventrelated potentials with subjective probability. Psychophysiology 14: 456–467

9. Hegerl U, Juckel G, Müller-Schubert A et al. (1995) Schizophrenics with small P 300: a subgroup with a neurodevelopmental disturbance and a high risk for tardive dyskinesia. Acta Psychiatr Scand 91 (2): 120–125

10. Heinz G, Emser W, Giner H (1990) Die P300-Welle: Methodische Aspekte der Registrierung, Artefakterkennung und Signalverarbeitung. EEG Lab 12: 26–41

11. Heinz G, Rau I, Schneider B (1991) Visuell ausgelöste P300-Wellen. Z EEG EMG 22: 208–216

12. Heinze HJ, Weissenborn K, Münte TF et al. (1986) Endogene evozierte Potentiale. Acta Neurol 13: 61–65

13. Heinze HJ, Münte TF, Steitz J, Matzke M (1994) Pharmacopsychological effects of oxazepam and kava-extract in a visual search paradigm assessed with event related potentials. Pharmacopsychiatry 27 (6): 224–230

13a. Hillyard SA, Hink RF, Schwent VL et al. (1973) Electrical signs of selective attention in the human brain. Science 182: 1187–1188

14. Johnson R, Miltner W, Braun CH (1991) Auditory and somatosensory event-related potentials: I. Effects of attention. J Psychophysiol 5: 11–25

15. Karayanidis F, Andrews S, Ward PB et al. (1995) ERP indices of auditory selective attention in aging and Parkinson disease. Psychophysiology 32 (4): 335–350

15a. Kutas M, Hillyard SA (1980) Reading senseless sentences: Brain potentials reflect semantic incongruity. Science 207: 203–205

15b. Kutas M, McCarthy G, Donchin E (1977) Augmenting mental chronometry: The P300 as a measure of stimulus evaluation time. Science 197: 792–795

16. Leeuwen TH, Verbaten MN, Koelega HS et al. (1992) Effects of bromazepam on single-trial event related potentials in a visual vigilance task. Psychopharmacology Berl 106 (4): 555–564

17. Lorist MM, Snel J, Kok A et al. (1994) Influence of caffeine on selective attention in well-rested and fatigued subjets. Psychophysiology 31 (86): 525–534

18. Maurer K, Diercks TH (1988) Topographie der P300 in der Psychiatrie – I. Kognitive P300-Felder bei Psychosen. Z EEG EMG 18: 21–25

19. McCarley RW, Faux StF, Shenton ME et al. (1991) Event-related potentials in schizophrenia: their biological and clinical correlates and a new model of schizophrenic pathophysiology. Schizophr Res 4: 209–231

20. McCarley RW, Shenton ME, O'Donnel BF et al. (1993) Auditory P300 abnormalities and left posterior superior temporal gyrus volume reduction in schizophrenia. Arch Gen Psychiatry Mar 50 (3): 190–197

21. Munz D, Ehlers W, Czogalik D (1984) Änderungen der Reaktionspotentiale bei neurotischer Depression. Z EEG EMG 15: 105–110
22. Näätänen R (1982) Processing negativity: An evoked-potential reflection of selective attention. Psychol Bull 92: 605–640
22a. Näätänen R, Gaillard A, Mäntysalo S (1978) The N1 effect of selective attention reinterpreted. Acta Psychol (Amst) 42: 313–329
23. Naganuma Y, Konishi T, Hongou K et al. (1991) P 300 latences in epileptic children: the differences among various epileptic syndroms. No To Hattatsu 23: 259–264
24. Neukäter W (1993) Über die Veränderung der Informationsverarbeitung durch physiologisches Altern und Demenz vom Alzheimer-Typ. Inaugural-Dissertation, Lübeck
25. Ollo CH, Johnson R, Grafman J (1991) Signs of cognitive change in HIV disease: An event-related brain potential study. Neurology 41: 209–217
26. Plourde G, Joffe D, Villemure C et al. (1993) The P3a wave of the auditory event-related potential reveals registration of pitch change during sufentanil anesthesia for cardiac surgery. Anesthesiology 78 (3): 498–509
27. Polich J (1991) P300 in the evaluation of aging and dementia. EEG (Suppl) 42: 304–329
27a. Polich J, Howard L, Starr A (1985) Stimulus frequency and masking as determinants of P300 latency in event related potentials from Auditory stimuli. Biol Psychol 21: 309–318
28. Rosenfeld JP, Ellwanger J, Sweet J (1995) Detecting simulated amnesia with event-related brain potentials. Int J Psychophysiol 19 (1): 1–11
29. Rugg MD, Cowan CP, Nagy ME et al. (1988) Event related potentials from closed head injury patients in an auditory „Oddball"-task: evidence of dysfunction in stimulus categorisation. J Neurol Neurosurg Psychiat 51: 691–698
30. Sadowski R (1993) Das ereigniskorrelierte Potential P300 bei Normalpersonen und bei Patienten mit idiopathischem Parkinson-Syndrom. Inaugural-Dissertation, Essen
31. Sadowski R, Ringendahl H, Jörg J (1994) P300 und Testpsychologie im Therapieverlauf bei Patienten mit idiopathischem Parkinson-Syndrom. In: Huffmann J, Braune HJ, Henn KH (Hrsg) Extrapyramidal-motorische Erkrankungen. Einhorn Reinbek, S 270–276
32. Salisbury DF, O'Donnell BF, McCarley RW et al. (1994) The N2 event-related potential reflects attention deficit in schizophrenia. Biol Psychol 39 (1): 1–13
33. Smith ME, Halgren E, Sokolik M et al. (1990) The intracranial topography of the P3 event-related potential elicited during auditory oddball. Electroencephal Clin Neurophysiol 76: 235–248
34. Squires NK, Squires KC, Hillyard STA (1975) Two varieties of long-latency positive waves evoked by unpredictable auditory stimuli in man. Electroencephal Clin Neurophysiol 38: 387–401
34a. Sutton S, Baren M, Zubin J (1965) Evoked potentials correlates of stimulus uncertainty. Science 150: 1187–1188
35. Suwazono S, Shibasaki H, Nishida S et al. (1994) Automatic detection of P300 in single sweep records of auditory event-related potential. J Clin Neurophysiol 11 (4): 448–460
36. Taghavy A, Kügler CFA (1988) Das visuelle P300 (PFP 300) im physiologischen Alterungsprozeß. Z EEG EMG 19: 10–13
37. De Tolledo-Morell L, Evers S, Hoeppner THJ et al. (1991) A stress-test for memory dysfunction. Arch Neurol 48: 605–611

38. Verleger R, Kömpf D (1992) Ereignisbezogene Potentiale in der Demenzdiagnostik. Nervenheilkunde 11: 366–374

38a. Verleger R (1990) The instruction to refrain from blinking affects auditory P3 and N1 amplitudes. Electroencephal Clin Neurophysiol 78: 240–251

38b. Wall LG, Davidson STA, Dalebout SD (1991) Determing latency and amplitude for multiple peaked P300 waveforms. JA Acad Audiol 2: 189–194

39. Weissenborn K, Scholz M et al. (1988) Veränderung der P300 in Frühstadien der hepatischen Encephalopathie. Z EEG EMG 19: 194

# 11 Trigeminus-SEP und Hirnstammreflexe in der Hirnstammdiagnostik

H. HIELSCHER

## 11.1
## Somatosensorisch evozierte Potentiale bei Trigeminusreizung (TSEP)

### 11.1.1
### Allgemeines

Hirnrindenpotentiale mit Latenzzeiten um 90 ms und mehr nach elektrischer Zahnreizung sind schon seit längerem bekannt und wurden in ihrer Beziehung zur Reizstärke und Schmerzwahrnehmung zum Studium der Wirksamkeit von Analgetika verwendet (Schmidt 1970; Chatrian et al. 1974, 1975).

Später beschrieben Drechsler et al. (1977) als erste durch elektrische Oberflächenreizung des N. trigeminus evozierte zerebrale Potentiale mit wesentlich früheren Latenzzeiten zwischen 5 und 45 ms, die er in einer neueren Mitteilung (Drechsler u. Neuhauser 1986) bestätigte. In weiteren Studien (Singh et al. 1982; Leandri et al. 1985, 1987; Cruccu et al. 1990) wurden von unterschiedlichen Stellen der Kopfhaut frühe Potentialkomponenten mit Latenzen unter 10 ms als Farfield-Potentiale abgeleitet. Diese fanden aber nur in einzelnen klinischen Studien, wohl nicht zuletzt wegen methodischer Probleme, Beachtung (Cruccu et al. 1990). Die in der klinischen Diagnostik verwendeten Potentiale mit Latenzen zwischen 10 und 35 ms werden am ehesten überwiegend im Bereich thalamokortikaler Strukturen generiert.

Mittels somatosensorisch evozierter Magnetfelduntersuchung konnte in Abhängigkeit davon, ob der Ober- oder Unterlippenbereich stimuliert wurde, für das magnetevozierte Feld mit einer Latenz von 20 ms eine Dipollokalisation im primär sensorischen Kortex nachgewiesen werden, welche im Gegensatz zu Magnetfeldveränderungen mit längeren Latenzzeiten nur kontralateral zum Reiz auftrat und der bekannten somatotopischen Organisation des S I-Kortex entsprach.

Die Generierung später, durch laserinduzierte Schmerzreize im Trigeminusbereich evozierter Potentiale, welche eine Latenz von 100–200 ms aufweisen, werden aufgrund von Dipolanalysen dem sekundär sensorischen Kortex (S II) sowie dem Frontalkortex zugeordnet (Bromm u. Chen 1995).

Da das Kerngebiet und die Faserverbindungen des N. trigeminus im Hirnstamm recht differenziert sind (Abb. 11.1), stellt sich in Analogie zu den FAEP das Problem der Zuordnung von einzelnen Potentialgipfeln zu bestimmten neuronalen Strukturen als spezifischen Potentialgeneratoren. Hierzu liegen einige tierexperimentelle Arbeiten vor (Huang u. Feely 1982; Lunsford et al. 1985). Daraus ergibt sich, daß bei der Katze Potentiale mit weniger als 4 ms am ehesten durch den peripheren Nerven, den Nucleus principalis n. trigemini, und den Nucleus spinalis n. trigemini generiert werden. Intrakranielle Ableitungen vom hirnstammnahen Abschnitt des N. trigeminus bei Patienten, die wegen Tumoren des N. acusticus oder einer Trigeminusneuralgie operiert wurden, zeigten bei der elektrischen Reizung im infraorbitalen Innervationsgebiet an der Hirnstamm-

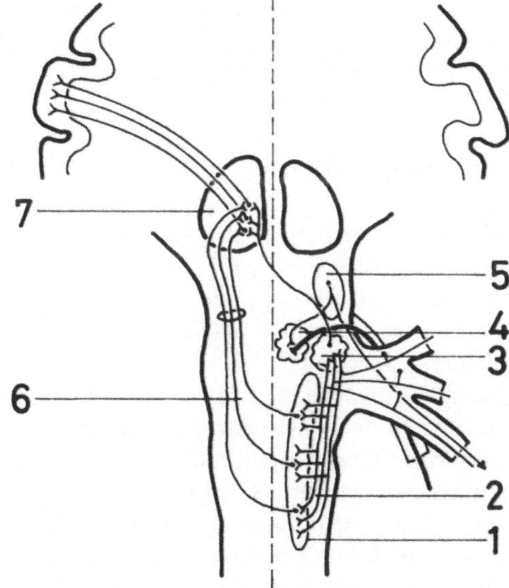


**Abb. 11.1.** Trigeminuskerne und Faserverbindungen. (Modifiziert nach W. Haymaker 1969)
*1* Ncl. tr. spinalis n. trig.
*2* Tr. spinalis n. trig.
*3* Ncl. sensorius sup. n. trig.
*4* Ncl. motorius n. trig.
*5* Ncl. tr. mesencephali n. trig.
*6* Tr. nucleo-thalamicus
*7* Thalamus

oberfläche einen negativen Peak mit einer Latenz von 2,7 ms. Dasselbe Potential konnte mit etwas kürzerer Latenz (2,4 ms) auch über der Trigeminuswurzel nachgewiesen werden (Soustiel et al. 1996). Darüber hinaus ist über der Wurzeleintrittszone in den Hirnstamm eine Negativität mit 4,6 ms nachweisbar, deren Amplitude sich bei Verlagerung der Ableiteorte nach rostral und dorsal bei gleicher Latenz vergrößert (Soustiel et al. 1995). Ein späteres Potential mit Latenzen von 10–12 ms wurde im hirnstammnahen Abschnitt des N. trigeminus allerdings ebenfalls nachgewiesen (Ridderheim et al. 1985). Andererseits ist supratentoriell im Bereich des Sinus cavernosus neben einer negativen Spitze mit 4,6 ms Latenzzeit auch eine frühe Negativität von 1,2 ms zu beobachten, die in gleicher Weise von der Kopfhaut abgeleitet werden konnte (Stechison 1993; Leandri u. Gottlieb 1996). Die Tatsache, daß mehrere frühe Potentialkomponenten als von der Schädeloberfläche ableitbare Far-field-Potentiale mit derselben Latenz intrakraniell von der Wurzeleintrittszone des N. trigeminus in den Hirnstamm abzuleiten sind, führte zu der Vermutung einer Generierung durch diese Struktur (Stechison 1993). Insgesamt erscheint jedoch die Zuordnung einzelner früher Potentialkomponenten zu speziellen neuronalen Strukturen im peripheren oder Hirnstammabschnitt des trigeminalen Systems auch durch die Befunde bei intrakranieller Ableitung zur Zeit nicht sicher möglich.

## 11.1.2
## Untersuchungsmethodik

Hinsichtlich der Reiztechniken werden sowohl Oberflächenelektroden (Drechsler et al. 1977; Stöhr et al. 1979; Hielscher et al. 1980; Büttner et al. 1982) als auch Nadelelektroden, die in die Nähe der Nervenaustrittspunkte plaziert werden (Salar et al. 1982; Leandri et al. 1987), verwendet.

Für die Untersuchung früher TSEP wurden als Kathode und Anode 2 teflonisolierte Nadelelektroden, die im Bereich der Austrittspunkte der Trigeminusäste in die Nähe des Nerven plaziert werden, empfohlen (Leandri u. Gottlieb 1996).

Auch über eine unilaterale Stimulation der Zunge können kontralateral kortikale Potentiale abgeleitet werden (Altenmüller et al. 1990). Als Reiz wird ein elektrischer Rechteckimpuls von 0,1 ms

Dauer verwendet, der über Oberflächenelektroden appliziert wird. Die Elektroden haben einen Abstand von 1,5 cm und befinden sich etwa über dem Austrittspunkt des N. mandibularis bzw. maxillaris. Nach der Hälfte der aufzusummierenden Potentialantworten kann die Elektrodenpolarität umgeschaltet werden, um stärkere Artefakte hinsichtlich eines elektrischen Reizeinbruches zu vermeiden.

Bipolare Oberflächenelektroden, wie sie auch in der Neurographie peripherer Extremitätennerven eingesetzt werden, können zur Stimulation des N. supraorbitalis in der Regel nicht angewendet werden, da die Ableitung der TSEP durch beträchtliche elektrische Reizartefakte überlagert wird. Eine von uns deshalb entwickelte Reizelektrode, bei der Kathode und Anode konzentrisch angeordnet sind, zeigt in vielen Fällen deutlich geringere Reizartefakte, so daß damit auch die TSEP vom 1. Trigeminusast abgeleitet werden können (Hielscher u. Sattler 1988).

Zur Reduktion von Reizartefakten sind als Reiz auch kurze Luftstöße verwendet worden (Schieppatt u. Ducati 1988). Dabei konnten auch bei Stimulation des Innervationsgebietes vom N. supraorbitalis Potentiale mit Latenzen von 16 (N 1) und 20 (P 1) ms nachgewiesen werden.

Die zerebralen Potentiale können von verschiedenen Positionen von der Kopfhaut abgeleitet werden (Tabelle 11.1). Wir verwenden für die differente Elektrode dieselbe Position wie bei Ableitung der medianus-evozierten Potentiale. Als Referenzelektrode dient Cz. Dies hat den Vorteil, daß bei umfangreicheren neurophysiologischen Untersuchungen unter Einbeziehung anderer SEP und der FAEP nicht zu viele Elektroden gesetzt werden müssen. Ein Informationsverlust gegenüber solchen TSEP, die von C 5 bzw. C 6 abgeleitet wurden, welche besser dem Projektionsort des Gesichtsbereiches im Gyrus postcentralis entsprechen, ist nach unserer Erfahrung nicht gegeben.

Abgeleitet wird von der zum Reiz gelegenen kontralateralen Seite. Es werden Verstärkerfilter mit einer unteren Grenzfrequenz von 10 Hz und einer oberen von 2–5 kHz gewählt. Je nach Ausprägung der Potentiale sind 128 oder 256 Reize zur Mittelwertbildung ausreichend. Die Analysezeit beträgt 100 ms. Zur besseren Identifizierung der einzelnen Potentialspitzen ist eine zweimalige Ableitung unter gleichen Reizbedingungen zu empfehlen. Man erhält auf diese Weise innerhalb der ersten 40 ms nach Reizdarbietung 2 negative und positive Potentialspitzen (Abb. 11.2).

**Tabelle 11.1.** Position der Ableiteelektroden und Latenzzeiten der Potentialgipfel

| Autoren | Elektrodenposition | Latenzzeiten (ms) ($\bar{x} \pm s$) |
|---|---|---|
| Bennett u. Jannetta (1979) | C 3/A 1 | $20,0 \pm 1,8$; $34,0 \pm 4,0$ $51,0 \pm 6,0$ |
| Drechsler (1978) | F 4/C 4 | $5,0 \pm 1,5$; $9,9 \pm 2,0$; $13,7 \pm 2,2$; $24,3 \pm 3,6$; $34,0 \pm 5,6$; $43,2 \pm 7,2$; $96,2 \pm 20,0$ |
| Polich et al. (1995) | C 3'/A 1 + Ac | $3,9 \pm 2,4$; $7,4 \pm 3,3$; $16,9 \pm 2,5$; $25,0 \pm 2,7$; $31,6 \pm 2,6$; $39,1 \pm 3,1$ |
| Stechison (1993) | C 5/A 1 | $0,97 \pm 0,06$; $1,52 \pm 0,27$; $2,6 \pm 0,29$; |
| Stechison u. Kralick (1993) | C 5/A 1 | $11,6 - 20,2$; $16,7 - 25,9$; $23,5 - 33,9$; $29,9 - 41,9$ |
| Schmidt (1970) | temporal/frontal | $87,2 \pm 1,9$ |
| Singh et al. (1982) | P 3/Clavicula | $3,15 \pm 0,47$; $9,76 \pm 0,29$; $14,11 \pm 1,05$; $24,6 \pm 1,9$; $33,7 \pm 2,49$ |
| Stöhr u. Petruch (1979) | C 5/Fz | $12,5 \pm 0,87$; $18,5 \pm 1,51$; $26,9 \pm 2,23$ |

Wie bei den übrigen somatosensorisch evozierten Potentialen ist auch bei den TSEP zu beachten, daß sowohl die Amplituden der Peaks als auch deren Latenzzeiten von der Reizstärke und von der Reizfrequenz abhängen: je höher die Reizstärke, um so kürzer die Latenzzeiten und um so höher die Amplitude der Potentiale. Bei Verwendung verschiedener Reizfrequenzen verhalten sich Amplituden und Latenzzeiten umgekehrt: je höher die Reizfrequenz, um so niedriger die Amplitude und um so länger die Latenzzeit. Es hat sich herausgestellt, daß bei Verwendung einer Reizfrequenz von 3 Hz und einer Reizstärke, die, gemessen an der Reizschwelle, das 3- bis 4fache beträgt, gut reproduzierbare Potentiale zu erhalten sind. Dabei wird die Reizschwelle als diejenige Stromstärke definiert, bei welcher der

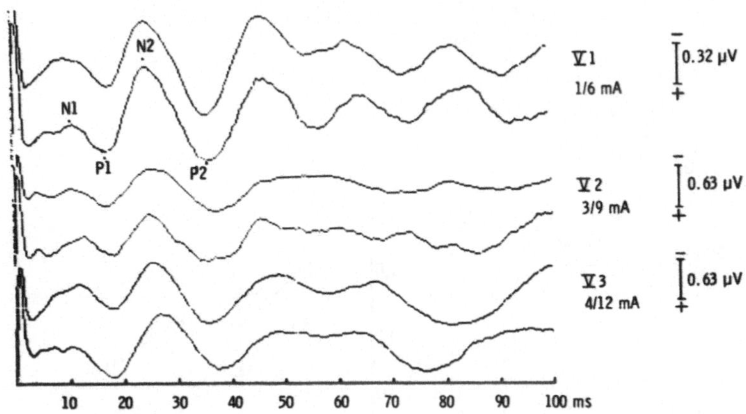


**Abb. 11.2.** Normale Potentialkurven von trigeminusevozierten zerebralen Potentialen (TSEP): V, 1: bei Stimulation des N. supraorbitalis; V, 2: bei Stimulation des N. infraorbitalis; V, 3: bei Stimulation des N. mentalis; Reizstärke: 3 faches der sensiblen Schwelle; Reizfrequenz: 3 Hz. Zu beachten ist die doppelte Verstärkung bei V, 1 gegenüber V, 2 und V, 3

Patient ein leichtes Kribbelgefühl an der Haut gerade noch wahrnimmt (Abb. 11.3 und Tabelle 11.2).

Während die sensible Schwelle bei Verwendung der linearen bipolaren Oberflächenelektroden für die Stimulation des 2. und 3. Trigeminusastes in aller Regel zwischen 3 und 5 mA liegt, beträgt sie bei Verwendung einer konzentrisch angeordneten bipolaren Reizelektrode zur Stimulation des N. supraorbitalis 1–2 mA. Dies ist am ehesten mit der unterschiedlichen Anordnung von Kathode und Elektrode zueinander und damit der veränderten Stromdichte zu erklären. Zur Verminderung von Reizartefakten wurde auch eine Nasenschleimhautstimulation bei Untersuchung des 2. Astes des N. trigeminus vorgeschlagen (Buddenberg 1987).

Hinsichtlich einer Artefaktüberlagerung muß evtl. auch eine reflektorische Aktivität der Muskeln, die eine Kieferöffnung bewirken, im Bereich von Latenzen zwischen 15 und 25 ms berücksichtigt werden (Altenmüller et al. 1990).

Bei Durchführung der Untersuchung mit niedrigeren Reizstromstärken als dem Dreifachen der sensiblen Schwelle sind zwar ebenfalls geringere Artefakte unmittelbar nach dem Reiz zu verzeichnen. Die

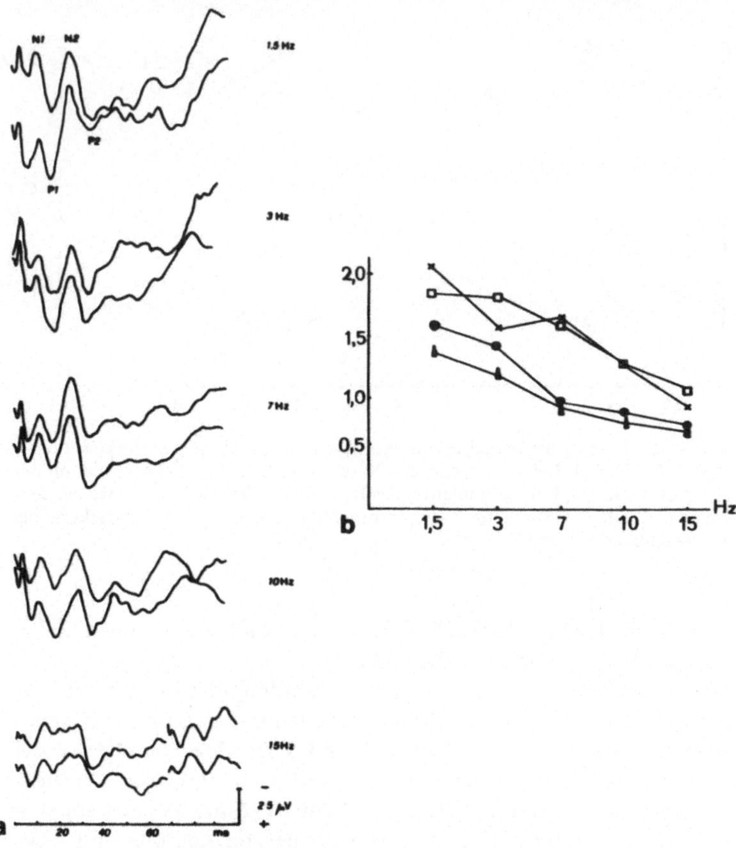



**Abb. 11.3. a** Verhalten der Amplituden bei verschiedenen Reizfrequenzen (Hz) und gleicher Reizstärke (4 faches der sensiblen Schwelle) bei Normalprobanden. **b** Amplitudenmittelwerte ($n = 23$) der einzelnen Potentiale in Abhängigkeit von verschiedenen Reizfrequenzen bei 4 facher Reizstärke. N 1–P 1 ▲-▲-▲; P 1–N 2 x-x-x; N 2–P 2 □-□-□; P 2–N 3 ●-●-●

Ausprägung der Potentialantwortkurve ist dabei jedoch deutlich schlechter gegenüber der Verwendung höherer Reizstärken. Dies stimmt im übrigen mit Beobachtungen bei intrakraniellen Ableitungen am N. trigeminus überein, bei denen ein deutliches Nervenantwortpotential erst bei einer am Nervenaustrittspunkt erfolgten elek-

**Tabelle 11.2.** Normwerte für TSEP bei Reizung mit 3 Hz und 3- bis 4fachem der Reizschwelle

*Absolute Latenzzeiten (ms)*

|       |     | N 1   | P 1   | N 2   | P 2   |
|-------|-----|-------|-------|-------|-------|
| V 1   | x̄   | 14,48 | 19,45 | 28,48 | 38,08 |
|       | s   | 2,26  | 2,2   | 2,4   | 2,7   |
| V 2   | x̄   | 13,64 | 17,9  | 26,45 | 36,77 |
|       | s   | 2,32  | 2,44  | 2,24  | 3,3   |
| V 3   | x̄   | 13,07 | 18,09 | 26,82 | 36,45 |
|       | s   | 1,57  | 1,54  | 1,75  | 2,57  |

*Intraindividuelle Seitendifferenz (ms)*

|       |     | N 1   | P 1   | N 2   | P 2   |
|-------|-----|-------|-------|-------|-------|
| V 1   | x̄   | 1,13  | 1,15  | 1,11  | 2,0   |
|       | s   | 1,0   | 0,66  | 0,82  | 1,94  |
| V 2   | x̄   | 0,36  | 0,99  | 1,73  | 2,09  |
|       | s   | 0,34  | 1,1   | 1,71  | 1,68  |
| V 3   | x̄   | 1,12  | 1,13  | 0,77  | 1,45  |
|       | s   | 0,84  | 0,92  | 0,8   | 1,24  |

trischen Stimulation auftrat, die mehr als das Zweifache der Reizschwelle betrug, welche am wachen Patienten präoperativ ermittelt wurde (Ridderheim et al. 1985).

Wie die eigenen Erfahrungen mit Patienten zeigen, ist nicht nur bei Erkrankungen, die den peripheren Abschnitt des N. trigeminus betreffen, sondern auch im Rahmen von Hirnstammerkrankungen eine getrennte Untersuchung der Innervationsbereiche der Äste des N. trigeminus sinnvoll, da gelegentlich bei Stimulation eines der beiden Äste Normbefunde erhoben werden, während bei der Untersuchung des anderen Astes pathologische Verhältnisse zur Darstellung kommen (Hielscher 1984).

## 11.1.3
### Klinische Anwendung der TSEP

Wie die frühen akustisch evozierten Potentiale können auch die TSEP Auskunft darüber geben, welche Funktionssysteme des Hirnstamms in eine Läsion miteinbezogen sind. Dies gilt sowohl für vaskuläre Prozesse (Abb. 11.4 a), als auch für Entmarkungserkrankungen sowie Tumoren der hinteren Schädelgrube. Auch bei chroni-

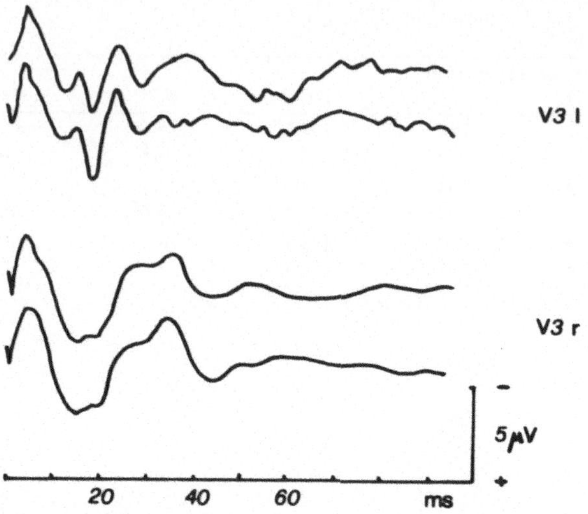


**Abb. 11.4. a** TSEP bei Basilaristhrombose (M. S., 39 Jahre, weiblich): absolut verzögerte Latenzzeiten sämtlicher Potentialgipfel bei Stimulation des N. mentalis rechts (V 3 r) und pathologische Seitendifferenz der Amplitude N 1/P 1 und N 2/P 2

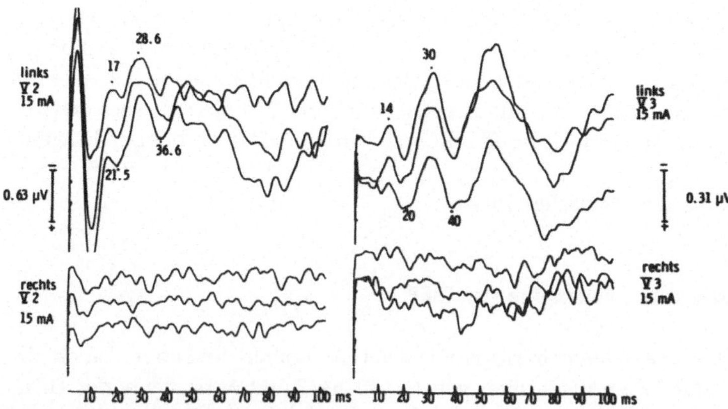


**Abb. 11.4. b** Basilaristhrombose (C. F., 64 Jahre, weiblich): Potentialverlust bei Stimulation des rechten N. infraorbitalis und mentalis; normale Potentiale bei Stimulation der linksseitigen Trigeminusäste

scher Exposition neurotoxischer Substanzen, wie z. B. Trichloräthylen, soll es zu Veränderungen der TSEP mit z. T. erheblichen Latenzverzögerungen im Bereich von N1, P1 oder N2 kommen.

Daß bei bewußtlosen Patienten die Trigeminuspotentiale Informationen über den Funktionszustand des Hirnstamms geben können, zeigt eine Patientin mit einer angiographisch nachgewiesenen Basilaristhrombose (Abb. 11.4). Hier fand sich eine deutlich schlechtere Ausprägung der Potentiale vom rechten N. trigeminus. Dieser elektrophysiologische Befund hatte aber auch insofern ein klinisches Korrelat, als durch Berührungs- und Schmerzreize an der linken Gesichtshälfte regelmäßig klonische Bewegungen der Gesichtsmuskulatur ausgelöst werden konnten, während dies bei Reizung der rechten Gesichtshälfte deutlich schlechter gelang.

Inwieweit es sinnvoll ist, frühe Far-field-TSEP für die Prognose komatöser Patienten heranzuziehen (Soustiel et al. 1993), müssen dagegen wegen der methodischen Probleme zum Nachweis dieser Potentiale noch weitere Erfahrungen zeigen.

Die Bedeutung der TSEP zur Frage des Nachweises einer Läsion im Hirnstamm soll ein weiteres Beispiel belegen; es handelt sich dabei um eine 60jährige Patientin, bei der zunächst transitorisch-ischämische Attacken mit flüchtigen rechtsseitigen Hemiparesen auftraten. Unabhängig davon kam es häufiger zu Schwindelattacken, mit dem Gefühl umzufallen. Unter Zunahme des Schwindelgefühls trat schließlich eine bleibende, leicht brachiofazial betonte Hemiparese rechts ohne Nachweis einer Sensibilitätsstörung auf. Differenzierte Koordinationsprüfungen konnten wegen der Paresen zunächst nicht durchgeführt werden. Mit zunehmender Rückbildung der Parese zeigte sich doch ein Intentionstremor im Bereich des rechten Armes. Die Ableitung der TSEP zeigte pathologische Verhältnisse (Abb. 11.5), so daß man schließlich von einem Hirnstamminfarkt ausgehen mußte, zumal auch die computertomographische Untersuchung und das EEG keine Auffälligkeiten zeigten.

Bei einem anderen Patienten mit einem Hirnstamminfarkt, der klinisch ein inkomplettes Wallenberg-Syndrom bot, fand sich lediglich ein auffälliger Befund der TSEP nach Stimulation des 2. Trigeminusastes, während die evozierten Potentiale vom 1. und 3. Ast normal waren (Abb. 11.6).

Im Rahmen der multiplen Sklerose können mit Hilfe der TSEP in einzelnen Fällen Läsionen im afferenten sensiblen System nachge-

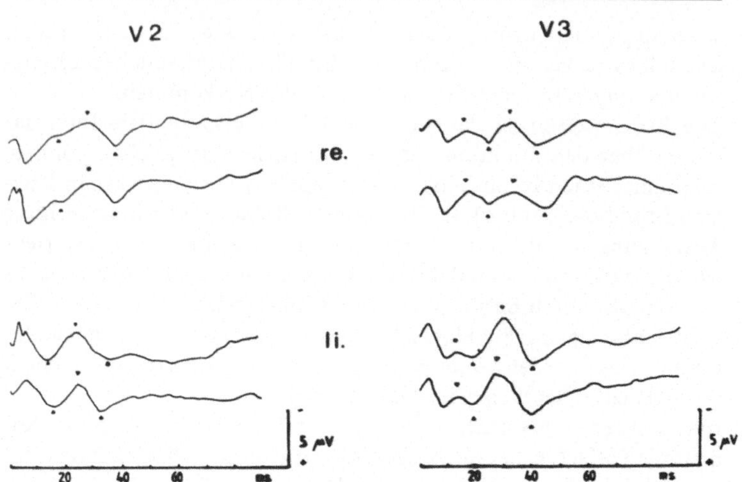


**Abb. 11.5.** Hirnstamminfarkt (60 Jahre, weiblich, Unters. Nr. 280/81): Fehlendes N 1 beidseits bei Stimulation der N. infraorbitalis (V, 2.), absolute Latenzverlängerung von P 2 bei Stimulation des N. infraorbitalis rechts, pathologische Seitendifferenz der Latenzen von P 1 (rechts > links) bei Stimulation des N. mentalis (V, 3)

wiesen werden, ohne daß klinisch Sensibilitätsstörungen im Gesichtsbereich bestehen (Abb. 11.7). Selbst bei klinisch als spinale Verlaufsform imponierenden Fällen kann mit Hilfe dieser Methode die Polytopie der Affektionen nachgewiesen werden (Scharafinski et al. 1984). Bei einem eigenen, aus 25 Patienten mit einer multiplen Sklerose bestehenden Untersuchungskollektiv fanden wir unter Berücksichtigung von 4 Potentialspitzen bei 20 Patienten (80 %) einen oder mehrere pathologische Parameter in den Potentialkurven. Wird nur der P 19-Potentialgipfel, wie gelegentlich in der Literatur beschrieben (Büttner et al. 1982), bewertet, so boten immerhin noch 18 Patienten einen pathologischen Befund. Bei 12 dieser Patienten mit pathologischen TSEP-Potentialen waren weder anamnestisch noch klinisch-neurologisch Hinweise auf eine Affektion des N. trigeminus gegeben. Im Rahmen dieser Patientengruppe fanden sich keine deutlichen Unterschiede in der Häufigkeit, mit welcher die Potentialspitzen N 1, P 1, N 2 und P 2 verändert waren, jedoch zeigte sich bei einer zerebellären Beteiligung trendhaft häufiger ein pathologisches P 2.

**Abb. 11.6.** Inkomplettes Wallenberg-Syndrom bei Hirnstamminfarkt (E. E., 63 Jahre, männlich): Absolute Latenzverlängerung bei N 1, P 1 nach Stimulation des N. infraorbitalis rechts bei normalen TSEP nach Stimulation des N. supraorbitalis und N. mentalis beiderseits und N. infraorbitalis links

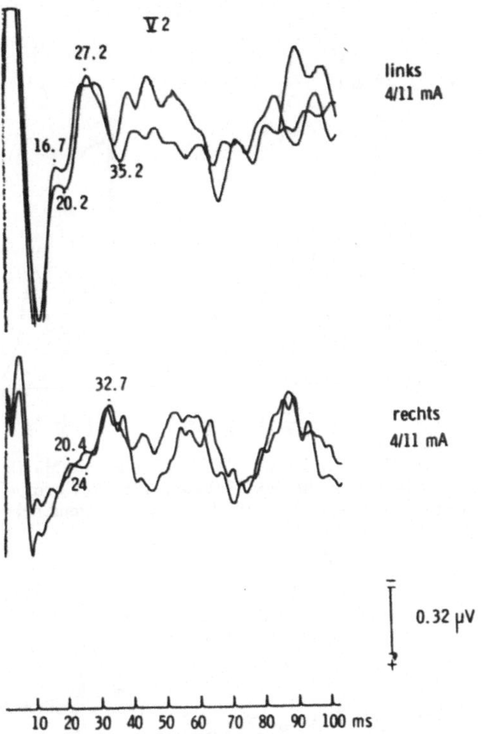



Beziehungen zur klinisch nachweisbaren Hirnstammsymptomatik bestanden insofern, als in Verbindung mit Nystagmus, Augenmotilitätsstörungen oder einer N.-facialis-Beteiligung häufiger pathologische TSEP als normale zu finden waren, ohne daß eine bevorzugte Beteiligung bestimmter Potentialgipfel erkennbar war.

Neuere Untersuchungen ergaben ähnliche Befunde. Bergamaschi et al. (1993) fanden bei 70 Patienten mit einer MS in 64 % pathologische TSEP-Parameter und empfehlen die Einbeziehung des TSEP in eine multimodale Testbatterie evozierter Potentiale bei der MS-Diagnostik. Auch pathologische Veränderungen früher trigeminusevozierter Potentiale werden in neuester Zeit beschrieben, wobei in Analogie zu den akustischen Hirnstammpotentialen Interpeakla-

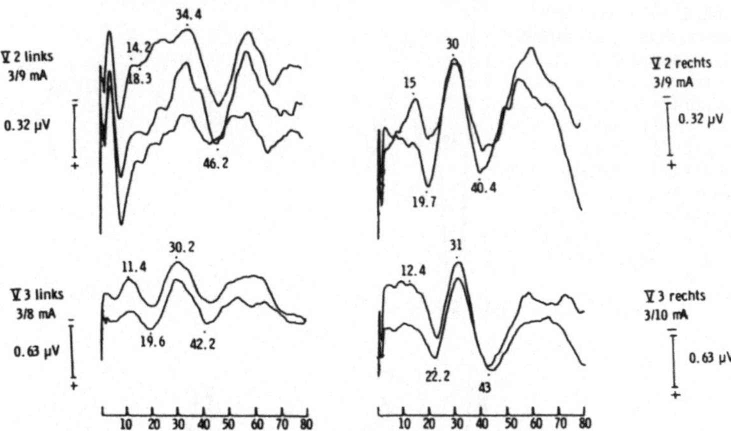



**Abb. 11.7.** Multiple Sklerose (W. M., 23 Jahre, weiblich): Bei Stimulation des N. infraorbitalis links pathologische Latenz für N 2, Normbefund rechts; bei Stimulation des N. mentalis rechts pathologische P 1-Latenz bei Normbefund links

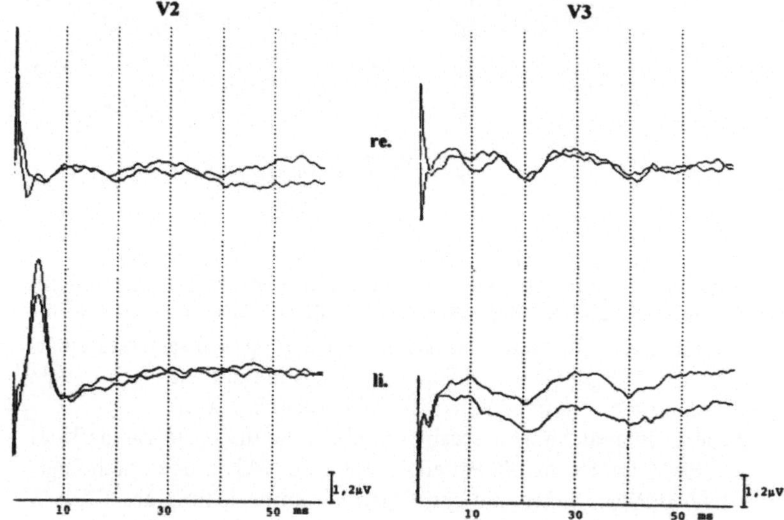



**Abb. 11.8.** Raumforderung im Mittelhirn (Verdacht auf Gliom, Kernspintomographie, S. A., 54 Jahre, weiblich). Fehlendes Potential nach Stimulation des N. infraorbitalis links. Normaler Befund bei Stimulation des N. infraorbitalis rechts und des N. mentalis beidseits

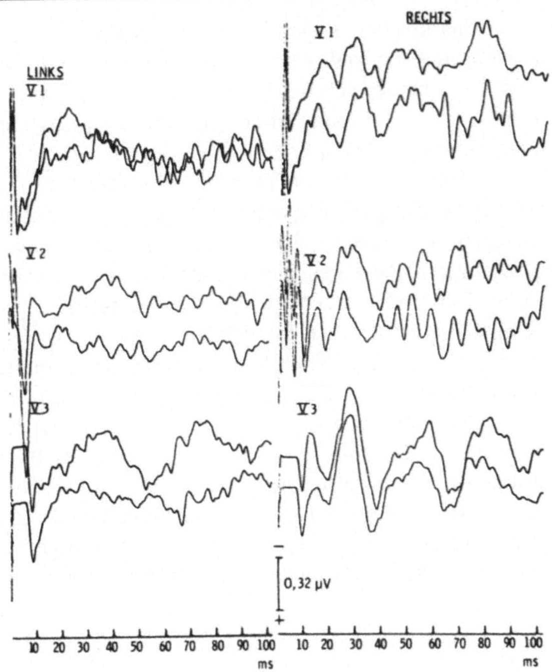


**Abb. 11.9.** Verdacht auf idiopathische Trigeminusneuropathie links (Sch. A., 52 Jahre, männlich): Fehlen aller TSEP von V, 1–V, 3 links. Normbefund nach Reizung der Trigeminusäste rechts

tenzdifferenzen bestimmt und bei der Beurteilung der Befunde herangezogen wurden (Soustiel et al. 1996).

Unterschiedliche Befunde bei Reizung verschiedener Trigeminusanteile ergeben sich auch bei Tumoren im Hirnstammbereich (Abb. 11.8).

Im Rahmen von Affektionen im peripheren Abschnitt des N. trigeminus können die TSEP ebenfalls diagnostische Hinweise geben. Dies betrifft vor allem die Abgrenzung idiopathischer von symptomatischen Trigeminusneuralgien. Während wir im Gegensatz zu Stöhr et al. (1982) sowie Leandri u. Favale (1991) bei idiopathischen Trigeminusneuralgien i. allg. keine oder nur geringfügig pathologische Befunde erheben konnten, sind bei symptomatischen Neuralgieformen ausgeprägtere Befunde nachweisbar.

Bei der sog. idiopathischen Trigeminusneuropathie, die sich weniger durch eine Neuralgie als vielmehr durch zunehmende Sensibilitätsstörungen im Gesichtsbereich bemerkbar macht, können pathologische TSEP u. U. in allen 3 Ästen über den klinischen Befund hinaus nachgewiesen werden (Abb. 11.9).

Auch bei einer Sinus-cavernosus-Thrombose lassen sich im 2. und 3. Ast des N. trigeminus pathologische TSEP-Befunde erheben, bevor klinische Symptome in diesem Bereich nachweisbar sind, wie wir es bei einem 62 jährigen Patienten beobachten konnten. Dieser litt unter stechenden Dauerschmerzen im Bereich des rechten Auges und entwickelte eine Hypästhesie im Bereich der rechten Stirnseite sowie eine rechtsseitige Ptose. Zusätzlich kam es zu einer kompletten Ophthalmoplegia externa rechts. Zum Zeitpunkt der klinisch-neurophysiologischen Untersuchung fand sich bei der Sensibilitätsprüfung lediglich eine Sensibilitätsstörung für alle Qualitäten im Bereich des 1. Trigeminusastes rechts mit einer rechtsseitigen Abschwächung des Kornealreflexes, während die TSEP bei Stimulation des rechten N. maxillaris nicht zu erhalten waren (Abb. 11.10). Einige Tage nach der klinisch-neurophysiologischen Untersuchung konnte auch im

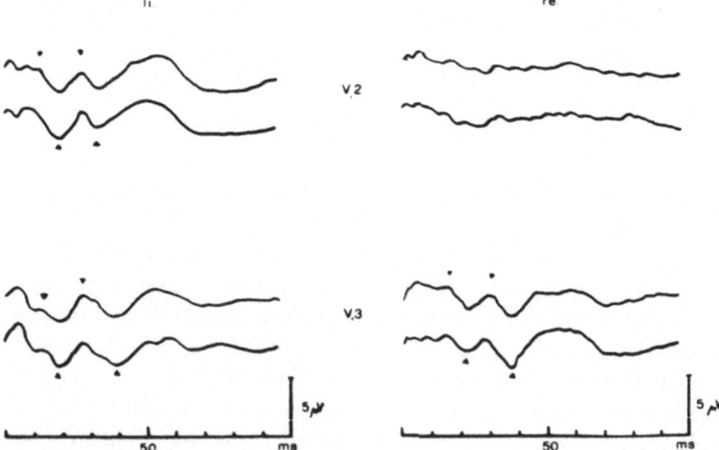



**Abb. 11.10.** Sinus-cavernosus-Thrombose rechts (62 Jahre, männlich, Unters. Nr. 16/81): Bei Stimulation des N. infraorbitalis rechts (V,2 rechts) keine Antwortpotentiale

Bereich des 2. Trigeminusastes rechts eine Sensibilitätsstörung nachgewiesen werden.

Im Rahmen von Verlaufsuntersuchungen an Patienten, die sich wegen einer Trigeminusneuralgie der Thermokoagulation des Ganglion Gasseri unterzogen hatten, ergaben sich Anhaltspunkte dafür, daß die unmittelbar nach der Thermokoagulation gewonnenen TSEP Hinweise für das spätere Auftreten von Rezidiven geben können: Bei ausgeprägter Latenzverzögerung der Potentialgipfel N 1, P 1 und N 1 sowie deutlicher Amplitudenreduktion oder aber bei völligem Fehlen der Antwortpotentiale erscheint die Rezidivgefahr geringer als bei nur leicht verändertem TSEP-Befund (Hielscher et al. 1982).

Auch N 2-P 2-Amplitudenreduktionen und längere N 2-Latenzen sind nach Trigeminusrhizotomie nachgewiesen und als Index für die Effizienz der Behandlung betrachtet worden (Dalessio et al. 1990). Zur Einschätzung einer N.-trigeminus-Läsion im Rahmen umfangreicher

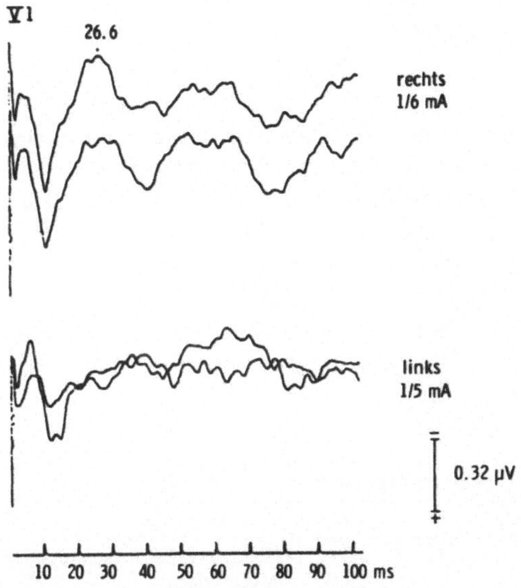



**Abb. 11.11.** Astrozytom frontotemporal rechts (Sch.P., 22 Jahre, männlich): Fehlende TSEP bei Stimulation des N. supraorbitalis links. Verplumpte TSEP bei Reizung des N. infraorbitalis links, normale TSEP bei Reizung des N. mentalis links (nicht dargestellt)

kieferchirurgischer Eingriffe und Beurteilung des Erfolgs einer mikrochirurgischen Nervenrevision empfehlen Vriens u. Pasman (1994) die Ableitung von TSEP.

Insgesamt muß bei der Interpretation der TSEP-Befunde unbedingt berücksichtigt werden, daß die üblicherweise beurteilten Potentialgipfel N 1 bis P 2 topodiagnostisch nicht spezifisch für die Hirnstammfunktionen sind. Aufgrund der relativ langen Latenzen wird angenommen, daß ihre Generatoren im Bereich der thalamokortikalen Strukturen liegen. Entsprechend werden auch bei Großhirnaffektionen in diesem Bereich pathologische TSEP-Befunde erhoben (Dobiasch u. Hielscher 1989) (Abb. 11.11). Pathologische TSEP-Befunde lassen sich nur auf gestörte Hirnstammfunktionen beziehen, wenn der klinische Befund oder andere hirnstammspezifische neurophysiologische Befunde zu verzeichnen sind.

## 11.2
## Hirnstammreflexe

### 11.2.1
### Allgemeines

Im Unterschied zu den Reizantwortpotentialen des zentralen Nervensystems werden bei den mit elektrophysiologischen Methoden meßbaren Hirnstammreflexen Muskelantwortpotentiale abgeleitet. Da diese Potentiale um ein Vielfaches größere Amplituden im Vergleich zu den evozierten Potentialen des Nervensystems aufweisen, ist eine elektronische Mittelung nicht erforderlich. Trotzdem wird man zur besseren Bestimmung des Potentialbeginns immer mehrere Messungen durchführen, besonders wenn der elektrische Blinkreflex oder der Kieferöffnungsreflex gemessen werden.

**Tabelle 11.3.** Elektrophysiologisch untersuchbare Hirnstammreflexe

| Hirnstammreflex | Auslösemodus |
| --- | --- |
| Blinkreflex | Elektrisch (akustisch, optisch) |
| Masseterreflex | Mechanisch |
| Kieferöffnungsreflex | Elektrisch |
| Postauricularreflex | Akustisch |
| Stapediusreflex | Akustisch |
| Trigeminozervikaler Reflex | Elektrisch |

Die in Tabelle 11.3 aufgeführten Hirnstammreflexe sind mit Ausnahme des Kornealreflexes und des Stapediusreflexes, auf die deshalb auch hier nicht näher eingegangen wird, mit jedem heute üblichen 2 kanaligen klinisch-neurophysiologischen Meßplatz ableitbar.

Da alle genannten Hirnstammreflexe unterschiedliche zentralnervöse Verschaltungen haben (Dengler 1986; Hopf 1986), sind sie von besonderem topodiagnostischen Interesse. Andererseits wird ihre klinische Wertigkeit durch die im Vergleich zu den evozierten Potentialen deutlich geringere Sensitivität eingeschränkt. Dies und die bereits erwähnte Tatsache, daß sehr unterschiedliche Hirnstammstrukturen bei den verschiedenen Hirnstammreflexen beteiligt sind, legt nahe, sich bei diffizilen topodiagnostischen Fragestellungen nicht nur auf die Ableitung eines Hirnstammreflexes zu beschränken (Tabelle 11.4).

**Tabelle 11.4.** Zuordnung der Hirnstammreflexe zu neuronalen Strukturen

| Art des Hirnstammreflexes | Am Reflexbogen beteiligte Hirnnerven: Afferenzen / Efferenzen | | Hirnstammstrukturen |
|---|---|---|---|
| Elektrischer Blinkreflex | V 1 u. 2 | / VII | Brücke: Ncl. principalis n. trig., Ncl. n. facialis<br>Med. obl.: Ncl. spinalis n. trig. |
| Optischer Blinkreflex | I | / VII | Mittelhirn: Tektum; Tractus tectospinalis<br>Brücke: Ncl. n. facialis |
| Akustischer Blinkreflex | VIII | / VII | Med. obl.: Ncl. cochlearis, Ncl. olivaris sup.<br>Brücke: Ncl. n. facialis |
| Masseterreflex | V 3 | / V mot. | Brücke: Ncl. mesencephali n. trig., Ncl. motorius n. trig. |
| Kieferöffnungsreflex | V 1–3 | / V mot. | Brücke: Ncl. principalis n. trig., Ncl. motorius n. trig.<br>Med. obl.: Ncli. spinalis n. trig. |
| Postaurikulärer Reflex | VIII | / VII | Med. obl.: Ncl. cochlearis, Ncl. olivaris sup.<br>Brücke: Ncl. n. facialis |
| Trigeminozervikaler Reflex | V 2 | / N. IX | Med. obl.: Ncl. spinalis u. trig., Ncl. spinalis u. acc. |

## 11.2.2
## Der elektrische Blinkreflex (BR)

### 11.2.2.1
### *Einleitung*

Die klinische Beschreibung des mechanisch ausgelösten Blinkreflexes erfolgte bereits gegen Ende des 19. Jahrhunderts durch Overend. In Abhängigkeit vom Ort der Auslösung wurde der Reflex von den nachfolgenden Autoren mit unterschiedlichen Bezeichnungen belegt (Tabelle 11.5). Neben der mechanischen Auslösung durch Beklopfen verschiedener Gesichtsregionen kann der Blinkreflex auch durch kurze Schmerzreize, laute Geräusche, helle Lichtblitze und durch elektrische Stimulation des N. supra- bzw. infraorbitalis ausgelöst werden. Dabei ist zu berücksichtigen, daß je nach Auslösungsmodus die afferenten Impulse in verschiedenen neuronalen Strukturen verlaufen, so daß sich demzufolge auch andere Latenzzeiten für das Auftreten der Muskelantwortpotentiale ergeben (Tackmann et al. 1982).

Da die Auslösung des Blinkreflexes durch die elektrische Stimulation des N. supraorbitalis besonders Eingang in die elektrophysiologische Hirnstamm- und Hirnnervendiagnostik gefunden hat, sollen die folgenden Ausführungen auf diese Methodik beschränkt bleiben, die zusammen mit den trigeminusevozierten zerebralen Potentialen eine komplette elektrodiagnostische Beurteilung der Afferenzen und Efferenzen des oligo- und polysynaptischen Reflexes erlaubt.

Tabelle 11.5. Klinische Synonyme des Blinkreflexes abhängig vom Ort der Auslösung. (Zitiert nach Kugelberg 1952 u. Malin 1980)

| Bezeichnung | Beschreiber |
| --- | --- |
| Frontalreflex | Overend (1896) |
| Supraorbitalreflex | Mc Carthy (1901); Weisenburg (1963) |
| Nasopalpebralreflex | Guillain (1920) |
| Nase-Auge-Reflex | Simchowicz (1922) |
| Zephalopalpebralreflex | Galant (1926) |
| Blinzelreflex | Foerster (1936) |
| Orbicularis-oculi-Reflex | Wartenberg (1945) |
| Glabellareflex | Struppler (1963) |

## 11.2.2.2
## *Neurophysiologische Aspekte und Untersuchungstechnik*

Mittels einer elektromyographischen Untersuchungsmethodik konnte Kugelberg (1952) als erster zeigen, daß durch Berührung oder elektrische Impulsreizung der Region um das Auge eine elektrische Aktivität vom M. orbicularis oculi abzuleiten ist, welche 2 Komponenten aufweist: ein frühes Potential mit einer Latenz um 10 ms nach Reizapplikation und einer Dauer von 5–10 ms sowie eine späte Potentialkomponente mit einer Latenz von 25–40 ms und mehr; die Dauer dieser Potentialkomponente ist wesentlich länger und beträgt 20–30 ms (Abb. 11.12).

Am Reflexbogen ist für die afferenten Impulse der N. supraorbitalis n. trigemini und für die Efferenzen der N. facialis beteiligt.

Während zunächst davon ausgegangen wurde, daß der frühen R1-Komponente der Reflexantwort wie bei Muskeldehnungsreflexen ein monosynaptischer Reflexbogen zugrunde liegt (Kugelberg 1952; Taverner 1969), kam man schließlich aufgrund des fehlenden Nachwei-

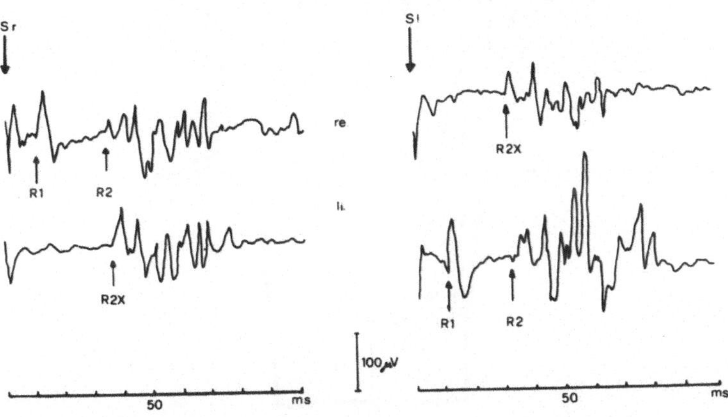

Abb. 11.12. Normaler elektrischer Blinkreflex. *S r* Reiz des rechten N. supraorbitalis; *S l* Reiz des linken N. supraorbitalis; *obere Kurve (re)* Potentiale vom rechten M. orbicularis oculi; *untere Kurve (li)* simultane Potentiale vom linken M. orbicularis oculi; *R 1* frühe Reflexkomponente auf der gereizten Seite; *R 2* späte Reflexkomponente auf der gereizten Seite; *R 2X* späte Reflexkomponente auf der zum Reiz kontralateral gelegenen Seite. Die *Pfeile* markieren den Zeitpunkt des Reizes bzw. den Beginn der Reflexkomponente

ses von Muskelspindeln im Bereich der Gesichtsmuskulatur, der Untersuchung des Jitters fazialer Motoneurone und tierexperimenteller Befunde zu der Ansicht, daß der R1-Komponente bereits oligosynaptische Verschaltungen zugrunde liegen (Messina 1975). Die späte R2-Komponente und die konsensuelle R2X-Reaktion entstehen über einen polysynaptischen Reflexbogen, der über den Tractus spinalis n. trigemini verläuft (Ongerboer de Visser u. Goor 1974). Diese Komponente ist synchron mit dem Lidschluß. Während die erste Reflexantwort in der Regel nur ipsilateral zum gereizten Nerv abgeleitet werden kann, findet sich die 2. Komponente auch kontralateral (konsensuell). Aus diesem Grunde muß man von kollateralen afferenten Verbindungen zum motorischen Kern des N. facialis der Gegenseite ausgehen (Abb. 11.13).

Tierexperimentelle Befunde sprechen für die Beteiligung des medullären und zervikalen Anteils des Nucleus spinalis und trigeminus

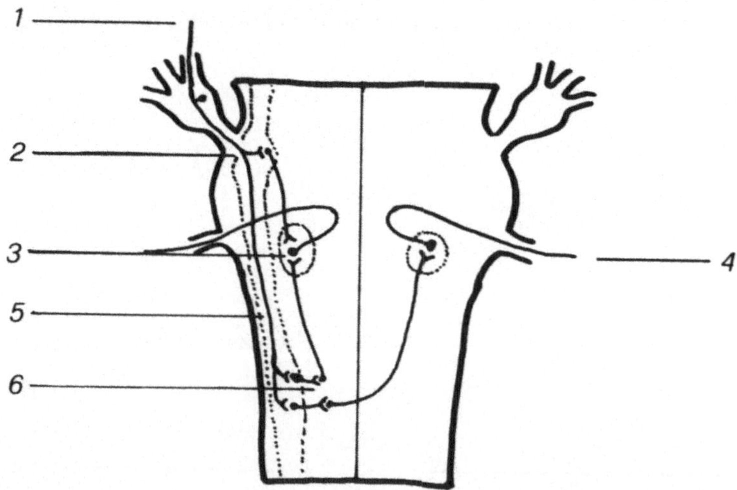


**Abb. 11.13.** Schaltschema des Blinkreflexes. (Modifiziert nach Ongerboer de Visser u. Kuypers, 1978.) *1* Fasern des N. supraorbitalis; *2* Umschaltung auf Interneurone zum Ncl. n. facialis, welche die frühe Reflexkomponente (R1) vermitteln; *3* Ncl. n. facialis; *4* N. facialis; *5* Ncl. und Tr. spinalis n. trigemini; *6* Interneurone im Bereich des lateralen Formatio reticularis: Vermittlung zum homolateralen Ncl. n. facialis (Reflexbogen der R2-Komponente) und kontralateralen Ncl. n. facialis (Reflexbogen der R2X-Komponente)

an der R1- und R2-Komponente. Pellegrine et al. (1995) konnten am Meerschweinchen zeigen, daß eine Läsion in Höhe des C1-Segmentes nur die R2-Komponente eliminierte, während eine weiter rostral gelegene Läsion R1 beeinflußte.

Der modulierende Einfluß von Großhirnimpulsen auf die Blinkreflexkomponenten ist schon frühzeitig erkannt worden: Während Kimura (1974) eine Amplitudenreduktion und Latenzverzögerung der R2- und R2X-Komponente des kontralateral zu einer Großhirnläsion ausgelösten Blinkreflexes beobachtete, fand Messina (1975) über eine Hemmung von R2 hinaus eine Faszilitation von R1, die sich durch eine Latenzverkürzung und Amplitudenerhöhung manifestierte. Auch in späteren Untersuchungen konnten Veränderungen der Blinkreflexkomponenten R1 und R2 bei Patienten mit Hemiplegien auf der Basis von Großhirnläsionen (Dengler et al. 1982) nachgewiesen werden. Die elektrische Reizstärke zur Rekrutierung motorischer Einheiten des Blinkreflexes ist nicht nur bei Patienten mit Hemiplegien, sondern auch mit einem Parkinson-Syndrom im Vergleich zu gesunden Probanden erhöht, was ebenfalls den Einfluß zentraler Strukturen auf den Blinkreflex belegt (Dengler u. Struppler 1986).

Auch die Habituation der späten Reflexkomponenten ist bei Patienten mit einem Morbus Parkinson im Vergleich mit Gesunden verzögert und korreliert mit dem Grad der Akinese und des Rigors (Matsumoto et al. 1992).

Auch bei Kindern mit einem Tourettes- oder Hyperaktivitätssyndrom fand sich eine reduzierte Habituation des BR (Castellanos et al. 1996).

In ähnliche Richtung gehen BR-Befunde beim Startle-Syndrom, wie eine Beobachtung von Gatzonis et al. (1996) zeigt. Bei einem 13 jährigen Jungen fand sich bei reduzierten Interstimulusintervallen von 200 ms nur eine geringe Amplitudenreduktion von R2. Außerdem fand sich eine abnorme Ausbreitung der Reflexantwort auf andere Gesichtsmuskeln. Dieser Befund wurde allerdings eher als Ausdruck einer Hyperaktivität der Formatio reticularis des Hirnstamms und nicht als mangelhafte Hemmung durch höhere kortikale Strukturen gedeutet.

Den Einfluß von supranukleären Strukturen zeigen Untersuchungen an Patienten mit einer Hemidystonie, bei denen sowohl die R1- als auch die R2-Komponenten auf der klinisch betroffenen Seite höhere Amplituden als auf der Gegenseite hatten (Raffaele et al. 1990). In dieselbe Richtung weisen Befunde an einer Gruppe von 20 Patienten mit einer Chorea Huntington. Hier zeigten sich signifikante längere Latenzen für die R2- und R2X-Komponente im Vergleich zu einer Kontrollgruppe (Bollen et al. 1986).

Die Tatsache, daß es bei Selbstauslösung des elektrischen Reizes durch den Probanden zu einer Fazilitation der R1-Komponente und einem hemmenden Effekt auf die R2- und R2X-Komponente des Blinkreflexes im Vergleich mit den Reflexantworten bei Fremdstimulation kommt, zeigt ebenfalls den Einfluß des Großhirns auf die Reflexantwort (Meincke et al. 1992).

Ähnlich sind die Befunde von Rossi et al. (1995) zu bewerten. Untersuchungen mit einem dem elektrischen Impuls vorausgehenden visuellen oder akustischen Warnreiz zeigten eine unterschiedliche Veränderung der R1- und R2-Komponenten mit Vergrößerung von R1 und Reduktion von R2, wobei sich visueller und akustischer Reiz hinsichtlich der Größe des Effektes auf die Reflexkomponenten unterschieden.

Im einzelnen wird bei der Untersuchung des Orbicularis-oculi-Reflexes so vorgegangen, daß man einen elektrischen Rechteckimpuls mittels Oberflächenelektroden im Bereich des orbitarandnahen Abschnittes des N. supraorbitalis appliziert und die reflektorische Antwort des M. orbicularis oculi mittels eines EMG-Verstärkers aufzeichnet.

Das Muskelpotential kann über Oberflächen- oder Nadelelektroden abgeleitet werden, wobei die differente Elektrode im Bereich des unteren Orbitarandes nicht zu weit nach medial hin plaziert werden soll, während die Referenzelektrode auf den Nasenflügel der entsprechenden Seite gesetzt wird. Da die abgeleiteten Muskelantwortpotentiale als relativ hochfrequente Biosignale einzuordnen sind, besonders dann, wenn sie mit Nadelelektroden abgeleitet werden, ist ein entsprechender Tiefpaßfilter des Vorverstärkers zu wählen, der zwischen 1000 und 2000 Hz betragen sollte. Die untere Grenzfrequenz des Filters sollte nicht mehr als 50 Hz betragen.

Als Reiz dient ein elektrischer Rechteckimpuls mit in der Regel einer Dauer von 0,1–0,5 ms (Ongerboer de Visser u. Goor 1974; Ferguson 1978). Die Reizstärke muß in mehreren Vorversuchen im Sinne einer supramaximalen Reizung ermittelt werden, d. h. sie muß so groß gewählt werden, daß bei einer weiteren Erhöhung der Reizstärke keine Amplitudenvergrößerung des Muskelpotentials zu verzeichnen ist.

In einzelnen Fällen bereitet es Schwierigkeiten, den BR mit einem Einzelreiz auszulösen. Hier wird ein elektrischer Doppelreiz mit einem Interstimulusintervall von 5 ms empfohlen, wobei die Latenzen vom Beginn des 2. Stimulusartefakten aus bestimmt werden (Kimura 1975).

Da der BR eine vigilanzabhängige Habituation zeigt, die sich durch Latenz- und Amplitudenveränderungen manifestiert (Struppler 1974), empfiehlt es sich, zur endgültigen Beurteilung, inwieweit der BR pathologisch ausfällt, sukzessiv mehrere Blinkreflexableitungen mit supramaximaler, konstanter Reizstärke durchzuführen und die kürzesten Latenzzeiten für R1, R2 und R2X als Beurteilungskriterien heranzuziehen. Dieses Vorgehen entspricht der Auswertung der F-Welle. Wegen der Habituation bei schneller Reizwiederholung, die sich vor allem auf Latenzen und Amplituden der späten Komponenten auswirkt, ist zu berücksichtigen, daß die Einzelreize nicht schneller als in einem Abstand von 30 s aufeinander folgen sollten (Malin et al. 1980).

Die mit der beschriebenen Untersuchungstechnik gewonnenen Komponenten der Muskelreflexantwort werden als R1 und R2 auf der ipsilateralen Seite und als konsensuelle R2-Komponente oder R2X-Komponente auf der zum Reiz kontralateralen Seite (Abb. 11.12) bezeichnet.

Während die R1-Komponente in der Regel gut abgrenzbar ist, wenn die zur Auslösung notwendige supramaximale Reizstärke nicht zu hoch ist und durch einen entsprechenden Reizeinbruch die Komponente verdeckt, kann es bei der Bestimmung des Beginns der R2- bzw. R2X-Komponente zu Schwierigkeiten durch eine schlechte Entspannung des Probanden kommen, die zu störender Hintergrundaktivität der fazialen Muskulatur führt. In solchen Fällen muß eine entsprechend vorsichtige Interpretation der ermittelten Latenzzeiten vorgenommen werden.

## 11.2.2.3
### Klinische Anwendung

Wie bei der Beurteilung von zerebralen evozierten Potentialen werden als obere Normwerte der Latenzen der Mittelwert eines Normkollektivs + 2,5–3 Standardabweichungen angenommen (Tabelle 11.6). Erst darüberliegende Latenzzeiten sind als pathologisch

**Tabelle 11.6.** Normwerte für den elektrischen Blinkreflex

| Autoren | R1 | (ms) s | R1-Rechts/Links-Differenz (ms) | R2 x̄ | (ms) s | R2-Rechts/Links-Differenz (ms) | R2X x̄ | (ms) s |
|---|---|---|---|---|---|---|---|---|
| Hacke et al. (1981) | 9,8 | – | $\leq$1,5 | 34,1 | – | $\leq$5,5 | 34,7 | – |
| Kimura (1975) | 10,45 | 0,84 | $\leq$1,2 | 30,5 | 3,4 | $\leq$7,0 | 30,5 | 4,4 |
| Malin (1981) | 9,92 | 0,65 | – | 30,11 | 3,11 | – | 29,61 | 3,13 |
| Namerow (1973) | 10,0 | 2,4 | $\leq$0,8 | 29,0 | 7,5 | $\leq$5,0 | – | – |
| Rumpl et al. (1982) | 10,0 | 1,0 | – | 30,0 | 4,0 | – | 30,0 | 4,0 |
| Strenge (1980) | 11,2 | 0,8 | – | 35,0 | 4,0 | – | 34,0 | 3,0 |
| Dengler u. Struppler (1981) | 11,4 | 0,9 | $\leq$1,5 | 31,6 | 3,2 | $\leq$4,3 | 32,4 | 3,0 |
| Lowitzsch u. Marzi (1986) | 10,95 | 0,4 | | 36,5 | 2,9 | | 38,5 | 3,0 |
| Sazbon et al. (1988) | 11,1 | 1,95 | | 30,0 | 4,16 | | 28,2 | 4,75 |

anzusehen. Hinsichtlich der Beurteilung von Rechts/Links-Differenzen der Latenzzeiten wird auch die Ansicht geäußert, daß sie bei Überschreiten von Normwerten nicht für sich genommen als pathologisch zu betrachten sind, wenn die absoluten Latenzen im Normbereich liegen (Malin 1982). Da die Amplituden der Komponenten eine erhebliche interindividuelle Variabilität aufweisen, ist eine Orientierung an einem Normwertkollektiv nicht sinnvoll. Auch die intraindividuellen Seitendifferenzen der Amplituden können recht beträchtlich sein.

Da beim BR sowohl der afferente Schenkel des Reflexbogens über den N. trigeminus als auch der efferente Anteil über den N. facialis beteiligt sind, ist bei pathologischem Ausfall von R 1 und R 2 bei normaler R 2 X-Komponente entsprechend den Vorstellungen über die Verschaltungen des Reflexbogens (Abb. 11.13) eine Läsion des N. facialis in Betracht zu ziehen und u. U. durch Bestimmung der prä- bzw. retroaurikulären Latenzen durch Elektrostimulation des N.-facialis-Stammes seine Beteiligung abzuklären (Csécsei 1982).

Wie bereits erwähnt, können beide Reflexkomponenten des BR durch den sensomotorischen Kortex und die Basalganglien beeinflußt werden, so daß mögliche Krankheitsprozesse in diesen Hirnabschnitten bei der lokalisationsdiagnostischen Interpretation der Befunde im Rahmen der Hirnstammdiagnostik zu berücksichtigen sind.

Im allgemeinen gilt die Vorstellung, daß mit dem BR pontine und medulläre, evtl. auch klinisch inapparente Läsionen neben Affektionen des peripheren Abschnittes des N. trigeminus und N. facialis erfaßt werden können (Reichel u. Röder 1983).

Hinsichtlich der Häufigkeit pathologischer BR-Befunde werden bei verschiedenen Krankheitsbildern unterschiedliche Angaben gemacht (Tabelle 11.7). Dies trifft besonders auf die multiple Sklerose zu, bei der die differierenden Angaben am ehesten auf die hinsichtlich des Schweregrades und neurologischen Symptomkomplexes unterschiedliche Zusammensetzung der untersuchten Kollektive zurückzuführen sind. Einheitliche Befundmuster sind bei der multiplen Sklerose auch beim Nachweis von Hirnnervenausfällen nicht zu erwarten. Während einerseits betont wird, daß sich hier häufiger eine pathologische frühe als späte Komponente nachweisen lasse (Kimura 1975), sind andererseits selbst bei klinisch unterschiedlichen Befundkonstellationen im Hirnnervenbereich keine verschiedenen pathologischen BR-Muster nachweisbar (Namerow 1973).

**Tabelle 11.7.** Häufigkeitsangaben über pathologische BR-Befunde bei verschiedenen Krankheitsbildern

| Autoren | Tumoren hintere Schädelgrube | Vaskuläre Prozesse | Multiple Sklerose |
|---|---|---|---|
| Alonso et al. (1992) | – | – | 45,7 % (168/76) |
| Deltenre et al. (1982) | – | – | 13,6 % (6/44) |
| Ettlin et al. (1982) | – | – | 43 % (30/70) |
| Hacke et al. (1983) | 52 % (12/23) | 96 % (24/25) | – |
| Kimura (1975) | – | – | 56 % (145/260) |
| Kjaer (1982) | – | – | 23 % (7/30) |
| van Nechel et al. (1982) | 71 % (5/7) | 60 % (12/20) | – |
| Ongerboer de Visser et al. (1978) | – | 85 % (11/13) | – |
| Tackmann et al. (1980) | – | – | 49 % (36/73) |

Fallzahlen pathologisch / normal in Klammern.

Bei einer internukleären Ophthalmoplegie im Rahmen einer multiplen Sklerose oder lakunärer Hirnstamminfarkte werden ipsilateral zur Läsion im medialen Längsbündel Veränderungen der R 1-Komponente gefunden (Thomke u. Hopf 1992).

Die Häufigkeit pathologischer Befunde bei einem größeren Kollektiv von Patienten mit einer sicheren multiplen Sklerose ist, verglichen mit den visuell evozierten zerebralen Potentialen, deutlich geringer (Malin et al. 1980). Bei einem Vergleich mit den frühen akustisch evozierten Potentialen wird der Blinkreflex einerseits als gleichwertig in der Wahrscheinlichkeit, pathologische Befunde zu erhalten (Tackmann et al. 1980), andererseits als weniger bedeutsam angesehen (Deltenre et al. 1982).

Bei der Verwendung einer Testbatterie, bestehend aus VEP, SEP, FAEP und BR, im Rahmen der MS-Diagnostik zum Nachweis latenter Herde wird man in Übereinstimmung mit der Literatur (Deltenre et al. 1982; Kjaer 1982) auch nach unseren Erfahrungen am ehesten auf den elektrisch ausgelösten BR verzichten können.

Bei vaskulären Hirnstammläsionen werden ebenfalls pathologische BR-Befunde beobachtet (Abb. 11.14). Beim lateralen Medulla-oblongata-Syndrom (Wallenberg-Syndrom) ist die R 1-Komponente normal, während R 2 pathologisch ausfällt (Kimura 1973; Ongerboer de Visser u. Kuypers 1978; Neau et al. 1991).

Eine Normalisierung von pathologischen BR-Befunden im Verlaufe eines vaskulär bedingten Wallenberg-Syndroms muß bei Befunden,

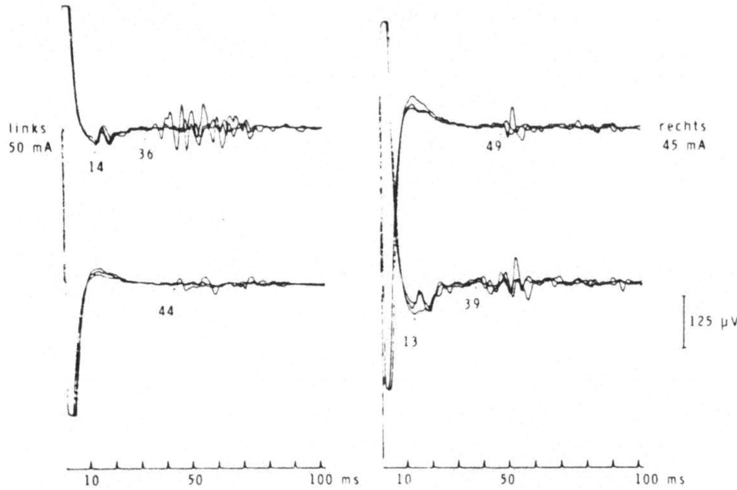


**Abb. 11.14.** Hirnstamminfarkt (C. S., 61 Jahre, weiblich): R 1 und R 2 X bei Stimulation des linken N. supraorbitalis und R 2 X bei Stimulation des rechten N. supraorbitalis latenzverzögert. R 2 links und R 2 rechts noch im Normbereich

die in größerem Abstand vom Infarktereignis durchgeführt werden, berücksichtigt werden (Caia u. Chen 1993; Vila et al. 1994).

Hinsichtlich der späten Komponenten sind verschiedene Befundkonstellationen möglich (Tabelle 11.8). Im Falle der Einbeziehung von pontinen Läsionen kann die R 1-Komponente pathologisch ausfallen (Kimura 1971).

Daß eine pathologische R 1-Komponente nicht notwendig auf einer pontinen Läsion beruht, zeigen Untersuchungen an komatösen Patienten mit primären und sekundären Hirnstammläsionen unterschiedlicher Genese. So kann R 1 bei supratentoriellen Läsionen mit einer sekundären Hirnstammaffektion fehlen, ohne daß neuropathologisch eine pontine Schädigung nachzuweisen ist (Malin et al. 1980). Der Schweregrad eines Mittelhirnsyndroms im Akutstadium eines Komas korreliert insofern mit dem BR-Befund, als in schweren Fällen kein R 2 und R 2 X mehr nachweisbar ist, während im Stadium II eines Mittelhirnsyndroms (nach Gerstenbrand u. Lücking 1970) noch R 2 und R 2 X nachgewiesen werden können (Rumpl et al. 1982).

**Tabelle 11.8.** Befundmuster beim elektrischen Blinkreflex im Rahmen des Wallenberg-Syndroms. (Nach Ongerboer de Visser u. Kuypers 1978)

| Gereizte Seite | BR-Komponenten | | |
| --- | --- | --- | --- |
| | R 1 | R 2 | R 2 X |
| R path | n | v | v |
| R n | n | n | n |
| R path | n | ∅ | ∅ |
| R n | n | n | n |
| R path | n | ∅ | ∅ |
| R n | n | n | ∅ |

*v* verzögert; *n* normal; ∅ fehlendes Potential; *R path* Stimulation des N. supraorbitalis auf der Seite der Läsion; *R n* Stimulation des N. supraorbitalis auf der gesunden Seite.

Nishimura u. Mori (1996) fanden bei 30 Patienten mit einer Fehlbildung in Form einer Meningomyelozele z. T. mit einer Chiari-Dysplasie Typ II in 90 % eine pathologische R 2-Komponente ohne klinischen Hinweis auf Mitbeteiligung der Medulla oblongata. Auch eine enge Beziehung zur neuroradiologisch nachweisbaren Ausprägung der Fehlbildung war nicht gegeben.

Die prognostische Bedeutung des BR-Befundes bei komatösen Patienten mit Hirnstammläsionen wird ebenfalls hervorgehoben. Der Verlust des BR wird als prognostisch ungünstig betrachtet (Rumpl et al. 1982; Sazbon et al. 1988). Auch Veränderungen einzelner Reflexkomponenten sind eher mit einer ungünstigen Prognose verbunden (Malin et al. 1980; Lowitzsch u. Marzi 1986). Andererseits wird bei gedecktem Schädel-Hirn-Trauma mit primärer Hirnstammschädigung auch bei anfänglich fehlendem BR im Verlauf eine Normalisierung aller BR-Komponenten beobachtet (Klug und Cscsei 1993).

Nicht nur Latenzverlängerungen, sondern auch eine deutlich kürzere R 1-Latenz oder Amplitudenreduktionen von R 2 und R 2 X, werden bei komatösen Patienten als prognostisch ungünstige Befunde bewertet (Sazbon et al. 1988).

Die Tatsache, daß der BR bereits erlischt, bevor der Hirntod eingetreten ist, weist darauf hin, daß mit dieser Methode der Hirntod nicht bewiesen werden kann. Der Nachweis des elektrischen Blinkreflexes schließt umgekehrt den Hirntod jedoch aus. Im allgemeinen wird unabhängig von den Krankheitsbildern der Verlust oder die Verzögerung der späten Komponenten des BR in Kombination mit pathologischer oder normaler früher Komponente beschrieben. Als

Seltenheit ist deshalb die Beobachtung einer fehlenden R1-Komponente bei normalem R2 und R2X zu werten, wie es bei einem Patienten mit pneumenzephalographisch und computertomographisch nachgewiesenem intrapontinen Tumor beobachtet wurde. Der Befund wird mit einer selektiven intrapontinen Läsion des afferenten Neurons erklärt, über welches die direkte Umschaltung auf den zur gereizten Seite ipsilateral gelegenen Fazialiskern erfolgt (Straschill 1980). Allerdings muß in diesem Zusammenhang auch darauf hingewiesen werden, daß ein R1-Verlust ohne pontine Läsionen zu beobachten ist (Malin et al. 1980).

Bei der idiopathischen Trigeminusneuralgie konnten keine pathologischen BR-Befunde erhoben werden (Kimura et al. 1970; Ongerboer de Visser u. Goor 1974). Andererseits werden bei symptomatischen Formen, besonders beim Zoster ophthalmicus, im Rahmen der multiplen Sklerose und des Sinus-cavernosus-Syndroms pathologische Befunde nachgewiesen. Bei der sog. idiopathischen isolierten Trigeminusneuropathie wurden in mehreren Fällen isolierte R1-Komponenten-Verzögerungen bei normalen Latenzen für die R2- und R2X-Komponente beschrieben (Hess et al. 1984). Diese Beobachtung kann dahingehend interpretiert werden, daß weniger der periphere Abschnitt des N. trigeminus als vielmehr im Hirnstamm gelegene zentralnervöse Strukturen bei diesem ätiologisch unklaren Krankheitsbild betroffen sind.

Zur Frage, inwieweit umschriebene Schmerzen nach traumatischen Gesichtsverletzungen auf tiefergreifende Läsionen des N. trigeminus zurückzuführen sind, kann der BR u. U. in Verbindung mit den TSEP besonders im Rahmen gutachterlicher Stellungnahmen beitragen. Bei Patienten mit einer idiopathischen oder symptomatischen peripheren Fazialisparese ist deutlich häufiger als bei gesunden Probanden eine zum Stimulus kontralaterale R1-Komponente nachweisbar, wenn der Reiz auf der nicht paretischen Seite gesetzt wird (Nacimiento et al. 1992).

## 11.2.3
## Der Masseterreflex

Während über den Impulsverlauf im monosynaptischen Reflexbogen der Muskeldehnungsreflexe an den Extremitäten einheitliche Auffassungen bestehen, finden sich widersprüchliche Ansichten in dieser

Frage beim Masseterreflex, dem einzigen monosynaptischen Muskeldehnungsreflex im Hirnnervenbereich. Einerseits wurde die Beobachtung gemacht, daß bei Patienten, bei denen eine Rhizotomie wegen einer Trigeminusneuralgie durchgeführt wurde, keine Veränderungen beim elektrophysiologisch bestimmten Masseterreflex gefunden werden konnten (McIntyre u. Robinson 1959). Andererseits zeigten Patienten, bei denen eine Thermokoagulation im Ganglion gasseri oder eine Rhizotomie durchgeführt worden war, Veränderungen des MR auch dann, wenn im Elektromyogramm aus dem M. masseter Normalbefunde zu verzeichnen waren (Ferguson 1978). Diese Befunde wurden als Beweis dafür angesehen, daß die afferenten Impulse über den sensorischen Anteil des N. trigeminus und nicht, wie McIntyre u. Robinson (1959) annahmen, über die motorische Wurzel geleitet werden. Über Trigeminusläsionen hinaus werden auch Veränderungen des MR bei klinisch oder neuropathologisch nachgewiesenen Mittelhirnprozessen beobachtet (Ongerboer de Visser u. Goor 1976; Ongerboer de Visser 1982), so daß davon ausgegangen wird, daß über den Nucleus mesencephali nervi trigemini Verbindungsfasern zum motorischen Trigeminuskern in der Brücke bestehen.

Die Auslösung des Masseterreflexes erfolgt in üblicher Weise mit einem elektromechanischen Reflexhammer, der einen Triggerimpuls auf den Oszillator, an welchem die Muskelantwortpotentiale dargestellt werden, gibt. Die Ableitung erfolgt mit Oberflächenelektroden, wie sie auch bei der Ableitung eines Muskelantwortpotentials zur Bestimmung der motorischen Leitgeschwindigkeit verwendet werden. Die differente Elektrode wird über den Muskelbauch des M. masseter geklebt. Die indifferente Elektrode wird in der Regel am Nasenflügel angebracht, kann aber auch an der Stirn plaziert werden. Eine simultane Ableitung von beiden Masseteren über eine zweikanalige Verstärkereinheit ist notwendig, da der Reflex als Muskeldehnungsreflex in Abhängigkeit von der Stärke des auslösenden Hammerschlages und der gesamten Tonuslage eine besondere intraindividuelle Variabilität aufweist, so daß ein Rechts/Links-Vergleich nur bei simultaner Ableitung sinnvoll ist. Als Filterbandbreite für den Vorverstärker hat sich eine Einstellung von 50 Hz bis 2 kHz als zweckmäßig herausgestellt.
Die Latenzzeit zwischen Reizauslösung durch den Hammerschlag, der zu einem Triggerimpuls führt, und dem Beginn der Muskelantwortpotentiale beträgt im Normalfalle ca. 7 ms (Abb. 11.15 und Tabelle 11.9).

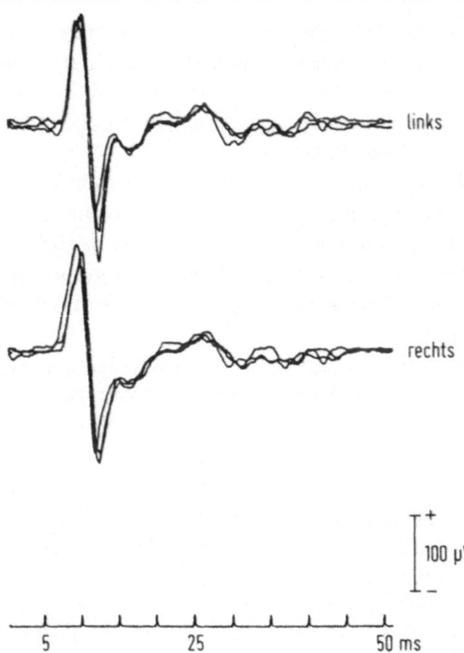

**Abb. 11.15.** Normaler Masseterreflex



**Tabelle 11.9.** Normwerte für den Masseterreflex

| Autoren | Mittelwert ± SD der absoluten Latenz (ms) | Mittelwert der Seitendifferenz ± SD (ms) |
|---|---|---|
| Bollen et al. (1986) | re. 7,0 ± 1,0<br>li. 6,8 ± 1,9 | |
| Kimura et al. (1970) | re. 7,10<br>li. 7,06 ± 0,62 | 0,27 ± 0,15 |
| Yates u. Brown (1981) | 8,07 ± 1,0 | 0,1 ± 0,2 |
| Lowitzsch u. Marzi (1986) | re. 7,6 ± 0,65<br>li. 7,5 ± 0,62 | 0,23 |
| Eigene Werte | re. 7,0 ± 0,75<br>li. 6,9 ± 0,78 | 0,47 ± 0,35 |

Als Beurteilungsparameter dienen in der Regel die absoluten Latenzzeiten, die Rechts/Links-Differenz der absoluten Latenzzeiten, die Amplitudendifferenz zwischen dem Antwortpotential vom rechten und linken M. masseter sowie ein Fehlen des Potentials (Dengler 1982; Hopf 1987).

Auf die Notwendigkeit einer vorsichtigen Interpretation der Meßwerte in Anbetracht der intraindividuellen Variabilität weisen bereits 1970 Kimura et al. hin. Sie können danach nur Berücksichtigung finden, wenn eine bilaterale Antwort gut ausgeprägt ist. Ein einseitiges Fehlen des Masseterreflexpotentials gilt als klarer pathologischer Befund.

Im Hinblick auf die Variabilität der Reflexantwort wird auch empfohlen, den Mittelwert von 10 Reflexantworten zu bestimmen und in Zweifelsfällen den frühesten Abgang des Muskelpotentials von der Nullinie zu berücksichtigen (Lowitzsch u. Marzi 1986).

Während einerseits auf das relativ konstante Amplitudenverhältnis im Rechts/Links-Vergleich bei simultan abgeleiteten Muskelantwortpotentialen hingewiesen wird (Kimura et al. 1970), kommen neueste Studien zu dem Ergebnis, daß bei normalen Probanden eine signifikante Rechts/Links-Differenz eher die Regel als die Ausnahme ist und daß nur ein völliges einseitiges Fehlen der Reflexantwort auch bei wiederholter Auslösung berücksichtigt werden sollte (Hoogmartens u. Caubergh 1988 a). Eine Beziehung der Amplitudenseitendifferenzen zur individuellen Kaupräferenz konnte nicht nachgewiesen werden (Hoogmartens u. Caubergh 1988 b). Andererseits werden bei kraniomandibulären Dysfunktionen kleinere Amplituden auf der betroffenen Seite und Latenzdifferenzen bis zu 1 ms beschrieben (Cruccu et al. 1992).

Exzitatorische Einflüsse auf die Amplitude der Reflexantworten scheinen von periodontalen Rezeptoren auszugehen, da eine Lokalanästhesie der Schneidezähne zu einer Verminderung der Amplituden der Muskelantwort führt (Hoogmartens u. Caubergh 1988 b).

Die Indikationen für die Untersuchung des elektrisch bestimmten Masseterreflexes entsprechen weitgehend denen des elektrischen Blinkreflexes. Da, wie bereits erwähnt, die afferenten Impulse des Reflexbogens über den 3. Ast des N. trigeminus verlaufen, wird er auch zur Abgrenzung einer idiopathischen von einer symptomatischen Trigeminusneuralgie eingesetzt (Ongerboer de Visser u. Goor 1974). Bei der multiplen Sklerose finden sich pathologische Befunde in Form von ein- oder doppelseitigem Fehlen der Reflexantwort oder Latenzverlängerungen, wobei im Vergleich zum Blinkreflex die Rate pathologischer Auffälligkeiten geringer ist (Yates u. Brown 1981). Bei Tumoren im Mittelhirnbereich (Ongerboer de Visser 1982) und Durchblutungsstörungen im Hirnstammbereich (Hopf 1987) werden ebenfalls pathologische Befunde beobachtet (Abb. 11.16).

Hopf et al. (1991) fanden bei 51 Patienten mit einer internukleären Ophthalmoplegie im Rahmen einer multiplen Sklerose oder eines lakunären Infarktes eine auffällig große Anzahl (n = 41) von pathologischen MR-Befunden. Auch im Falle isolierter Okulomotoriusparesen fanden sich u. U. pathologische MR-Befunde, die auf eine Hirnstammläsion hinweisen. Die Kernspintomographie kann dabei normal sein (Thomke et al. 1995).

Untersuchungen zur Frage der Wertigkeit des Masseterreflexes bei prognostischen Aussagen im Falle von posttraumatischen Hirnstammschäden zeigen, daß in einer Patientengruppe, bei welcher ca. 3 Monate nach dem Trauma noch eine schwere Behinderung bestand, lediglich in ca. $^1/_3$ der Fälle ein normaler MR abzuleiten war, während bei den Patienten, bei welchen sich eine gute bis mäßiggradige Wiederherstellung einstellte, in 80 % ein normaler MR nach-

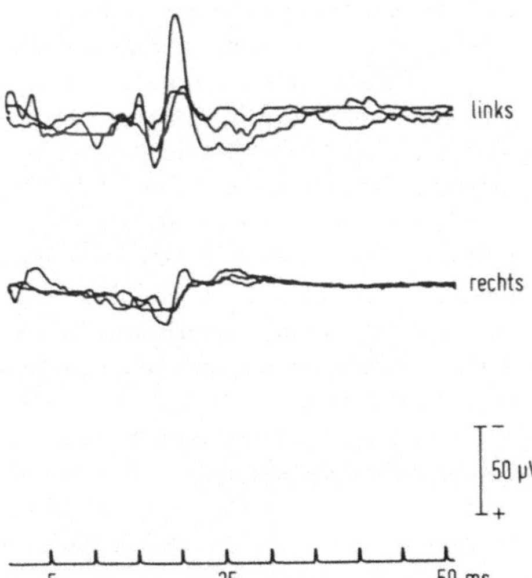


**Abb. 11.16.** Basilaristhrombose (B. E., 75 Jahre, weiblich): Deutlich verlängerte Latenzzeiten für den MR beidseits

weisbar war (Rumpl u. Prugger 1986). Lowitzsch u. Marzi (1986) fanden dagegen bei Patienten im Koma, dem unterschiedliche Erkrankungen zugrunde lagen, unabhängig von der Komatiefe bei allen Patienten Normbefunde, so daß sie diesem Reflex keine besondere Bedeutung für prognostische Aussagen beimessen.

Außerhalb der Hirnstammdiagnostik ist auf einen Befund von Bollen et al. (1986) hinzuweisen, die bei einer Patientin mit einer Chorea Huntington kürzere Latenzzeiten für den MR im Vergleich zu einer Kontrollgruppe fanden, was als Enthemmungsphänomen bei einer kortikalen Dysfunktion interpretiert wurde.

Raumfordernde Prozesse in der mittleren Schädelgrube können durch eine Herniation mediobasaler Schläfenlappenanteile zu einer Kompression der Trigeminuswurzel führen und so eine Veränderung des MR bewirken. Damit kann ein pathologischer MR-Befund nicht immer auf einen primären Hirnstammprozeß zurückgeführt werden (Klug u. Csecsei 1993).

## 11.2.4
## Der Kieferöffnungsreflex

Die elektrische Reizung von Haut- oder Schleimhautarealen, welche vom N. trigeminus versorgt werden, führt bei aktivem Kieferschluß zu einer kurzzeitigen Unterbrechung der Massetereninnervation. Diese reflektorische Hemmung des willkürlich innervierten M. masseter wurde 1948 erstmals von Hoffmann u. Tönnies als konstantes Fremdreflexphänomen beschrieben. Als Synonyma werden auch die Bezeichnungen Zungen-Kiefer-Reflex oder „silent period" der Massetermuskulatur verwendet. Die auf den Reiz hin folgende Innervationsstille im M. masseter ist als antagonistisches Phänomen zur Kieferöffnung durch den M. digastricus aufzufassen, der für die Mundöffnung verantwortlich ist. Die direkte reflektorische Kontraktion dieses Muskels auf den elektrischen Reiz kann nur durch hohe Reizstärken erreicht werden und ist beim Menschen nicht konstant zu beobachten (Struppler 1974).

Die Ableitung der Muskelaktivität des M. masseter erfolgt wie beim Masseterreflex. Gereizt wird mit bipolaren Oberflächenelektroden im Bereich des N. mentalis mit Reizstärken zwischen 10 und 40 mA. Um die nach ca. 15 ms eintretende Innervationsstille von einer Dauer, die 15 ms und mehr beträgt, nachzuweisen, muß der Proband einen festen Kieferschluß durchführen. In einer eigenen Kontrollgruppe von 22 gesunden Probanden fand sich ein Wiedereinsetzen der Masseterinnervation nach durchschnittlich 28 ms (unveröffentlicht). Bei einer Analysezeit von 200 ms zeigt sich eine weitere Phase der Innervationsstille, die nach ca. 40–50 ms beginnt (Abb. 11.17). Der Beginn der 1. und 2. Phase der Innervationsstille kann in Abhängigkeit von der Lokalisation einer Hirnstammläsion unabhängig voneinander verzögert sein (Ongerboer de Visser et al. 1990).

Auch bei gesunden Personen gelingt der Nachweis der Innervationsstille auf den elektrischen Reiz hin nicht immer.

So konnten Strenge et al. (1996) bei Normalpersonen in der Hälfte der Fälle nur gelegentlich oder gar nicht eine Innervationspause nachweisen. Eine Abhängigkeit von der Reizstärke bezogen auf die individuelle Schmerzschwelle war nicht zu beobachten, so daß der

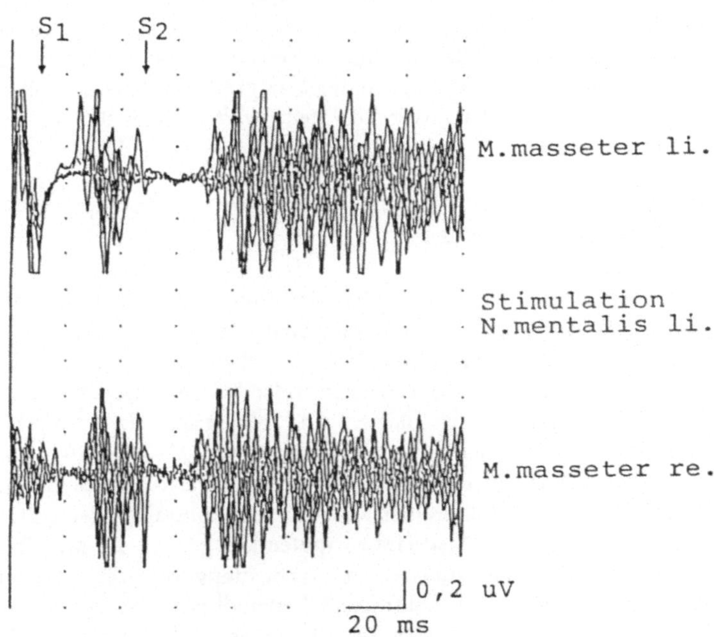


**Abb. 11.17.** Normaler Kieferöffnungsreflex: Verlängerung der Analysezeit auf 200 ms. Darstellung von 2 Innervationspausen bei ca. 15 und 45 ms

nozizeptive Charakter des Kieferöffnungsreflexes in Frage gestellt wurde. Eine signifikante Seitendifferenz für die Dauer der Innervationsstille bei Stimulation des rechten und linken N. mentalis konnte nicht nachgewiesen werden, so daß ausgeprägte Rechts/Links-Differenzen als pathologisch betrachtet werden müssen.

Die afferenten Impulse verlaufen in Abhängigkeit vom Reizort über den 2. und 3. Ast des N. trigeminus und der sensiblen Wurzel zur Brücke, wo eine bilaterale Verschaltung auf beide motorischen Kerne des N. trigeminus erfolgt, von denen aus die efferenten Impulse zum M. masseter beiderseits und M. digastricus gelangen (Dengler 1986). Urban u. Hopf (1992) weisen darauf hin, daß die Masseterinnervationsstille auch durch Elektrostimulation des N. medianus und Plexus cervicalis ausgelöst werden kann. In diesem Falle wird eine Impulsleitung über das untere bzw. mittlere Zervikalmark zu hemmenden pontinen Neuronen angenommen.

Aufgrund dieser Verschaltung können sowohl periphere Läsionen im Bereich des N. trigeminus als auch pontine Prozesse nachgewiesen werden, wie einzelne Beobachtungen zeigen (Dengler u. Struppler 1981 b). Systematische Untersuchungen an größeren Patientenkollektiven zur Frage des diagnostischen Stellenwertes dieses Reflexes liegen bisher nicht vor.

## 11.2.5
### Der postaurikuläre Reflex

Der postaurikuläre Reflex ist Teil der sonomotorischen Antwort, welche als Muskelreaktion von verschiedenen Muskeln des Kopfes und des Nackens auf akustische Reize hin abzuleiten ist. Er wird bilateral synchron mittels Oberflächen- oder Nadelelektroden, die im Bereich des M. auricularis plaziert sind, abgeleitet. Als akustischer Stimulus dient ein Click mit einer Intensität von 70–80 HLdB bei einer Reizfrequenz von 10/s. Die Clickstimulation erfolgt einseitig mit einer Vertäubung durch weißes Rauschen des kontralateralen Ohres. Zur Darstellung des Muskelantwortpotentials genügt die Mittelbildung von 200–500 Reizungen. Zur Vermeidung von Verzerrungen des biologischen Signals sollte die Filterbandbreite des Vorverstärkers 1–1000 Hz betragen (Maurer 1986). Als Muskelantwort findet sich eine hohe negative Spitze bei ca. 12 ms und eine nachfolgende positive Spitze bei ca. 16 ms (Abb. 11.18). Die Reflexantwort auf den

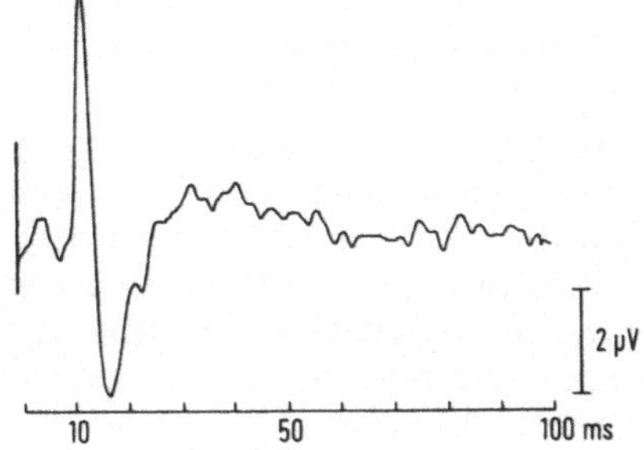

**Abb. 11.18.** Normaler postaurikulärer Reflex



akustischen Reiz hin ist sowohl ipsilateral als auch kontralateral zum spezifisch gereizten Ohr wegen der doppelseitigen Verschaltungen der Impulse über den Nucleus cochlearis und die obere Olive zum Fazialiskern beiderseits ableitbar, was auch als „crossed acoustic response" (Douek et al. 1973) bezeichnet wird.

Der postaurikuläre Reflex ist vor allem beim entspannten Probanden auch im Normalfalle nicht immer ableitbar. Eine vom Probanden während der Ableitung durchgeführte Willkürinnervation in Form von Neigung des Kopfes nach unten oder Lächeln kann die Darstellung der Reflexantwort verbessern (Dus u. Wilson 1975).

Der Einsatz in der neurologischen Diagnostik erfolgte bisher nur in Einzelfällen. Bei der multiplen Sklerose werden z. B. pathologische Befunde beschrieben (Robinson u. Rudge 1982; Trost et al. 1986). Clifford-Jones et al. (1979) beobachtete bei einer Gruppe von 66 Patienten mit einer multiplen Sklerose sogar eine höhere Rate pathologischer Befunde beim bilateralen postaurikulären Reflex als bei den Medianus-SEP. Insgesamt hat sich die Bestimmung des bilateralen postaurikulären Reflexes aber in der Routinediagnostik nicht durchgesetzt, was sicher auch auf die Inkonstanz dieses Reflexes zurückzuführen ist.

## 11.2.6
## Trigeminozervikaler Reflex

In letzter Zeit wurde von Lazzaro et al. (1996) beim Menschen auf einen elektrischen Trigeminusreiz hin eine bilaterale Reflexantwort im tonisch aktivierten M. sternocleidomastoideus beschrieben. Ähnliche Befunde sind früher bei der Katze nachgewiesen worden (Astelmark et al. 1992). Als Afferenz dieses trigeminozervikalen Reflexes (TCR) sind die Fasern des trigeminalen Systems zu betrachten, die den rostralen Anteil des Nucleus spinalis und trigeminus erreichen. Eine Umschaltung erfolgt wahrscheinlich auf beide Kerne des N. accessorius. Die Reizung des N. infraorbitalis erfolgt am Foramen infraorbitalis mit einem elektrischen Impuls von 0,1 ms Dauer. Die Muskelantwort wird mit Oberflächenelektroden bilateral über dem M. sternocleidomastoideus abgeleitet. Die Referenzelektroden werden mit einem Abstand von ca. 8 cm zu den differenten Elektroden über beiden Schlüsselbeinen plaziert. Der Patient muß während der Untersuchung den Kopf aus der horizontalen Ruhelage leicht anheben, um den M. sternocleidomastoideus tonisch zu innervieren. Nach Aufsummierung von ca. 500 Reizantworten findet sich bilateral ein biphasisches Potential mit einer positiven Peaklatenz von 19 (18,9 ± 1,2) und 30 (30,1 ± 3,9) ms. Die obere Grenze der Seitendifferenz betrug 1,8 ms.

Bei 3 Patienten mit Hirnstammläsionen im medullären Bereich fanden die o. g. Autoren Latenzverzögerungen oder pathologische Seitendifferenzen der Amplituden des Muskelantwortpotentials. Der Blinkreflex war normal.

Eigene Erfahrungen mit der Ableitung des TCR zeigen (Abb. 11.19), daß wegen der notwendigen Tonisierung des M. sternocleidomastoi-

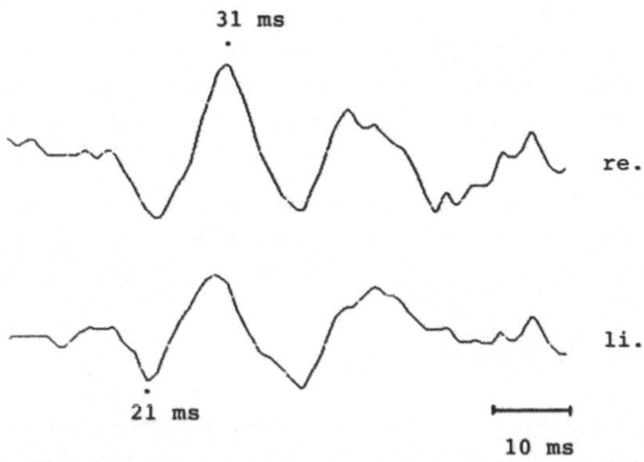


**Abb. 11.19.** Normaler trigeminozervikaler Reflex. Stimulation: N. infraorbitalis links mit ca. 3 fachem der sensiblen Schwelle; simultane Reizantwort vom N. sternocleidomastoideus rechts und links

deus eine gute Mitarbeit des Probanden erforderlich ist. Außerdem kann es u. U. wegen eines zu großen elektrischen Reizeinbruches und der muskulären Hintergrundaktivität zu mangelhafter Darstellung der Reflexantwort kommen. Sicherlich sind weitere Erfahrungen mit dieser Untersuchungstechnik notwendig, um ihre Wertigkeit für die neurophysiologische Funktionsdiagnostik bei medullären Affektionen zu beurteilen.

## 11.3
## Literatur


Alonso F, Traba A, Roldan R, Esteban A (1992) Lesion troncoencefalica en la esclerosis multiple, reflejo de parpadeo y potenciales evocados auditivos troncoencefalicos. Arch Neurobiol Madr 55: 89–98

Altenmuller E, Cornelius CP, Buettner UW (1990) Somatosensory evoked potentials following tongue stimulation in normal subjects and patients with lesions of the afferent trigeminal system. Electroencephalogr Clin Neurophysiol 77: 403–415

Astelmark B, Pinter MJ, Sasaki S, Tantisira B (1992) Trigeminal excitation of dorsal neck motoneurones in the cat. Exp Brain Res 92: 188–198

Bergamaschi R, Romani A, Versino M, Callieco R, Gaspari D, Citterio A, Cosi V (1994) Usefullness of trigeminal somatosensory evoked potentials to detect subclinical trigeminal impairment in multiple sclerosis patients. Acta Neurol Scand 89: 412–414

Bollen E, Arts RJHM, Roos RAC, van der Velde EA, Buruma OJS (1986) Brainstem reflexes and brainstem auditory evoked responses in Huntington's chorea. J Neurol Neurosurg Psychiatry 49: 313–315

Brodin P, Floystrand F, Orstavik J (1991) The masseteric reflex evoked by tooth and denture tapping. J Oral Rehabil 18: 327–335

Bromm B, Chen ACN (1995) Brain electrical source analysis of laser evoked potentials in response to painful trigeminal nerve stimulation. Electroencephal Clin Neurophysiol 95: 14–26

Buddenberg D (1987) Somato-sensorisch evozierte Potentiale nach Stimulation des N. trigeminus. EEG Labor 9: 149–155

Buettner UW, Petruch F, Schlegelmann K, Stöhr M (1982) Diagnostic significance of cortical somatosensory evoked potentials following trigeminal nerve stimulation. In: Courion J, Mauguiere F, Revol M (eds) Clinical applications of evoked potentials in neurology. Raven, New York, pp 339–375

Castellanos FX, Fine EJ, Kaysen D, Marsh WL, Rapoprt JL, Hallett M (1996) Sensorimotor gating in boys with Tourettes-Syndrome and Adhd – Preliminary results. Biol Psychiatry 39: 33–41

Chatrian GE, Canfield RC, Knauss TA, Lettich E (1975) Cerebral responses to electrical tooth pulp stimulation in man. Neurology 25: 745–757

Chatrian GE, Canfield RC, Lettich E, Black RC (1974) Cerebral responses to electrical stimulation of tooth pulp in man. J Dent Res 53: 1299

Chia LG, Shen WC (1993) Wallenberg's lateral medullary syndrome with loss of pain and temperature sensation on the contralateral face: clinical, MRI and electrophysiological studies. J Neurol 240: 462–467

Clifford-Jones RE, Clarke GP, Mayles P (1979) Crossed acoustic response combined with visual and somatosensory evoked responses in the diagnosis of multiple sclerosis. J Neurol Neurosurg Psychiatry 42: 749–752

Cruccu F, Ferracuti S, Leardi MG, Fabbri A, Manfredi M (1991) Nociceptive quality of the orbicularis oculi reflexes as evaluated by distinct opiate- and benzodiazepineinduced changes in man. Brain Res 556: 209–217

Cruccu G, Frisardi G, van Steenberghe D (1992) Side asymmetry of the jaw jerk in human craniomandibular dysfunction. Arch Oral Biol 37: 257–262

Cruccu G, Leandri M, Feliciani M, Manfredi M (1990) Idiopathic and symptomatic trigeminal pain. J Neurol Neurosurg Psychiatry 53: 1034–1042

Csécsei G (1982) Facial reflexes of short latency. Electromyogr Clin Neurophysiol 22: 39–44

Dalessio DJ, Mcisaac H, Aung M, Polich J (1991) Noninvasive trigeminal evoked potentials – Normative data and application to neuralgia patients. Headache 30: 696–700

Deltenre P, van Nechel C, Vercruysse A, Strul S, Capon A, Ketelaer P (1982) Results of a prospective study on the value of combined visual, somatosensory, brainstem auditory evoked potentials and blink reflex measurements for disclosing subclinical lesions in suspected multiple sclerosis. In: Courjon J, Mauguiere F, Revoli M (eds) Clinical applications of evoked potentials in neurology. Raven, New York, pp 473–479

Dengler R (1982) Die Bedeutung der Hirnstammreflex-Myographie für die Diagnostik von Affektionen des Hirnstamms und der Hirnnerven. In: Struppler A (Hrsg) Elektrophysiologische Diagnostik in der Neurologie. Thieme, Stuttgart, S 214–217

Dengler R (1986) Hirnstammreflexe – Topographische Beziehungen. In: Lowitzsch K (Hrsg) Hirnstammreflexe. Thieme, Stuttgart

Dengler R, Kossen A, Gippner C, Struppler A (1982) Quantitative analysis of blink reflexes in patients with hemiplegic disorders. Electroencephal Clin Neurophysiol 53: 513–524

Dengler R, Struppler A (1981a) Anatomische und physiologische Grundlagen des elektrisch evozierten Blinkreflexes. Z EEG EMG 12: 226

Dengler R, Struppler A (1981b) Neurophysiological diagnosis of trigeminal nerve function. In: Samii M, Jannetta PJ (eds) The cranial nerves. Springer, Berlin Heidelberg New York, pp 302–311

Dengler R, Struppler A (1986) Modifikation der Rekrutierungsschwelle einzelner motorischer Einheiten im Blinkreflex von Patienten mit zentralmotorischen Störungen. In: Lowitzsch K (Hrsg) Hirnstammreflexe. Thieme, Stuttgart

Dobiasch F, Hielscher H (1989) SEP-Befundspektren im Vergleich mit dem klinischen Befund, EEG und CT bei Großhirnläsionen. Z EEG EMG 20: 204

Dogui M, Mrizak N, Yacoubi M, Ali BB, Paty J (1991) Potentiels evoques somesthesiques du trijumeau chez des travailleurs manipulant le trichlorethylene. Neurophysiol Clin 21: 95–103

Douek EE, Gibbson WPR, Humphries KN (1973) The „crossed" acoustic response. J Laryngol Otol 87: 711–726

Drechsler F, Neuhauser B (1986) Somatosensory trigeminal evoked potentials in normal subjects and in patients with trigeminal neuralgia before and after thermocoagulation of the ganglion gasseri. Electromyogr Clin Neurophysiol 26: 315–326

Drechsler F, Wickboldt J, Neuhauser B, Miltner F (1977) Somatosensory trigeminal evoked potentials in normal subjects and in patients with trigeminal neuralgia before and after thermocoagulation of the ganglion. Electroencephal Clin Neurophysiol 43: 496

Dus V, Wilson SJ (1975) The click-evoked post-auricular myogenic response in normal subjects. EEG Clin Neurophysiol 39: 523–525

Ferguson IT (1978) Electrical study of jaw and orbicularis oculi reflexes after trigeminal nerve surgery. J Neurol Neurosurg Psychiatry 41: 819–823

Gatzonis S, Stamboulis E, Korres S, Doris S (1996) Startle Syndrome – The blink reflex study suggests the private involvement of lower brain-stem in the pathophysiology. Acta Neurol Scand 93: 303–305

Gerstenbrand F, Lücking CH (1970) Die akuten traumatischen Hirnstammschäden. Arch Psychiat Nervenkr 231: 264–281

Hayashi M, Ishizaki A, Sasaki H, Iwakawa Y (1992) Multimodality evoked potentials in severe athetoid cerebral palsy: correlation with clinical features and all-night polygraphical data. Brain Dev 14: 156–160

Hess K, Kern S, Schiller HH (1984) Blink reflex in trigeminal sensory neuropathy. Electromyogr Clin Neurophysiol 24: 185–190

Hielscher H (1984) Eletrophysiologische Untersuchungsmethoden bei Erkrankungen im Hirnstammbereich. Eine vergleichende Studie unter besonderer Berücksichtigung der über den N. trigeminus vermittelten somatosensorischen Antwortpotentiale. Habilitationsschrift, Essen

Hielscher H, Ewert T, Roosen K (1982) Prae- und postoperative Verlaufskontrollen mittels somatosensorisch evozierter Potentiale vom N. trigeminus bei Trigeminus-Neuralgien. In: Struppler A (Hrsg) Elektrophysiologische Diagnostik in der Neurologie. Thieme, Stuttgart, S 32–33

Hielscher H, Jörg J, Lehmann HJ, Scheuerl M (1980) Trigeminus-evozierte Potentiale: Methodik und pathologische Befunde. Z EEG EMG 11: 229

Hielscher H, Sattler J (1988) Somatosensorisch evozierte Potentiale bei Stimulation des N. supraorbitalis. Z EEG EMG 19: 192

Hoffmann PJ, Tönnies JF (1948) Nachweis des völlig konstanten Vorkommens des Zungenkieferreflexes beim Menschen. Pflüger Arch Ges Physiol 250: 103–108

Hoogmartens MJ, Caubergh MAA (1988a) Left-right ratio of the normalized jaw jerk amplitude at full occlusion in the human masseter muscles. Electromyogr Clin Neurophysiol 28: 123–129

Hoogmartens MJ, Caubergh MAA (1988b) Left-right ratio of the jaw jerk amplitude in the human masseter muscles without periodontal input. Electromyogr Clin Neurophysiol 28: 131–135

Hopf HC (1986) Anatomische und physiologische Grundlagen der Hirnstammreflexdiagnostik – Wertung der Befunde in der klinischen Praxis. In: Lowitzsch K (Hrsg) Hirnstammreflexe. Thieme, Stuttgart, S 166–177

Hopf HC (1987) Vertigo and masseter paresis. A new local brainstem syndrome probably of vascular origin. J Neurol 235: 42–45

Hopf HC, Thomke F, Gutmann L (1991) Midbrain vs pontine medial longitudinal Fasciculus lesions – The Utilization of masseter and blink reflexes. Muscle Nerve 14: 326–330

Huang CM, Feely M (1982) Trigeminal evoked potentials in the cat. Electroencephal Clin Neurophysiol 54: 63–70

Karol EA, Sanz OP, Rey RD (1991) Sensory and motor trigeminal evoked potentials to localize the position of trigeminal electrodes. Acta Neurochir Wien 108: 110–115

Kimura J (1971) Electrodiagnostic study of brainstem strokes. Stroke 2: 156–161

Kimura J (1973) The blink reflex as a test for brainstem and higher central nervous system function. In: Desmedt EJ (ed) New developments in electromyography and clinical neurophysiology, Vol 3. Karger, Basel, pp 682–691

Kimura J (1974) Effect of hemispheral lesions on the contralateral blink reflex: A clinical study. Neurology 24: 168–174

Kimura J (1975) Electrically elicited blink reflex in diagnosis of multiple sclerosis. Brain 98: 413–426

Kimura J, Rodnitzky RL, van Allen MW (1970) Electrodiagnostic study of trigeminal nerve. Neurology 20: 574–583

Kjaer M (1982) The value of multimodal evoked potentials approach in the diagnosis of multiple sclerosis. In: Courjon J, Mauguiere F, Revol M (eds) Clinical applications of evoked potentials in neurology. Raven, New York, pp 507–512

Klug N, Csécsei G (1993) Hirnstammreflexe im Verlauf. In: Steudel et al. (Hrsg) Evozierte Potentiale im Verlauf. Springer, Berlin Heidelberg New York Tokyo

Kugelberg E (1952) Facial reflexes. Brain 75: 385–396

Lazarro V, Restuccia D, Nardone R, Tartaglione T, Quartarone A, Tonali P, Rothwell JC (1996) Preliminary clinical observations on a new trigeminal reflex: The trigemino-cervical reflex. Neurology 46: 479–485

Leandri M, Favale E (1991) Diagnostic relevance of trigeminal evoked potentials following infraorbital nerve stimulation. J Neurosurg 75: 244–250

Leandri M, Parodi CI, Favale E (1985) Early evoked potentials detected from the scalp of man following intraorbital nerve stimulation. Electroencephal Clin Neurophysiol 62: 99–107

Leandri M, Parodi CI, Zattoni J, Favale E (1987) Subcortical and cortical responses following infraorbital nerve stimulation in man. Electroencephal Clin Neurophysiol 66: 253–262

Leandri M, Gottlieb A (1996) Trigeminal evoked potential – monitored thermorhizotomy: a novel approach for relief of trigeminal pain. J Neurosurg 84: 929–939

Lekic D, Cenic D (1992) Pain and tooth pulp evoked potentials. Clin Electroencephalogr 23: 37–46

Lowitzsch K, Marzi I (1986) Multimodale Hirnstammreflexe in der Prognose des Koma. In: Lowitzsch K (Hrsg) Hirnstammreflexe. Thieme, Stuttgart, S 237–251

Lunsford LD, Bennett MH, Martinez AJ (1985) Experimental trigeminal glycerol injection. Electrophysiologic and morphologic effects. Arch Neurol 42: 146–149

Malin JP (1980) Der Orbicularis-Reflex. Electrophysiologische Untersuchungsergebnisse und Habituation. Fortschr Med 98: 1252–1256

Malin JP (1981) Trigeminal and facial nerve involvement in Charcot-Marie-Tooth disease. J Neurol 226: 101–109

Malin JP (1982) The human orbicularis oculi reflex. Some principal remarks. Electromyogr Clin Neurophysiol 22: 45–53

Malin JP, Müller H, Pathold U (1980) Zum Stellenwert der Untersuchung des elektrisch ausgelösten Blinkreflexes in der Diagnostik der multiplen Sklerose. In: Reisner H, Schnaberth G (Hrsg) Fortschritte der technischen Medizin in der neurologischen Diagnostik und Therapie. Springer, Wien, S 235–237

Malin JP, Stötzel R, Freund G (1980) Veränderungen des Blinkreflexes (Orbicularis-Oculi-Reflexes) im Koma: lokalisatorische und prognostische Bedeutung. Z EEG EMG 11: 12–18

Malin JP, Stötzel R, Tritschler J (1980) Habituation des menschlichen Orbicularis oculi-Reflexes. Z EEG EMG 11: 111–118

Matsumoto H, Noro H, Kaneshige Y, Chiba S, Miyano N, Motoi Y, Yanada Y (1992) A correlation study between blink reflex, habituation and clinical state in patients with Parkinson's disease. J Neurol Sci 107: 155–159

Maurer K (1986) Sonomotorische Reflexantworten. In: Lowitzsch K (Hrsg) Hirnstammreflexe. Thieme, Stuttgart, S 71–79

Meincke U, Ferbert A, Vielhaber S, Buchner H (1992) Exzitabilität des Blinkreflexes bei Selbst- und Fremdauslösung. EEG EMG 23: 43–47

Nacimiento W, Podoll K, Graeber MB, Topper R, Mobius E, Ostermann H, Noth J, Kreutzberg GW (1992) Contralateral early blink reflex in patients with facial nerve palsy: indication for synaptic reorganization in the facial nucleus during regeneration. J Neurol Sci 109: 148–155

Namerow NS (1973) Observations of the blink reflex in multiple sclerosis. In: Desmedt JE (ed) New developments in electromyography and clinical neurophysiology, Vol 3. Karger, Basel, pp 692–696

Neau JP, Gil R, Rosolacci T, Jonveaux T, Burbaud P, Agbo C (1991) Apports du reflexe trigemino facial dans l'étude du syndrome de Wallenberg. Neurophysiol Clin 21: 25–29

Nishimura T, Mori K (1996) Blink reflex in meningomyelocele, with special reference to its usefullness in the evaluation of brain-stem dysfunction. Childs Nerv Syst 12: 2–12

Ongerboer de Visser BW (1982) Afferent limb of the human jaw reflex: Electrophysiologic and anatomic study. Neurology 32: 563–566

Ongerboer de Visser BW, Cruccu G, Manfredi M, Koelman JHTHM (1990) Effects of brainstem lesions on the masseter inhibitory reflex. Brain 113: 781–792

Ongerboer de Visser BW, Goor C (1974) Electromyographic and reflex study in idiopathic and symptomatic trigeminal neuralgias: Latency of the jaw and blink reflexes. J Neurol Neurosurg Psychiatry 37: 1225–1230

Ongerboer de Visser BW, Goor C (1976) Jaw reflexes and masseter electromyograms in mesencephalic and pontine lesions: An electrodiagnostic study. J Neurol Neurosurg Psychiatry 39: 90–92

Ongerboer de Visser BW, Kuypers GJM (1978) Late blink reflex changes in lateral medullary lesions. Brain 101: 285–294

Overend W (1896) Preliminary note on a new cranial reflex. Lancet I: 619

Pellegrini JJ, Horn AKE, Evinger C (1995) The trigeminally evoked blink reflex. 1. neuronal circuits. Exp Brain Res 107: 166–180

Pogrel MA, Mouhabaty D, Dodson T, Rampil I, Grecco M (1992) Trigeminal somatosensory evoked potentials: a normal value study. J Dent 20: 298–301

Polich J, Dalessio DJ, Aung M, DeYaman M (1995) Non-invasive trigeminal evoked potentials: normative aging data. Cephalalgia 15: 147–151

Raffaele R, Palmeri A, Ricca G, Casabona A, Perciavalle V (1990) Unilateral enhancement of early and late blink reflex components in hemidystonia. Electromyogr Clin Neurophysiol 30: 469–473

Reichel G, Röder H (1983) Elektronenphysiologische Hirnstammdiagnostik. Elektromyographie und Elektroneurographie des Hirnnervenbereiches sowie trigeminofaziale Reflexe. In: Neumärker KJ (Hrsg) Hirnstammläsionen. Enke, Stuttgart, S 44–48

Ridderheim PA, von Essen C, Blom S, Zetterlund B (1985) Intracranially recorded compound action potentials from the human trigeminal nerve. Electroencephal Clin Neurophysiol 61: 138–140

Robinson K, Rudge P (1982) The use of auditory potentials in neurology. In: Halliday AM (ed) Evoked potentials in clinical testing. Churchill Livingstone, Edinburgh, pp 373–392

Rossi B, Vista M, Farnetani W, Gabrielli L, Vignocchi G, Bianchi F, Berton F (1995) Modulation of electrically elicited blink reflex components by visual and acoustic prestimuli in man. Int J Psychophysiol 20: 177–187

Rumpl E, Gerstenbrand F, Hackl JM, Prugger M (1982) Some observations on the blink reflex in posttraumatic coma. Electroencephal Clin Neurophysiol 54: 406–417

Rumpl E, Prugger M (1986) Der prognostische Wert von Masseter- und Blinkreflexuntersuchungen bei posttraumatischen Hirnstammschäden. In: Lowitzsch K (Hrsg) Hirnstammreflexe. Thieme, Stuttgart, S 230–236

Salar G, Iob J, Mingrino S (1982) Somatosensory evoked potentials before and after percutaneous thermocoagulation of the gasserian ganglion for trigeminal neuralgia. In: Courjon J, Mauguiere F, Revol M (eds) Raven, New York, pp 359–365

Sazbon L, Solzi P, Steinvil Y, Becker E (1988) Blink reflex in patients in prolonged coma. Electromyogr Clin Neurophysiol 28: 151–158

Scharafinski HW, Hielscher H, Scheuerl M (1983) Trigeminus-evozierte cerebrale Potentiale bei multipler Sklerose und ihre Beziehung zum klinischen Befund. Z EEG EMG 14: 223

Scharafinski H, Hielscher H, Scheuerl M (1984) Somatosensory evoked potentials by stimulation of the trigeminal nerve in multiple sclerosis and their correlation to signs and symptoms. Electrocephal Clin Neurophysiol 57: 282

Schieppati M, Ducati A (1984) Short latency cortical potentials evoked by tactile air-jet stimulation of body and face in man. Electroencephal Clin Neurophysiol 58: 418–425

Schmidt J (1970) Die Beeinflussung der langsamen Hirnrindenpotentiale des Menschen nach elektrischer Zahnreizung durch Analgetica. Acta Biol Med Ger 24: 361–368

Singh N, Kuldip K, Brisman R (1982) Trigeminal nerve stimulation: Short latency somatosensory evoked potentials. Neurology (NY) 32: 97–101

Soustiel JF, Christyakov AV, Hafner H, Youssim E, Feinsod M (1996) Intracranial recording from the brain-stem and the trigeminal nerve following upper lip stimulation. Electroencephal Clin Neurophysiol 100: 51–54

Soustiel JF, Hafner H, Christyakov AV, Yarnitzky D, Sharf B, Guilburd JN, Feinsod M (1996) Brain stem trigeminal and auditory evoked potentials in multiple sclerosis: physiological insights. Electroencephal Clin Neurophysiol 100: 152–157

Soustiel JF, Hafner H, Guilburd JN, Zaaroor M, Levi L, Feinsod M (1993) A physiological coma scale – Grading of coma by combined use of brain-stem trigeminal and auditory evoked potentials and the Glasgow coma scale. Electroencephal Clin Neurophysiol 87: 277–283

Spillane JD (1981) Atlas der klinischen Neurologie. (Deutsche Übersetzung von Gänshirt H, Reuther R.) Thieme, Stuttgart

Stechison MT (1993) The trigeminal evoked potential, Part II: Intraoperative recording of short-latency responses. Neurosurgery 33/4: 639–644

Stechison MT, Kralick FJ (1993) The trigeminal evoked potential, Part I: Long-latency responses in awake or anesthetized subjects. Neurosurgery 33: 633–638

Stöhr M, Dichgans J, Diener HC, Buettner UW (1982) Evozierte Potentiale, SEP – VEP – AEP. Springer, Berlin Heidelberg New York

Stöhr M, Petruch F (1979) Somatosensory evoked potentials following stimulation of the trigeminal nerve in man. J Neurol 220: 95–98

Straschill M (1980) Orbicularis-oculi-Reflex mit fehlender früher Komponente und normaler später Reaktion bei einem Patienten mit intrapontinem Tumor. Z EEG EMG 11: 19–20

Strenge H, Zichner V, Niederberger U (1996) Exteroceptive silent period of masseter muscle activity evoked by electrical mental nerve stimulation – Relation to nonpain and pain sensations. Funct Neurol 11: 17–27

Struppler A (1974) Elektromyographie der zentralen Innervationsstörungen. Reflexuntersuchungen. In: Hopf HC, Struppler A (Hrsg) Elektromyographie. Lehrbuch und Atlas. Thieme, Stuttgart, S 166–200

Tackmann W, Ettlin T, Barth R (1982) Blink reflexes elicited by electrical, acoustic and visual stimuli. I. Normal values and possible anatomical pathways. Eur Neurol 21: 210–216

Tackmann W, Strenge H, Barth R (1980) Wertigkeit verschiedener elektrophysiologischer Untersuchungsmethoden in der Diagnostik der multiplen Sklerose. In: Reisner H, Schnaberth G (Hrsg) Fortschritte der technischen Medizin in der neurologischen Diagnostik und Therapie. Springer, Wien, S 221–224

Tackmann W, Vogel P (1986) Blinkreflexe verschiedener Reizmodalität und akustisch evozierte Hirnstammpotentiale in der Diagnostik der multiplen Sklerose. In: Lowitzsch K (Hrsg) Hirnstammreflexe. Thieme, Stuttgart

Tanaka H (1992) Determination of trigeminal sensory evoked potentials in Bell's palsy. Nippon Jibiinkoka Gakkai 95: 1145–1150

Taverner D (1969) The localisation of isolated cranial nerve lesions. In: Vinken PJ, Bruyn GW (eds) Hdb Clin Neurol, Vol 2. North-Holland Publ, Amsterdam, pp 52–106

Thomke F, Tettenborn B, Hopf HC (1995) 3 rd nerve palsy as the sole manifestation of midbrain ischemia. Neuroophthalmology 15: 327–335

Thomke F, Hopf HC (1992) Höhenlokalisation von Läsionen bei internuklearer Ophthalmoplegie mittels Masseter- und Blinkreflex. Schweiz Rundsch Med Prax 81: 1481–1484

Trost E, Wilking E, Buettner UW (1986) Der Postauricularreflex (PAR): Definition, Normwerte, Einsatz in der Diagnostik. In: Lowitzsch K (Hrsg) Hirnstammreflexe. Thieme, Stuttgart, S 80–86

Urban PP, Hopf HC (1992) Masseter-Innervationspausen (silent periods) nach Stimulation des N. medianus, Plexus cervicalis und N. mentalis. EEG EMG 23: 48–52

Vila N, Valls J, Alvarez R (1994) Blink reflex in Wallenberg's syndrome. J Neurol 241: 460–461

Vriens JPM, Pasman JW (1994) Assessment of trigeminal nerve function by means of short latency somatosensory evoked potentials after microneurosurgical repair. J Craniomaxillofac Surg 22: 156–162

Yates SK, Brown WF (1981) The human jaw jerk: Electrophysiologic methods to measure the latency, normal values, and changes in multiple sclerosis. Neurology (NY) 31: 632–634

# 12 Transkranielle magnetische Stimulation

D. Claus

**Liste der verwendeten Abkürzungen:**

| | |
|---|---|
| ADM | Abductor digiti minimi |
| AEP | akustisch evoziertes Potential |
| CIDP | chronisch inflammatorische demyelinisierende Polyneuropathie |
| CMC | zentrale motorische Leitung, pathologisch bei verlängerter CMCT oder Amplitudenminderung |
| CMCT | zentrale motorische Leitungszeit |
| PMCV | periphere motorische Leitgeschwindigkeit von der spinalen Vorderwurzel zum Handgelenk |
| SEP | somatosensorisch evoziertes Potential |
| VEP | visuell evoziertes Potential |
| ADCA | autosomal dominante zerebelläre Ataxie |
| ALS | amyotrophe Lateralsklerose |
| EOCA | vor dem 20. Lebensjahr beginnende zerebelläre Ataxie |
| FA | Friedreich-Ataxie |
| HMSN | hereditär motorisch sensorische Neuropathie |
| HSP | hereditär spastische Paraplegie, spastische Spinalparalyse |
| LOCD | nach dem 20. Lebensjahr beginnende zerebelläre Ataxie |
| MS | multiple Sklerose |
| PMAP | peroneale (neurale) Muskelatrophie mit Pyramidenbahnzeichen |
| TA | Musculus tibialis anterior |

## 12.1
## Zur Methode magnetischer Stimulation

Merton u. Morton hatten 1980 gezeigt, daß der menschliche Kortex transkraniell elektrisch gereizt werden kann [36]. Der Stimulus muß aber, um die kapazitiven Widerstände von Kalotte und Meningen zu überwinden, relativ stark sein. Deshalb wird er oft als schmerzhaft empfunden. Barker et al. stellten 1985 [3, 4] eine neue magnetische Reiztechnik vor, bei der ein sich rasch änderndes magnetisches Feld intrakraniell einen Reizstrom induziert. Dieser Strom braucht keine anderen Strukturen zu überwinden, um den Kortex zu erreichen. Bei elektrischer Stimulation verlaufen die Stromlinien zwischen den beiden extrakraniell gelegenen Reizpolen, wo sie ihre höchste Dichte haben. Der magnetisch induzierte Reizstrom hat seine höchste Dichte unter den Windungen der zirkulären

Flachspule. Er wird nicht durch die Widerstände der Schädelkalotte und der Dura abgeschwächt. Das Risiko einer möglichen Fokussierung der Stromdichte im Hirngewebe durch darüberliegende Areale mit niedrigem Widerstand besteht bei magnetischer Induktion nicht [1]. Der Reiz ist schmerzlos. Von der elektrischen transkraniellen Stimulation ist bekannt, daß bipolare Elektrodenanordnung auf der Kalotte mit einer frontalen Kathode und Anode über dem Motorkortex am wirksamsten ist. Ähnliche Verhältnisse können theoretisch durch die flach aufliegende Reizspule mit über der zu reizenden Hemisphäre in frontookzipitaler Richtung fließendem Strom erreicht werden, da die intrazerebral induzierten Ströme in umgekehrter Richtung fließen (Abb. 12.1). Um den kontralateralen Motorkortex zu reizen, genügt es, die Spule mit der Oberseite nach unten zu drehen [41].

Im folgenden soll eine sehr vereinfachte Darstellung zur Beschreibung der magnetischen Induktion gegeben werden [9a].

Magnetische Feldlinien haben keinen Anfang und kein Ende, es gibt keine den Elektronen vergleichbare magnetische Ladungsträger. Befinden sich 2 Spulen parallel zueinander, und ist die erste Spule von einem elektrischen Strom durchflossen, so wird diese von einem stationären magnetischen Feld umgeben. In der Empfängerspule fließt dann kein Strom. Bewegen sich die Spulen gegeneinander oder ändert sich der Stromfluß in Spule I, so kommt es zu einer Änderung des magnetischen Feldes, und in die Empfängerspule (repräsentativ für das Hirngewebe) wird ein Strom induziert. Bei Stromzunahme in Spule I fließt der induzierte Strom in Spule II spiegelverkehrt, bei Abnahme des Primärstromes fließt er in gleicher Richtung (Lenz-Regel). Der induzierte Strom ist um so stärker, je schneller sich das magnetische Feld ändert. Seine Stärke hängt auch vom Sinus $\Phi$, dem Winkel zwischen den Feldlinien und der Empfängerspule ab. Die Induktion ist darum bei 90° am größten. Dieser Spezialfall soll in den folgenden Formeln vereinfachend betrachtet werden (sin $\emptyset$ = 1). Außerdem wird der einfachste Fall einer kreisförmigen Stromschleife untersucht. In der Mitte einer kreisförmigen, nicht zu langen Spule besteht eine inverse lineare Beziehung zwischen Radius und magnetischer Feldstärke (H). Bei – verglichen mit dem Spulenradius – großem Abstand und ebenso bei tangentialer Spulenposition, nehmen H und auch B mit der dritten Potenz zur Entfernung ab. Der Einfluß der Entfernung auf die magnetische Induktion ist

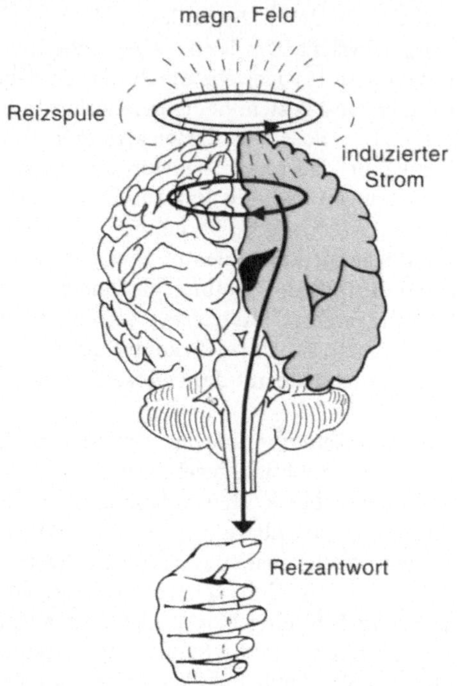


**Abb. 12.1.** Durch den schnell zunehmenden Stromfluß in der Reizspule wird ein
Magnetfeld aufgebaut, das die Schädelkalotte durchdringt und Reizströme in das
Hirngewebe induziert. Die induzierten Ströme fließen in umgekehrter Richtung
zum Induktionsstrom. Nach kortikaler Reizung kann eine Summenantwort von
den Muskeln der kontralateralen Hand abgeleitet werden

bei transkranieller Stimulation von der komplizierten Verteilung der
magnetischen Felddichte im Gewebe abhängig. Unter Voraussetzung
eines homogenen Mediums kann etwa bis zu einem Abstand von einem Radius der Reizspule eine angenähert lineare Abnahme angenommen werden, bei größerer Distanz oder, wenn die Spule tangential gehalten wird, ist die dritte Potenz der Entfernung anzunehmen.
Stromverlauf, Stromdichte und Spannungsabfall werden vom Gewebewiderstand beeinflußt. Die Induktion ist parallel zur Spule, senkrecht zu den magnetischen Feldlinien maximal.

B = Feld magnetischer Induktion oder magnetische Induktion, gemessen in

Tesla $(T = \dfrac{V \times s}{m^2}$.

Das Gesetz der magnetischen Induktion wurde 1831 von dem englischen Physiker Michael Faraday entdeckt. Das induzierte elektrische Feld (E) ist von der Geschwindigkeit und Stärke der magnetischen Feldänderung ($\Delta B$ – eine Funktion von $\Delta H$) abhängig. Sie wird von mehreren Faktoren beeinflußt. Im Spezialfall transkranieller magnetischer Stimulation spielen vor allem die Geschwindigkeit der Stromflußänderung in der Primärspule ($\Delta I$ in der Reizspule), die Spulenorientierung (am besten flach aufliegend, $\emptyset = 90°$), die Entfernung, Radius und Windungszahl der Reizspule eine Rolle [9a]. Im Gewebe fließen wahrscheinlich keine zirkulären Induktionsströme wie in Spulen. Die Verhältnisse sind darum wesentlich weniger überschaubar [41], gehorchen aber den physikalischen Gesetzen. Der Induktionsstrom ist umgekehrt dem Gewebewiderstand proportional. Die Falx cerebri, Haut, Fettgewebe und Kalotte haben relativ hohe Widerstandswerte. Hirngewebe und vor allem Liquor haben eine bessere elektrische Leitfähigkeit, hier fließen darum stärkere Induktionsströme (im mA-Bereich).
Theoretisch können mit den von herkömmlichen Geräten produzierten Reizen nervale Strukturen bis in eine Gewebetiefe von etwa 5 cm erregt werden. Da der Reizimpuls stärker ansteigt als abfällt, induziert das zunehmende magnetische Feld den intrazerebralen Reizstrom. Dieser entspricht der ersten Ableitung des Stromes in der Spule, und seine Flußrichtung ist spiegelverkehrt dazu. Entsprechend der magnetischen Felddichte wird die größte Reizstromdichte nicht unter dem Zentrum der zirkulären Flachspule, sondern unter den mittleren Windungen erreicht. Ferromagnetische Materialien können als Spulenkerne das Magnetfeld bündeln. Sie haben aber eine Sättigungscharakteristik, die der raschen Zunahme des Magnetfeldes und damit der elektromagnetischen Induktion Grenzen setzt. Ferromagnetische Spulenkerne können darum in Reizspulen nicht eingebaut werden. Einfluß darauf, welche Strukturen erregt werden, haben die Spulenform und Windungszahl, Spulenposition, Spulenorientierung zum Schädel, die Reizintensität, Anstiegssteilheit und die Erregbarkeit der Nerven selbst.

Der Magnetstimulator [3, 4] besteht aus einer zirkulären flachen Kupferspule, die von einem starken Stromimpuls aus einer simultanen Kondensatorentladung durchflossen wird [3, 37]. Dadurch baut sich um die Spule ein rasch veränderliches intensives magnetisches Feld auf. Die Strukturen des Schädels werden vom Magnetfeld durchdrungen, und es werden – dem Faradayschen Gesetz zufolge – kurze intrakranielle Ströme induziert.

Verschiedene Magnetstimulatoren sind kommerziell erhältlich. Für die praktische Anwendung ist ein verzögerungsfreier TTL-Triggerausgang hilfreich. Die Lebensdauer der Kondensatoren entscheidet wesentlich über Ausfallszeiten und Betriebskosten der Geräte. Die Stärke des induzierten Reizstromes wird gut durch die Anstiegssteilheit des induzierten Stromes und das Feld der magnetischen Induktion (Tesla), gemessen im Zentrum der Stimulatorspule, definiert.

Einige Geräte:

- **Cadwell MES–10:** mittlerer Spulendurchmesser 7 cm, Feld im Spulenzentrum 2 Tesla.
- **Dantec, Magnetstimulator 16 E 05:** maximale Ausgangsspannung 1560 V, maximaler Stromfluß in der Reizspule 10 000 A.
- **Digitimer D 190:** maximaler Stromfluß in der Reizspule etwa 12 000 A, Feld im Spulenzentrum 1–1,5 Tesla, Anstiegszeit induzierter Reiz 3 µs.
- **Novametrix,** Magstim 200: maximale Ausgangsspannung 2900 V, maximaler Stromfluß in der Reizspule 5500 A, Feld im Spulenzentrum 2 Tesla.

Die notwendige Energie wird in einigen Stimulatoren mit einem Impuls hoher Spannung, bei anderen mit hohen Stromstärken aufgebracht.

## 12.1.1
### Reizmethodik

Für die Untersuchung zu Handmuskeln wird die Spule des Gerätes mit dem Zentrum über dem Vertex lokalisiert, und zwar so, daß der intrazerebrale Reizstrom in Uhrzeigerrichtung (re. Hand) oder umgekehrt dazu (li. Hand) fließt. Für die Ableitung von Fußmuskeln hat sich eine weiter rostral gelegene Spulenposition mit dem Zen-

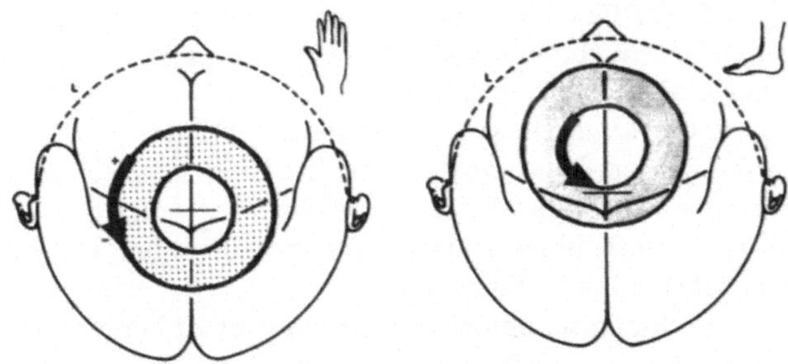

**Abb. 12.2.** Schematisch dargestellt sind die Spulenposition und Stromrichtung. Für die CMCT-Untersuchung zur rechten Hand wird die Spule über dem Vertex zentriert, für die Untersuchung zur unteren Extremität über Fz (*Pfeile* markieren den Stromfluß in der Spule)

trum über Fz bewährt (Abb. 12.2). Eine besser fokalisierte Stimulation, bei der die kontralaterale Hemisphäre nicht mit erregt wird, kann mit Doppelspulen erreicht werden. Dabei liegt die sagittal orientierte Spulentaille für die Untersuchung zu Handmuskeln etwa 5 cm lateral des Vertex über der Zentralregion der kontralateralen Hemisphäre. Für Untersuchungen zu Beinmuskeln liegt die horizontal orientierte Spulentaille etwa 1,5 cm lateral des Vertex [14a]. Kleine Handmuskeln haben eine besonders niedrige kortikale Reizschwelle. Zunächst wird die Stärke des transkraniellen magnetischen Reizes (ausgedrückt in % des Maximums) schrittweise erhöht, um den Schwellenwert bei entspanntem Ableitmuskel zu finden. Die geringste Reizintensität, die zu reproduzierbaren Muskelantworten führt, wird als Schwellenreiz definiert, sie liegt für den ADM bei 40–65 % [9]. Anspannung des Zielmuskels führt zu Latenzverkürzung, Potentialvergrößerung und Verbreiterung. Bei klinischen Fragestellungen wird mit 10–20 % angespannter Zielmuskulatur untersucht. Bei kleinen Antworten, die schwer vom Hintergrund-EMG unterscheidbar sind, kann auch die homologe kontralaterale Muskulatur angespannt werden, um einen Fazilitationseffekt zu erzielen [26]. Die Reizstärke bei angespannter Muskulatur wird so lange gesteigert, bis keine wesentliche Latenzverkürzung oder Amplitudenzunahme mehr erzielt und gut reproduzierbare Potentiale generiert werden (etwa 20 % oberhalb des Schwellenreizes). Von 4 aufeinanderfolgenden Ableitungen werden die kürzeste Latenz und die größte Amplitude zur Bewertung herangezogen, um die intraindividuelle Variabilität der Ergebnisse möglichst gering zu halten.

Der transkranielle Reiz ist schmerzlos. Ein leichtes Klopfen infolge Muskelerregung sowie ein kurzes klickendes Geräusch können wahrgenommen werden. Meist wird nur die Zuckung des Zielmuskels registriert. Eine Sensation als Ausdruck einer Erregung des sensorischen Kortex wurde beschrieben, Stimulation über dem Hinterhaupt kann Phospheme hervorrufen.

Um die zentralnervöse motorische Leitungszeit zu berechnen, müssen spinale Vorderwurzeln – für Ableitung von Handmuskeln bei C7/Th1 (Abb. 12.3), für Fußmuskeln bei L1 – stimuliert werden. Es hat sich gezeigt, daß die elektrische Reizmethode mit einem steil ansteigenden Stimulus (Digitimer D180) im Nacken kaum unangenehmer als der magnetische Reiz empfunden wird. Die Reizelektroden – Distanz 5–6 cm – werden mit der Kathode über dem Processus spinosus HWK7 und mit der Anode 5 cm weiter kranial angebracht. Mit dieser Technik werden motorische Vorderwurzeln etwa in Höhe

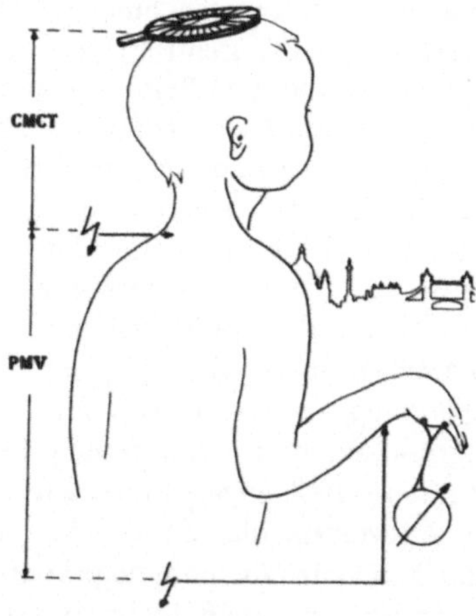


**Abb. 12.3.** Die Reizspule wird zur transkraniellen magnetischen Stimulation mit dem Zentrum über dem Vertex lokalisiert. Bei HWK7/BWK1 werden die spinalen Vorderwurzeln elektrisch transkutan gereizt. Ebenso wird der N. ulnaris am Handgelenk stimuliert. Das Summenpotential des ADM wird mit Oberflächenelektroden abgeleitet. Aus den Latenzwerten können die CMCT und die PMCV (Nervenwurzel-Handgelenk) errechnet werden

der Zwischenwirbellöcher, ca. 3 cm nach ihrem Austritt aus dem Spinalmark, supramaximal erregt [39]. Zur Berechnung peripherer Leitungszeiten zum ADM kann der N. ulnaris in der Axilla, im Sulcus und am Handgelenk elektrisch gereizt werden.

Für die elektrische Stimulation lumbaler Wurzeln liegt die Kathode über dem Processus spinosus L 1 und die Anode ca. 13 cm paravertebral und kontralateral zum Zielmuskel.

Magnetisch werden zervikale Wurzeln mit dem Spulenzentrum kranial von HWK 7 gereizt (100 % Reizstärke, Zielmuskel rechts, Stromrichtung in der Spule entgegen dem Uhrzeigersinn, Zielmuskel links, umgekehrter Stromfluß). Die Magnetstimulation lumbaler Wurzeln gelingt über LWK 5. Das Spulenzentrum liegt über der lumbosakralen Wirbelsäule. Normwerte sind bei den verschiedenen Methoden auch unterschiedlich (Tabelle 12.1).

## 12.1.2
## Ableitungsmethodik

Die Muskelsummenantworten können mit herkömmlichen Oberflächenelektroden von Muskelbauch und Ansatzsehne verschiedener Muskeln ohne Mittelwertbildung abgeleitet werden (Verstärkung 1–2 mV/D, Frequenzband 20 Hz bis 5 kHz). Bewährt haben sich die kleinen Handmuskeln und an der unteren Extremität der M. tibialis anterior wie auch M. extensor digitorum brevis. Bei den meisten hier aufgeführten Untersuchungen wurde vom M. abductor digiti minimi (ADM) abgeleitet (Abb. 12.3). An der unteren Extremität diente der Tibialis anterior (TA) als Zielmuskel. Bei der Auswertung wurden die Latenz der Summenantwort, die maximale Amplitude ihrer ersten negativen Komponente (oder die Maximalamplitude „peak to peak") und – in speziellen Fällen – die Fläche der ersten negativen Potentialkomponente (Abb. 12.4) sowie die Dauer aller negativen Phasen vom Potentialbeginn bis zu einer Phasenamplitude von ≥ 10 % des Maximums gemessen.

Die zentrale motorische Leitungszeit ergab sich aus der Differenz zwischen den Latenzen nach Nervenwurzelstimulation bei C 7/Th 1 (L 1) und transkranieller Stimulation zum ADM (TA) (dazu auch Abb. 12.3). Entsprechend internationaler Gepflogenheit wird die zentrale motorische Leitungszeit als CMCT (central motor conduction time; ms) abgekürzt. Eine Leitgeschwindigkeit wird nicht berechnet,

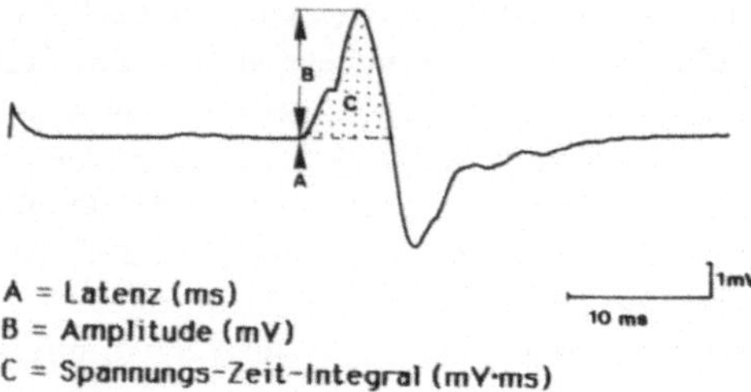

**Abb. 12.4.** Mit Oberflächenelektroden vom ADM abgeleitetes Summenpotential nach transkranieller magnetischer Stimulation [9 a]



da hierfür zwei Voraussetzungen – nämlich eine bekannte Distanz zwischen den Reizorten und die Stimulation derselben Strukturen (gleiche Potentialform) – nicht gegeben sind. Die zentrale motorische Leitung (CMC) wird nach Latenz- und Amplitudenwerten als normal oder pathologisch beurteilt. Die Amplituden nach Vorderwurzelreizung und transkranieller Stimulation werden vorteilhaft in % derer nach supramaximalem Nervenreiz am Handgelenk angegeben. Die Subtraktion der Latenzen zum ADM nach Nervenstimulation am Handgelenk und bei C7/Th1 erlaubt die Kalkulation einer peripheren motorischen Leitungszeit oder Leitgeschwindigkeit (PMCV; Abb. 12.3).

## 12.2
## Physiologische Fragen

Anspannung mit ca. 10% der Maximalkraft des Muskels bewirkt eine Latenzverkürzung von 2,8 ± 1,2 ms (n = 21) und 5- bis 10 fache Amplitudenzunahme [14, 26, 27] sowie auch Potentialverbreiterung nach transkranieller magnetischer Stimulation. Stärkere Anspannung hat in peripheren Zielmuskeln keinen größeren Effekt [26, 27]. In proximalen Muskeln und im TA besteht jedoch eine lineare Beziehung zum Anspannungsgrad. Stärkere Magnetreize können, auch wenn die Summenantworten nicht mehr größer werden, noch eine weitere Verstärkung der Muskelzuckung bewirken. Dieser Befund wurde als Hinweis für die repetitive Entladung der Motoneurone nach kortikospinalen Salven gewertet [29]. Die Latenzen nach elektrischer Nervenwurzelreizung verändern sich nicht, und deshalb führt Muskelanspannung zu einer Verkürzung der CMCT. Vergleichbare Fazilitationsphänomene können durch Kontraktion anderer ipsi- oder kontralateraler homologer Muskulatur erzielt werden. Die Amplitude der Potentiale nach elektrischer Nervenreizung konnte mit Kortexreizen nicht erreicht werden. Die Leitungszeit vom Kortex zu den Handmuskeln von ca. 20 ms enthält einen zentralen und einen peripheren Anteil. Nach Subtraktion der peripheren Leitungszeit verbleiben für die CMCT etwa 7 ms. Dieser Wert enthält die wirkliche zentrale Leitungszeit, die synaptische Verzögerung am spinalen Motoneuron (etwa 1 ms) und die Leitungszeit im proximalen Vorderwurzelabschnitt ($\sim$0,3 ms). Nach Subtraktion der letzten Werte ergibt sich eine wirkliche zentrale motorische Leitungszeit von 5,7 ms [28], die mit einer schnellen Erregungsleitung im deszendierenden Tractus corticospinalis vereinbar ist. Andere deszendierende Bahnen, aber auch repetitive Entladung spinaler Motoneurone mögen Bedeutung für die Generation später Komponenten der Summenantworten nach transkranieller Reizung haben.

Das Summenpotential nach transkranieller magnetischer Stimulation variiert intraindividuell erheblich mehr als nach elektrischer supramaximaler Nervenreizung (um bis zu 61 % Amplitude, 15 % Latenz). Kollisionsversuche mit elektrischer peripherer Nervenstimulation führten nicht zur Auslöschung der Summenantworten nach transkraniellem Reiz und wurden als Hinweis für multiple Entladungen spinaler Motoneurone gedeutet. Sie können dadurch entstehen, daß ein Kortexreiz, wie aus Tierversuchen bekannt ist [42], eine Impulsserie mit D-Wellen (direkte Pyramidenzellerregung), denen I-Wellen folgen (indirekte Erregung), auslöst. Magnetische Stimulation löst überwiegend I-Wellen aus.

Nach elektrischer transkranieller Stimulation können zum ADM durchschnittlich 2,1 ms kürzere Latenzen gemessen werden [29]. Dieser Unterschied kann durch verschiedene kortikale Reizorte bedingt sein, nämlich Erregung von Pyramidenzellen durch elektrischen Reiz (D-Wellen) und präsynaptischer afferenter Strukturen wie Dendriten, Axonen oder Neuronen durch magnetischen Reiz [15, 29]. Der magnetische Reiz ist nicht fokussiert, und es ist unwahrscheinlich, daß zu einzelnen Motoneuronen gehörende Pyramidenzellen isoliert erregt werden. Wahrscheinlich werden Zellkolonien im Motorkortex stimuliert, und die Motoneurone werden, dem Henneman-Größenprinzip folgend [24], erregt. Da kortikale Kolonien von Pyramidenbahnzellen, die zu einem a-Motoneuron konvergieren, bei Primaten über Rindenareale von 20 mm$^2$ ausgedehnt sein können und einander überlappen [34], ist es vorstellbar, daß schwache transkranielle Reize nur einige Pyramidenzellen erregen, während stärkere Reize die Gesamtheit einer Kolonie erfassen. Dadurch ist eine Latenzverkürzung durch Reizverstärkung bei gleichzeitig entspannter Muskulatur erklärbar. Einzelne Pyramidenimpulse reichen nicht aus, um Motoneurone zur Entladung zu bringen, dazu ist Reizsummation notwendig [17]. Andere Einflüsse wie Vorinnervation, Spindel- oder Hautafferenzen können ebenfalls wirksam werden [12]. Latenzverkürzung durch Stimulation von Spindelafferenzen in enger zeitlicher Beziehung zum Kortexreiz läßt sich dadurch erklären, daß spinale Motoneurone vordepolarisiert werden und deshalb die Membranschwelle durch Summation mit der ankommenden kortikospinalen Salve schneller erreichen [13, 14, 33]. Für die durch willkürliche Muskelanspannung bewirkte Fazilitation können verschiedene spinale und supraspinale Mechanismen verantwortlich gemacht werden [14, 26]. Die Exzitation größerer Motoneurone mit schnellerer peripherer Reizleitung, aber auch die Latenzverkürzung von Potentialen einzelner Motoneurone nach Kortexreiz, können eine Rolle spielen [29].

## 12.3
## Vorsichtsmaßnahmen

Auf Metallteile wird im sich rasch ändernden Magnetfeld eine Kraft ausgeübt. Intrakranielle Metallklips oder Ohrimplantate schließen darum die Untersuchung aus. Herzschrittmacher können theoretisch in ihrer Funktion beeinträchtigt werden und bilden ein weiteres Ausschlußkriterium. Wegen des potentiellen Anfallsrisikos bei transkranieller Reizung werden Patienten mit erhöhter Krampfbereitschaft nur in Ausnahmefällen untersucht. Magnetbänder, aber auch Disketten oder Speicherplatten für Computer, sollten nicht in der Nähe der Reizspule sein. Übliche Abschirmung ist gegen das magnetische Feld unwirksam; am wirksamsten schützt die räumliche Entfernung vom Emitter der Magnetenergie. Auch Quarzuhren und elektronische Taschenrechner sollten besser nicht in unmittelbare Spulennähe kommen.

## 12.4
## Normalwerte

Mit der oben beschriebenen Methode wurden Normwerte für die Ableitung vom ADM berechnet. Bei allen ausgeführten Untersuchungen konnte in jedem Fall eine Summenantwort von mindestens 2 mV Amplitude nach transkranieller Stimulation erhalten werden (Abb. 12.5), deren Amplitude bei 10–20 % Muskelanspannung mindestens 18 % derjenigen nach elektrischem Nervenreiz am Handgelenk betrug [9 b]. Amplitudenwerte unter 18 % wurden als pathologisch beurteilt. Die Grenzwerte der Latenzen wurden durch 2,5 SD definiert (Tabelle 12.1).

Eine Beziehung der zum ADM gemessenen CMCT zum Lebensalter der Probanden oder zu deren Körpergröße (r = 0,12) fand sich nicht. Auch deshalb ist die CMCT als Parameter der einfachen Latenzmessung nach Kortexreiz vorzuziehen. Da die CMCT auch den proximalen Abschnitt der Vorderwurzeln beinhaltet, muß bei verlangsamter peripherer Erregungsleitung die Normgrenze heraufgesetzt werden [10, 28].

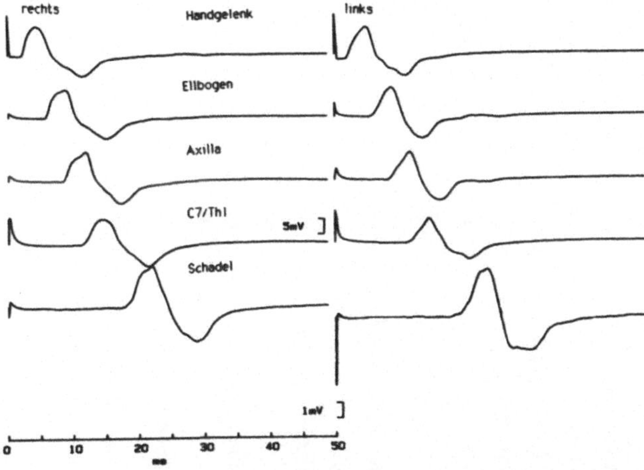


**Abb. 12.5.** Untersuchung bei einem Gesunden mit elektrischer Stimulation des Ulnaris am Handgelenk, Ellbogen, Axilla, Wurzelreizung bei HWK 7/BWK 1 und magnetischer Kortexreizung. Die untere Spur ist 5 mal höher verstärkt. Die Summenpotentiale können ohne Averaging abgeleitet werden, die Stimulation an Ellbogen und Axilla wird nicht in jedem Falle ausgeführt

**Tabelle 12.1.** Untersuchung zur oberen Extremität (54 Probanden 19–59; 34 ± 11 Jahre alt), abgeleitet vom M. abductor digiti minimi

| | n | Mittel-wert | SD | Minimum | Maximum | Grenzwert | Differenz | Grenzwert-berechnung |
|---|---|---|---|---|---|---|---|---|
| Handgelenk-ADM (ms) | 108 | 2,8 | 0,5 | 2,0 | 4,0 | 4,0[c] | | |
| C7 (el.)-ADM (ms) | 108 | 13,7 | 1,4 | 10,7 | 16,8 | 17,1[c] | | |
| Amplitude C7 (el.)-Handgelenk (%) | 108 | 85 | 24,7 | 54,1 | 252,4 | 54[b] | | |
| C7 (mag.)-ADM (ms) | 107 | 14,0 | 1,5 | 10,9 | 17,6 | 17,6[c] | | |
| (F + M–1)/2 (ms) | 40 | 14,0 | 1,1 | 12,1 | 16,5 | 16,7[c] | | |
| PMCV (elstim.; m/s) | 108 | 62,8 | 3,8 | 54,4 | 75,6 | 53[c] | 7,6[a] | PMCV = –0,07* Alter (J.) + 55,5 |
| CMCT (C7 elstim.) Magstim (ms) | 108 | 6,2 | 0,7 | 4,3 | 8,0 | 8,0[c] | 2,4[a] | / |
| Amplitude (%) | | | | | | | | |
| Kortex-Handgelenk | 108 | 53 | 22,5 | 14,6 | 204,4 | 14,6[b] | | |
| Kortex-C7 | 108 | 63 | 19,5 | 18,2 | 140,0 | 18,2[b] | | |
| CMCT (C7 elstim.) Digitimer (ms) | 82 | 6,4 | 0,9 | 4,3 | 8,5 | 8,6[c] | 3,3[a] | / |
| Amplitude (%) | | | | | | | | |
| Kortex-Handgelenk | 82 | 51 | 22,9 | 18,4 | 164,4 | 18,4[b] | | |
| Kortex-C7 | 82 | 59 | 20,6 | 22,8 | 137,5 | 22,8[b] | | |

**Tabelle 12.1** *(Fortsetzung)*

| | n | Mittel-wert | SD | Minimum | Maximum | Grenzwert | Differenz | Grenzwert-berechnung |
|---|---|---|---|---|---|---|---|---|
| CMCT (C7 elstim.) Cadwell (ms) | 70 | 6,3 | 0,8 | 4,6 | 8,0 | 8,3[c] | 2,3[a] | / |
| Amplitude (%) | | | | | | | | |
| Kortex-Handgelenk | 70 | 52 | 28,6 | 11,8 | 195,6 | 11,8[b] | | |
| Kortex-C7 | 70 | 59 | 18,7 | 14,8 | 140,0 | 14,8[b] | | |
| CMCT (C7 magstim.) Magstim (ms) | 107 | 6,0 | 0,9 | 2,3 | 8,2 | 8,3[c] | 4,6[a] | / |
| Amplitude (%) | | | | | | | | |
| Kortex-C7 | 107 | 399 | 684 | 50 | 5000 | 50[b] | | |
| CMCT (F Welle; ms) | 40 | 5,8 | 0,8 | 4,2 | 7,4 | 7,8[c] | 1,8[a] | / |

[a] 99 Perzentile.
[b] 1 Perzentile.
[c] Durchschnitt ± 2,5 SD.

Zur Stimulation wurden zirkuläre Standardspulen verwendet. (Claus 1990 [9b])

**Tabelle 12.2.** CMCT Normwerte. Untersuchung zur unteren Extremität (54 Probanden, Ableitung vom M. tibialis anterior)

| | n | Mittelwert | SD | Minimum | Maximum | Grenzwert | Differenz | Grenzwert-berechnung |
|---|---|---|---|---|---|---|---|---|
| Fibulakopf-TA (ms) | 108 | 3,8 | 0,5 | 2,6 | 5,4 | 5,0[c] | | |
| Th 12/L 1-TA (ms) | 108 | 16,0 | 1,5 | 13,0 | 19,0 | 19,7[c] | | |
| Amplitude Th 12/L 1-Fib. (%) | 108 | 92 | 31,1 | 31,6 | 181,8 | 32[b] | | |
| PMCV (L 1-Fib; m/s) | 108 | 62 | 4,8 | 45,6 | 71,2 | 50[c] | 9,8[a] | PMCV = −0,27* Alter (J.) + 59 |
| CMCT (ms) Magstim | 108 | 12,5 | 1,7 | 9,0 | 16,7 | 16,7[c] | 3,6[a] | CMCT = 0,076* Größe (cm) + 3,4 |
| Amplitude (%) | | | | | | | | |
| Kortex-Th 12/L 1 | 108 | 85 | 33,4 | 29,0 | 192,9 | 29[b] | | |
| Kortex-Fibulakopf | 108 | 74 | 26,4 | 14,8 | 150,0 | 15[b] | | |
| CMCT (ms) Digitimer | 80 | 12,6 | 1,5 | 9,9 | 16,5 | 16,4[c] | 4,8[a] | CMCT = 0,07[a] Größe (cm) + 4,2 |
| Amplitude (%) | | | | | | | | |
| Kortex-Th 12/L 1 | 80 | 72 | 38,8 | 3,3 | 182,1 | 3,3[b] | | |
| Kortex-Fibulakopf | 80 | 60 | 31,1 | 2,2 | 175,0 | 2,2[b] | | |

**Tabelle 12.2** *(Fortsetzung)*

| | n | Mittelwert | SD | Minimum | Maximum | Grenzwert | Differenz | Grenzwertberechnung |
|---|---|---|---|---|---|---|---|---|
| CMCT (ms) Cadwell | 70 | 12,1 | 1,5 | 8,4 | 15,6 | 16,0[c] | 3,4[a] | CMCT = 0,06[a] Größe (cm) + 5,8 |
| Amplitude (%) | | | | | | | | |
| Kortex-Th 12/L 1 | 70 | 89 | 37,7 | 36,6 | 207,1 | 37[b] | | |
| Kortex-Fibulakopf | 70 | 80 | 25,1 | 25,9 | 155,0 | 26[b] | | |

[a] 99 Perzentile.
[b] 1 Perzentile.
[c] Durchschnitt ± 2,5 SD.

Zur Stimulation wurden zirkuläre Standardspulen verwendet. (Claus 1990 [9b])

Wird die bei verlangsamter PMCV für einen Vorderwurzelabschnitt von 3 cm benötigte längere Leitungszeit geschätzt, ergeben sich andere Grenzwerte [9 b]:

PMCV (m/s) ⇒ Grenzwert CMCT (ms)

50    8,1
40    8,2
30    8,5
20    8,9

Normwerte für die Untersuchung zur unteren Extremität werden in der Tabelle 12.2 angegeben. Die CMCT zum TA weist eine signifikante Beziehung zur Körpergröße auf. Zum Alter der Probanden fand sich keine relevante Korrelation [9 b]. Lumbal wurde über L1 elektrisch gereizt.

Bei verlangsamter PMCV müssen zur CMCT Korrekturwerte hinzu addiert werden:

PMCV (m/s)    Korrekturwert (ms)
50    0,2
40    0,5
30    0,9
20    1,9

Normwerte für die Untersuchung mit Doppelspulen werden in der Literatur mitgeteilt [14 a].

## 12.5
## Untersuchungen bei Kranken

### 12.5.1
### Multiple Sklerose

Die transkraniell elektrisch gemessene CMCT war bei multipler Sklerose entweder deutlich verlängert – bis zu 31 ms – oder die Potentiale waren ausgefallen [38], mit der magnetischen Reizmethode wurden CMCT-Werte bis zu 39 ms beschrieben [25]. Die Latenzen und Amplituden nach Nackenreizung waren normal. Bei einer Untersuchung von 83 Patienten (18–68 Jahre alt, Krankheitsdauer bis zu 33 Jahren) [30] war die CMC in 72 % (60 Patienten) pathologisch (im Vergleich dazu: VEP 67 %, SEP 59 %, AEP 39 %). Von den Patienten hatten a) 62 eine sichere, b) 11 eine wahrscheinliche und c) 10 eine mögliche MS. Die CMC war ein- oder beidseitig pathologisch in a) 79%, b) 54%, c) 50%. Die Methode ist in ihrer Sensitivität dem in der MS-Diagnostik etablierten VEP vergleichbar. Die CMC-Befunde korrelieren zur Diagnosewahrscheinlichkeit wie auch zu lebhaften Armeigenreflexen und Paresen des Ableitmuskels. Es fanden sich sowohl CMCT-Verlängerung als auch Potentialabflachung oder Ausfall. Die CMC war zu 7 Armen pathologisch, an denen ein normaler neurologischer Befund erhoben worden war. Nicht selten war die CMCT ganz erheblich verlängert (Abb. 12.6), in $^1/_3$ der pathologischen Fälle lag sie doppelt so hoch und bei $^1/_{10}$ sogar 3 mal so hoch wie im Durchschnitt der Normgruppe (6,2 ms). Nur einmal war das Potential nach Kortexreiz ausgefallen, allerdings war die Amplitude bei der Hälfte aller pathologischen CMC-Werte herabgesetzt. Nur in 7 Ableitungen fand sich eine Amplitudenminderung bei normaler CMCT. Die langen zentralen Leitungszeiten, die auch nach elektrischer Stimulation mit Werten bis zum 6 fachen der

**Abb. 12.6.** Ableitungsbeispiel zum rechten ADM bei MS mit normalen Latenzen nach Nervenwurzelreizung (Stimulation am Handgelenk, bei C7/Th1, transkraniell). Die CMCT ist mit 20 ms pathologisch verlängert [9 a]

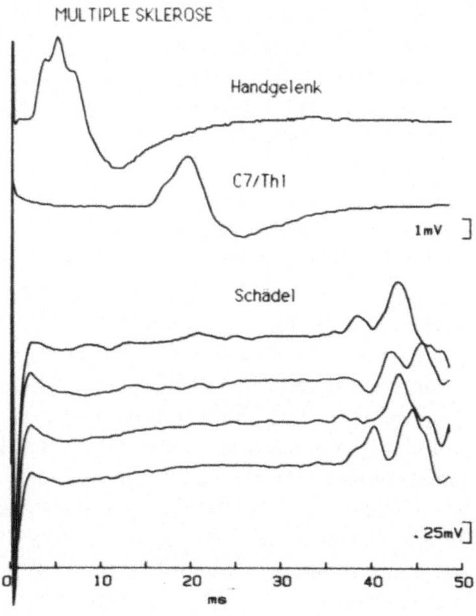

Norm und dispergierten abgeflachten Summenpotentialen gefunden worden waren [52], können nicht als ein spezifisches Zeichen für zentrale Entmarkung gedeutet werden, denn ähnliche Überleitungszeiten wurden bei ALS oder Schlaganfällen beobachtet. Die transkranielle magnetische Stimulation kann in fraglichen Fällen zur Bestätigung der Diagnose beitragen und klinisch stille Läsionen aufdekken.

Die Ursache der Latenzverlängerung ist bei zentralen Entmarkungsprozessen ebenso wie bei axonaler Degeneration unsicher. Verlangsamte Reizleitung in erkrankten kortikospinalen Nervenfasern, Leitung in dünnen myelinisierten Fasern des Tractus corticospinalis oder in oligosynaptischen Bahnen sind mögliche Erklärungen. Ein Ausfall kortikospinaler Verbindungen – gleich welcher Ursache – kann dazu führen, daß die Dauer für die Reizsummation bis zur Membranerregung an Motoneuronen – und damit die CMCT – zunimmt.

## 12.5.2
### Amyotrophe Lateralsklerose (ALS)

Rossini et al. [44] fanden mit der elektrischen Reiztechnik an 6 Händen von 4 Patienten die Potentiale ausgefallen, bei im übrigen nicht verlängerter CMCT. Thompson et al. [52] fanden verkleinerte Potentiale nach transkraniellem Reiz und normale bis grenzwertige CMCT.

Ebenfalls mit der elektrischen Reizmethode fanden sich pathologische Befunde bei 8 von 11 Patienten zu Handmuskeln [6] und auch zu Beinmuskeln [32]. In einer Untersuchung von 5 Kranken mit magnetischer Stimulation waren normale Befunde bei Ableitung an der oberen und auch der unteren Extremität beschrieben worden [2]. Bei 22 Patienten wurde die CMCT mit der magnetischen Reizmethode untersucht [45]. In 14 Fällen (64 %; 22 von 42 untersuchten Händen) war die CMC abnorm. Davon fand sich die CMCT in 9 Fällen pathologisch verlängert. Es wurden CMCT-Werte bis zu 20,1 ms erreicht. 8 mal waren die Summenantworten nach Kortexreiz ausgefallen (7 Fälle) oder abgeflacht – ohne Latenzverlängerung. Gesteigerte Armeigenreflexe waren zu pathologischen CMC-Befunden assoziiert. Die Befunde zeigen, daß der Test die Degeneration des ersten motorischen Neurons widerspiegelt (Abb. 12.7).

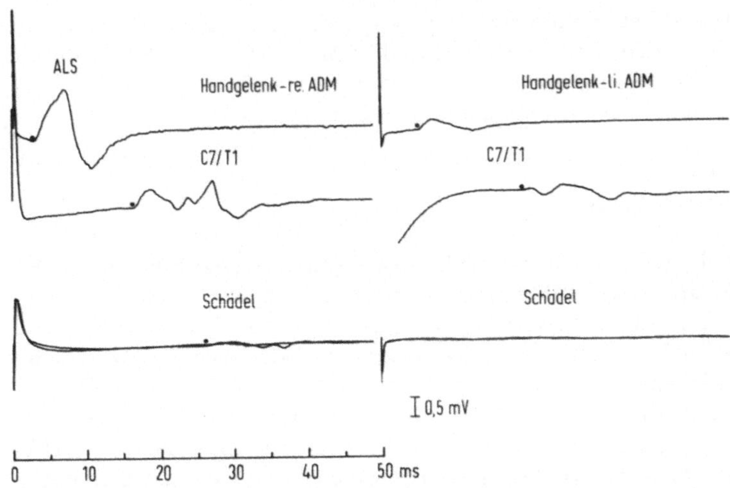


**Abb. 12.7.** Ableitungsbeispiel bei ALS mit Potentialabflachung nach peripherer und transkranieller Stimulation bei hochgradigen Paresen und Atrophie der Handmuskeln. *Links* ist das Potential nach Kortexreiz ausgefallen, *rechts* kann ein flaches Potential (26 ms) gemessen werden, CMCT auf 9,9 ms verlängert [9a]

Eigene Untersuchungen bei 63 Patienten zeigten in 51 % eine pathologische kortikospinale Reizleitung zu mindestens einem der 4 Zielmuskeln (ADM und TA beidseits). Daraus ließ sich keine prognostische Aussage ableiten [14c].

Die Amplitudenminderung läßt sich durch den Verlust kortikospinaler Neurone bei der ALS erklären. Ein Untergang großer – schnell leitender – Neurone oder eine Reduktion der kortikospinalen Faserzahl und damit der Anzahl deszendierender Impulse zu Vorderhornzellen kann die CMCT verlängern, weil dadurch die Zeit für die Summation postsynaptisch exzitatorischer Potentiale an spinalen Motoneuronen zunimmt. Außerdem ist bei Degeneration im Tractus corticospinalis die Erregungsleitung in oligosynaptischen Bahnsystemen möglich.

Die Ergebnisse sind unspezifisch, denn auch bei ALS werden Leitungszeitverlängerungen und Potentialdispersion [52] wie bei zentralen Entmarkungsprozessen (multiple Sklerose) erreicht. Obwohl trendmäßig bei ALS eine Amplitudenreduktion oder Ausfall der Potentiale nach Kortexreiz bei eher geringer Leitungsverlangsamung im Vordergrund steht, erlauben die CMCT-Befunde im Einzelfall keine Zuordnung gefundener Funktionsstörungen zu neuronaler Schädigung in der zentralmotorischen Leitungsbahn.

## 12.5.3
## Heredoataxien

Bei diesen Krankheiten steht inzwischen neben der Klinik die molekulargenetische Diagnostik spinozerebellärer Atrophien (SCA) und der Friedreich-Ataxie im Vordergrund. Die komplexe Gruppe von Krankheiten kann nach dem Beginn vor oder nach dem 20. Lebensjahr unterteilt werden [20, 21]. Die früh beginnenden Ataxieformen werden autosomal rezessiv vererbt. Mit etwa $^2/_3$ der Fälle ist die Friedreich-Ataxie (FA) am häufigsten [20]. Die früh einsetzende zerebelläre Ataxie mit erhaltenen Eigenreflexen (early onset cerebellar ataxia; EOCA) [18] hat eine günstigere Prognose. Spät einsetzende autosomal dominante zerebelläre Ataxieformen (ADCASCA) gehen des öfteren mit Begleitsymptomen wie Ophthalmoplegie, Schwerhörigkeit, Optikusatrophie, Retinopathie, Polyneuropathie, Spastik, extrapyramidalen Bewegungsstörungen oder Myoklonien einher [20, 47]. Pa-

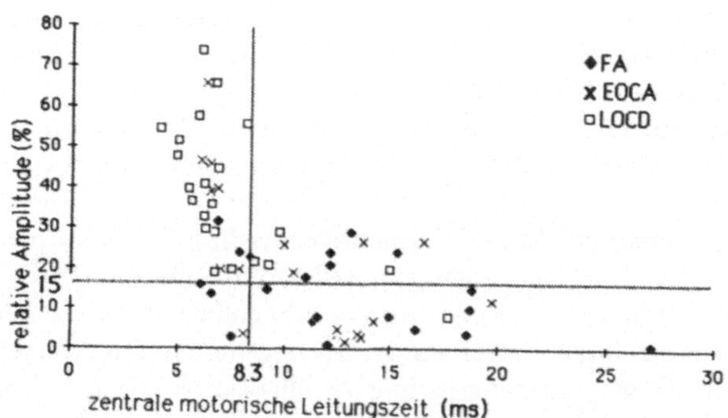


**Abb. 12.8.** Das Diagramm stellt die Amplituden nach Kortexreizung und die CMCT-Werte von 11 FA-, 10 EOCA- und 13 LOCD-Fällen dar. Die Normgrenzen für die Potentialamplitude und CMCT sind als *Balken* eingezeichnet. Bei FA und EOCA finden sich verlängerte CMCT und kleinamplitudige Potentiale, die meisten Normalbefunde gehören zur Gruppe der LOCD. (Nach [11])

thologisch-anatomisch liegt dem klinischen Bild nicht selten eine olivopontozerebelläre Atrophie zugrunde. Gemeinsam mit sporadischen Fällen wird die Gruppe der späten zerebellären Ataxien (late onset cerebellar diseases; LOCD) gebildet. Kleinhirnspätatrophien verschiedener Ursachen sollen im folgenden nicht besprochen werden.

11 Patienten mit FA, 10 mit EOCA und 13 mit LOCD wurden untersucht [11]. Fünf FA-Patienten, 3 mit EOCA und 1 Patient mit LOCD, waren Rollstuhlfahrer. Das Durchschnittsalter lag bei FA (27 ± 11 J.) und EOCA (31 ± 14 J.) niedriger als bei LOCD (53 ± 14 J.).

Die PMCV war in allen 3 Patientengruppen verglichen mit normalen Kontrollen nur gering beeinträchtigt. Die CMCT war in FA-Fällen (12,7 ± 5 ms) und bei EOCA (10,8 ± 4 ms) durchschnittlich länger als bei LOCD (7,8 ± 3 ms) (Abb. 12.8). Die CMC war in 10 von 11 FA-Fällen pathologisch und die CMCT war bei 9 der Friedreich-Patienten deutlich verlängert. Außerdem waren die Muskelantworten auf transkranielle Hirnstimulation in allen FA-Fällen verkleinert und dispergiert, eine abnorme zentralmotorische Reizleitung reflektierend (Abb. 12.9).

Bei 7 von 10 EOCA-Patienten war die CMC anomal, wobei sich nur in 6 der 10 Fälle eine verlängerte zentralmotorische Leitungszeit fand (Abb. 12.9).

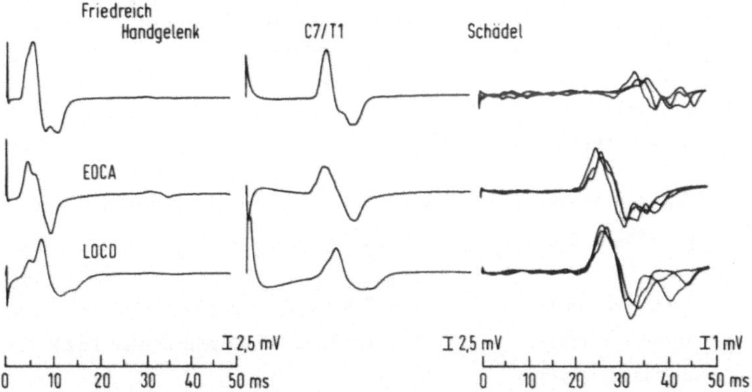


**Abb. 12.9.** Untersuchungen zum rechten ADM bei 3 an Heredoataxien leidenden Patienten. Bei Friedreich-Ataxie ist das Potential nach Kortexreiz abgeflacht und dispergiert. Die CMCT-Werte betragen 15,3 ms bei FA; 6,1 ms bei EOCA und 5,0 ms bei LOCD

Bei LOCD wurde pathologische CMC in 5 von 13 Fällen gesehen. Die zentrale Leitungszeit war weniger verlängert als in den beiden anderen Krankheitsgruppen. Die Amplituden der Summenpotentiale nach Kortexreiz fanden sich bei FA in 10/11, bei EOCA in 7/10 und bei LOCD in 5/13 Fällen ein- oder beidseitig abgeflacht.

Bei FA und EOCA wurden wesentlich längere zentralmotorische Leitungszeiten gefunden als bei LOCD. Die Befunde korrelieren zu Behinderungsgrad und Krankheitsdauer. Bei LOCD fanden sich allerdings auch 30 Jahre nach Krankheitsmanifestation noch normale CMC-Ergebnisse. Die CMCT-Befunde sind trotz der Unterschiede nicht spezifisch und können auch nicht als Beweis für Demyelinisierung des ersten motorischen Neurons gedeutet werden. Allerdings läßt die Untersuchung schon in frühen Fällen von FA oder EOCA, wenn die Patienten noch nicht wesentlich behindert sind, eine Beeinträchtigung der Erregungsleitung erkennen, die, gemeinsam mit Anamnese und klinischem Untersuchungsbefund, zur Bestätigung der Diagnose beitragen kann. Bei LOCD reflektieren die Ergebnisse die Heterogenität der Krankheiten. Leitungsstörungen von einer Ausprägung wie bei FA wurden nicht gesehen.

Da degenerative Veränderungen im Rückenmark bei FA thorakolumbal betont sind, ist die Untersuchung zentralmotorischer Leitung zu Beinmuskeln im Frühstadium besonders empfindlich. In fortgeschrittenen Fällen kann – bedingt durch Muskelatrophie an den unteren Extremitäten – das Potential ganz fehlen.

## 12.5.4
## Neurale Muskelatrophie, HMSN

Die neuralen Muskelatrophien werden heute vorwiegend nach molekulargenetischen Gesichtspunkten eingteilt:

| HMSN | Gendefekt |
|---|---|
| I a: autosomal dominant | Duplikation 17 p 11.2–p 12 |
| I b: autosomal dominant | Punktmutation des Myelin-PoGen 1 q 22–q 23 |
| I c: autosomal dominant | ? |
| II: autosomal dominant | 1 p 35–p 36 |
| III: rezessiv | Punktmutationen: PMP 22-Gen auf Chrom. 17 oder Myelin-PoGen auf 1 |

IV: rezessiv                           8 q 13–8 q 21.2
X-chromosomal dominant                 Xq 12–q 13
                                       Punktmutationen des Connexin-Gens

X-chromosomal rezessiv                 Cx 32
                                       a: Xp 22.2
                                       b: Xq 26

Tomakulöse PNP (HNPP)                  Deletion auf 17 p 11.2–p 12

Die neurophysiologische Untersuchung besitzt dennoch ihren Stellenwert, da nicht alle Manifestationsformen genetisch definierten Defekten zugeordnet sind. Die Neurophysiologie hilft zur differentialdiagnostischen Unterscheidung gegenüber immunogenen Neuropathien (Leitungsblock) sowie zur Beschreibung der Funktionsstörung (peripher/zentrale Leitungsverlangsamung).

Die hereditäre motorisch-sensorische Neuropathie vom hypertrophischen Typ I (HMSN I) geht mit De- und Remyelinisierung peripherer Nerven einher, bei der neuronalen Form (HMSN II) wird axonale Degeneration gesehen, und die Nervenleitgeschwindigkeiten sind weniger verlangsamt. Buchthal u. Behse [9] beschrieben Fälle peronealer Atrophie mit Spastik und Tremor. Die peroneale Muskelatrophie mit Pyramidenzeichen (PMAP) wurde auch als HMSN V beschrieben [16]. Die seltene Krankheit sollte nur diagnostiziert werden, wenn mindestens 2 Verwandte ebenfalls erkrankt sind und ein positives Babinski-Phänomen aufweisen [23]. Bei unauffälliger Familienanamnese werden neben dem positiven Babinski auch lebhafte Patellasehnenreflexe oder gesteigerter Muskeltonus an den Beinen vorausgesetzt. Im Unterschied zur hereditären spastischen Paraparese (HSP) fehlen meist die Achillessehnenreflexe. Die motorische Nervenleitgeschwindigkeit ist gering verlangsamt, sensible Potentiale fehlen an den Beinen nicht selten [23].

Bei einigen Patienten mit HMSN I findet sich ein positives Babinski-Phänomen, ohne daß bei Verwandten Pyramidenbahnzeichen feststellbar sind [22]. Als Erklärung für diesen Befund wurde an eine Kompression des Rückenmarkes durch verdickte hypertrophische Nervenwurzeln gedacht [50]. Die Fälle werden als HMSN I+ bezeichnet.

Die hereditäre spastische Paraparese (HSP) ist durch eine ausgeprägte Paraspastik charakterisiert [49]. Die Achillessehnenreflexe sind lebhaft mit Kloni und positivem Babinski-Zeichen [23, 31]. Paresen oder Muskelatrophie stehen nicht im Vordergrund. Die Sensi-

bilität ist meist ungestört und die sensiblen Nervenpotentiale sind
normal. Die genetisch heterogene Krankheit macht sich zu den ver-
schiedensten Altersperioden vom 1. bis zum 63. Lebensjahr bemerkbar [19]. Die Beurteilung der Pyramidenbahnzeichen kann bei
HMSN und HSP wegen der Paresen und Fußdeformitäten mitunter
Schwierigkeiten bereiten.

13 Fälle von HMSN I, 4 mit HMSN II, 4 mit HMSN I+, 3 mit PMAP
und 4 mit HSP [10] wurden untersucht. Bei HMSN I und HMSN II
ist die CMCT in allen Fällen normal. Aber die CMCT zu Handmuskeln war auch bei der HSP unbeeinträchtigt, hier wahrscheinlich
deshalb, weil der degenerative Prozeß im kaudalen Rückenmark betont ist. Die CMCT nach elektrischem Reiz war zu Beinmuskeln in
2 HSP-Fällen unilateral gering verlängert und zu Armmuskeln ebenfalls normal [52].

Bei HMSN I+ war in allen Fällen die CMCT bilateral deutlich verlängert (Abb. 12.10). Dieses Ergebnis kann nicht durch eine Leitungsstörung im Bereich von motorischen Nervenwurzeln bedingt sein,

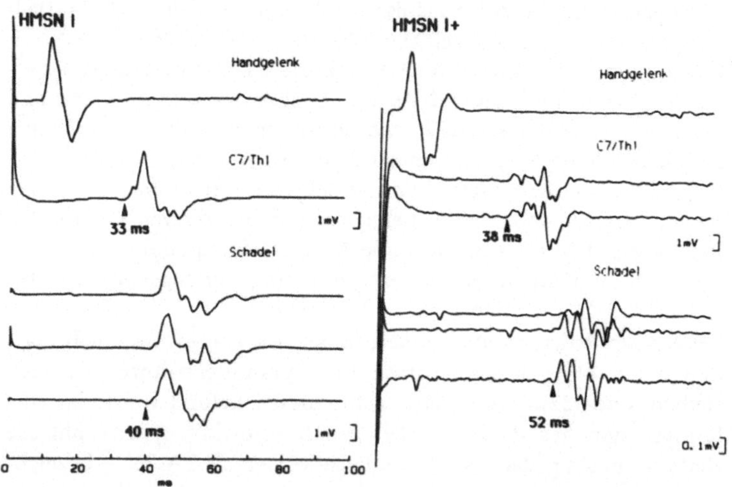


**Abb. 12.10.** Beispiele der Ableitung zum rechten ADM bei HMSN [10]. Wegen ihrer Variabilität werden immer 3 Potentiale nach transkranieller Stimulation ge-
zeichnet. Bei HMSN I ist das Potential nach Nervenwurzelreizung entsprechend
der verlangsamten peripheren NLG deutlich verspätet. Die CMCT ist aber mit
7 ms normal. Bei HMSN I+ findet sich eine auf 14 ms verlängerte CMCT

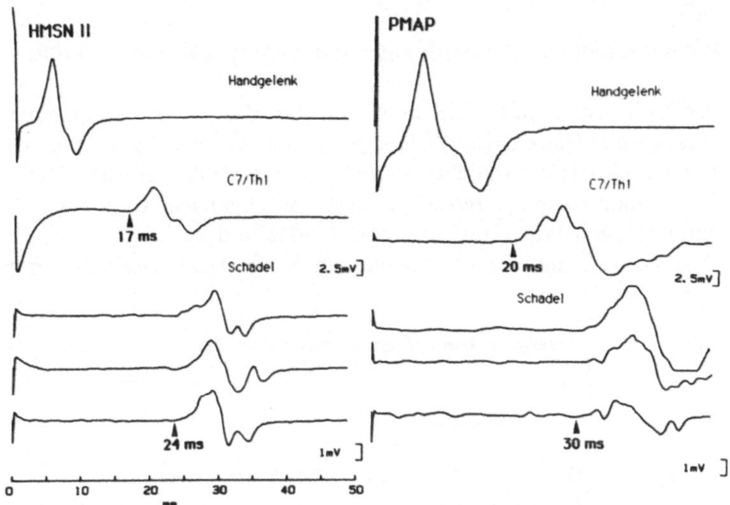



**Abb. 12.11.** Bei HMSN II sind die Latenzen zum rechten ADM nach Stimulation der Vorderwurzeln und des Kortex nur gering verlängert, die CMCT ist normal. In dem Beispiel einer PMAP findet sich die CMCT auf 10 ms verlängert, die Summenpotentiale sind aber nicht abgeflacht oder dispergiert [9 a]

auch eine Rückenmarkkompression durch verdickte Nervenwurzeln ist unwahrscheinlich. Der Befund könnte eine für HMSN I+ spezifische Leitungsstörung in kortikospinalen motorischen Bahnen aufzeigen. Allerdings fand sich normale CMCT bei 3 an HMSN I leidenden Verwandten einer Patientin mit HMSN I+. Eine eigene, von der HMSN I abgegrenzte Krankheitsentität liegt darum sicher nicht vor. Vielleicht können zentrale Demyelinisierungen, die bei HNPP beobachtet wurden, auch bei HMSN I+ vorliegen. Bei PMAP hatten 2 von 3 untersuchten Fällen eine anomale zentral-motorische Erregungsleitung (Abb. 12.11). Die CMCT war nur unilateral und weniger deutlich verlängert als bei HMSN I+. Eine Beteiligung des ersten motorischen Neurons wird so bestätigt.

## 12.5.5
## Polyneuropathien, chronisch entzündliche Polyneuropathie (CIDP)

Bei 29 Patienten mit CIDP fand sich die PMCV erwartungsgemäß herabgesetzt (durchschnittlich 37 m/s). Die vom ADM nach Wurzelreizung und transkranieller magnetischer Stimulation abgeleiteten Summenantworten waren dispergiert und abgeflacht (mittlere Amplituden nach Wurzelreiz re. 39%, li. 46% und nach Kortexreiz re. 35%, li. 34% derer nach peripherem Nervenreiz). Deshalb waren

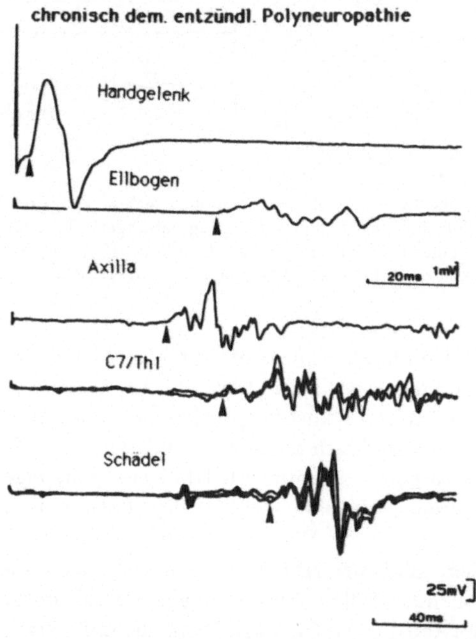


**Abb. 12.12.** Das Beispiel verdeutlicht die Schwierigkeit der Untersuchung bei chronisch entzündlicher demyelinisierender Polyneuropathie. Die Summenantwort des ADM ist schon nach Ulnarisreiz am Ellbogen abgeflacht und dispergiert. Deshalb wird die Latenzbestimmung *(Pfeile)* bei proximaler Stimulation schwierig (C7/Th 1: 92 ms). Nach Kortexreiz finden sich lange Latenzen (114 ms) und kleine, aufgesplitterte Potentiale. Der Befund bestätigt eine periphere motorische Leitungsstörung mit Faserblockaden, die CMCT ist fraglich verlängert (22 ms). Die frühe Potentialkomponente nach Kortexreiz könnte durch erhaltene Leitungsfunktion in einzelnen schnellen Fasern bedingt sein

die zum Potentialbeginn gemessenen Latenzwerte nicht immer eindeutig festzulegen (Abb. 12.12). Obwohl die Patienten keine zentralen Zeichen bei der klinischen Untersuchung boten, war die CMCT – unter Berücksichtigung der an die PMCV adaptierten Normwerte berechnet – in 8 Fällen unilateral verlängert (in keinem Fall bilateral). Bei einer Patientin konnte wegen proximaler peripherer Leitungsblockade keine CMCT berechnet werden. Aufgrund dieser Ergebnisse scheint die Methode der Latenzsubtraktion nach Kortexreiz und Nervenwurzelreiz nicht geeignet, um zuverlässig eine zentralnervöse Beteiligung bei chronisch entzündlichen Polyneuropathien zu bestätigen oder auszuschließen. Zentrale Leitungsverlängerungen können aber ohne wesentliche Belastung für Patienten mit chronisch demyelinisierenden Polyneuropathien und zentralnervöser Beteiligung beobachtet werden [51]. Auch Mills u. Murray [40] konnten in einer Kasuistik eine Kombination zentraler und peripherer Demyelinisierung mit Hilfe der transkraniellen elektrischen Methode beobachten.

## 12.5.6
### Zervikale Myelopathie, Strahlenmyelopathie, Morquio-Syndrom

Thompson et al. [52] fanden in 4 von 5 Fällen mit zervikaler Spondylose die el. CMCT zum Thenar verlängert, bei einem Patienten waren die Potentiale ausgefallen. Obwohl die Leitungszeiten weniger lang waren als bei gesicherten MS-Fällen, fand sich doch eine Überschneidung der Werte. Die Leitungszeiten nach Wurzelreizung waren normal (Abb. 12.13). In 8 Fällen mit chronisch extraduraler Kompression des zervikalen Rückenmarkes verschiedener Ursachen [44] fanden sich sowohl Verspätung als auch Ausfall der Potentiale nach elektrischem Kortexreiz.

Masur et. al. [34 b] fanden bei 67 Patienten eine gute Korrelation zwischen CMCT und neuroradiologisch nachgewiesener Rückenmarkkompression. Maertens de Noordhout et al. untersuchten 67 Patienten [34 a]. Die Muskelantworten nach Kortexreiz waren bei 84 % der Patienten mit Markkompression bei 22 % derer ohne Kompression pathologisch. In unserer eigenen Untersuchung von 47 Fällen war die CMCT zum ADM bei 38 % und zum TA bei 50 % pathologisch. Es fand sich eine Korrelation zu zentralen Zeichen sowie auch zu Markkompression. Die Untersuchung zur unteren Extremität er-

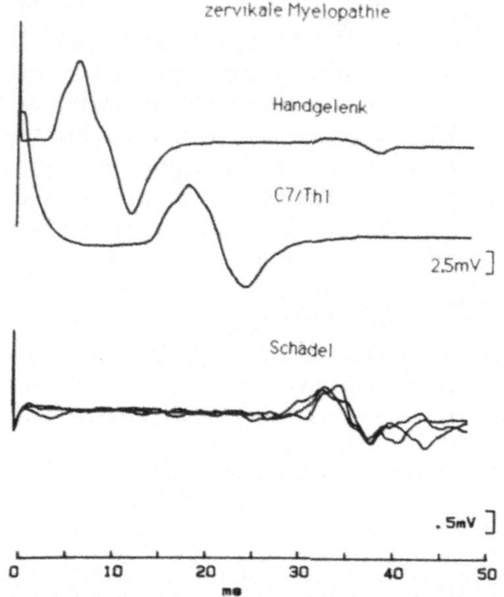



**Abb. 12.13.** In einem Fall zervikaler Myelopathie mit myelographisch nachgewiesener Rückenmarkkompression bei HWK 3/4 und lebhaften Armeigenreflexen (keine Paresen oder Sensibilitätsstörungen an den Händen) ist die CMCT zum rechten ADM auf 15 ms verlängert. Die zentralmotorische Leitungsstörung ist nicht spezifisch für bestimmte Krankheiten oder morphologische Degenerationsformen [9a]

wies sich gegenüber der zu Handmuskeln als empfindlicher [14d]. Die CMCT-Untersuchung ist sensibel und kann bei therapeutischen Entscheidungen im Zusammenhang mit zervikalen Myelopathien nützlich sein. Dennoch kann nicht zwischen spinalen und supraspinalen Leitungsstörungen unterschieden werden.

Die zervikale Myelopathie wird klinisch und neuroradiologisch diagnostiziert. In den Fällen, in denen aber die Muskelatrophien und Paresen wegen Gelenkmißbildungen oder Skelettdeformierung nicht zuverlässig diagnostiziert werden können, wie beim Morquio-Syndrom, ist die CMCT eine wertvolle Hilfe zur Verlaufsbeobachtung und um die Indikation zu operativer Wirbelblockade richtig zu stellen. Bei 6 Morquio-Fällen konnte mit der magnetischen Reizmethode dann, wenn durch Instabilität der oberen HWS eine Myelopathie mit subjektiven Gehstörungen und Kraftminderung in den Händen auftrat, auch Potentialausfall oder CMCT-Verlängerung über 8,3 ms zum ADM gemessen werden, wobei erhebliche Seitendifferenzen der Befunde auffielen.

Snooks u. Swash maßen die intraspinale motorische Leitungsgeschwindigkeit nach elektrischer transkutaner Stimulation über C6, LWK 1 und LWK 4 bei Ableitung von Beckenboden- und Beinmuskulatur [48]. In ihrer Normgruppe betrugen die Geschwindigkeiten von C6 nach LWK 1 $67,4 \pm 9,1$ m/s und von LWK 1 nach LWK 4 $57,9 \pm 10,3$ m/s (n = 21). In 5 Fällen mit MS und bei einem Patienten mit thorakaler Strahlenmyelopathie war die Leitgeschwindigkeit C6/LWK 1 verlangsamt. Die Methode wird für die Beurteilung der motorischen Reizleitung im Rückenmark und der Cauda equina empfohlen.

## 12.5.7
### Spinale Tumoren, Syringomyelie, Vitamin-B 12-Mangel

Bei spinalen Tumoren und Syringomyelie kann abhängig von Höhe und intraspinaler Ausdehnung der Prozesse eine Beeinträchtigung der CMCT erwartet werden. Die Befunde korrelieren zum Schweregrad der klinischen Ausfälle [7a, 34c, 41a, 43a].

In 5 Fällen mit gesicherter funikulärer Myelose war die mit magnetischer Reizung gemessene CMCT zu Handmuskeln normal, obwohl die Patienten einen ausgeprägten Symptomkomplex mit positivem Babinski aufwiesen. Der Grund dafür ist wahrscheinlich, daß die CMCT zu kleinen Handmuskeln nur den zervikalen Abschnitt der spinalen motorischen Leitungsbahn durchläuft. Der zuerst geschädigte thorakolumbale Rückenmarkbereich wird nicht untersucht.

## 12.5.8
### Multisystematrophien

Bei Multisystematrophie, Shy-Drager-Syndrom, kann es zu einer Beteiligung kortikospinaler Bahnen kommen [14e, 48a]. Die Untersuchung der CMCT steht jedoch bei der komplexen Störung autonomer Funktionen nicht im Vordergrund.

## 12.5.9
## Fazialis, Hirnnerven

Mit der Methode transkranieller magnetischer Stimulation wurde die Erregungsleitung im Tractus corticonuclearis von Benecke et al. [5] untersucht. Schriefer et al. [46] zeigten, daß bei Zentrierung der Reizspule 3 cm dorsal und 6 cm lateral von Cz ein zuverlässig reproduzierbares Summenpotential mit Oberflächenelektroden vom ipsilateralen M. orbicularis oris erhalten werden kann. Die Latenz der Summenantwort beträgt $5{,}1 \pm 0{,}8$ ms und ist $1{,}3 \pm 0{,}15$ ms länger als nach elektrischem Reiz des Nerven am Foramen stylomastoideum (30 Messungen bei 15 Probanden). Dieser Wert, die proximale Fazialisleitungszeit, variiert nur gering. Willküranspannung der Gesichtsmuskulatur hat nicht den Einfluß auf Latenz und Potentialform wie bei der CMCT zu Handmuskeln. Transkranielle und peripher elektrische Fazialisreizung produzieren gleichförmige Summenantworten mit nur 10 % Amplitudenunterschied. Daraus wurde gefolgert, daß der transkranielle Stimulus den Fazialis peripher, aufgrund

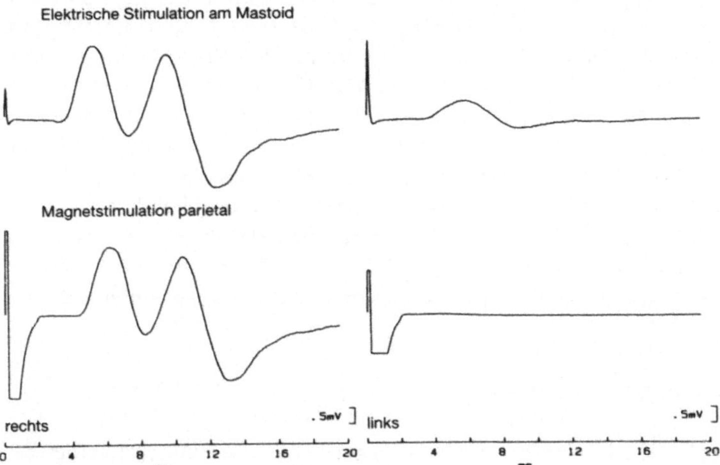


**Abb. 12.14.** In diesem Fall mit Bell-Parese links ist das Potential des M. orbicularis oris nach elektrischer Stimulation am Foramen stylomastoideum links abgeflacht (Latenz re. = li. 3,2 ms). Nach Magnetreizung findet sich *rechts* eine Latenz von 4,3 ms, *links* ist das Summenpotential ausgefallen

der Latenzvergleiche im Bereich des Porus acusticus internus erregt. Bei 15 von 16 Patienten mit Bell-Parese war das Potential nach Magnetreizung ausgefallen [46]. Das Ergebnis (Abb. 12.14) wurde als Bestätigung dafür gedeutet, daß der transkranielle Reiz den Nerven im bei der Bell-Parese geschädigten Abschnitt, im Bereich der Pars labyrinthica (Pars horizontalis), erreicht. Eine prognostische Aussage war nicht möglich. Die Methode scheint für ein Monitoring der Fazialisfunktion bei Operationen im Bereich des Felsenbeines und des Kleinhirnbrückenwinkels interessant zu sein, da eine proximale intrakranielle Fazialisleitungszeit nichtinvasiv und wiederholt gemessen werden kann.

Bei 6 von 7 eigenen Fällen mit verschiedenen demyelinisierenden Polyneuropathieformen war das Potential im Sinne einer intrakraniellen Leitungsverlangsamung im Nervenverlauf verspätet.

## 12.5.10
## Schlaganfall

Mit der elektrischen transkraniellen Reizmethode wurden 20 Patienten mit Hemiparesen und Pyramidenbahnzeichen nach kortikalem Hirninfarkt untersucht [7]. Die ischämischen Läsionen führten zum Potentialausfall bei 17 der 20 Patienten, den kortikalen Reizort des Tractus corticospinalis bestätigend. Infarkte können aber auch eine Verlängerung der CMCT bis zu 13,6 ms, gemessen zum Thenar [7], bewirken. Weder die Verlängerung der CMCT noch eine Dispersion der CMAPs (Abb. 12.15) sind spezifisch für zentrale Demyelinisierung. Bei 12 Hirninfarkten fanden Thompson et al. [52] nach elektrischem Kortexreiz 5mal Potentialausfall im paretischen Arm. Die Latenzen zum paretischen Arm waren bei 6 Patienten verlängert, und nur bei einem Patienten mit rein sensiblen Ausfällen war der Befund unauffällig. Die Potentiale waren i. allg. abgeflacht, aber nicht dispergiert.

In einer 12 monatigen Verlaufsuntersuchung fanden Heald et al. [23 a, b], daß eine fehlende Muskelantwort im betroffenen Zielmuskel innerhalb 72 h nach dem Insultereignis ein prognostisch ungünstiges Zeichen ist. Die Paresen bildeten sich schlechter zurück. Die Patienten hatten eine höhere Mortalität und wiesen in neurologischen und funktionellen Tests nach 12 Monaten schlechtere Ergebnisse auf. Auch andere Untersucher bestätigten die prognostische Aussage der Magnetstimulation.

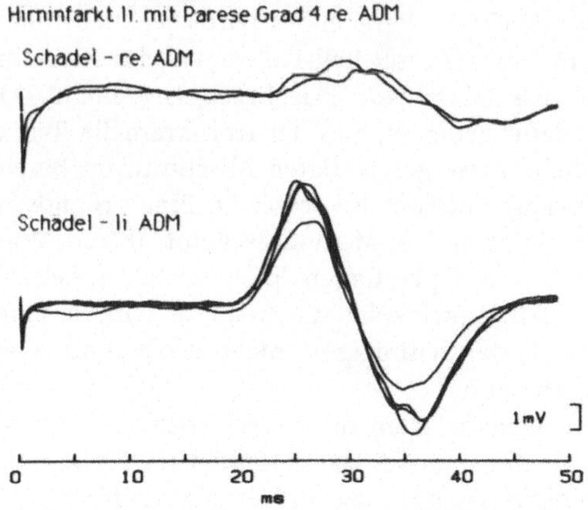


**Abb. 12.15.** Nach Hirninfarkten wurden erheblich verlängerte CMCT gemessen. In dem Beispiel ist das Summenpotential des rechten ADM nach Magnetreizung links abgeflacht und gering verspätet (Latenzen normwertig rechts 22,5 ms, links 18,0 ms)

## 12.6
## Operatives Monitoring

Mit anodaler elektrischer Stimulation wurde bei Skolioseoperationen gearbeitet [8], abgeleitet wurde dabei auf verschiedenen Höhen bipolar epidural vom Rückenmark. Die spinale MCV wurde auf 50–74 m/s geschätzt.

Pelosi et al. [43] leiteten epidural spinal ab bei zervikalen Skoliose- und Bandscheibenoperationen. Die Amplitude der Rückenmarkpotentiale nimmt nach kaudal hin ab, und lumbal ist kaum noch eine Antwort erhältlich.

Bei Ableitung von Muskelsummenpotentialen ist zu bedenken, daß der narkotisierte Patient keine Bahnung durch Willkürinnervation ausführen kann. Zur Fazilitation können Vibration im Bereich des Zielmuskels oder periphere repetitive elektrische Stimulation eingesetzt werden. Bei Muskelrelaxation ist natürlich nur die epidurale Ableitungstechnik durchführbar.

Bimodales spinales Monitoring motorischer und sensibler Leitungsfunktionen mittels SEP scheint die Sicherheit der Überwachung bei Operationen an Wirbelsäule oder Rückenmark zu erhöhen [35].

## 12.7
## Konklusion

Die nichtinvasive Untersuchung der zentralen motorischen Leitungszeit wird voraussichtlich einen festen Platz in der neurophysiologischen Diagnostik erwerben.

Demyelinisation kann analog zum peripheren Nerven auch kortikospinal zu Leitungsverlangsamung führen.

Axonale oder neuronale Degeneration in kortikospinalen Bahnen scheint aber die zentrale Erregungsleitung aufgrund ihrer Komplexität in anderer Weise zu beeinflussen als im peripheren Nerven. In die CMC ist mindestens eine Synapse involviert, der Kortexreiz vermag mehr als eine Entladung auszulösen, es werden nicht Axone direkt stimuliert, sondern – direkt oder über Afferenzen – mehr oder weniger Zellen von zu spinalen Motoneuronen konvergierenden Kolonien.

Unterbrechung des Tractus corticospinalis (z. B. durch Infarkt) führt zum Potentialausfall oder – bei inkompletter Schädigung – zur Amplitudenreduktion (Abb. 12.15). Beim Ausfall der schnellen kortikospinalen Verbindungen könnten langsamere Bahnen rekrutiert werden. Die Verkleinerung und Dispersion der kortikospinalen Erregungssalve kann auch dazu führen, daß die postsynaptische Membran sehr viel langsamer – erst durch temporale Summation indirekter Wellen – und an weniger – vielleicht kleineren, langsam leitenden – Motoneuronen bis zur Schwelle depolarisiert wird, an der ein Aktionspotential entsteht. Infolgedessen könnten Potentiale auch bei umschriebenen axonalen Schäden des Tractus corticospinalis verspätet und dispergiert sein. Die Vordepolarisation der Motoneurone unterliegt u. a. der Willküranspannung, so daß bei entspanntem Ableitemuskel die CMCT länger ist als bei leichter Anspannung. Depression der spinalen Exzitabilität, z. B. durch Muskelrelaxanzien, kann die CMCT auch beeinflussen.

Die Befunde der CMCT nach elektrischer und auch nach magnetischer Kortexreizung sind unspezifisch und weder Krankheiten noch morphologischen Schädigungstypen zuzuordnen. Stark verlängerte CMCT mit flachen dispergierten Potentialen wird allerdings besonders bei zentralen Entmarkungsprozessen (MS) gesehen, während sich bei ALS oder Hirninfarkten eher Amplitudenminderung und Potentialausfall bei geringer CMCT-Verlängerung finden.

Mit den anfänglich benutzten Geräten konnten keine zuverlässigen Potentiale von der unteren Extremität abgeleitet werden. Diese Technik ist aber für die Diagnostik spinaler Erkrankungen wahrscheinlich empfindlicher als die Ableitung von Handmuskeln, weil die gesamte intraspinale Leitungsbahn erfaßt wird. Vor allem im Zusammenhang mit Rückenmarkerkrankungen wie funikulärer Myelose, FA oder HSP ist diese Methode vermutlich aussagekräftig. Von ihr sind in der Zukunft bessere Resultate bei spinalen Degenerationen auf der Basis hereditärer, entzündlicher, raumfordernder oder mangelbedingter Erkrankungen zu erwarten.

Die neurophysiologische Methode transkranieller Stimulation befindet sich noch in einer Phase der Erprobung, in der die Befundinterpretation nur vorsichtig erfolgen kann. Die oben beschriebenen Vorsichtsmaßnahmen sollten Beachtung finden, um Zwischenfälle zu vermeiden. Die nichtinvasiven Reiztechniken haben sich schon bei verschiedenen Krankheitszuständen in der Diagnostik als brauchbar erwiesen. In der klinischen Anwendung scheint die Schmerzlosigkeit der magnetischen Stimulation einen nicht zu unterschätzenden Vorteil zu bieten.

## 12.8
## Literatur


1. Agnew WF, McCreery DB (1987) Considerations for safety in the use of extracranial stimulation for motor evoked potentials. Neurosurgery 20: 143–147
2. Barker AT, Freeston IL, Jalinous R, Jarrett JA (1986) Clinical evaluation of conduction time measurements in central motor pathways using magnetic stimulation of the human brain. Lancet I: 1325–1326
3. Barker AT, Freeston IL, Jalinous R, Merton PA, Morton HB (1985) Magnetic stimulation of the human brain. J Physiol (Lond) 369: 3 P
4. Barker AT, Jalinous R (1985) Non-invasive magnetic stimulation of human motor cortex. Lancet II: 1106–1107
5. Benecke R, Meyer BU, Schönle B, Conrad B (1987) Muskelantworten im Hirnnervenbereich nach transkranieller Magnetreizung. 32. Jahrestagung Deutsche EEG-Gesellschaft, Ludwigshafen 1987
6. Berardelli A, Inghilleri M, Formisano R, Accornero N, Manfredi M (1987) Stimulation of motor tracts in motor neuron disease. J Neurol Neurosurg Psychiatry 50: 732–737
7. Berardelli A, Inghilleri M, Manfredi M, Zamponi A, Cecconi V, Dolce G (1987) Cortical and cervical stimulation after hemispheric infarction. J Neurol Neurosurg Psychiatry 50: 861–865
7a. Bötzel K, Witt TN (1993) Transcranial cortical stimulation in syringomyelia: correlation with disability? Muscle Nerve 16: 537–541

8. Boyd SG, Rothwell JC, Cowan JMA, Webb PJ, Morley T, Asselman P, Marsden CD (1986) A method of monitoring function in corticospinal pathways during scoliosis surgery with a note on motor conduction velocities. J Neurol Neurosurg Psychiatry 49: 251–257

9. Buchthal F, Behse F (1977) Peroneal muscular atrophy (PMA) and related disorders. I. Clinical manifestations as related to biopsy findings, nerve conduction and electromyography. Brain 100: 41–66

9a. Claus D (1989) Die transkranielle motorische Stimulation. G Fischer, Stuttgart

9b. Claus D (1990) Central motor conduction: method and normal results. Muscle Nerve 13: 1125–1132

10. Claus D, Waddy HM, Harding AE, Murray NMF, Thomas PK (1990) Central motor conduction in peroneal muscular atrophy and related disorders. Ann Neurol 28: 43–49

11. Claus D, Harding AE, Hess CW, Mills KR, Murray NMF, Thomas PK (1988) Central motor conduction in degenerative ataxic disorders. A magnetic stimulation study. J Neurol Neurosurg Psychiatry 51: 790– 795

12. Claus D, Mills KR, Murray NMF (1988) The influence of vibration on the response to transcranial stimulation of relaxed and voluntarily activated human muscle. J Physiol (Lond) 398: 44(P)

13. Claus D, Mills KR, Murray NMM (1988) The influence of vibration on the excitability of alpha motoneurones. Electroenceph Clin Neurophysiol 69: 431–436

14. Claus D, Mills KR, Murray NMM (1988) Facilitation of muscle responses to magnetic brain stimulation by mechanical stimuli in man. Exp Brain Res 71: 273–278

14a. Claus D, Spitzer A (1991) Magnetische Stimulation mit Doppelspulen – Methodik und Normalbefunde Z EEG EMG 22: 21–27

14b. Claus D, Schubert M (1995) Magnetstimulation – Aktueller Stand in Klinik und Forschung. In: Elger CE, Dengler R (Hrsg) Jahrbuch der Neurologie. Biermann, Zülpich, S 37–47

14c. Claus D, Brunhölzl C, Kerling FP, Henschel S (1995) Transcranial magnetic stimulation as a diagnostic and prognostic test in amyotrophic lateral sclerosis. J Neurol Sci 129 (Suppl): 30–34

14d. Claus D, Kerling F, Förster A (im Druck) Zervikale Myelopathie, Neurophysiologische Untersuchungen zur Prognose. In: Huffmann G, Braune HJ, Griewig B (Hrsg) Zerebrale und spinale Prozesse. Einhorn, Reinbek

14e. Cruz Martinez A, Arpa J, Alonso M, Palomo F, Villoslada C (1995) Transcranial magnetic stimulation in multiple system and late onset cerebellar atrophies. Acta Neurol Scand 92: 218–224

15. Day BL, Thompson PD, Dick JP, Nakashima K, Marsden CD (1987) Different sites of action of electrical and magnetic stimulation of the human brain. Neurosci Lett 75: 101–106

16. Dyck JP, Lambert EH (1968) Lower motor and primary sensory neuron diseases with peroneal muscular atrophy. II. Neurologic, genetic and electrophysiologic findings in various neuronal degenerations. Arch Neurol 18: 619–625

17. Felix D, Wiesendanger M (1971) Pyramidal and non-pyramidal motor cortical effects on distal forelimb muscles of monkeys. Exp Brain Res 12: 81–91

18. Harding AE (1981) Early onset cerebellar ataxia with retained reflexes. A clinical and genetic study of a disorder distinct from Friedreich's ataxia. J Neurol Neurosurg Psychiatry 44: 503–508

19. Harding AE (1981) Hereditary „pure" spastic paraplegia: A clinical and genetic study of 22 families. J Neurol Neurosurg Psychiatry 44: 871–883
20. Harding AE (1983) Classification of the hereditary ataxias and paraplegias. Lancet I: 1151–1155
21. Harding AE (1984) The hereditary ataxias and related disorders. Churchill Livingstone, London
22. Harding AE, Thomas PK (1980) The clinical features of hereditary motor and sensory neuropathy types I and II. Brain 103: 259–280
23. Harding AE, Thomas PK (1984) Peroneal muscular atrophy with pyramidal features. J Neurol Neurosurg Psychiatry 47: 168–172
23 a. Heald A, Bates D, Cartlidge NEF, French JM, Miller S (1993) Longitudinal study of central motor conduction time following stroke. 1. Natural history of central motor conduction. Brain 116: 1355–1370
23 b. Heald A, Bates D, Cartlidge NEF, French JM, Miller S (1993) Longitudinal study of central motor conduction time following stroke. 2. Central motor conduction measured with 72 h after stroke as a predictor of functional outcome at 12 months. Brain 116: 1371–1385
24. Henneman E (1957) Relation between size of neurons and their susceptibility to discharge. Science 126: 1345–1347
25. Hess CW, Mills KR, Murray NMF (1986) Measurement of central motor conduction in multiple sclerosis by magnetic brain stimulation. Lancet 16: 355–358
26. Hess CW, Mills KR, Murray NMF (1986) Magnetic stimulation of the human brain: Facilitation of motor responses by voluntary contraction of ipsilateral and contralateral muscles with additional observation on an amputee. Neurosci Lett 71: 235–240
27. Hess CW, Mills KR, Murray NMF (1986) Magnetic stimulation of the human brain: The effects of voluntary muscle activity. J Physiol (Lond) 378: 37 P
28. Hess CW, Mills KR, Murray NMF (1987) Central motor conduction in hereditary motor and sensory neuropathy (HMSN). Electroenceph Clin Neurophysiol 66: 46
29. Hess CW, Mills KR, Murray NMF (1987) Responses in small hand muscles from magnetic stimulation of the human brain. J Physiol (Lond) 388: 397–419
30. Hess CW, Mills KR, Murray NMF, Schriefer TN (1987) Magnetic brain stimulation: Central motor conduction studies in multiple sclerosis. Ann Neurol 22: 744–752
31. Holmes GL, Shaywitz BA (1977) Strumpell's pure familial spastic paraplegia: Case study and review of the literature. J Neurol Neurosurg Psychiatry 40: 1003–1008
32. Ingram DA, Swash M (1987) Central motor conduction is abnormal in motor neuron disease. J Neurol Neurosurg Psychiatry 50: 159–166
33. Landgren S, Phillips CG, Porter R (1962) Minimal synaptic actions of pyramidal impulses on some alpha motoneurones of the baboon's hand and forearm. J Physiol (Lond) 161: 91–111
34. Landgren S, Phillips CG, Porter R (1962) Cortical fields of origin of themonosynaptic pyramidal pathways to some alpha motoneurones of the baboon's hand and forearm. J Physiol (Lond) 161: 112–125
34 a. Maertens de Noordhout A, Remacle J, Pepin J, Born, J Dellwaide P (1991) Magnetic stimulation of the motor cortex in cervical spondylosis. Neurology 41: 75–80
34 b. Masur H, Elger C, Render K, Fahrendorf G, Ludolph A (1989) Functional deficits of central sensory and motor pathways in patients with cervical spinal

stenosis: a study of SEPs and EMG responses to non-invasive brain stimulation. Electroencephal Clin Neurophysiol 74: 450–457

34c. Masur H, Oberwittler C, Fahrendorf G et al. (1992) The relation between functional deficits, motor and sensory conduction times and MRI findings in syringomyelia. Electroencephal Clin Neurophysiol 85: 321–330

35. Matsuda H, Funakoshi K, Nakamura A, Shimazu A (1987) Descending evoked spinal cord potential elicited by stimulating the motor cortex through the skull – intraoperative electrodiagnosis and monitoring. Electroenceph Clin Neurophysiol 66: S65

36. Merton PA, Morton HB (1980) Stimulation of the cerebral cortex in the intact human subject. Nature 285: 227

37. Merton PA, Morton HB (1986) A magnetic stimulator for the human motor cortex. J Physiol (Lond) 381: 10 P

38. Mills KR, Murray NMF (1985) Corticospinal tract conduction time in multiple sclerosis. Ann Neurol 18: 601–605

39. Mills KR, Murray NMF (1986) Electrical stimulation over the human vertrebral column: Which neural elements are excited? Electroenceph Clin Neurophysiol 63: 582–589

40. Mills KR, Murray NMF (1986) Neurophysiological evaluation of associated demyelinating peripheral neuropathy and multiple sclerosis: A case report. J Neurol Neurosurg Psychiatry 49: 320–323

41. Mills KR, Murray NMF, Hess CW (1987) Magnetic and electrical transcranial brain stimulation: Physiological mechanisms and clinical applications. Neurosurgery 20: 164–168

41a. Nogues M, Pardal A, Merello M, Miguel M (1992) SEPs and CNS magnetic stimulation in syringomyelia. Muscle Nerve 15: 993–1001

42. Patton HD, Amassian VE (1954) Single- and multiple-unit analysis of cortical stage of pyramidal tract activation. J Neurophysiol 17: 345–363

43. Pelosi L, Caruso G, Baldi P, Milano C, Paolino G, Lotti G (1987) Motor evoked potentials to transcranial electrical stimulation in man: Intraoperative recordings along the spinal cord. Electroenceph Clin Neurophysiol 66: S 79

43a. Robinson L, Little J (1990) Motor-evoked potentials reflect spinal cord function in post-traumatic syringomyelia. Am J Phys Med Rehab 69: 307–310

44. Rossini PM, Caramia MD, Zarola F (1987) Mechanisms of nervous propagation along central motor pathways: Noninvasive evaluation in healthy subjects and in patients with neurological disease. Neurosurgery 20: 183–191

45. Schriefer TN, Hess CW, Mills KR, Murray NMF (1989) Central motor conduction studies in motor neurone disease using magnetic brain stimulation. Electroenceph Clin Neurophysiol 74: 431–437

46. Schriefer TN, Mills KR, Murray NMF, Hess CW (1988) Evaluation of proximal facial nerve conduction by transcranial magnetic stimulation. J Neurol Neurosurg Psychiatry 51: 60–66

47. Schut JW (1950) Hereditary ataxia: Clinical study through six generations. Arch Neurol Psychiatry 63: 535–568

48. Snooks J, Swash M (1985) Motor conduction velocity in the human spinal cord: Slowed conduction in multiple sclerosis and radiation myelopathy. J Neurol Neurosurg Psychiatry 48: 1135–1139

48a. Sobue G, Terao S, Kachi T, Ken E, Hashizume Y, Mitsuma T, Takahashi A (1992) Somatic motor efferents in multiple system atrophy with autonomic failure: a clinico-pathological study. J Neurol Sci 112: 113–125

49. Strümpell A (1880) Beiträge zur Pathologie des Rückenmarks. Arch Psychiatr Nervenkr 10: 676–717

50. Symonds CP, Blackwood W (1962) Spinal cord compression in hypertrophic neuritis. Brain 85: 251–260
51. Thomas PK, Walker RWH, Rudge P et al. (1987) Chronic demyelinating peripheral neuropathy associated with multifocal central nervous system demyelination. Brain 110: 53–76
52. Thompson PD, Day BL, Rothwell JC et al. (1987) The interpretation of electromyographic responses to electrical stimulation of the motor cortex in diseases of the upper motor neurone. J Neurol Sci 80: 91–110

# 13 Sachverzeichnis